Thieme

Forum Logopädie

Herausgegeben von Dietlinde Schrey-Dern und Norina Lauer

In dieser Reihe sind folgende Titel bereits erschienen:

Achhammer B, Büttner J, Sallat S, Spreer M: Pragmatische Störungen im Kindes- und Erwachsenenalter.
Bauer A, Auer P: Aphasie im Alltag.
Bigenzahn W: Orofaziale Dysfunktionen im Kindesalter, 2. Aufl.
Biniek R: Akute Aphasie. Aachener Aphasie-Bedside-Test, 2. Aufl.
Bongartz R: Kommunikationstherapie mit Aphasikern und Angehörigen. Grundlagen – Methoden – Materialien.
Brockmann M, Bohlender JE: Praktische Stimmdiagnostik. Theoretischer und praktischer Leitfaden.
Bühling S: Logopädische Gruppentherapie bei Kindern und Jugendlichen.
Corsten S, Grewe T: Logopädie in der Geriatrie.
Costard S: Störungen der Schriftsprache, 2. Aufl.
Grande M, Hußmann K: Einführung in die Aphasiologie, 3. Aufl.
Huber W, Poeck K, Springer L: Klinik und Rehabilitation der Aphasie – Eine Einführung für Patienten, Angehörige und Therapeuten.
Jaecks P: Restaphasie.
Jahn T: Phonologische Störungen bei Kindern. Diagnostik und Therapie, 2. Aufl.
Knels C: Sprache und Ernährung bei Demenz.
Kotten A: Lexikalische Störungen bei Aphasie.
Lauer N: Auditive Verarbeitungsstörungen im Kindesalter, 4. Aufl.
Lauer N, Birner-Janusch B: Sprechapraxie im Kindes- und Erwachsenenalter, 2. Aufl.
Masoud V: Gruppentherapie bei neurologischen Sprachstörungen.
Möller D, Spreen-Rauscher M: Frühe Sprachintervention mit Eltern – Schritte in den Dialog.
Nebel A, Deuschl G: Dysarthrie und Dysphagie bei Morbus Parkinson, 2. Aufl.
Nobis-Bosch R, Rubi-Fessen I, Biniek R, Springer L: Diagnostik und Therapie der akuten Aphasie.
Nonn K: Unterstützte Kommunikation in der Logopädie.
Rittich E, Tormin S, Bock B: Prävention von Stimmstörungen.
Sandrieser P, Schneider P: Stottern im Kindesalter, 4. Aufl.
Scharff Rethfeldt W: Kindliche Mehrsprachigkeit. Grundlagen und Praxis der sprachtherapeutischen Intervention.
Schlenck C, Schlenck KJ, Springer L: Die Behandlung des schweren Agrammatismus.
Schnitzler CD: Phonologische Bewusstheit und Schriftspracherwerb.
Schrey-Dern D: Sprachentwicklungsstörungen. Logopädische Diagnostik und Therapieplanung.
Sick U: Poltern, 2. Aufl.
Spital H: Stimmstörungen im Kindesalter.
Stadie N, Hanne S, Lorenz A: Lexikalische und semantische Störungen bei Aphasie.
Wachtlin B, Bohnert A: Kindliche Hörstörungen in der Logopädie.
Weigl I, Reddemann-Tschaikner M: HOT – Ein handlungsorientierter Therapieansatz für Kinder mit Sprachentwicklungsstörungen, 2. Aufl.
Wendlandt W: Sprachstörungen im Kindesalter. Materialien zur Früherkennung und Beratung, 8. Aufl.
Wendlandt W: Stottern im Erwachsenenalter.
Ziegler W, Vogel M: Dysarthrie – verstehen, untersuchen, behandeln.

Forum Logopädie

Spezifische Sprachentwicklungsstörungen

Modellgeleitete Sprachdiagnostik

Reihe herausgegeben von
Norina Lauer, Dietlinde Schrey-Dern

Jürgen Cholewa

42 Abbildungen

Georg Thieme Verlag
Stuttgart • New York

Bibliografische Information der Deutschen Nationalbibliothek
Die Deutsche Nationalbibliothek verzeichnet diese Publikation in der Deutschen Nationalbibliografie; detaillierte bibliografische Daten sind im Internet über http://dnb.d-nb.de abrufbar.

Ihre Meinung ist uns wichtig! Bitte schreiben Sie uns unter:
www.thieme.de/service/feedback.html

Wichtiger Hinweis: Wie jede Wissenschaft ist die Medizin ständigen Entwicklungen unterworfen. Forschung und klinische Erfahrung erweitern unsere Erkenntnisse, insbesondere was Behandlung und medikamentöse Therapie anbelangt. Soweit in diesem Werk eine Dosierung oder eine Applikation erwähnt wird, darf der Leser zwar darauf vertrauen, dass Autoren, Herausgeber und Verlag große Sorgfalt darauf verwandt haben, dass diese Angabe **dem Wissensstand bei Fertigstellung des Werkes** entspricht.
Für Angaben über Dosierungsanweisungen und Applikationsformen kann vom Verlag jedoch keine Gewähr übernommen werden. **Jeder Benutzer ist angehalten**, durch sorgfältige Prüfung der Beipackzettel der verwendeten Präparate und gegebenenfalls nach Konsultation eines Spezialisten festzustellen, ob die dort gegebene Empfehlung für Dosierungen oder die Beachtung von Kontraindikationen gegenüber der Angabe in diesem Buch abweicht. Eine solche Prüfung ist besonders wichtig bei selten verwendeten Präparaten oder solchen, die neu auf den Markt gebracht worden sind. **Jede Dosierung oder Applikation erfolgt auf eigene Gefahr des Benutzers.** Autoren und Verlag appellieren an jeden Benutzer, ihm etwa auffallende Ungenauigkeiten dem Verlag mitzuteilen.

Rüdigerstr. 14
70469 Stuttgart
Deutschland
www.thieme.de

Printed in Germany

Zeichnungen: Heike Hübner, Berlin
Umschlaggestaltung: Thieme Group
Umschlaggrafik: Dorit David, Hannover
Redaktion: Anne-Kathrin Janetzky
Satz: SOMMER Media GmbH & Co. KG, Feuchtwangen
gesetzt aus Arbortext APP-Desktop 9.1 Unicode M180
Druck: Westermann Druck, Zwickau

DOI 10.1055/b-006-161671

ISBN 978-3-13-240279-9 1 2 3 4 5 6

Auch erhältlich als E-Book:
eISBN (PDF) 978-3-13-240318-5
eISBN (epub) 978-3-13-240320-8

Wo datenschutzrechtlich erforderlich, wurden die Namen und weitere Daten von Personen redaktionell verändert (Tarnnamen). Dies ist grundsätzlich der Fall bei Patienten, ihren Angehörigen und Freunden, z. T. auch bei weiteren Personen, die z. B. in die Behandlung von Patienten eingebunden sind.

"Language is so readily acquired and so universal that it is easy to forget what a complex phenomenon it is."

Bishop [53]; S. 1

"Problems in understanding or producing language are among the most frustrating and isolating handicaps that a child can experience."

Hulme u. Snowling [231]; S. 129

"When children cannot learn a language on their own, they must be taught."

Rice [381]; S. 448

"Prior to being taught their problems have to be identified."

De Jong u. Fletcher [116]; S. 219

Vorwort der Herausgeberinnen

Die Komplexität von Sprachentwicklungsstörungen stellt für Therapeuten und Therapeutinnen eine große Herausforderung dar. Einerseits ist ein profundes Wissen über die Sprachentwicklung und die Prozesse der Sprachverarbeitung erforderlich, andererseits eine hohe diagnostische und therapeutische Kompetenz unabdingbar, um dem Anspruch an ein evidenzbasiertes Vorgehen zu genügen. Dies mag erklären, warum psycholinguistische Ansätze unbestreitbar eine wesentliche Grundlage diagnostisch-therapeutischer Arbeit sind, auch weil sie psychosoziale Konsequenzen, die eine solche Entwicklungsstörung mit sich bringen, berücksichtigen.

In der vorliegenden Publikation steht eine Diagnostik-Konzeption im Mittelpunkt, die im Wesentlichen auf zwei Sprachverarbeitungsmodellen – jeweils zur Rezeption und Produktion von Sprache – basiert. Mit dem von Cholewa entwickelten Ansatz wird versucht, die Komplexität und den Prozess der sprachlichen Verarbeitung transparent zu machen. Das hier beschriebene modellorientierte Konzept erfüllt in hohem Maße den Anspruch eines prozessdiagnostischen Vorgehens, das unbestritten erforderlich ist, um die im Therapieverlauf erkennbaren z. T. entwicklungsbedingten Veränderungen fortlaufend diagnostisch zu hinterfragen und das therapeutische Vorgehen entsprechend anzupassen.

Nicht selten taucht in der Praxis das Problem auf, dass unklar ist, welche der diagnostischen Verfahren tatsächlich geeignet wären, um das beobachtete Problem zu untersuchen. Des Weiteren kann es passieren, dass die eingesetzten Verfahren die Antwort schuldig bleiben, welche Bereiche der Sprachverarbeitung tatsächlich gestört sind und in welcher Weise dann therapeutisch interveniert werden kann. Im Praxisalltag führt dies dazu, dass mit Hilfe von auf den Einzelfall abgestimmten von Therapeuten und Therapeutinnen entwickelten Untersuchungsverfahren versucht wird, diesem Mangel zu begegnen. In dieser Situation unterbreitet die vorliegende Publikation ein Angebot für die Praxis. Auf psycholinguistischer Grundlage werden unterschiedliche Aufgaben- und Stimulusformate zur Überprüfung des Sprachverständnisses und der Sprachproduktion angeboten, die gleichzeitig auch als Konzeptvorlage für das therapeutische Vorgehen genutzt werden können.

Auf der Grundlage einer terminologischen Klärung des Begriffs „Sprachentwicklungsstörungen“ und der Beschreibung der psycholinguistischen Grundlagen zum modularen Aufbau von Sprachverarbeitung werden die Aufgaben- und Stimulusformate zur Durchführung einer modellgeleiteten Diagnostik für alle Teilbereiche der Rezeption und Produktion von Sprache abgeleitet. Die Gesamtübersicht (Kap. 7) erlaubt einen Zugang zu allen Aufgaben- und Stimulusformaten und gibt immer dann Hinweise auf bereits in der Anwendung befindliche Diagnostikverfahren, wenn das Verfahren bzw. Teilbereiche den jeweiligen Aspekt der Sprachverarbeitung untersuchen. Auf diese Weise können in der Praxis gezielt die jeweiligen Untersuchungsbereiche ausgewählt werden, die aus Sicht der Untersuchenden am ehesten zur Klärung des beobachteten Sprachverarbeitungsproblems beitragen.

Die Beschreibung der Aufgaben- und Stimulusformate ist operationalisiert, um die Ableitung eigener Aufgaben zur Diagnostik, aber auch zur Therapie zu ermöglichen.

Darüber hinaus wird Online-Zusatzmaterial für Lehrende (Kap. 9) angeboten, das in Ergänzung zur Beschreibung der Sprachverarbeitungsmodelle (Kap. 4) Präsentationen zur Vermittlung in der Lehre anbietet.

Wir hoffen, mit dieser Publikation einen weiteren Impuls für eine psycholinguistisch fundierte Diagnostik und Therapie von Sprachentwicklungsstörungen zu setzen und insbesondere in der Praxis Tätige dazu zu ermutigen, die hier angebotenen Aufgaben- und Stimulusformate für die eigene Arbeit zu nutzen.

Regensburg und Aachen, Februar 2020

Norina Lauer
Dietlinde Schrey-Dern

Vorwort

Ein Vorwort eröffnet die Möglichkeit, Überlegungen an den Anfang eines Buches zu stellen, die erst während oder sogar am Ende der Arbeit an Konzept und Text entstanden sind. Das Vorwort kann helfen, die Leserschaft auf Inhalt und Anliegen des Buches einzustimmen und es kann auf nicht erfüllbare Erwartungen und unvermeidbar gebliebene Unzulänglichkeiten des Buches hingewiesen werden.

Im vorliegenden Buch wird der Versuch unternommen, ein umfassendes Konzept zur modellgeleiteten Sprachdiagnostik bei Spezifischen Sprachentwicklungsstörungen (SSES) zu entwickeln. Ausdrücklich darauf hingewiesen sei bereits an dieser Stelle, dass es sich bei dem vorgeschlagenen Konzept nicht um einen standardisierten Test oder eine Testbatterie handelt. Vielmehr wird ein Ordnungssystem dargestellt und begründet, das sprach-diagnostischen PraktikerInnen dabei helfen kann, Untersuchungsergebnisse und Beobachtungen, die mit unterschiedlichen Test- und Prüfverfahren gesammelt wurden, modellorientiert einzuordnen und in einen psycholinguistisch begründeten Zusammenhang zu bringen. Damit soll ein Beitrag geleistet werden zur Verbesserung von Transparenz, Systematik und Trennschärfe in diesem anspruchsvollen und komplizierten Bereich der logopädischen bzw. sonderpädagogischen Diagnostik.

Als Kernelement des vorgeschlagenen Ansatzes werden zwei psycholinguistische Modelle der Sprachverarbeitung eingeführt und beschrieben – eines zur Sprachproduktion und eines zum Sprachverstehen. Damit soll verdeutlicht werden, welche Mechanismen der kognitiv-sprachlichen Informationsverarbeitung es ermöglichen, Sprache uneingeschränkt verstehen und produzieren zu können.

Mit Bezug auf die beiden Modelle wird dann ein breites Spektrum bei SSES vorkommender Defizite der sprachlichen Informationsverarbeitung im Überblick dargestellt und systematisiert und es werden sprachdiagnostische Vorgehensweisen beschrieben, die sich aus psycholinguistischer Perspektive – vor dem Hintergrund der beiden zuvor beschriebenen Modelle – für eine differenzierte Untersuchung phonetischer, phonologischer, lexikalischer, grammatischer und pragmatischer Defizite der expressiven und der rezeptiven Sprache eignen.

Den Forschungsstand in einem so breiten, interdisziplinären, unübersichtlichen und kontroversen Feld destillieren und für die klinisch-praktische Diagnostik im Rahmen einer Monographie – das heißt mehr oder weniger im Alleingang – nutzbar machen zu wollen, ist ein gewagtes, vielleicht sogar ein wenig anmaßendes Unterfangen. Der Autor gesteht, während der mehrjährigen Arbeit an Konzept und Manuskript wiederholt an der Machbarkeit gezweifelt zu haben. Es sei frei heraus bekannt, dass das Buch und der darin vorgeschlagene Ansatz zur modellgeleiteten Sprachdiagnostik bei SSES in vielerlei Hinsicht vorläufig, unvollkommen, unvollständig und verbesserungsbedürftig sind. Perspektiven für mögliche Verbesserungen und Weiterentwicklungen werden im abschließenden Kapitel „Fazit und Ausblick“ skizziert.

Eine wichtige Funktion des Vorworts ist schließlich die Danksagung an alle, die an der Entstehung des Buches mittelbar oder unmittelbar beteiligt waren.

Sehr profitiert hat der Autor von zahllosen Diskussionen mit Studierenden der sonderpädagogischen Lehramtsstudiengänge an der Pädagogischen Hochschule Heidelberg. Im Rahmen von sprachwissenschaftlichen Lehrveranstaltungen wurden immer wieder Fragen thematisiert, die die Konzeption und den Inhalt des Buches an vielen Stellen beeinflusst haben.

Ein herzliches Dankeschön geht an meine Tochter Hannah für die schönen Bildvorlagen von „Igel“, „Vogel“, „Biene“, „Junge“ und „Mädchen“. Besonderer Dank gilt den Kolleginnen und Kollegen, die sich der Mühe unterzogen haben, frühere Entwürfe des Manuskripts kritisch zu redigieren, namentlich Margit Berg, Frauke Janz, Susanne Daniel, Stefanie Mantey, Michaela Jungmann und Dietlinde Schrey-Dern. Das Buch hat sehr von den vielen inhaltlichen, stilistischen und konzeptuellen Rückmeldungen – positiven wie kritischen – profitiert. Die verbliebenen Unzulänglichkeiten gehen natürlich voll und ganz zu Lasten des Autors.

Hervorzuheben ist weiterhin die große Geduld und Kompetenz, mit denen die beiden Herausgeberinnen der Themenreihe Forum Logopädie, Norina Lauer und Dietlinde Schrey-Dern sowie der Thieme Verlag die Entstehungsgeschichte des Buches unterstützt und begleitet haben – auch und gerade in Phasen, in denen sich der Autor von der selbst gewählten Aufgabe überfordert gefühlt hat.

Besonderer Dank gilt abschließend meiner Frau Stefanie Mantey, die mich immer wieder mit ihrem fachlichen und persönlichen Rat unterstützt hat.

Heidelberg, Februar 2020

Jürgen Cholewa

Inhaltsverzeichnis

Anschriften

Autor

Prof. Dr. Jürgen **Cholewa**
Pädagogische Hochschule Heidelberg
Institut für Sonderpädagogik
Keplerstr. 87
69120 Heidelberg

Reihenherausgeber

Prof. Dr. Norina **Lauer**
Ostbayerische Technische Hochschule Regensburg
Fakultät Angewandte Sozial- und Gesundheitswissenschaften
Seybothstr. 2
93053 Regensburg

Dietlinde **Schrey-Dern**
Segnistr. 23
52066 Aachen

Kapitel 1

Einleitung

1 Einleitung

Spezifische Sprachentwicklungsstörungen (SSES) bilden den Ausgangspunkt einer oft lebenslangen Dynamik, durch welche die Chancen auf Bildung und Partizipation erheblich eingeschränkt sein können [99]. Wegen der vielfältigen Erscheinungsformen von SSES wird einer differenzierten Sprachdiagnostik große Bedeutung beigemessen [49], [117]. Denn es wird angenommen, dass bei SSES unterschiedliche Defizite der kognitiv-sprachlichen Informationsverarbeitung zugrunde liegen können und dass Sprachtherapie oder -förderung nur dann erfolgreich sein kann, wenn sie auf einer „zielgenauen Diagnose der sprachlichen Informationsverarbeitungsfähigkeiten" beruht (Grimm et al. [200], S. 7).

Im vorliegenden Buch wird vorgeschlagen, für eine systematische und differenzierte Sprachdiagnostik bei SSES von einem psycholinguistischen Modell des Sprachverarbeitungssystems auszugehen. Modellgeleitete Diagnoseverfahren haben sich bisher besonders bei erworbenen Sprachstörungen (Aphasien, Dyslexien und Dysgraphien) etabliert. Im vorliegenden Buch wird ein umfassendes Konzept für die modellgeleitete Sprachdiagnostik bei SSES entwickelt und begründet.

In Kap. 2 wird zunächst in klinische Aspekte von SSES eingeführt sowie in die psychosozialen Konsequenzen dieser vielschichtigen, heterogenen und immer noch oft unterschätzten Entwicklungsstörung.

In Kap. 3 werden wichtige psycholinguistische Grundlagen des vorgeschlagenen Diagnostikansatzes dargelegt. Insbesondere wird auf die für den Ansatz zentrale Auffassung eingegangen, dass die Produktion und das Verstehen von Sprache erst durch das Zusammenspiel spezialisierter Teilsysteme der kognitiv-sprachlichen Informationsverarbeitung, sog. Module, ermöglicht werden und dass die Teilsysteme bei SSES in unterschiedlichem Ausmaß von der sprachlichen Entwicklungsstörung betroffen sein können. Konkretisiert wird die Vorstellung einer modularisierten Sprachverarbeitung in Kap. 3 durch die Einführung der beiden Sprachverarbeitungsmodelle (zum Sprachverstehen und zur Sprachproduktion), die dem vorgeschlagenen Diagnostik-Konzept zugrunde gelegt wurden.

In Kap. 4 werden die Elemente des modellgeleiteten Diagnostik-Konzepts erläutert. Den Ausgangspunkt bilden *sprachdiagnostische Fragestellungen*, die aus den beiden Sprachverarbeitungsmodellen abgeleitet werden. Jeder Fragestellung sind sprachdiagnostische Aufgaben- und Stimulusformate zugeordnet, die sich aus psycholinguistischer Perspektive zur Untersuchung der Fragestellung eignen. Die Formate sind nicht als konkrete Tests oder Testitems konzipiert, sondern als modellorientiert begründete, sprachdiagnostische Kategorien, die in unterschiedlicher Weise inhaltlich ausgestaltet und konkretisiert werden können (z. B. für unterschiedliche Schwierigkeitsgrade und Altersgruppen).

Im Online-Zusatzmaterial (Kap. 9) findet sich außerdem eine tabellarische Zuordnung von publizierten Tests bzw. Untertests aus der sprachdiagnostischen Literatur zu den einzelnen *Aufgaben- und Stimulusformaten*. Dadurch sollen verfügbare, psychometrisch abgesicherte und teilweise altersnormierte Testverfahren in das hier vorgeschlagene Diagnostik-Konzept eingebunden werden können.

In Kap. 5 (Sprachverstehen) und Kap. 6 (Sprachproduktion) werden dann detaillierte Erläuterungen zu Aufbau, Arbeitsweise und Funktion der einzelnen kognitiven Teilsysteme gegeben, die nach den beiden zugrunde gelegten Modellen an der kognitiv-sprachlichen Informationsverarbeitung beteiligt sind. Im Online-Zusatzmaterial (Kap. 9) finden sich ergänzend zum Text Präsentationen, in denen die Funktionsweise der Teilsysteme anhand von Beispielsätzen grafisch veranschaulicht wird. Außerdem werden in Kap. 5 und Kap. 6 Untersuchungsmethoden skizziert, die in der psycholinguistischen Forschung verwendet werden, um die verschiedenen Teilsysteme bei Kindern mit SSES möglichst gezielt zu überprüfen. Diese Forschungsmethoden bilden die Vorlagen für die anschließend beschriebenen *sprachdiagnostischen Aufgaben- und Stimulusformate*.

In Kap. 7 werden weiterführende Erläuterungen zu den Aufgaben- und Stimulusformaten gegeben. So werden hier u. a. Vorschläge gemacht, nach welchen Kriterien die Aufgabenstellungen und das Stimulusmaterial variiert werden könnten, und es werden ausführliche Erläuterungen und Begründungen zum Modellbezug jedes Formats gegeben.

Kap. 8 gibt einen Ausblick auf mögliche Ergänzungen und Weiterentwicklungen des vorgeschlagenen Diagnostik-Konzeptes.

Kapitel 2

Was ist SSES?

2 Was ist SSES?

2.1 Definition

Spezifische Sprachentwicklungsstörungen (SSES) bilden eine Teilmenge des umfassenderen Formenkreises der **Sprachentwicklungsstörungen** (*SES*, vgl. ▸ Abb. 2.1). Weitgehend bedeutungsgleich werden auch die Bezeichnungen Umschriebene Sprachentwicklungsstörung (USES) oder Umschriebene Entwicklungsstörung des Sprechens und der Sprache verwendet. Im englischen Sprachraum finden sich u.a. die Termini „specific language impairment" (SLI), „ideopathic language disorder, primary language disorder".

Eine SES wird dann diagnostiziert, wenn der sprachliche Entwicklungsstand eines Kindes expressiv oder rezeptiv auf mindestens einer linguistischen Ebene (phonetisch-phonologisch, lexikalisch-semantisch, morphologisch-syntaktisch, pragmatisch) gravierend nach unten von der Altersnorm abweicht [117].

Einer Sprachentwicklungsstörung können unterschiedliche Ätiologien zugrunde liegen. Hierzu zählen Hörbehinderungen (z.B. [240], [490]), geistige Behinderungen (z.B. [249]) oder Entwicklungsstörungen aus dem Autismusspektrum (z.B. [321]). Auch können Störungen der Sprachentwicklung und des sprachlichen Lernens zusammen mit allgemeinen, d.h. nicht nur die Sprache betreffenden Lernstörungen auftreten [214], [251].

Sprachstörungen im Kindesalter können auch durch hirnschädigende Ereignisse (z.B. Schädel-Hirn-Traumen oder Hirnentzündungen) verursacht werden. Solche, sog. *kindliche Aphasien* werden jedoch nicht den Sprachentwicklungsstörungen zugeordnet, da nicht nur der postmorbide Verlauf des Spracherwerbs beeinträchtigt ist, sondern auch ein Verlust bereits erworbener sprachlicher Fähigkeiten vorliegt [335].

Als *spezifisch* werden Entwicklungsstörungen der Sprache dann eingeordnet, wenn die oben genannten Schädigungen, Erkrankungen oder Behinderungen nicht vorliegen und demnach alle sensorischen, neurologischen, intellektuellen und kommunikativen Voraussetzungen für einen altersgemäßen Spracherwerb eigentlich vorzuliegen scheinen [376]. *Spezifisch* meint in diesem Zusammenhang, dass *nur* die Sprache und davon unmittelbar abhängige Lern- und Entwicklungsbereiche (z.B. Lesen und Schreiben) betroffen sind, während sprachunabhängige Fähigkeiten weitgehend altersgemäß entwickelt sind.

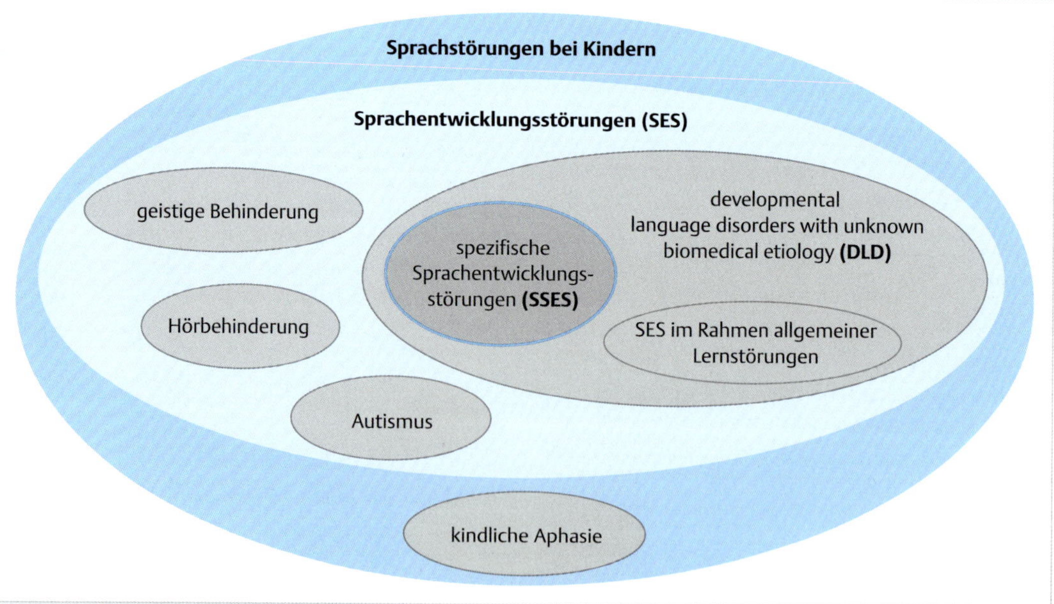

Abb. 2.1 Ätiologien von kindlichen Sprach- und Sprachentwicklungsstörungen.

Allerdings weisen Kinder mit SSES zusätzlich zu den sprachlichen Defiziten oft auch nicht-sprachliche Beeinträchtigungen auf, beispielsweise Aufmerksamkeitsdefizite [37] oder motorische Defizite [123], [224], [403], die in einem bisher weitgehend ungeklärten Zusammenhang zu den sprachlichen Beeinträchtigungen stehen (z. B. [375]). Die Definition von SSES als im engen Sinne rein sprachlich wird deshalb zunehmend kritisch gesehen (z. B. [50], [175], [400]). Beispielsweise wird SSES in aktuellen Taxonomien mit Sprachentwicklungsstörungen, die im Rahmen einer allgemeinen, nicht nur die Sprache betreffenden Lernstörung auftreten, unter der Bezeichnung „developmental language disorder with unknown biomedical etiology" (DLD) zusammengefasst [49], [50] (vgl. Kap. 2.7 für eine ausführliche Diskussion aktueller terminologischer und definitorischer Kontroversen).

M!

Merke

Die komplexen und vielschichtigen Ursachen von SSES sind ein zentrales Thema des vorliegenden Buches. Zusammenfassend wird angenommen, dass primär genetische und neurobiologische Entwicklungsbesonderheiten zugrunde liegen. Diese führen zu Beeinträchtigungen beim Aufbau und bei der Verwendung von kognitiven Prozessen und Strukturen, die speziell für den Erwerb und die Verarbeitung von Sprache erforderlich sind (z. B. [55]).

2.2 Diagnostik und Differenzialdiagnostik

In der klinischen Diagnostik muss SSES einerseits von einer altersgemäßen Sprachentwicklung abgegrenzt werden und andererseits von Sprachentwicklungsstörungen anderer Ätiologie (vgl. Kap. 2.1). Das Ausmaß der Abweichungen vom altersgemäßen Spracherwerbsverlauf wird meist mithilfe von standardisierten, normierten und psychometrisch abgesicherten Sprachentwicklungstests nachgewiesen. Hierbei kommen allerdings unterschiedliche Testverfahren zur Anwendung, die jeweils für bestimmte Altersgruppen ein heterogenes, mehr oder weniger breites Spektrum rezeptiver und/oder expressiver Sprachleistungen mit uneinheitlichen sprachlichen Aufgabenstellungen und Stimuli abdecken (im Deutschen z. B. SET 5–10: [357]; SETK 3–5: [200]; MSVK: [143]; TROG-D: [157]).

Auch die Frage, ab welchem Ausmaß die Abweichungen von der Altersnorm als gravierend gelten können, wird uneinheitlich beantwortet. Häufig wird eine Normabweichung um mindestens 1,25 oder 1,5 Standardabweichungen (SD) vom Mittelwert in einem Untertest eines Sprachentwicklungstests bereits als hinreichendes Grenzmaß akzeptiert (vgl. [376]). Bishop [53] schlägt vor, entweder Normabweichungen ab 1,5 SD in mindestens zwei Untertests oder eine Normabweichung ab 2 SD in einem Untertest eines standardisierten Sprachtests als gravierend einzuordnen.

Differenzialdiagnostisch muss bei SSES wie bereits erwähnt ein unauffälliger sensorischer, neurologischer und psychiatrischer Befund vorliegen und es müssen altersgemäße Leistungen in einem nonverbalen Intelligenztest nachgewiesen werden [117], [376]). Auch hier gilt, dass unterschiedliche Intelligenztests zum Einsatz kommen (z. B. CFT, [484]; sprachfreie Subtests des K-ABC, [316]) und dass auch die statistischen Kriterien für das Vorliegen einer Diskrepanz zu den sprachlichen Leistungen uneinheitlich sind. Häufig gilt ein Intelligenzquotient oberhalb von 80 oder von 85 als hinreichend, um eine allgemeine Lernstörung ausschließen zu können (vgl. [376]). In der ICD 10 wird dieses Kriterium jedoch nicht durch die Festlegung eines Grenzwerts definiert, sondern anhand eines Diskrepanzmaßes. Eine SSES kann demnach nur diagnostiziert werden, wenn die individuelle Abweichung der sprachlichen Leistungsminderung von den nonverbalen Intelligenzleistungen nach unten erheblich ist.

In neueren klinischen Taxonomien wird über die Relevanz dieses Kriteriums allerdings kontrovers diskutiert. Mehrheitlich werden Kinder mit Sprachentwicklungsstörungen hier derselben klinischen Kategorie zugeordnet, unabhängig davon, ob ihre nonverbalen Intelligenzleistungen altersgemäß sind [49], [50] (vgl. Kap. 2.7). Diesen aktuellen definitorischen Tendenzen liegt die Annahme zugrunde, dass Sprachentwicklungsstörungen von Beeinträchtigungen der nonverbalen Intelligenz in ähnlicher Weise begleitet werden können wie auch von motorischen Defiziten oder von Aufmerksamkeitsdefiziten (s. o.), d. h. ohne dass zwingend ein ursächlicher bzw. ätiologischer Zusammenhang zwischen nonverbalen und sprachlichen Beeinträchtigungen angenommen werden muss.

Zusammenfassung

Insgesamt sind die diagnostischen und differenzialdiagnostischen Kriterien, nach denen eine Sprachentwicklungsstörung als *primär*, *umschrieben* bzw. *spezifisch* eingeordnet wird, uneinheitlich und kontrovers [50], [376].

2.3 Häufigkeit und Verlauf

Kinder mit spezifischen Sprachentwicklungsstörungen finden sich in allen gesellschaftlichen Bildungs- und Einkommensgruppen [364].

Aufgrund von epidemiologischen Studien aus dem englischen Sprachraum [459] wird meist angenommen, dass SSES im Kindergartenalter generell, also auch im Deutschen, mit einer Prävalenz von durchschnittlich ca. 7% auftritt [342]. Damit zählt SSES zu den besonders häufigen Entwicklungsstörungen. Allerdings variieren die in verschiedenen Studien ermittelten Prävalenzraten erheblich, was auch auf die Verwendung uneinheitlicher Definitionskriterien und Diagnostikverfahren zurückgeführt wird [443] (vgl. Kap. 2.2).

SSES kann sich im Entwicklungsverlauf sowie unter dem Einfluss sprachlicher Umgebungsbedingungen mehr oder weniger stark zurückbilden [101], [102], [441]. Es wird jedoch davon ausgegangen, dass SSES mit sich verändernder sprachlicher Symptomatik oft bis ins Erwachsenenalter persistiert [105], [222], [376], [380].

2.4 Auswirkungen auf andere Entwicklungsbereiche

Das Leben mit einer SSES stellt die Betroffenen und ihre Familien vor besondere Herausforderungen. Längsschnittstudien, in denen die Entwicklung von Kindergartenkindern mit SSES teilweise über mehrere Jahrzehnte verfolgt wurde, haben gravierende Auswirkungen auf die schulische, berufliche, emotionale und psychosoziale Entwicklung offengelegt. So zeigen Kinder, bei denen im Kindergartenalter eine SSES diagnostiziert wurde, im Schulalter besonders häufig Schwierigkeiten beim Lesen, Leseverstehen und Rechtschreiben [429], [459] sowie beim Erwerb mathematischer Kompetenzen [36]. Ihre Schulnoten und Abschlussgrade liegen insgesamt unterhalb des Durchschnitts von gleichaltrigen Kindern ohne Sprachentwicklungsstörung [459], [488].

Kinder mit SSES befinden sich im Erwachsenenalter überdurchschnittlich oft in befristeten Arbeitsverhältnissen und üben Berufe aus, die wenig sprachliche Kompetenzen erfordern. Außerdem erlangen sie seltener berufliche Selbstständigkeit und erhalten besonders häufig soziale Transferleistungen [93], [488].

Im Schulalter sind Kinder mit SSES besonders häufig Mobbing-Attacken ausgesetzt [103] und auch in der Adoleszens und im Erwachsenenalter haben sie überdurchschnittlich häufig Schwierigkeiten beim Aufbau von Freund- und Partnerschaften [93], [216]. Die Prävalenz von psychiatrisch relevanten Problemen, insbesondere von Angstzuständen in sozialen Situationen, auch von Depressionen, regelverletzendem Verhalten oder geringem Selbstwertgefühl sind bei Jugendlichen mit SSES häufiger zu beobachten als im Durchschnitt der Altersgruppe insgesamt [36], [459].

Diese sekundären Folgen von SSES können ebenfalls bis ins Erwachsenenalter andauern und das Selbstwertgefühl sowie die Teilhabechancen der Betroffenen nachhaltig und gravierend einschränken (z. B. [93], [459]).

Merke

Die psychosoziale Integration erschwerend kommt hinzu, dass das Störungsbild SSES und die daraus folgenden Probleme in der Öffentlichkeit kaum bekannt sind. SSES bleibt deshalb immer noch häufig unerkannt und wird in seinen weitreichenden Folgen unterschätzt [45], [99], [127].

2.5 Leitsymptome (Marker), Subtypen und Heterogenität

Seit vielen Jahren wird versucht, SSES nicht nur anhand der oben skizzierten Diskrepanz- und Ausschlusskriterien zu diagnostizieren, sondern am Nachweis von Leitsymptomen, sog. **psycholinguistischen Markern**, festzumachen. Damit sind sprachliche Auffälligkeiten gemeint, die bei den weitaus meisten Kindern mit SSES beobachtbar sein sollen. Die Suche nach solchen Markern ist zum einen durch das Anliegen bedingt, diagnostisch zuverlässige sprachliche Indikatoren für die Erkennung von Kindern mit SSES zu finden. Zum anderen verbindet sich damit die Hoffnung, Aufschluss über den *Kern* bzw. die *einheitliche Ursache* dieser Entwicklungsstörung zu erhalten.

Allerdings werden zahlreiche unterschiedliche Marker diskutiert, die auch je nach Muttersprache und Entwicklungsalter variieren, beispielsweise Defizite beim **Nachsprechen von Pseudowörtern** [195], bei der **Bildung grammatischer Morpheme** [333] oder beim *Nachsprechen von Sätzen* [22], [222]. Bei deutschen Kindern mit SSES werden oft grammatische Auffälligkeiten als besonders charakteristisch hervorgehoben [394].

Viele SpracherwerbsforscherInnen stehen der Suche nach psycholinguistischen Markern und generell nach einheitlichen, monokausalen Erklärungsansätzen für alle oder zumindest die weitaus meisten Fälle von SSES skeptisch gegenüber [118], [348], [353], [376]. Begründet wird diese Skepsis insbesondere mit der Vielzahl und Heterogenität unterschiedlicher Marker, die seit Jahrzehnten kontrovers diskutiert werden. Außerdem haben sich die bei SSES beobachtbaren sprachlichen Stärken- und Schwächenprofile als sehr heterogen erwiesen, selbst wenn nur Kinder aus derselben Altersgruppe und mit derselben Muttersprache miteinander verglichen werden [171], [231].

Es wurde deshalb vorgeschlagen, bei der Suche nach psycholinguistischen Markern nicht die SSES-Population insgesamt in den Blick zu nehmen, sondern stattdessen sog. **Subtypen von SSES** mit Störungsschwerpunkten in verschiedenen linguistischen Bereichen zu unterscheiden [43]. So könnten bei Kindern mit herausragenden Schwierigkeiten im grammatischen Bereich (sog. **grammatische SSES**) z. B. andere Marker charakteristisch sein als bei Kindern mit Störungsschwerpunkten im phonologischen Bereich (**phonologische SSES**) usw.

Allerdings hat sich keine der bisher vorgeschlagenen Subklassifikationen von SSES als unkontrovers, zuverlässig und widerspruchsfrei erwiesen. Denn anhand der jeweils angenommenen Marker sind viele Kinder nicht eindeutig einem Subtyp zuzuordnen und viele Kinder müssen im Entwicklungsverlauf unterschiedlichen Subtypen zugeordnet werden.

Zusammenfassung

Zusammenfassend ist es bisher noch nicht überzeugend gelungen, die inter- und intra-individuell äußerst variablen und heterogenen Erscheinungsformen von SSES überzeugend auf wenige und klar umrissene Leitsymptome oder Marker zurückzuführen, selbst dann nicht, wenn man versucht, die SSES-Population in Subtypen mit Störungsschwerpunkten auf unterschiedlichen linguistischen Ebenen einzuteilen.

2.6 Ursachen

Die Antwort auf die Frage „Wodurch wird SSES verursacht?" ist kompliziert und vielschichtig. Als weitgehend unkontroverser Rahmen, in den sich viele theoretische Annahmen und empirische Studien zu den Verursachungshintergründen von SSES einordnen lassen, hat sich das in ▶ Abb. 2.2 dargestellte Modell etabliert [330].

In dem Modell wird von einer Verkettung genetischer, neurobiologischer und kognitiver Ursachen ausgegangen. Neben diesen sog. **inneren Einflussfaktoren**, die als ursächlich für SSES gelten, können aber auch **äußere Einflussfaktoren** als sog. *Moderatorvariablen* auf den Verlauf einer SSES einwirken.

2.6.1 Innere Einflussfaktoren (Ursachen)

Es gilt mittlerweile als gesichert, dass der Entstehung von SSES in den meisten Fällen erbliche Faktoren zugrunde liegen. Belege für diese Annahme konnten in Zwillingsstudien und mit den Methoden der Genomanalytik gefunden werden [43], [343]. Die bisher bei Menschen mit SSES beobachteten genotypischen Besonderheiten erwiesen sich allerdings als heterogen. Ein einzelnes „Sprachgen", dessen Mutation bei SSES immer oder zumindest meistens zugrunde liegt, gibt es nach dem derzeitigen Kenntnisstand nicht. Vielmehr wird von einer Beteiligung verschiedener Chromosomen und Genorte sowie von unterschiedlichen und komplexen genetischen Steuerungsmechanismen ausgegangen, die im Endeffekt zu einer SSES führen bzw. das Risiko für deren Entstehung erhöhen können.

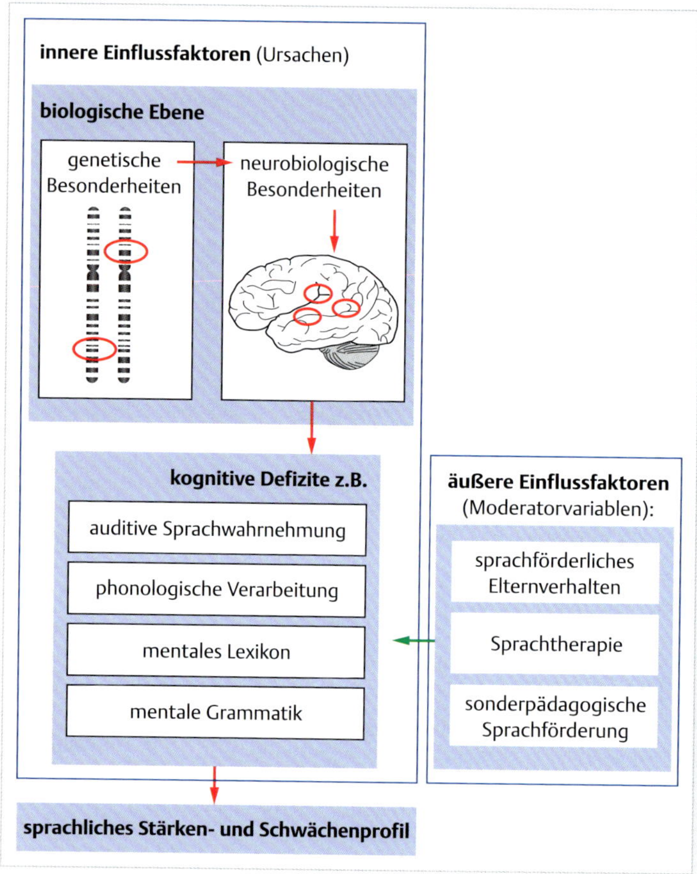

Abb. 2.2 Verursachungshintergrund von SSES.

Es wird angenommen, dass durch die bei SSES vorliegenden genetischen Besonderheiten der Ablauf biochemischer Prozesse beeinträchtigt wird, die der Hirnreifung zugrunde liegen. Denn in verschiedenen Studien wurden bei Kindern mit SSES im Vergleich mit altersgemäß entwickelten Kindern neurobiologische bzw. -physiologische Besonderheiten beobachtet. So konnten bei Menschen mit SSES mithilfe von bildgebenden und elektrophysiologischen Untersuchungsmethoden subtile, funktionelle Auffälligkeiten (z. B. altersuntypische Asymmetrien, Zeitverzögerungen, neuronale Hyper- oder Hypofunktionen) in unterschiedlichen Hirnarealen nachgewiesen werden, die bei der Sprachverarbeitung aktiv sind [27], [166], [412].

Solche neurobiologischen Besonderheiten können schließlich zu Entwicklungs- bzw. Funktionsstörungen kognitiver Systeme führen, die an der Sprachverarbeitung beteiligt sind (z. B. die **auditive Sprachwahrnehmung**, die **phonologische Verarbeitung**, das **mentale Lexikon** oder das **grammatische Verarbeitungssystem**).

> **Merke**
>
> Komplexe sprachliche Leistungen, wie z. B. das Verstehen oder die Produktion eines Satzes, werden erst durch das Zusammenspiel solcher kognitiv-sprachlicher Teilsysteme (sog. Module) ermöglicht. Auf diese für eine modellgeleitete Sprachdiagnostik zentrale Annahme wird in Kap. 3 ausführlich eingegangen.

Sprachentwicklung vollzieht sich nach diesem Ansatz als genetisch und neurobiologisch prädisponierter Auf- und Ausbau der an der Sprachverarbeitung beteiligten kognitiven Teilsysteme. Für eine altersgemäße Sprachentwicklung muss jedes Teilsystem über ein uneingeschränktes Entwicklungspotenzial verfügen. Entwicklungsstörungen einzelner oder mehrerer Teilsysteme hätten zur Folge, dass Sprache nicht vollständig uneingeschränkt erworben werden kann [78]. Allerdings wird auch nach Jahrzehnten intensiver Forschung immer noch kontrovers diskutiert, welche kognitiven Defizite beim Erwerb oder der Verarbeitung sprachlicher Informationen einer SSES zugrunde liegen können ([231] für einen Überblick).

2.6.2 Äußere Einflussfaktoren (Moderatorvariablen)

In der Spracherwerbsforschung gilt als unkontrovers, dass der Erwerb einer Erst- bzw. Muttersprache durch den sprachlichen Input, den Kinder aus ihrer Umgebung erhalten, beeinflusst wird. Die genaue Funktion des Inputs für den Sprach- und insbesondere den Grammatikerwerb wird aber schon lange und immer noch kontrovers diskutiert (vgl. [247] für einen Überblick). Nach Auffassung sog. **instruktionalistischer Ansätze** in der Spracherwerbsforschung erhalten Kinder aus ihrer sprachlichen Umgebung – besonders von den Eltern – ein vereinfachtes und optimal an den jeweilgen Stand der Sprachentwicklung angepasstes Sprachangebot. Erst aufgrund dieser „intuitiven elterlichen Didaktik" würde es Kindern demnach ermöglicht, die grammatische Struktur ihrer Muttersprache zu entschlüsseln.

Vor diesem Hintergrund erscheint die immer noch weitverbreitete Annahme naheliegend, SSES sei möglicherweise oft durch ein nicht hinreichendes Sprachangebot in der Umgebung des Kindes (mit-)verursacht. Es wird dann implizit oder explizit gemutmaßt, dass ein Kind wenig oder ungrammatisch spricht, weil die Eltern so wenig oder in wenig förderlicher Weise mit ihm sprachlich interagieren.

Wissenschaftliche Unterstützung schien diese Annahme zunächst durch Studien zu finden, in denen nachgewiesen wurde, dass sich die Mütter von Kindern mit SSES sprachlich (z. B. phonologisch, lexikalisch, morpho-syntaktisch) anders verhalten als die Mütter von gleichaltrigen, altersgemäß entwickelten Kindern [360]. Insbesondere erwies sich das an Kinder mit SSES gerichtete Sprachangebot im Vergleich mit dem Sprachangebot, das an altersgemäß entwickelte Kinder gerichtet wird, als reduziert und linguistisch vereinfacht. Es hat sich aber herausgestellt, dass es sich hierbei um eine intuitive Anpassung an die sprachlichen Entwicklungsprobleme der Kinder handelt und dass hierin nicht die Ursache für die Entstehung von SSES zu suchen ist [288]. Auch bi- oder multilingualer Spracherwerb wird heute als Ursache für SSES ausgeschlossen [24].

> **M!**
>
> **Merke**
>
> Es gilt mittlerweile als sicher, dass nichts, was Eltern in Bezug auf die sprachliche Anregung von Kindern tun oder lassen, SSES verursacht.

Daraus folgt allerdings nicht, dass die Qualität des sprachlichen Inputs keine Rolle im Bedingungsgefüge von SSES spielt. Tatsächlich konnte in verschiedenen Studien nachgewiesen werden, dass es sich bei Kindern mit erhöhtem SSES-Risiko als hilfreich erweisen kann, wenn Eltern früh und in förderlicher Weise sprachlich interagieren (z. B. [71], [475], [478]). Auch für die Wirksamkeit von Sprachtherapie und Sprachförderung bei Kindern und Jugendlichen mit SSES liegt zwischenzeitlich stichhaltige empirische Evidenz vor (z. B. [261]). Dies spricht ebenfalls dafür, dass äußere Einflussfaktoren auf das Bedingungsgefüge und den Verlauf einer SSES einwirken können.

Allerdings gelten diese äußeren Einflussfaktoren nach dem in ▶ Abb. 2.2 dargestellten Modell nicht als Ursachen von SSES. Begründet werden kann diese Annahme damit, dass in vielen Elternhäusern von Kindern mit SSES auch ohne spezielles Training in förderlicher Weise interagiert wird, ohne dass dadurch die Entwicklung einer manifesten SSES verhindert werden kann [267] und dass trotz sprachtherapeutischer bzw. sprachfördernder Versorgung Kinder mit SSES in ihren sprachlichen Kompetenzen oft deutlich hinter ihren Altersgenossen zurückbleiben [261]. Durch elterliches Fehlverhalten oder mangelnde bzw. ungeeignete sprachtherapeutische Versorgung wird SSES demnach eher nicht verursacht.

> **Merke**
>
> Unter förderlichen Umgebungs- bzw. Inputbedingungen können die aus einer SSES resultierenden Probleme der Sprachentwicklung und auch deren Auswirkungen auf andere Entwicklungsbereiche (vgl. Kap. 2.4) aber in vielen Fällen wesentlich besser kompensiert werden.

2.6.3 Mono- und multikausale Ursachenmodelle

Im Folgenden liegt der Schwerpunkt auf den inneren Einflussfaktoren, also auf den Ursachen, die nach dem in ▶ Abb. 2.2 dargestellten ätiologischen Modell der Entstehung von SSES zugrunde liegen. Die zahlreichen Vorschläge, die hierzu gemacht wurden, lassen sich zwei unterschiedlichen Ansätzen zuordnen, den *mono-* bzw. *multikausalen* Ursachenmodellen.

Vertreter **monokausaler Ursachenmodelle** gehen von der Grundannahme aus, dass bei SSES im Wesentlichen immer dasselbe *kognitiv-sprachliche* **Kern- oder Auslöser-Defizit** zugrunde liegt (▶ Abb. 2.3). Alle sprachlichen Auffälligkeiten, die im Einzelfall und auch in der SSES-Population insgesamt beobachtbar sind, lassen sich nach dieser Annahme auf das einheitliche Kerndefizit zurückführen.

Ein einflussreicher monokausaler Erklärungsansatz geht beispielsweise davon aus, dass bei einer SSES immer Entwicklungsdefizite des phonologischen Arbeitsgedächtnisses (vgl. Kap. 5.3) zugrunde liegen. Durch dieses Defizit seien alle für SSES typischen Auffälligkeiten umfassend erklärbar (z. B. [1]). Die Annahme stützt sich u. a. auf die Beobachtung, dass die Leistungen vieler Kinder mit SSES beim Nachsprechen von langen Pseudowörtern (z. B. *baniflapridol* oder *pinnikarakula*) nicht altersgemäß sind (vgl. Kap. 5.3.1 (S. 69)). Dieser oft replizierte Befund wird so gedeutet, dass die Kinder offensichtlich Schwierigkeiten haben, sich längere Abfolgen von phonologischen Einheiten zu merken, und dass dieses grundlegende Defizit sich nachteilig auf viele andere Aspekte des Spracherwerbs auswirkt, beispielsweise auch auf die Verarbeitung von langen Wörtern oder Sätzen (und damit auf die lexikalische und grammatische Entwicklung). Allerdings liegen nicht bei allen Kindern mit SSES Hinweise auf Defizite des phonologischen Arbeitsgedächtnisses vor (vgl. Kap. 5.3.1 (S. 69)).

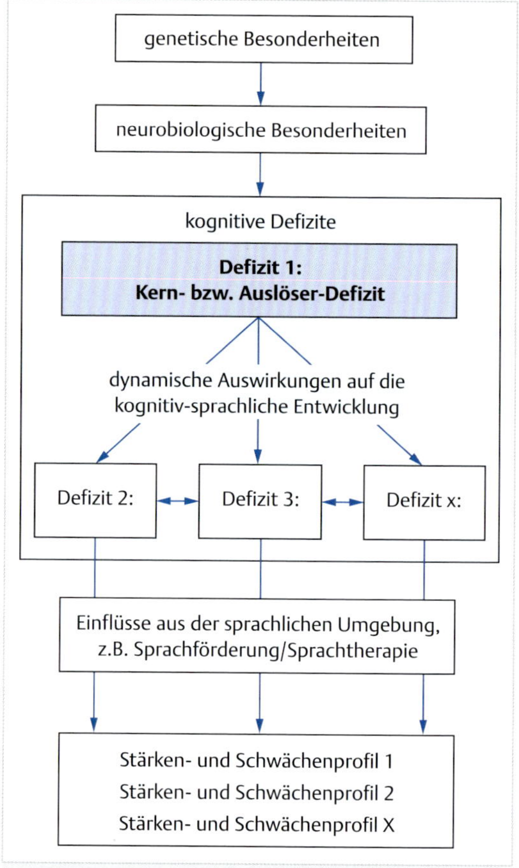

Abb. 2.3 Grundannahmen monokausaler Ursachenmodelle.

In einem weiteren, viel diskutierten Erklärungsansatz wird angenommen, dass bei SSES ursprünglich immer Defizite bei der **auditiv-phonetischen Sprachwahrnehmung** (vgl. Kap. 5.1) zugrunde liegen, insbesondere bei der zeitlichen Verarbeitung kurzer und rasch aufeinander folgender akustischer Reize (z. B. [453]). Diese Annahme stützt sich besonders auf Studien, in denen Kinder mit SSES sehr kurz aufeinander folgende Töne und Geräusche nicht so trennscharf unterscheiden konnten wie gleichaltrige Kinder mit altersgemäßer Sprachentwicklung. Vermutet wird, dass solche Schwierigkeiten der auditiven Wahrnehmungs- bzw. Differenzierungsfähigkeit sich erschwerend auf die Unterscheidungsfähigkeit für Sprachlaute und damit auf viele weitere sprachliche Entwicklungsbereiche auswirken könnten. Allerdings liegen nicht bei allen Kindern mit SSES Hinweise auf Defizite der auditiv-phonetischen Sprachwahrnehmung vor (vgl. Kap. Untersuchungsmethoden und Defizite der auditiven Analyse).

Weiterhin wird diskutiert, ob Kinder mit SSES im Kern v. a. Probleme bei der mentalen **Verarbeitung grammatischer Strukturen** (vgl. Kap. 5.5) aufweisen, denn verschiedene grammatische Defizite gelten ebenfalls als Marker von SSES (vgl. Kap. 2.5). Da sich die grammatischen Defizitprofile je nach Muttersprache unterscheiden, werden unterschiedliche, einzelsprachliche Varianten dieses Erklärungsansatzes diskutiert [88], [194], [211].

Zahlreiche weitere monokausale Erklärungsansätze, die sich teilweise auf sehr spezielle Grammatik- oder Gedächtnismodelle beziehen und deshalb hier nicht näher erläutert werden können, finden sich in der Forschungsliteratur (z. B. [472], [463]). Keiner dieser Ansätze kann bisher für sich beanspruchen, die bei SSES beobachtbaren heterogenen sprachlichen Stärken- und Schwächenprofile umfassend und widerspruchsfrei zu erklären.

Auch auf der genetischen Ebene wurde zeitweise ein monokausaler Erklärungsansatz für SSES verfolgt [260]. Denn es war beobachtet worden, dass in einer englischen Familie mit starker familiärer Häufung von SSES (18 von 30 Familienmitgliedern aus drei Generationen wiesen eine schwere SSES auf) alle betroffenen Familienmitglieder, jedoch kein nicht betroffenes, eine Mutation eines bestimmten Gens auf Chromosom 7 aufwiesen (sog. **FOXP2-Mutation**). Es wurde deshalb vermutet, dieses Gen sei maßgeblich für das Gelingen oder Misslingen des Spracherwerbs. Aufgrund neuer genetischer Studien gilt die Annahme einer monokausalen genetischen Verursachung von SSES aber mittlerweile als widerlegt (vgl. Kap. 2.6.1).

Der Heterogenität von SSES muss natürlich auch von den Vertretern monokausaler Ursachenmodelle Rechnung getragen werden. Dabei ist die Frage zu klären, warum SSES in so variablen Erscheinungsformen auftritt, wenn doch von einem einheitlichen Kerndefizit ausgegangen wird. In monokausalen Ursachenmodellen werden u. a. unterschiedliche **Entwicklungsalter** für die Heterogenität von SSES verantwortlich gemacht. Im Kindergartenalter stehen beispielsweise andere sprachliche Symptome im Vordergrund als bei Schulkindern oder jungen Erwachsenen mit SSES (vgl. [231], [352], [423]).

Auch unterschiedliche **Schweregrade** des Kerndefizits könnten zu Unterschieden in den Erscheinungsformen und damit zur Heterogenität der SSES-Population beitragen. So könnten leichte Einschränkungen des phonologischen Arbeitsgedächtnisses weniger gravierende Auswirkungen auf die grammatische oder lexikalische Entwicklung haben als schwere.

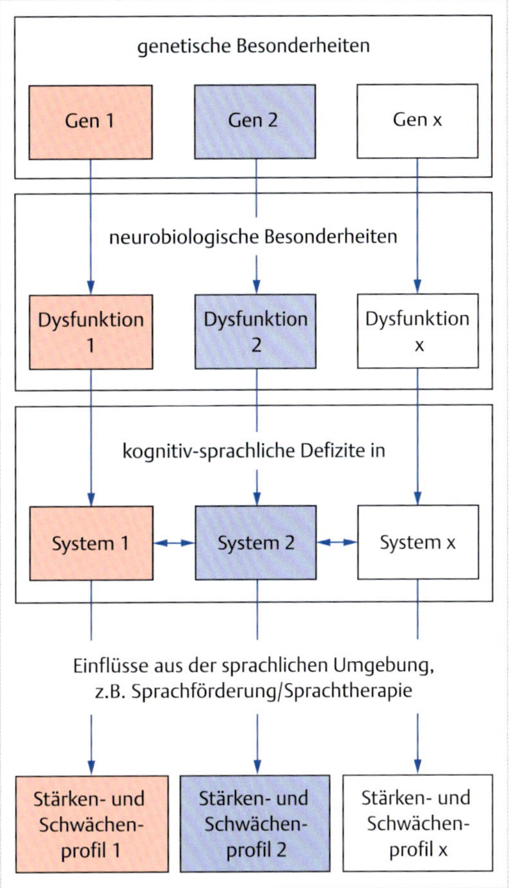

Abb. 2.4 Grundannahmen multikausaler Ursachenmodelle.

Als weitere Einflussfaktoren, durch die die Heterogenität der SSES-Population im Rahmen monokausaler Ursachenmodelle erklärt werden könnte, gelten außerdem die oben skizzierten **Moderatorvariablen**. So könnten sich im Entwicklungsverlauf unterschiedliche sprachliche Stärken- und Schwächenprofile herausbilden, je nachdem welche sprachlichen Kompetenzen schwerpunktmäßig sprachtherapeutisch oder durch sprachförderliches Elternverhalten unterstützt wurden.

Multikausale Ursachenmodelle (▶ Abb. 2.4) gehen im Unterschied zu monokausalen nicht davon aus, dass SSES immer durch ein einheitliches Kerndefizit verursacht wird. Stattdessen wird angenommen, dass die verschiedenen kognitiv-sprachlichen Teilsysteme, die im Laufe des Spracherwerbs auf- und ausgebaut werden müssen (z. B. das phonologische, das lexikalische, das grammatische System) unabhängig voneinander von einer Entwicklungsstörung betroffen sein können und dass hierdurch die Unterschiedlichkeit in den Erscheinungsformen von SSES wesentlich mitverursacht wird [43], [171], [173], [468].

Von diesem in multikausalen Ursachenmodellen vertretenen Ansatz wird auch im vorliegenden Buch ausgegangen. Wichtige Grundannahmen und Argumente dieses Ansatzes werden deshalb in Kap. 3 genauer beleuchtet.

2.7 Terminologische und definitorische Kontroversen

Die vorangehenden Ausführungen zur Definition, Diagnostik und Differenzialdiagnostik von SSES sowie zu den vielfältigen Verursachungshypothesen machen deutlich, dass die Population schwer zu definieren und einzugrenzen ist. Dementsprechend ist es nicht verwunderlich, dass über Definitionskriterien und auch über die passendste Bezeichnung für diese Subgruppe sprachbehinderter Menschen seit vielen Jahren kontrovers diskutiert wird. Auf die verschiedenen Termini bzw. Akronyme, die im deutschen Sprachraum und international mehr oder weniger deckungsgleich gebräuchlich sind, wurde bereits kurz in Kap. 2.1 eingegangen (z. B. *USES = Umschriebene Sprachentwicklungsstörungen; Umschriebene Entwicklungsstörungen des Sprechens und der Sprache; SSES = Spezifische Sprachentwicklungsstörungen, SLI = specific language impairment; ideopathic language disorder; primary language disorder; language learning deficit*).

Neu entfacht wurde die Terminologie-Kontroverse in jüngerer Zeit durch eine 2013 vorgenommene Änderung im DSM (Diagnostic and Statistical Manual of Mental Disorders), einem System zur Klassifikation psychischer bzw. psychiatrischer Erkrankungen, das von der berufständischen Organisation der US-amerikanischen PsychiaterInnen herausgegeben wird. In seiner 5. Ausgabe haben die gesundheits- und forschungspolitisch einflussreichen AutorInnen des DSM entschieden, den Terminus *„specific language impairment" (SLI)* nicht mehr zu verwenden und damit auch die so bezeichnete klinische Kategorie infrage gestellt. Dieser Schritt, von dem weitreichende Konsequenzen für die Erforschung und die klinische Versorgung von Kindern und Jugendlichen mit SSES ausgehen könnten, hat heftigen Widerspruch und erneute Diskussionen maßgeblicher FachwissenschaftlerInnen nach sich gezogen [376], [431], in denen sowohl um eine einheitliche Bezeichnung als auch um einen definitorischen Konsens gerungen wurde.

Das vorläufige Ergebnis dieses Diskussionsprozesses wurde 2017 von einer federführenden AutorInnengruppe publiziert [50]. In einem formalen Konsensfindungsprozess einigten sich die beteiligten FachwissenschaftlerInnen mehrheitlich auf die Bezeichnung **DLD (Developmental Language Disorders [with unknown neurobiological etiology])** und definieren die so bezeichnete Population nach ähnlichen Kriterien, wie sie in Kap. 2.1 und Kap. 2.2 für SSES dargelegt wurden. Eine gravierende Diskrepanz zwischen nonverbalem und sprachlichem Entwicklungsstand wird allerdings von vielen (wenn auch bei weitem nicht von allen) Experten nicht mehr als notwendiges differenzialdiagnostisches Kriterium erachtet.

Hinweis

Da sich im deutschen Sprachraum die Verwendung des Terminus *Sprachentwicklungsstörungen mit unklarer neurobiologischer Ätiologie* noch nicht etabliert hat und da sich nahezu alle in diesem Buch zitierten Studien terminologisch und v. a. definitorisch auf SSES (und nicht auf DLD) beziehen, wurde im vorliegenden Buch auf eine Anpassung an die derzeit stattfindende terminologische Neuorientierung verzichtet und stattdessen weiter der Terminus *Spezifische Sprachentwicklungsstörungen (SSES)* verwendet.

Kapitel 3

Psycholinguistische Grundlagen

3 Psycholinguistische Grundlagen

Merke

Psycholinguistische Sprachverarbeitungsmodelle bilden einen wichtigen Ausgangspunkt für die Suche nach den unterschiedlichen kognitiven Defizitmechanismen, die bei SSES zugrunde liegen können (z. B. [97], [231], [330], [432]).

Die Psycholinguistik beschäftigt sich mit den mentalen Vorgängen, die der menschlichen Fähigkeit zum Erwerb und zur Verwendung mündlicher und schriftlicher Sprache zugrunde liegen (z. B. [5], [96], [151], [202], [271]). Aktivitäten wie *Sprechen*, *Sprachverstehen*, *Lesen* und *Schreiben* erfolgen meist automatisch und unterliegen überwiegend nicht der bewussten Kontrolle. Deshalb können Sprachverwender auch keine zuverlässige Auskunft etwa darüber geben, wie es ihnen gelungen ist, einen Satz zu verstehen oder zu produzieren. Die unbewussten und hochautomatischen Mechanismen der sprachlichen Informationsverarbeitung werden in der Psycholinguistik mit experimentellen Methoden erforscht und in Form von Sprachverarbeitungsmodellen veranschaulicht.

Viele Psycholinguisten verstehen ihr Fach als Teilgebiet der **Kognitionswissenschaften**. In diesem interdisziplinären Forschungsfeld arbeiten Psychologen, Linguisten und Neurowissenschaftler zusammen, um die Vorgänge aufzuklären, die den sog. **kognitiven Leistungen** zugrunde liegen. Hierzu werden neben der Fähigkeit zur Produktion und zum Verstehen mündlicher und schriftlicher Sprache u. a. auch auditive und visuelle Wahrnehmung, Gedächtnis, Denken, Lernen sowie Bewegungs- und Handlungsplanung gezählt (z. B. [161], [183]). Auch Genetiker beteiligen sich zunehmend an der Erforschung kognitionswissenschaftlicher Fragestellungen (vgl. [198], [372]).

3.1 Die modulare Struktur des Sprachverarbeitungssystems

"Language is a highly complex system that consists of different subsystems or 'components' [...]: syntax – the structural rules combining words into sentences; morphology – the rules combining words or parts of words into new words (e.g. jump-ed); and grammatical-phonology – the rules for combining sounds into words. [...] In addition to these grammatical components, another essential aspect of language, among many, is the lexicon (vocabulary) – the store of words. [...] Different SLI subgroups evince different degrees of impairment across language components."

van der Lely [468]; S. 54

Ein grundlegendes Merkmal vieler kognitionswissenschaftlicher bzw. psycholinguistischer Verarbeitungsmodelle ist ihr modularer Aufbau [74], [98], [231], [274], [383], [417]. Komplexe kognitive Leistungen wie etwa das *Erkennen eines Gesichtes* oder *Gegenstandes*, *Lesen eines Wortes* oder *Verstehen eines Satzes*, erbringt das Verarbeitungssystem nach dieser Modellvorstellung durch das Zusammenspiel verschiedener Teilkomponenten, sog. Module.

Auf der obersten Strukturebene des Systems werden Makromodule unterschieden, z. B. für die Verarbeitung von Laut- und Schriftsprache oder für die *Objekterkennung* (▶ Abb. 3.1). Makromodule sind in spezialisiertere Teilkomponenten gegliedert. So enthält das Makromodul, das für die Verarbeitung von Lautsprache zuständig ist, u. a. ein **Grammatikmodul** und ein **Lexikonmodul**. Auch für diese funktional spezialisierten Teilkomponenten wird wiederum eine modulare Gliederung in noch spezialisiertere Teilsysteme angenommen, so für verschiedene Aspekte der lexikalischen oder grammatischen Verarbeitung. Jedes hochspezialisierte Teilsystem vermag nur einen bestimmten Beitrag zum Gelingen des Gesamtprozesses zu leisten, diesen jedoch – infolge der funktionalen Spezialisierung – sehr schnell und zuverlässig.

Das Konzept der Modularität hat seit seiner Einführung durch den Psycholinguisten Jerry Fodor (1983) in vielen Bereichen der Kognitionswissenschaft, aber auch in der Entwicklungspsychologie großen Einfluss gewonnen. Als zentrales Merkmal

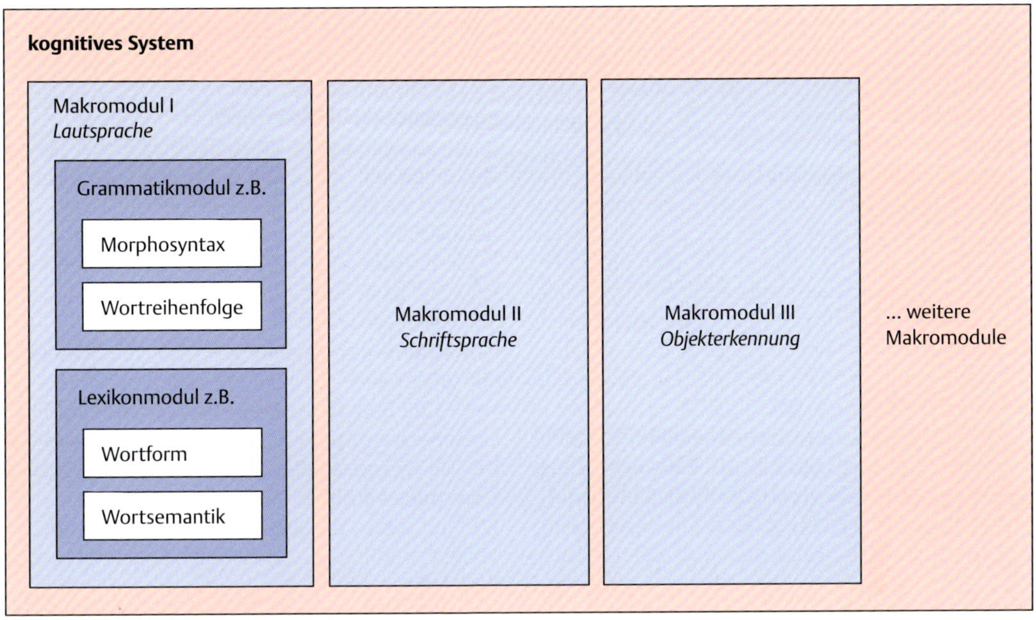

Abb. 3.1 Modulare Struktur des kognitiven Systems.

von Modulen gilt, dass sie *domänenspezifisch* arbeiten, d. h., nur wenn ein Modul den jeweils adäquaten Input erhält, wird es aktiv [98]. So werden für das Lesen erforderliche Module beispielsweise nur bei schriftsprachlichem Input aktiv und für das auditive Sprachverstehen erforderliche Module nur, wenn der Input aus Sprachschall besteht. Zudem operiert ein Modul, sofern es mit einem geeigneten Input versorgt wird, automatisch bzw. unwillkürlich (*mandatory*) und seine Aktivität kann nicht durch bewusste Kontrolle unterdrückt oder gesteuert werden.

Wichtige Hinweise für den modularen Aufbau bzw. die sog. **funktionale Architektur** des kognitiven Systems, wurden durch die Untersuchung von Patienten mit Schädigungen umschriebener Hirnareale gefunden (z. B. als Folge eines Schlaganfalls oder einer Hirnblutung). Denn diese Patienten zeigen oft selektive Beeinträchtigungen bestimmter kognitiver Leistungsbereiche, sog. Dissoziationen zwischen kognitiven Leistungen [74], [225]. So können Störungen der Lautsprache (*Aphasien*), der Schriftsprache (*Dyslexien* und *Dysgraphien*) oder auch beim Erkennen von Objekten (sog. *Objektagnosie*) bei Patienten mit Hirnschädigungen unabhängig voneinander auftreten. Manche Patienten weisen z. B. nur eine Aphasie oder nur eine Dyslexie auf. Dies wird als Beleg für die funktionale Eigenständigkeit der jeweils domänenspezifischen kognitiven Makromodule gedeutet.

Häufig liegen nach Hirnschädigungen auch noch speziellere Beeinträchtigungen kognitiver Leistungen vor. So haben manche Patienten mit Dyslexie nur beim Lesen sog. Kunst- bzw. Pseudowörter (z. B. KLUHN) Schwierigkeiten, zeigen jedoch unauffällige Leseleistungen bei Realwörtern (z. B. STUHL), während bei anderen Patienten das reziproke Leseleistungsmuster beobachtbar ist. Auch Patienten mit Aphasie zeigen in den meisten Fällen keinen globalen Sprachverlust, sondern umschriebene Defizite bei bestimmten sprachlichen Leistungen. So können Beeinträchtigungen der phonologischen, der lexikalischen oder der grammatischen Verarbeitung unabhängig voneinander auftreten – und auch noch wesentlich enger eingegrenzte sprachliche Defizite kommen vor, beispielsweise nur bei der Ausführung ganz bestimmter grammatischer Operationen. Solche hochspezifischen Funktionsstörungen gelten als Beleg für die Gliederung bzw. die Fraktionierung des kognitiven Systems in funktionell hochspezialisierte Teilsysteme, die aufgrund von Hirnschädigungen unabhängig voneinander beeinträchtigt werden können.

Teilschritte der kognitiv-sprachlichen Informationsverarbeitung. Die Vertreter des Modularitätskonzepts gehen wie bereits erwähnt davon aus, dass mehrere kognitive Teilsysteme in geordneter Abfolge zusammenarbeiten bzw. dass hintereinander mehrere Schritte der sprachlichen Informationsverarbeitung ausgeführt werden müssen, um komplexe sprachliche Leistungen erbringen zu können. Beim Verstehen eines Satzes ist beispielsweise zunächst eine phonetisch-phonologische Analyse des Sprachschalls erforderlich. Darauf aufbauend können die im Sprachschall enthaltenen Wortformen erkannt und aufbauend auf der Worterkennung kann der Satz dann auch grammatisch entschlüsselt werden (▶ Abb. 3.2).

Schwierigkeiten beim Satzverstehen im Rahmen einer Sprach- oder Sprachentwicklungsstörung könnten demnach auf Verarbeitungsdefizite in unterschiedlichen Teilsystemen der rezeptiven Sprachverarbeitung zurückführbar sein, d. h. bei der phonetisch-phonologischen, lexikalischen oder grammatischen Verarbeitung sowie auch auf Kombinationen von Verarbeitungsdefiziten in mehreren dieser Teilsysteme. Erst aus einer lückenlosen Untersuchung der verschiedenen Teilsysteme, die für die erfolgreiche Bearbeitung einer sprachlichen Aufgabenstellung benötigt werden, ergibt sich nach dieser Auffassung ein differenziertes Bild der Defizitmechanismen, die einer Beeinträchtigung des Satzverstehens und analog auch der Satzproduktion zugrunde liegen [65], [78], [330].

Arbeitsweise kognitiver Module: Speicherung und Verwendung von „Sprachwissen". Damit kognitive Teilsysteme ihren spezifischen Beitrag zur Sprachverarbeitung leisten können, muss das hierfür erforderliche (intuitive) Sprachwissen mental gespeichert sein. So muss, um ein im Sprachschall enthaltenes Wort zu verstehen, u. a. eine möglichst genaue Vorstellung der phonologischen Form und der Bedeutung des Wortes im mentalen Lexikon abgelegt sein. Diese **mentale Repräsentation** der Wortform muss so differenziert angelegt sein, dass eine Verwechslung mit semantisch oder phonologisch ähnlichen Wortformen ausgeschlossen ist. Analog setzt ein gelingendes Satzverstehen voraus, dass grammatisches Wissen mental gespeichert ist, beispielsweise zu den morpho-syntaktischen Regeln, nach denen das grammatische Subjekt eines Satzes erkannt oder zwischen einem Fragesatz und einem Aufforderungssatz unterschieden werden kann. In vielen psycholinguistischen Erklärungsansätzen wird davon ausgegangen, dass bei Sprach(entwicklungs)störungen oft das für die Sprachverarbeitung erforderliche *Sprachwissen* nicht oder zumindest nicht mit hinreichender bzw. altersgemäßer Differenziertheit angelegt werden konnte (vgl. [291]). Werden etwa beim Sprachverstehen semantisch oder phonologisch ähnliche Wörter verwechselt (z. B. ROSE mit TULPE oder mit HOSE), so kann dies daran liegen, dass für ROSE im mentalen Lexikon nur ungenaue phonologische bzw. semantische Wortmerkmale abgelegt bzw. repräsentiert sind.

Andererseits können bei Sprachentwicklungsstörungen aber auch Schwierigkeiten bei der **Verwendung bzw. beim Abruf von sprachlichen Wissensrepräsentation**en zugrunde liegen. Die Annahme ist hier, dass das erforderliche Sprachwissen zwar aufgebaut werden konnte, dass aber der Zugriff auf dieses Wissen nicht mit hinreichender Zuverlässigkeit oder Geschwindigkeit gelingt, um mit den hohen zeitlichen Anforderungen beim Verstehen oder Produzieren von Sprache schritthalten zu können. So müssen beim Satzverstehen bereits bei normaler Sprechgeschwindigkeit die phonologischen, semantischen und grammatischen Repräsentationen von drei bis fünf Wörtern im mentalen Lexikon aufgefunden und aktiviert werden können. Im selben Zeitfenster muss gleichzeitig noch auf grammatische Wissensrepräsentationen zugegriffen werden, um die Bedeutung eines Satzes entschlüsseln zu können. Aus zahlreichen Studien liegen Hinweise darauf vor, dass Kinder mit SSES sprachliche Informationen langsamer, mit einer anderen zeitlichen Taktung oder weniger effizient verarbeiten und integrieren als altersgemäß entwickelte Kinder [61], [104], [285], [296], [323], [329].

3.2 Entwicklungsmodularität

Die Anwendung des Modularitätskonzepts auf Entwicklungsprozesse und Entwicklungsstörungen wird kontrovers diskutiert. Viele EntwicklungspsychologInnen gehen davon aus, dass Modularität ein Zustand ist, den das kognitive System erst im Erwachsenenalter nach vielen Jahren der Ausdifferenzierung in vollem Ausmaß erreicht. Während der Entwicklung werden dagegen vielfältige Wechselwirkungen zwischen den Verarbeitungskomponenten und -prozessen angenommen, die sich in ihrem Auf- und Ausbau gegenseitig beein-

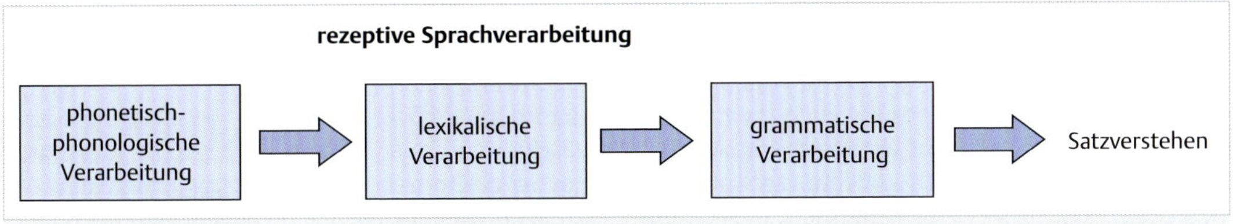

Abb. 3.2 Zusammenarbeit von Modulen am Beispiel Satzverstehen.

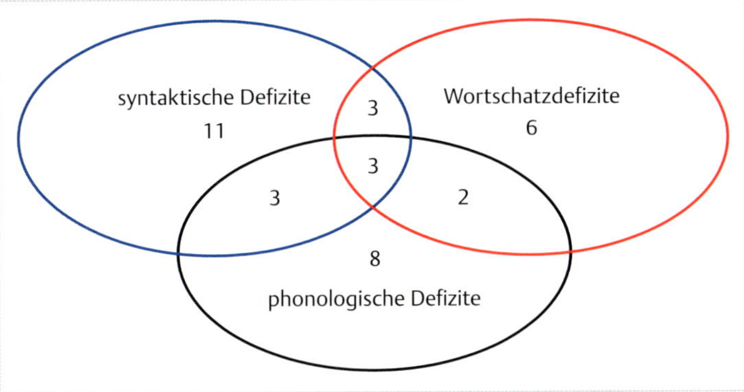

Abb. 3.3 Dissoziationen zwischen sprachlichen Defiziten in der Untersuchung von 36 Kindern mit SSES von Friedmann und Novogrodsky (2008).

flussen [456]. Weist ein Kind beispielsweise bereits bei der phonetisch-phonologischen Verarbeitung von Sprachschall Entwicklungsdefizite auf, so können hieraus Schwierigkeiten der lexikalischen und der grammatischen Entwicklung sekundär folgen, ohne dass die Teilsysteme primär von der Entwicklungsstörung betroffen sein müssen (vgl. Kap. 2.6.3). Denn die lexikalische und grammatische Verarbeitung (und damit auch die zugrunde liegenden Vorgänge der lexikalischen und grammatischen Entwicklung) sind auf einen optimal aufbereiteten phonetisch-phonologischen Input angewiesen (vgl. ▶ Abb. 3.2).

Jedoch kommen auch bei Entwicklungsstörungen selektive Defizite für bestimmte kognitive Leistungen sowie heterogene Stärken- und Schwächenprofile häufig vor [134]. Beispielsweise kann SSES auch ohne Lese-Rechtschreib-Störung (LRS) auftreten und umgekehrt [79], [370]. Die Makromodule für Laut- und Schriftsprache (vgl. ▶ Abb. 3.1) scheinen sich demnach zumindest teilweise unabhängig voneinander entwickeln zu können. Bei SSES wurden außerdem häufig umschriebene Defizite in bestimmten sprachlichen Leistungsbereichen beobachtet. So können Wortfindungsstörungen von unauffälligen syntaktischen Leistungen begleitet sein [130]. Aber auch das reziproke Leistungsmuster – schwere syntaktische Defizite bei altersgemäß oder zumindest wesentlich besser entwickeltem Wortschatz – wurde beobachtet [347], [468]. Auch müssen phonologische Defizite nicht mit syntaktischen Defiziten einhergehen (z. B. [55], [182]) und umgekehrt kommen syntaktische Defizite zusammen mit altersgemäßen phonologischen Leistungen vor (z. B. [438]).

Friedmann u. Novogrodzky [171] fanden unter 36 ca. 10- bis 11-jährigen Kindern mit SSES nur drei, bei denen sowohl syntaktisches als auch phonologisches und lexikalisches Verarbeiten von der Entwicklungsstörung betroffen waren. Bei den weitaus meisten Kindern lagen entweder nur in syntaktischen, nur in lexikalischen oder nur in phonologischen Aufgaben nicht-altersgemäße Leistungen vor (▶ Abb. 3.3).

Dissoziationen zwischen Leistungsdefiziten sowie heterogene Stärken- und Schwächenprofile bei SSES sind vor dem Hintergrund des Konzepts der Entwicklungsmodularität keineswegs unerwartet und sie können folgendermaßen erklärt werden [78], [170], [171]: Wenn das kognitive System aus unterschiedlichen Teilsystemen besteht, die sich zumindest teilweise unabhängig voneinander entwickeln, so **sollten** bei Entwicklungsstörungen (z. B. LRS oder SSES) heterogene Leistungsprofile beobachtbar sein, die die modulare

Struktur des Systems bzw. den unausgewogenen Entwicklungsstand seiner Komponenten widerspiegeln. Altersgemäß entwickelte Teilsysteme könnten es einem Kind ermöglichen, bestimmte sprachliche Leistungen auf einem altersgemäßen Niveau zu erbringen. Bei anderen sprachlichen Leistungen könnte dasselbe Kind mehr oder weniger weit hinter seine Altersgruppe zurückfallen, weil hierfür nicht-altersgemäß entwickelte Teilsysteme der kognitiv-sprachlichen Informationsverarbeitung benötigt werden.

3.3 Modularität und Nativismus

In Psycholinguistik und Kognitionswissenschaft wird häufig von der Annahme ausgegangen, dass viele der speziellen Funktionen und Arbeitsweisen von Modulen angeboren bzw. prädisponiert sind, ihre Entfaltung unter der Kontrolle genetisch gesteuerter neurobiologischer Reifungsprozesse steht und nur begrenzt durch äußere Faktoren beeinflusst werden kann (vgl. ▸ Abb. 2.2). Dies wird in sog. **nativistischen Spracherwerbstheorien** für viele Aspekte des kognitiven Moduls angenommen, das für die grammatische Verarbeitung von Sätzen zuständig ist (z. B. [236], [362], [461]).

In Pädagogik und Entwicklungspsychologie wird dem nativistischen Ansatz und damit auch dem Modularitätskonzept traditionell mit größerer Skepsis begegnet als in den Kognitionswissenschaften. Ein Grund hierfür könnte darin liegen, dass zumindest extrem nativistische Positionen weniger Raum für pädagogischen und sonderpädagogischen Optimismus zu bieten scheinen als konstruktivistische, instruktionalistische, interaktionistische oder neobehavioristische Ansätze (vgl. [383]).

Allerdings spiegelt sich der nativistische Grundgedanke durchaus auch in den Annahmen einflussreicher Pädagogen wider. So stimmen Pestalozzi, Fröbel und Montessori darin überein, dass das Anliegen von Erziehung darin bestehe, eine Entwicklung der kindlichen Natur – auch seiner mentalen Fähigkeiten – zu ermöglichen bzw. dieser Entwicklung nicht im Wege zu stehen (vgl. [428]).

Außerdem eröffnen moderat-nativistische Ansätze bzw. Verknüpfungen von konstruktivistischem mit nativistischem Gedankengut durchaus Spielräume für einen Einfluss von Umweltfaktoren auf die kognitive Entwicklung (z. B. [244], [247]). In solchen Hybridmodellen wird die Entwicklung in den verschiedenen Modulen bzw. Domänen (z. B. Lautsprache, Lesen und Schreiben, mathematische Fähigkeiten, Theory of Mind) als Entfaltung eines biologisch vorgegebenen Potenzials in einem spezifischen soziokulturellen Kontext aufgefasst. Nur in den durch dieses Potenzial vorgegebenen Grenzen können die im Input enthaltenen Informationen als sog. **Intake** erfasst, Probleme gelöst und mentale Wissensrepräsentationen und Verarbeitungssysteme aufgebaut werden.

Ob sprachliche Verarbeitungs- und Entwicklungsdefizite durch gezielte Interventionen effektiv vermindert werden können, gilt heute im Übrigen als empirische Frage. Die Antwort hierauf kann letztlich nur durch methodisch adäquate Effektivitätsstudien gefunden werden, nicht jedoch auf der Basis von entwicklungspsychologischen Grundpositionen [55], [261]. Als Ausgangspunkt und Grundlage für solche Effektivitätsstudien haben sich die modularen und oft nativistisch inspirierten Modelle der Psycholinguistik als sehr produktiv und hilfreich erwiesen. Dabei wird davon ausgegangen, dass sprachliche Entwicklungsdefizite in unterschiedlichen Teilsystemen vorliegen können – mit jeweils unterschiedlichen Konsequenzen für den Erwerb sprachlicher Teilleistungen und für die Wirksamkeit von hierauf gerichteten sprachtherapeutischen Interventionen.

3.4 Neurophysiologische Korrelate kognitiver Module

Ob die Module des Sprachverarbeitungssystems mit bestimmten Hirnregionen korrelieren, ist eine Frage, die in den kognitiven Neurowissenschaften intensiv erforscht und kontrovers diskutiert wird. Mit bildgebenden Verfahren wurden bereits neuronale Korrelate verschiedener Teilsysteme identifiziert (z. B. [41], [146], [148], [170], [205], [218], [223], [232], [233], [234], [300], [354]). Bei SSES wurden subtile und heterogene Besonderheiten der neuronalen Verarbeitung in unterschiedlichen Arealen des sprachverarbeitenden Netzwerks beobachtet [27], [92], [114], [115], [166], [219], [398], [480], [483], [489].

Die Erforschung der Zusammenhänge zwischen den genetischen, neurobiologischen und kognitiven Mechanismen, die der Verarbeitung und Entwicklung von Sprache und auch bei SSES zugrunde liegen, gilt als eine zentrale Herausforderung der Kognitionswissenschaft. Ramus [372] beschreibt das so:

"The matter is to understand the entire chain of events, from molecular variations in DNA to altered protein synthesis to the countless molecular events involved in the construction, development, functioning and disruption of the brain, to brain systems and cognitive functions."
Ramus [372]; S. 248

3.5 Modulare Modelle der Sprachverarbeitung

▶ Abb. 3.4 zeigt ein modulares, psycholinguistisches Modell verschiedener Teilsysteme der sprachlichen Informationsverarbeitung, die für das *Verstehen von Sprache* bzw. für die **rezeptive Sprachverarbeitung** erforderlich sind (in Anlehnung an [111], [165]). ▶ Abb. 3.5 zeigt ein entsprechendes Modell der Sprachproduktion bzw. der Sprechplanung (in Anlehnung an [58], [232], [274]). Die beiden Modelle liegen dem in diesem Buch vorgeschlagenen Konzept zur modellgeleiteten Sprachdiagnostik bei SSES zugrunde.

Hinweis

Alle am Verstehen bzw. an der Produktion von Sprache bzw. am Sprechen beteiligten Systeme, die in ▶ Abb. 3.4 und ▶ Abb. 3.5 dargestellt sind, können bei SSES grundsätzlich von der Entwicklungsstörung betroffen sein und müssten idealerweise bei einer modellgeleiteten Sprachdiagnostik möglichst gezielt überprüft werden können.

Die Funktion der einzelnen Teilsysteme wird in den beiden folgenden Kapiteln (Kap. 3.5.1 und Kap. 3.5.2) zunächst nur im Überblick skizziert. Genauere Erläuterungen zur Funktionsweise, zu Beeinträchtigungen bei SSES und zu geeigneten Untersuchungsmethoden finden sich in Kap. 5 (Sprachverstehen und rezeptive Sprachstörungen) und in Kap. 6 (Sprachproduktion und expressive Sprachstörungen).

3.5.1 Sprachverständnis

"Speech [...] is a code. The listener has the key and can unravel the code to reveal the message it contains. But the unravelling is one of fearsome complexity."
Cutler u. Clifton [111]; S. 125

Beim *Verstehen von Sprache* verläuft der Informationsfluss vom akustischen Signal hin zu den darin enthaltenen Bedeutungen bzw. zu den kommunikativen Intentionen des Sprechers. Das akustische Sprachsignal wird vom Hörer zunächst durch die **auditive bzw. phonetische Analyse** (**1** in ▶ Abb. 3.4) einer temporalen und spektralen Analyse unterzogen, um die enthaltenen phonetischen Merkmale zu extrahieren. Das Ergebnis dieses Analyseprozesses, der sog. **phonetische Code**, wird dann durch die **prälexikalisch-phonologische Dekodierung** (**2, 3, 4**) in eine mentale Repräsentation überführt, die aus phonologischen Einheiten besteht, also etwa aus Silben, Silbenkonstituenten und Phonemen. Außerdem erfolgt hier auch die Erkennung *prosodischer Merkmale* wie etwa der Akzentstruktur.

Nach der segmental-phonologischen Verarbeitung erfolgt die Worterkennung durch die Aktivierung von Einträgen auf der **Lexem-Ebene (7) des mentalen Lexikons**. Hier sind Informationen über die phonologische und morphologische Form von Wörtern gespeichert. Es findet dabei ein Aktivierungswettbewerb statt, bei dem verschiedene lexikalische Einträge je nach phonologischer Ähnlichkeit mit dem phonologischen Code in unterschiedlichem Ausmaß aktiviert werden. Für die Dauer der lexikalischen Dekodierung muss die phonologische Repräsentation im **phonologischen Arbeitsgedächtnis (5, 6)** gespeichert werden.

Nachdem der korrekte Eintrag auf der **Lexemebene des mentalen Lexikons** aktiviert wurde, erfolgt der lexikalische Zugriff auf Informationen zu den grammatischen Wortmerkmalen (z. B. zur Verb-Argument-Struktur, zur Wortart und zum grammatischen Geschlecht), die auf der **Lemma-Ebene (8) des mentalen Lexikons** gespeichert sind, und schließlich auf die Wortbedeutung (**Semantik-Ebene, 9**).

Durch die Aktivierung der Informationen zu den grammatischen Eigenschaften des Wortes werden dann verschiedene Teilprozesse zur **grammati-**

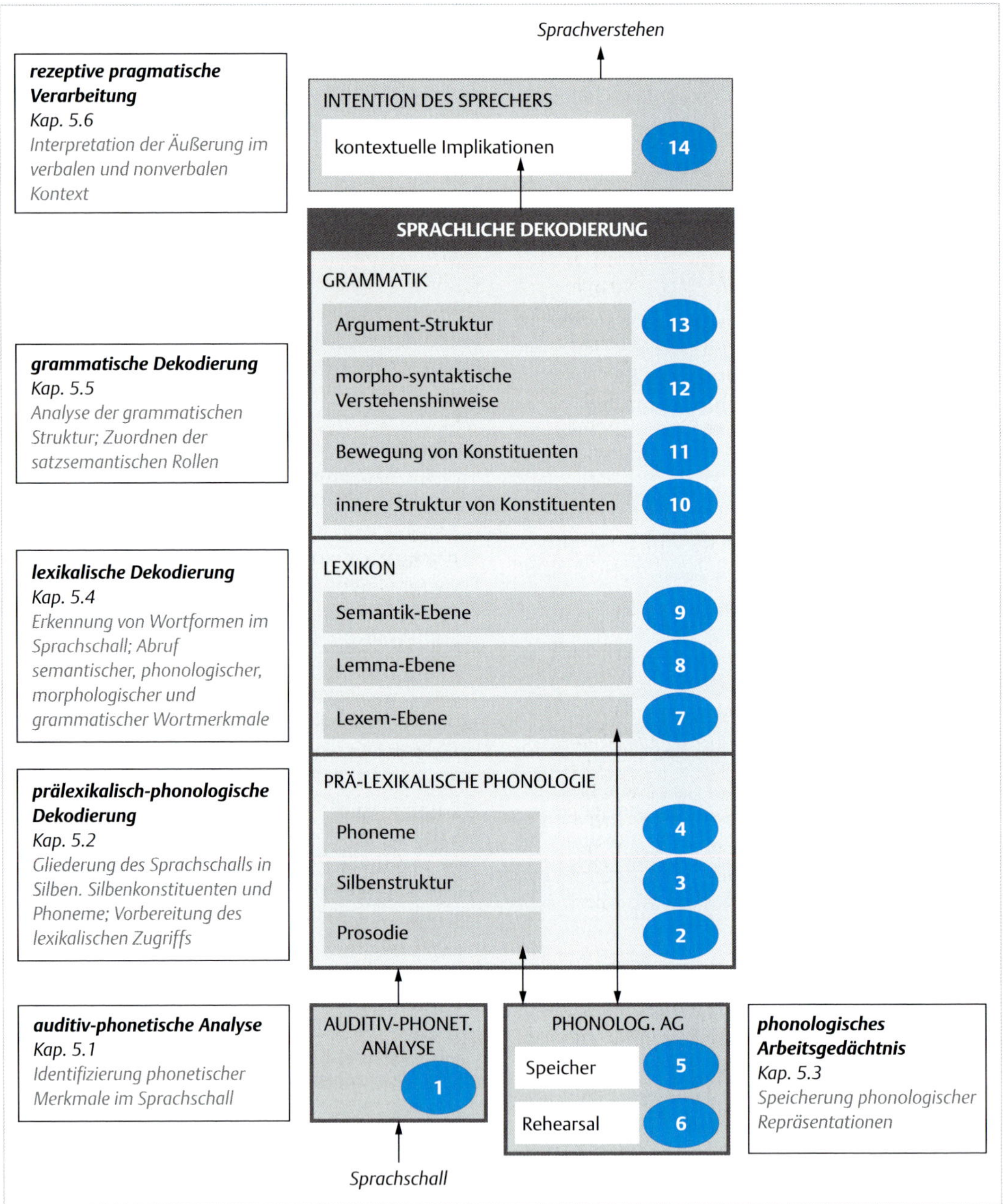

Abb. 3.4 Informationsverarbeitung beim Sprachverstehen.

schen Dekodierung (10–13) ausgelöst, beispielsweise die Dekodierung der **Konstituentenstruktur**, der **Verb-Argument-Struktur** und der **morpho-syntaktischen Struktur**. Die grammatische Dekodierung ist beim Sprachverstehen beispielsweise erforderlich, um den Konstituenten eines Satzes satzsemantische Rollen (z. B. Aktor und Patiens) zuordnen zu können oder den mit der Äußerung intendierten Sprechakt zu erschließen (z. B. Aussage, Frage oder Aufforderung).

Außerdem muss der Hörer über die sprachliche Dekodierung einer Äußerung hinaus den verbalen und nonverbalen **Kontext der Äußerung berücksichtigen (14)**. Denn durch unausgesprochene Bezugnahme auf den Kontext kann der Sprecher seiner Äußerung zusätzliche Bedeutungskomponenten hinzugefügt haben, ohne die seine Intention vom Hörer nur unvollständig erschlossen werden kann. Der Sprecher geht dabei intuitiv von der Erwartung aus, dass der Hörer auch diese (nonverbalen und verbalen) kontextuellen Informationen erkennen und bei der Interpretation der explizit versprachlichten Informationen mitberücksichtigen kann.

Erst durch das feinabgestimmte Zusammenspiel dieser verschiedenen phonetischen, phonologischen, lexikalischen, grammatischen sowie pragmatischen Verarbeitungsprozesse kann der Hörer beim Sprachverstehen die vom Sprecher intendierte **kommunikative Botschaft** optimal erfassen.

3.5.2 Sprachproduktion und Sprechplanung

"Talking is one of our dearest occupations. We spend hours a day conversing, telling stories, teaching, quarreling, and, of course, speaking to ourselves. Speaking is, moreover, one of the most complex cognitive, linguistic, and motor skills. Articulation flows automatically, at a rate of about fifteen speech sounds per second, while we are attending only to the ideas we want to get across to our interlocuters."

Levelt [274]; S. XIII

Der Sprecher beginnt die Produktion eines Satzes nach dem in ▸ Abb. 3.5 dargestellten Modell mit dem Aufbau **eines präverbalen Konzeptes** (**15** und **16** in ▸ Abb. 3.5). Denn noch bevor die eigentliche Sprachproduktion erfolgen kann, muss vorsprachlich entschieden werden, welche Sprechakt-Intentionen (z. B. Frage, Bericht, Aufforderung) mit welchen konkreten Inhalten (Akteuren, Vorgängen, Zuständen etc.) im bevorstehenden **kommunikativen Turn** versprachlicht werden sollen. Damit der Kommunikationsvorgang gelingen kann, muss der Sprecher bei dieser präverbalen Konzeptualisierung auch den bisherigen Gesprächsverlauf und das Vorwissen bzw. die kommunikative Erwartungshaltung des Hörers berücksichtigen.

Das präverbale Konzept muss dann vom Sprecher durch die sog. *sprachliche Kodierung* in eine sprachliche Form gebracht werden, die letztlich ausgesprochen und auf diese Weise an den Hörer übermittelt werden kann.

Die sprachliche Kodierung beginnt mit der Aktivierung von Einträgen auf der **Semantik-Ebene des mentalen Lexikons (17)**, die geeignet sind, um die Komponenten und Intentionen des präverbalen Konzepts zum Ausdruck zu bringen. Durch die Aktivierung von Wortbedeutungen werden auch korrespondierende Informationen über die grammatischen Eigenschaften der Wörter auf der **Lemma-Ebene des mentalen Lexikons (18)** zugreifbar (z. B. die Wortart, das grammatische Geschlecht, die zugehörigen Konjugations- und Deklinationskategorien), die mit den Wortbedeutungen verknüpft sind. Diese grammatischen Merkmale werden so für den weiteren sprachlichen Kodierungsprozess verfügbar gemacht.

Die Aktivierung der grammatischen Wortmerkmale bildet den Ausgangspunkt für die Einleitung verschiedener **grammatischer Kodierungsprozesse (19–22)**. Hierbei wird zunächst ein grammatisches Grundgerüst aufgebaut, das die in dem geplanten Satz benötigten grammatischen Funktionen (z. B. Subjekt, Prädikat, ggf. Objekte) festlegt. Anschließend wird dieses Grundgerüst weiter ausgearbeitet, indem die Reihenfolge und die innere grammatische Struktur der Konstituenten konkretisiert und differenziert werden.

Am Ende der grammatischen Kodierung hat das Verarbeitungssystem eine noch formlose sprachliche Repräsentation erzeugt, die aus semantischen und grammatischen Informationen besteht. Die sprachliche Repräsentation bildet alle intentionalen und semantischen Aspekte ab, die im präverbalen Konzept vorgesehen sind. Die phonologische Form des geplanten Satzes wurde jedoch bis zu diesem Zeitpunkt des Sprachproduktionsprozesses noch nicht ausgearbeitet. Aus diesem Grunde ist der geplante Satz auch noch nicht aussprechbar. Um die sprachliche Äußerung für die Planung und Ausführung von Sprechbewegungen vorzubereiten, werden auf der **Lexem-Ebene des mentalen Lexikons (23)** die zur grammatischen und semantischen Repräsentation passenden phonologischen Formen von Wörtern bzw. Morphemen aktiviert. Analog zur lexikalischen Verarbeitung beim Sprachverstehen findet auch bei der Sprachproduktion ein Aktivierungswettbewerb phonologisch ähnlicher Formen statt.

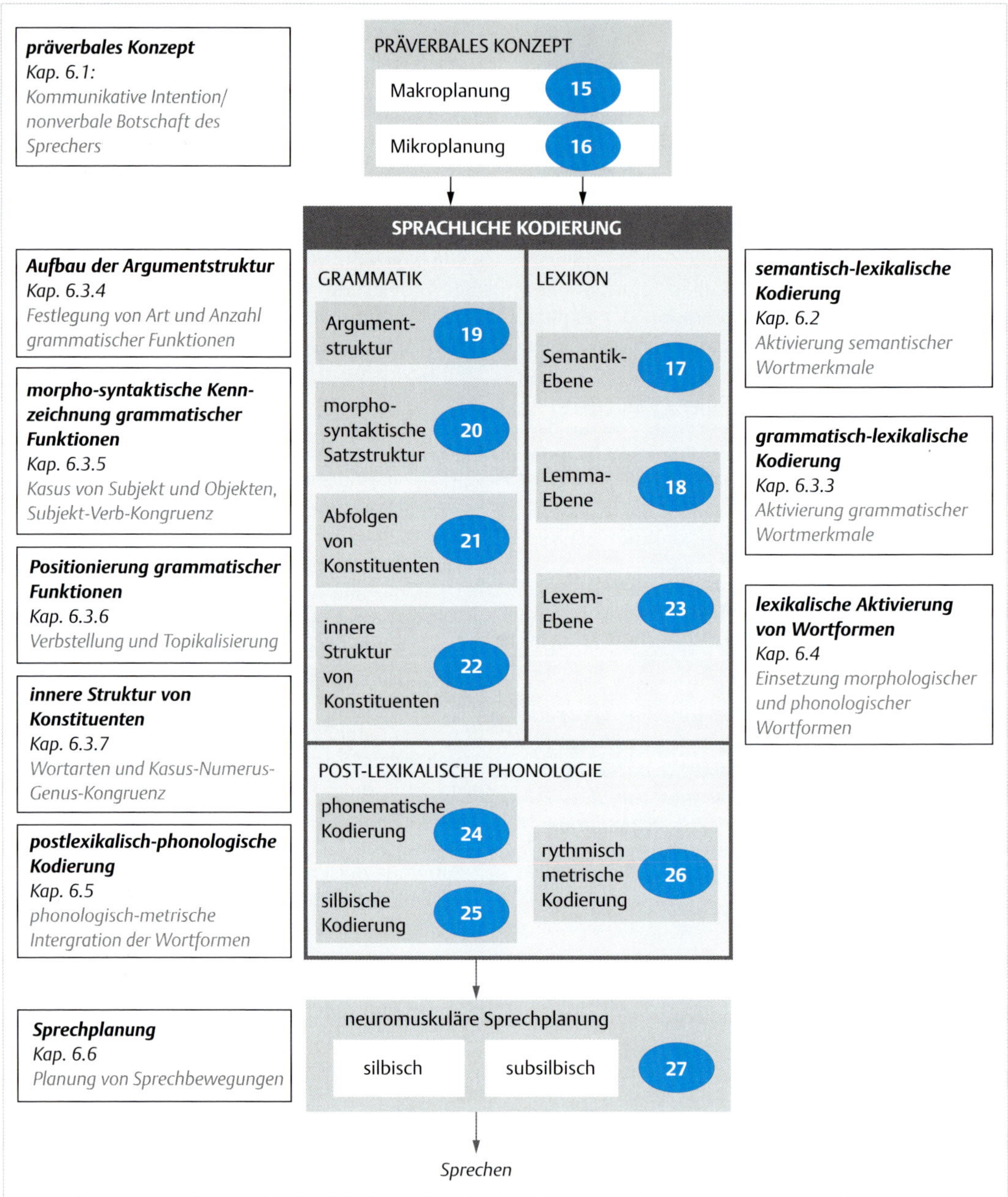

Abb. 3.5 Informationsverarbeitung bei der Sprachproduktion.

Auf der Ebene der **post-lexikalischen phonologischen Kodierung (24–26)** wird die aus hintereinander gereihten Lexemen bestehende sprachliche Repräsentation des geplanten Satzes endgültig für die neuromuskuläre Planung von Sprechbewegungen vorbereitet, indem die Lexeme in silbisch gegliederte Formschablonen eingesetzt werden, die aus Platzhaltern für die Konstituenten der Silbenstruktur (**Onset**, **Reim**, **Nukleus** und **Koda**) bestehen. Die Silbifizierung der Wortform erfolgt, indem die Phoneme, aus denen die Lexeme bestehen, von links nach rechts den Platzhaltern zugeordnet werden. Als Ergebnis der postlexikalisch-phonologischen Verarbeitung liegt eine silbifizierte und mit Akzentmerkmalen versehene phonologische Repräsentation der geplanten Äußerung vor. Diese bilden den Input für die nachfolgende **neuromuskuläre Planung von Sprechbewegungen** (25).

Kapitel 4

Modellgeleitete Sprachdiagnostik bei SSES

4 Modellgeleitete Sprachdiagnostik bei SSES

In der interdisziplinären AWMF-Leitlinie zur Diagnostik von SSES werden Aufgaben und Zielsetzungen der Sprachdiagnostik bei SSES wie folgt zusammengefasst:

„Detaillierte Untersuchungen und Beschreibungen der sprachlichen Leistungen auf allen Strukturebenen und deren Abweichungen von der entsprechenden Norm (z. B. Alter, Entwicklungssequenz): Untersuchungen auf den Ebenen Phonetik/Phonologie, Lexikon/Semantik, Morphologie/Syntax sowie Pragmatik (Kommunikation und Interaktion). Dabei sind für alle sprachlichen Ebenen rezeptive und expressive Störungsanteile differenziert zu untersuchen, zu beschreiben und zu bewerten.
Überprüfung von der Sprachverarbeitung zugrunde liegenden basalen Fähigkeiten wie die Funktionstüchtigkeit des Arbeits- bzw. Kurzzeitgedächtnisses“

De Langen-Müller et al. [117]; S. 25

Modellgeleitete Diagnostikansätze können hierzu einen wichtigen Beitrag leisten, denn in diesen Ansätzen wird von differenzierten und expliziten Vorstellungen über die Mechanismen der sprachlichen Informationsverarbeitung ausgegangen, die dem Verstehen und der Produktion von Sprache zugrunde liegen. Nachfolgend werden Grundannahmen, Zielsetzungen sowie Elemente und Schritte eines Konzepts zur modellgeleiteten Sprachdiagnostik bei SSES skizziert. Das Konzept knüpft an die beiden Sprachverarbeitungsmodelle an, die in ▶ Abb. 3.4 (Sprachverstehen) und ▶ Abb. 3.5 (Sprachproduktion) dargestellt sind, und zielt darauf ab, die in den Modellen dargestellten Teilsysteme so differenziert wie möglich überprüfbar zu machen.

4.1 Grundannahmen und Ziele der modellgeleiteten Sprachdiagnostik

"What comes out of test batteries is, in large part, determined by what went into the construction of that battery. I do not refer to the principles of good psychometric design: It goes without saying that a test should have an adequate number of items to allow statistical analysis, that floor and ceiling effects should be avoided etc., etc.
Rather, the issue is that any test battery unavoidably incorporates, implicitly or explicitly, a theory of the domain with which it deals. […]. You cannot construct sensible test items to assess lexical, morphological and semantic representations without having a plausible account of the structure of those representations and a good psycholinguistic theory of how they are deployed in linguistic performance."

Marshall [298]; S. V

Dieses programmatische Statement des renommierten britischen Neuropsychologen John C. Marshall stammt aus dem Vorwort zur 1. Auflage von LeMo (Lexikon modellorientiert, [112]), einem Verfahren zur modellgeleiteten Einzelfalldiagnostik bei erworbenen Sprachstörungen. Marshall vertritt hier die Auffassung, dass sprachdiagnostischen Verfahren grundsätzlich Sprachverarbeitungsmodelle zugrunde gelegt werden sollten, die den jeweils untersuchten Bereich der Sprachverarbeitung darstellen. Die diagnostische Vorgehensweise, d. h. die zur Untersuchung verwendeten sprachlichen Aufgabenstellungen und Stimuli, müssen vor dem Hintergrund des jeweils zugrunde gelegten Modells nachvollziehbar begründet werden. In der Diagnostik von erworbenen Sprachstörungen gilt diese Auffassung mittlerweile als gut etabliert.

Modellgeleitete Ansätze können aber auch in der Diagnostik von SSES einen wichtigen Beitrag leisten. Denn bei SSES können sprachliche Beeinträchtigungen auf einer, mehreren oder vielen sprachlichen Ebenen mit jeweils unterschiedlichem Ausmaß vorliegen.

Merke

M!

Die Vertreter modellorientierter Diagnostikansätze im Bereich der Sprachentwicklungsstörungen gehen von folgenden Grundannahmen aus (z. B. [31], [65], [78], [82], [108], [171], [432]):

- Beim Verstehen oder Produzieren von Sprache arbeiten funktionell spezialisierte kognitive Teilsysteme zusammen. Jedes Teilsystem vermag nur einen bestimmten Beitrag für das Gelingen des Gesamtprozesses zu leisten, dies jedoch – wegen der funktionellen Spezialisierung – sehr schnell, zuverlässig und automatisch.
- Für eine altersgemäße Sprachentwicklung muss jedes Teilsystem über ein uneingeschränktes Entwicklungspotenzial verfügen. Entwicklungsstörungen bereits eines Teilsystems hätten zur Folge, dass Sprachkompetenz nur mehr oder weniger unvollständig erlangt werden kann.
- Es können auch mehrere Teilsysteme unabhängig voneinander und in unterschiedlichem Ausmaß von der Entwicklungsstörung betroffen sein.
- Die Teilsysteme leisten ihren spezifischen Beitrag zum Verarbeitungsprozess zwar in weiten Teilen autonom. Sie sind jedoch in geordneter Abfolge in Verarbeitungswege und -mechanismen eingebettet, die eine Integration der Teilprozesse gewährleisten. Aus diesem Grund muss bei der modellgeleiteten Eingrenzung kognitiver Defizitmechanismen die Möglichkeit von Zusammenhängen zwischen kognitiven Defiziten in verschiedenen Teilsystemen erwogen werden.
- Um im Einzelfall eingrenzen zu können, welche sprachlichen Defizitmechanismen zugrunde liegen, müssen die Teilsysteme möglichst systematisch, umfassend und gezielt untersucht werden. Aufgabenformate, Stimuli und Fehleranalysen zur Überprüfung der verschiedenen Teilsysteme sind vor dem Hintergrund von Sprachverarbeitungsmodellen detailliert und nachvollziehbar zu erklären und zu begründen.
- Eine modellgeleitete Sprachdiagnostik kann den Blick schärfen für die Vielfalt, Spannbreite und Heterogenität, aber auch für die möglichen Zusammenhänge zwischen kognitiv-sprachlichen Defiziten bei SSES. Hieraus können sich wichtige Anhaltspunkte für die Planung und Evaluation sprachtherapeutischer Interventionen ergeben.

4.2 Elemente der modellgeleiteten Sprachdiagnostik

▶ Abb. 4.1 gibt einen Überblick über die Elemente und Schritte des Konzepts einer modellgeleiteten Sprachdiagnostik bei SSES, das in Kap. 5 für *rezeptive Sprachstörungen* und in Kap. 6 für *expressive Sprachstörungen* konkretisiert wird.

4.2.1 Auswahl und Beschreibung der Verarbeitungsmodelle

Den Ausgangspunkt bildet die **Auswahl und Beschreibung eines psycholinguistischen Modells**. Das Modell bildet die an der Sprachverarbeitung beteiligten kognitiv-sprachlichen Teilsysteme ab.

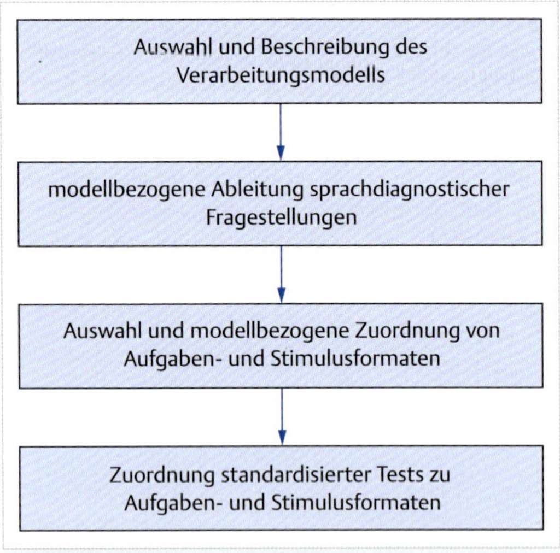

Abb. 4.1 Elemente der modellgeleiteten Sprachdiagnostik bei SSES.

Hinweis

Als Grundlage des in diesem Buch vorgeschlagenen Konzepts zur modellgeleiteten Sprachdiagnostik bei SSES wurden die beiden Sprachverarbeitungsmodelle gewählt, die in ▶ Abb. 3.4 (Sprachverstehen) und ▶ Abb. 3.5 (Sprachproduktion) dargestellt sind.

In Kap. 5 und Kap. 6 werden Funktion und Arbeitsweise jedes Teilsystems erläutert, das nach diesen Modellen an der Sprachproduktion bzw. am Sprachverstehen beteiligt ist.

4.2.2 Ableitung sprachdiagnostischer Fragestellungen

In Anlehnung an das sprachdiagnostische Vorgehen von Stackhouse et al. [432] wurden aus den beiden zugrunde gelegten Sprachverarbeitungsmodellen 38 sprachdiagnostische Fragestellungen abgeleitet (vgl. ▶ Abb. 4.2 und ▶ Abb. 4.3). Diese Fragestellungen beziehen sich auf die Funktionstüchtigkeit der verschiedenen Teilsysteme.

Die Vielzahl der sprachdiagnostischen Fragestellungen spiegelt die Vielfalt der kognitiven Defizitmechanismen wider, die bei SSES zugrunde liegen können.

Merke

Aufgrund der durch innere und äußere Einflüsse bedingten Entwicklungsdynamik von SSES (vgl. Kap. 2.6) sind Antworten auf die sprachdiagnostischen Fragen immer nur für umschriebene Zeiträume gültig und müssen im Entwicklungsverlauf aktualisiert werden.

4.2.3 Auswahl und Zuordnung von Aufgaben- und Stimulusformaten

Die Untersuchung der sprachdiagnostischen Fragestellungen erfolgt mithilfe von verschiedenen **Aufgaben- und Stimulusformaten (ASF)**. Experimentelle, in der psycholinguistischen Grundlagenforschung entwickelte Untersuchungsverfahren wurden als Anhaltspunkte oder Vorlagen für die Konzeption der Aufgaben- und Stimulusformate sowie für deren Zuordnung zu den Fragestellungen bzw. Teilsystemen verwendet. Die Aufgaben- und Stimulusformate sind keine konkreten Tests oder Test-Items, sondern modelltheoretisch begründete Verfahrensvorschläge zur Überprüfung der Fragestellungen und Teilsysteme. Sie können in unterschiedlicher Weise inhaltlich ausgestaltet werden, beispielsweise für unterschiedliche Schwierigkeitsgrade und Altersgruppen.

Es wurden insgesamt 63 verschiedene sprachdiagnostische Aufgaben- und Stimulusformate aus der Forschungsliteratur destilliert und den sprachdiagnostischen Fragestellungen bzw. den Teilsystemen der beiden Sprachverarbeitungsmodelle zugeordnet (▶ Tab. 4.1). Die Zuordnung gewährleistet den Modellbezug und dient als Leitfaden für das sprachdiagnostische Vorgehen.

Für alle 63 Aufgaben- und Stimulusformate finden sich in Kap. 7 detaillierte Angaben zur Konzeption. Aufgabenstellung und Stimulusstruktur sowie mögliche Stimulusvariationen und Vorschläge für qualitative Fehleranalysen werden hier erläutert und anhand von Item-Beispielen veranschaulicht. Außerdem wird der Bezug des Aufgaben- und Stimulusformats zu den beiden Sprachverarbeitungsmodellen verdeutlicht. Hierzu wird dargestellt, welche Teilsysteme in welcher Weise für das jeweilige Aufgaben- und Stimulusformat benötigt werden.

Merke

Zu beachten ist, dass Aufgaben- und Stimulusformate differenzialdiagnostisch fast immer mehrdeutig sind, weil mehrere Teilsysteme benötigt werden, um Aufgaben in dem Format erfolgreich bearbeiten zu können. Im Umkehrschluss kann ein Aufgaben- und Stimulusformat diagnostisch relevante Informationen zu mehr als einem Teilsystem liefern.

Ein Beispiel für die detaillierte Beschreibung eines Aufgaben- und Stimulusformats zeigt ▶ Tab. 4.2 (AFS 3: Wort-Bild-Zuordnen mit phonetisch-phonologischen Ablenkerbildern).

Fragestellungen		ASF
F19	Kann der verbale Kontext beim Satzverstehen berücksichtigt werden?	31
F18	Kann der nonverbale Kontext beim Satzverstehen berücksichtigt werden?	32
F17	Kann die Verb-Argumentstruktur dekodiert werden?	27, 28, 33
F16	Können Kasusmarkierungen verwendet werden, um Subjekte und Objekte zu unterscheiden?	24, 25, 26
F15	Kann Subjekt-Verb-Kongruenz verwendet werden, um Subjekte und Objekte zu unterscheiden?	21, 22
F14	Wird inkorrekte Subjekt-Verb-Kongruenz bemerkt?	23
F13	Können Sätze mit ungewöhnlicher Abfolge der Konstituenten dekodiert werden?	21, 22, 24, 25, 26, 34
F12	Wird fehlerhafte Kongruenz in Konstituenten bemerkt?	30
F11	Werden fehlende oder falsche Wortarten in Konstituenten bemerkt?	29
F10	Können grammatische Merkmale von Wörtern aktiviert werden?	23, 29, 30, 33
F9	Können semantische Wortmerkmale dekodiert werden?	19, 20
F8	Können Wortformen morphophonologisch dekomponiert werden?	17, 18
F7	Können die im Sprachschall enthaltenen phonologischen Wortformen erkannt werden?	3, 5, 12, 15, 16
F6	Können phonologische Repräsentationen im Arbeitsgedächtnis gespeichert werden?	9, 13, 14
F5	Kann der Sprachschall als Abfolge von Phonemen gegliedert werden?	3, 9, 10, 11, 12, 59
F4	Kann der Sprachschall als Abfolge von Silben und Silbenkonstituenten gegliedert werden?	6, 7, 8, 59
F3	Können sprachtypische Akzentmuster erkannt und unterschieden werden?	4, 5, 59
F2	Können distinktive Merkmale von Sprachlauten und Akzentmerkmale auditiv-phonetisch diskriminiert werden?	2, 3, 4, 5
F1	Können nonverbale akustische Stimuli auditiv diskriminiert werden?	1

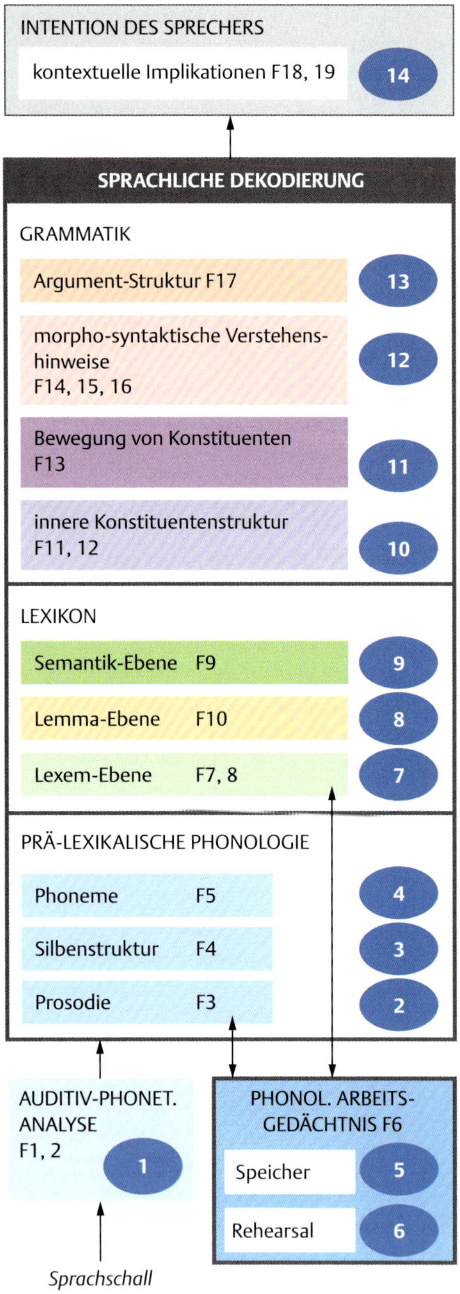

Abb. 4.2 Rezeptive Sprachstörungen. Modellgeleitete Zusammenstellung sprachdiagnostischer Fragestellungen sowie zugehörige Aufgaben- und Stimulusformate (ASFs).

Fragestellungen		ASF
F20	Können unterschiedliche Sprechaktintentionen verfolgt werden?	35
F21	Kann die Perspektive von wechselnden Interaktionspartnern eingenommen werden?	36
F22	Können semantisch passgenaue Inhaltswörter produziert werden?	37
F23	Ist das semantische Wortwissen differenziert und vernetzt?	38, 39
F24	Können satzsemantisch komplexe Verben produziert werden?	40
F25	Können grammatische Merkmale von Wörtern aktiviert werden?	41, 42, 43
F26	Können Argumente von Verben korrekt und variabel realisiert werden?	43, 44
F27	Können grammatische Funktionen durch Kasusmerkmale gekennzeichnet werden?	45, 46
F28	Können Subjekte durch Kongruenz mit dem Prädikatsverb gekennzeichnet werden?	41, 47
F29	Können Sätze mit Verbzweit- und Verbendstellung produziert werden?	47
F30	Können Sätze mit ungewöhnlicher Abfolge der Konstituenten produziert werden?	48, 49, 50
F31	Können Nominalphrasen innerlich strukturiert werden?	42, 51, 52, 53
F32	Können Lexeme beim Benennen schnell aktiviert und dabei phonologische Fehlbenennungen vermieden werden?	54
F33	Können bei Wortfindungsstörungen phonologische Wortmerkmale angegeben werden?	55
F34	Können morphologisch zusammengesetzte Wortformen dekomponiert verarbeitet werden?	18, 56
F35	Hat die phonologische Komplexität einen Einfluss auf die Nachsprechleistung?	57
F36	Können Wort- und Pseudowortformen expressiv in sublexikalische Segmente gegliedert werden?	58, 59, 60
F37	Hat die Silbenfrequenz einen Einfluss auf die Sprechleistung?	61
F38	Können artikulatorische Parameter schnell, präzise und störungsresistent realisiert werden?	62, 63

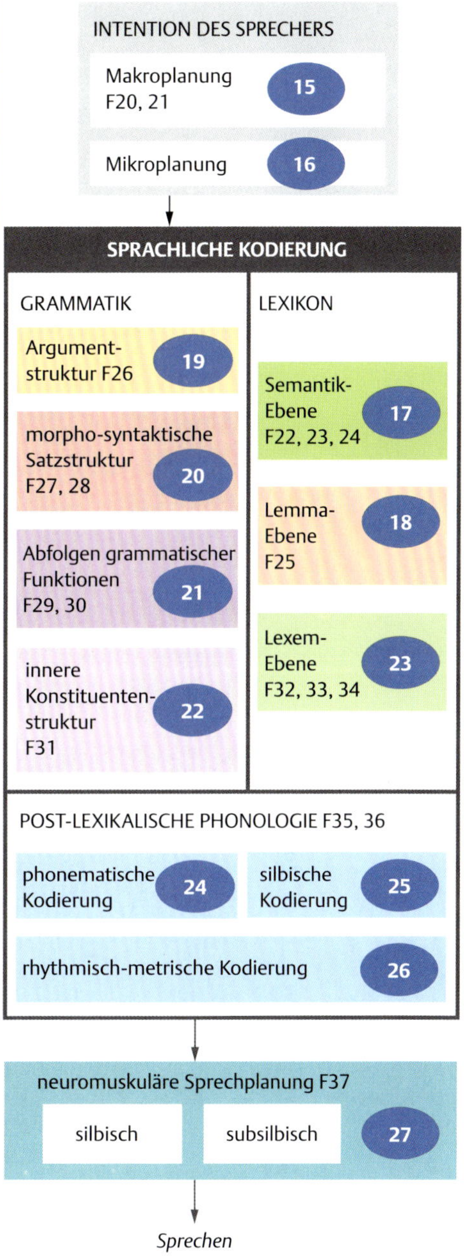

Abb. 4.3 Expressive Sprachstörungen. Modellgeleitete Zusammenstellung sprachdiagnostischer Fragestellungen sowie zugehörige Aufgaben- und Stimulusformate (ASFs).

Tab. 4.1 Aufgaben- und Stimulusformate (ASF) mit Zuordnung der sprachdiagnostischen Fragestellungen.

ASF	Titel	Fragestellung
ASF 1	Diskriminieren von Tönen und Geräuschen	F1
ASF 2	Diskriminieren von Sprachlauten, Silben, Wörtern oder Pseudowörtern	F2
ASF 3	Wort-Bild-Zuordnen mit phonetisch-phonologischen Ablenkerbildern	F2, F5, F7
ASF 4	Erkennen von Akzentstrukturen in Wortfolgen und Komposita	F3
ASF 5	Lexikalisches Entscheiden mit korrekt und inkorrekt akzentuierten Wörtern	F3, F7
ASF 6	Unterscheidung von reimenden und nicht-reimenden Wort- und Pseudowortpaaren	F4
ASF 7	Unterscheidung von reimenden und nicht-reimenden Wort- und Pseudowortpaaren mit Bildabgleich	F4
ASF 8	Wörter und Pseudowörter silbisch segmentieren	F4
ASF 9	Nachsprechen von Pseudowörtern	F5, F6
ASF 10	Zuordnen von Phonemen zu Pseudowörtern und Wörtern	F5
ASF 11	Wort-Bild-Zuordnen mit stillem Auslassen, Ersetzen oder Hinzufügen von Phonemen	F5
ASF 12	Beurteilen von korrekten und phonologisch veränderten Wortformen	F5, F7
ASF 13	Zuordnung von Wortabfolgen zu Bild-Sequenzen	F6
ASF 14	Schnelles Nachsprechen von Wort-Tripeln	F6
ASF 15	Lexikalisches Entscheiden mit Wörtern und phonologisch ähnlichen Pseudowörtern	F7
ASF 16	Wort-Bild-Zuordnung mit Wortteilen (Gating)	F7
ASF 17	Erkennen morphologischer Verwandtschaften	F8
ASF 18	Morphologische Analogien bilden	F8, F34
ASF 19	Wort-Bild-Zuordnung mit semantischen Ablenkerbildern	F9
ASF 20	Wörter semantisch definieren	F9
ASF 21	Satz-Bild-Zuordnung mit SVO- und OVS-Aussagesätzen: Subjekt-Verb-Kongruenz als Verstehenshinweis	F13, F15
ASF 22	Satz-Bild-Zuordnung mit Subjekt- und Objekt-Relativsätzen: Subjekt-Verb-Kongruenz als Verstehenshinweis	F13, F15
ASF 23	Beurteilung der Grammatikalität: inkorrekte und korrekte Subjekt-Verb-Kongruenz	F10, F14
ASF 24	Satz-Bild-Zuordnung mit SVO- und OVS-Aussagesätzen: Kasus als Verstehenshinweis	F13, F16
ASF 25	Satz-Bild-Zuordnung mit Subjekt- und Objekt-Relativsätzen: Kasus als Verstehenshinweis	F13, F16
ASF 26	Satz-Bild-Zuordnung mit Subjekt- und Objekt-Fragen: Kasus als Verstehenshinweis	F13, F16
ASF 27	Satz-Bild-Zuordnung für Sätze mit unterschiedlich komplexer Verb-Argument-Struktur	F17
ASF 28	Beantworten von Fragen zu Sätzen mit unterschiedlich komplexer Verb-Argument-Struktur	F17

Tab. 4.1 Fortsetzung

ASF	Titel	Fragestellung
ASF 29	Beurteilung der Grammatikalität: Konstituenten mit fehlenden oder inkorrekten Wortarten	F10, F11
ASF 30	Beurteilung der Grammatikalität: Nominalphrasen mit inkorrekter Kongruenz	F10, F12
ASF 31	Verstehen kontextueller Informationen in kurzen verbalen Szenarien (nonverbale Reaktion)	F19
ASF 32	Verstehen kontextueller Informationen in kurzen verbalen Szenarien (verbale Reaktion)	F18
ASF 33	Beurteilung der Grammatikalität: Sätze mit korrekt oder inkorrekt realisierter Verb-Argument-Struktur	F10, F17
ASF 34	Satz-Bild-Zuordnung mit Aussagesätzen im Aktiv und im Passiv	F13
ASF 35	Bildgestützte Elizitierung unterschiedlicher W-Fragen	F20
ASF 36	Fortsetzung von Bildergeschichten aus wechselnder Sprecher- und Hörerperspektive	F21
ASF 37	Benennen von Bildern	F22
ASF 38	Überprüfung von semantischem Wortwissen bei korrekten Benennungen und Fehlbenennungen: semantisches Assoziieren	F23
ASF 39	Überprüfung von semantischem Wortwissen bei korrekten Benennungen und Fehlbenennungen: Definieren von Wortbedeutungen	F23
ASF 40	Benennen von Bildern durch Verben mit unterschiedlicher semantischer Komplexität	F24
ASF 41	Vervollständigung von Subjekt-Verb-Sätzen mit Bildunterstützung: Realisierung von Subjekt-Verb-Kongruenz	F25, F28
ASF 42	Beschreibendes Benennen von Bildern durch Nominalphrasen: Realisierung von Genus-Kongruenz	F25, F31
ASF 43	Beschreibendes Benennen von Bildern: Realisierung der Verb-Argument-Struktur	F25, F26
ASF 44	Nachsprechen von Sätzen mit unterschiedlich komplexer Verb-Argument-Struktur	F26
ASF 45	Vervollständigen von Lückensätzen mit fehlenden (maskierten) Artikeln	F27
ASF 46	Elliptisches Beantworten von Subjekt- und Objekt-Fragen mit Bildunterstützung	F27
ASF 47	Verbzweit- und Verbendstellung in einfachen Aussage- und Nebensätzen: Beantworten von Fragen zu Situationsbildern	F29
ASF 48	Elizitieren von Subjekt- und Objekt-Relativsätzen durch bildliche oder sprachliche Vorgabe von Kontexten sowie von Lückensätzen	F30
ASF 49	Elizitieren von Subjekt- und Objekt-Fragen durch Vorgabe von sprachlichen Kontexten	F30
ASF 50	Verzögertes Nachsprechen von Sätzen mit gewöhnlicher und mit ungewöhnlicher Abfolge der Konstituenten	F30
ASF 51	Elizitieren von komplexen Nominalphrasen (Artikel + Adjektiv + Nomen)	F31
ASF 52	Elizitieren von Nominalphrasen im Plural	F31

Tab. 4.1 Fortsetzung

ASF	Titel	Fragestellung
ASF 53	Elizitieren von Genus-kongruenten Nominalphrasen	F31
ASF 54	Schnelles Benennen von Objekt-Bildern: phonologische und semantische Fehlbenennungen	F32
ASF 55	Angabe phonologischer Wortmerkmale bei Fehl- und Nicht-Benennungen	F33
ASF 56	Bilden von morpho-phonologisch regelmäßigen Real-Nomina und Pseudo-Nomina	F34
ASF 57	Nachsprechen von Wörtern und phonologisch ähnlichen Pseudowörtern mit variierter sublexikalisch-phonologischer Struktur	F3, F4, F5, F35
ASF 58	Segmentierendes Nachsprechen von Wörtern (lautierend und silbisch) mit variierter sublexikalisch-phonologischer Struktur	F36
ASF 59	Tilgen sublexikalischer Segmente (Phoneme, Silben, Silbenkonstituenten) beim Nachsprechen von Wörtern	F36
ASF 60	Verbinden sublexikalischer Segmente (Phoneme, Silbenkonstituenten, Silben) zu Wörtern	F36
ASF 61	Nachsprechen von Wörtern mit Variation der Silbenfrequenz	F37
ASF 62	Schnell alternierende Reproduktion distinktiver phonetischer Merkmale (Diadochokinese) beim Artikulieren von Silbenreihen	F38
ASF 63	Nachsprechen von Pseudowörtern mit und ohne Beißblock	F38

Tab. 4.2 Detaillierte Angaben zum ASF 3 (Wort-Bild-Zuordnen mit phonetisch-phonologischen Ablenkerbildern).

ASF 3	Wort-Bild-Zuordnen mit phonetisch-phonologischen Ablenkerbildern
Aufgabenstellung	Die untersuchte Person wird aufgefordert, das zu einem auditiv dargebotenen Wort passende Bild in einer Auswahlmenge zu zeigen. Die Ablenkerbilder stellen Wörter mit phonetisch-phonologischer Ähnlichkeit zum Stimuluswort dar.
Item-Beispiele	„Welches Bild passt zu dem Wort?" 1. Stimuluswort: [tanə] – Ablenkerbilder: KANNE, TASSE 2. Stimuluswort: [bʊʃ] – Ablenkerbilder: BUS, BUCH
Modellbezug (1)	Da sich die Ablenkerwörter phonetisch-phonologisch nur minimal vom Stimuluswort unterscheiden, ist eine differenzierte und trennscharfe **auditiv-phonetische Analyse (1)** der im Sprachschall enthaltenen phonetischen Merkmalbündel erforderlich.
(4)	Da die Ablenkerwörter einen minimalen Lautkontrast zum Stimuluswort aufweisen, muss eine **prälexikalisch-phonologische Dekodierung auf Phonemebene (4)** erfolgen können.
(5), (6)	Die phonologische Repräsentation des Stimuluswortes muss für die Dauer der prälexikalisch-phonologischen und lexikalischen Dekodierung im **phonologischen Arbeitsgedächtnis (5), (6)** gespeichert werden können. Da die Phonemkette ganzheitlich als Lexem memoriert werden kann, sind die Anforderungen an die Speicherkapazität des phonologischen Arbeitsgedächtnisses jedoch gering.

Tab. 4.2 Fortsetzung

ASF 3	Wort-Bild-Zuordnen mit phonetisch-phonologischen Ablenkerbildern
(7)	Die phonologische Repräsentation des Stimuluswortes auf der **Lexem-Ebene des mentalen Lexikons (7)** muss aktiviert werden können. Wegen der phonologischen Ähnlichkeit der Ablenkerwörter mit dem Stimuluswort müssen die phonologischen Wortformen vollständig und korrekt lexikalisch repräsentiert sein, um Verwechslungen zwischen dem Stimuluswort und den Ablenkerwörtern (bzw. den mit den Ablenkerbildern korrespondierenden Wörtern) zuverlässig zu vermeiden.
(9)	Weiterhin müssen die mit dem Stimuluswort korrespondierenden Bedeutungsmerkmale auf der **Semantik-Ebene des mentalen Lexikons (9)** aktiviert und diese verbalsemantischen Merkmale mit den semantischen Merkmalen des Zielbildes abgeglichen werden können. Da die mit den Ablenkerbildern korrespondierenden Wortformen keine semantische Ähnlichkeit zum Stimuluswort aufweisen, sind die Anforderungen an die semantisch-lexikalische Dekodierung jedoch gering.
Stimulusvarianten	
Stimulusmerkmale mit Relevanz für die Untersuchung der **auditiv-phonetischen Analyse (1)**:	• *Kontrastposition:* Anlautkontraste (z. B. [kasə – tasə]); Inlautkontraste (z. B. [nɑ:gəl - nɑ:dəl]); Auslautkontraste, (z. B. [ʃɪlf – ʃɪlt]) • *kontrastbildende phonetische Merkmale:* Der klangliche Kontrast zwischen Ziel- und Ablenkerbild kann durch unterschiedliche distinktive Merkmale gebildet werden (z. B. Artikulationsort [nɑ:gəl - nɑ:dəl], Nasalität [nɑ:bə - nɑ:mə], Phonationsmerkmal (z. B. [bas - pas], Artikulationsart [bu:x - bu:k]). • *Anzahl kontrastierender distinktiver Merkmale:* Die beiden kontrastierenden Laute können durch ein distinktives Merkmal unterschieden sein (z. B. [tasə - taʃə]) oder durch mehrere (z. B. [tasə - tanə]).
Stimulusmerkmale mit Relevanz für die Untersuchung der **prälexikalisch-phonologischen Dekodierung (4)**:	• *silbenstrukturelle Einbettung des Lautkontrastes:* Die Kontrastposition zwischen Ziel- und Ablenkerbild kann entweder innerhalb einer Konsonantenverbindung (z. B. [ʃtaŋə - ʃlaŋə]) vorliegen oder in einer Konsonant-Vokal-Verbindung (z. B. [kasə - tasə]).
Stimulusmerkmale mit Relevanz für die Untersuchung der **lexikalischen Dekodierung (7)**:	• **Wortfrequenz:** Die Gebrauchshäufigkeit der verwendeten Wortstimuli im passiven Wortschatz der jeweils untersuchten Altersgruppe kann variiert werden, weil Defizite der phonologisch-lexikalischen Dekodierung sich stärker bei wenig gebräuchlichen Zielwörtern als bei häufig verwendeten Wörtern auswirken können. • **phonologische Nachbarschaftsdichte:** Bei Wörtern mit hoher Nachbarschaftsdichte könnte die Wort-Bild-Zuordnung mit diesem Aufgabentyp besonders schwierig sein, weil es hier besonders leicht zu phonologischen Verwechslungen ähnlicher Einträge kommen kann. • **Wortart:** Der Zugriff auf phonologisch-lexikalische Wortformen kann mit dieser Aufgabe für verschiedene Wortarten (z. B. Nomina, Adjektive, Verben) untersucht werden.

4.2.4 Zuordnung publizierter Tests zu Aufgaben- und Stimulusformaten

Im **Online-Zusatzmaterial (Kap. 9)** finden sich tabellarische Zuordnungen publizierter deutschsprachiger Untersuchungsverfahren aus der sprachdiagnostischen Literatur zu den Aufgaben- und Stimulusformaten. Diese Zuordnungen sollen es ermöglichen, allgemein zugängliche, psychometrisch abgesicherte und altersnormierte Test- und Prüfverfahren für das vorgeschlagene Diagnostik-Konzept nutzbar zu machen. Allerdings konnten nur einem Teil der Aufgaben- und Stimulusformate, die in dem modellorientierten Diagnostik-Konzept benötigt werden, publizierte Tests, Untertests oder zumindest Stimulusgruppen zugeordnet werden.

Zu vielen Aufgaben- und Stimulusformaten konnten in der deutschsprachigen Testliteratur keine hinreichend differenzierten und normierten Verfahrensvorschläge gefunden werden. In diesen Fällen besteht gegenwärtig nur die Möglichkeit, informelles Untersuchungsmaterial für den gegebenen Einzelfall selbst zu entwickeln – vgl. das folgende Zitat:

"Ready-made procedures [...] are not tailor-made for in-depth assessment of an individual child's [...] system, but they do have the advantage of having normative data available for comparison purpose. [...]. However, further individually designed investigations based on hypothesis about possible levels of breakdown generated from a linguistic analysis may be needed [...]."

Stackhouse et al. [432]; S. 29

Tab. 4.3 Beispiel für die Zuordnung publizierter Prüfverfahren zu den Aufgaben- und Stimulusformaten: ASF 3.

ASF 3: Wort-Bild-Zuordnen mit phonetisch-phonologischen Ablenkerbildern		
Test	**Untertest**	**Altersbereich**
PDSS	Phonemdifferenzierung	2,6–6,11
WWT	WWT rezeptiv	5,6–10,11
LUT	–	4–7

LUT: [163]; PDSS: [246]; WWT: [192]

Ein Beispiel für die Zuordnung publizierter Prüfverfahren zu den Aufgaben- und Stimulusformaten zeigt ▶ Tab. 4.3 für das Aufgaben- und Stimulusformat 3 (Wort-Bild-Zuordnen mit phonetisch-phonologischen Ablenkerbildern).

Merke

M!

Ausdrücklich darauf hingewiesen sei, dass die Zuordnung der verschiedenen Test- und Prüfverfahren zu den Aufgaben- und Stimulusformaten nicht den Intentionen der jeweiligen Test-AutorInnen entsprechen muss. Die Zuordnung ergibt sich vielmehr oft erst aus dem Versuch, die Verfahren in das hier vorgeschlagene modellgeleitete Diagnostik-Konzept einzubinden. Unklarheiten und Unschärfen, die sich bei der psycholinguistischen Zuordnung und Interpretation teilweise ergeben, sind deshalb selbstverständlich auch nicht den Test-AutorInnen anzulasten, weil ja die jeweiligen Tests gar nicht vor dem Hintergrund der in ▶ Abb. 3.4 und ▶ Abb. 3.5 dargestellten Verarbeitungsmodelle entwickelt wurden.

Zu beachten ist weiterhin, dass bei der Auswahl und Zuordnung von Tests und Untertests ausschließlich deren linguistische und psycholinguistische Aufgaben- und Stimulusstruktur berücksichtigt wurde. Psychometrische Qualitätsmerkmale (z. B. Reliabilität, Objektivität, externe Validität, Evidenz-Niveau etc.) liegen der Testauswahl und -zuordnung nicht zugrunde (vgl. hierzu den Überblick sprachdiagnostischer Testverfahren von Petermann et al. [356]).

Vorzugsweise fanden solche Test- und Prüfverfahren Berücksichtigung, die in der Interdisziplinären AWMF-Leitlinie Diagnostik von Sprachentwicklungsstörungen (SES), unter Berücksichtigung umschriebener Sprachentwicklungsstörungen (USES) empfohlen werden [117].

Durch die in der Leitlinie berücksichtigten Tests können jedoch nicht alle Erfordernisse einer modellgeleiteten Diagnostik bei SSES abgedeckt werden. Für einige Teilsysteme, die in den beiden diagnostisch leitenden Verarbeitungsmodellen vorgesehen sind, sieht die Leitlinie bisher keine oder nur sehr eingeschränkte diagnostische Optionen vor. Deshalb wurden bei der Auswahl und Zuordnung von Tests zusätzlich auch publizierte Verfahren zur Kindersprachdiagnostik berücksichtigt, die nicht ausdrücklich in der Leitlinie empfohlen werden. Darüber hinaus wurden zum Teil auch publizierte Verfahren zur Sprachdiagnostik bei erworbenen Sprachstörungen berücksichtigt, die zumindest zur Untersuchung älterer Kinder bzw. Jugendlicher und junger Erwachsener mit SSES verwendet werden könnten. Zu diesen Untersuchungsverfahren liegen keine Altersnormen für Kinder und Jugendliche vor.

4.2.5 Anwendung des Diagnostik-Konzepts in der Praxis

Sprachdiagnostische Praktiker/Innen können bei der Anwendung des hier vorgeschlagenen Konzepts zur modellgeleiteten Sprachdiagnostik folgendermaßen vorgehen:

- Ergebnisse aus bereits durchgeführten standardisierten Sprachtests bzw. Untertests können modellorientiert interpretiert werden, indem Untersuchungsmethode und Stimulusmaterial den in Kap. 7 beschriebenen Aufgaben- und Stimulusformaten zugeordnet werden. Dies kann entweder aufgrund der tabellarischen Zuordnungen im Zusatzmaterial erfolgen (vgl. ► Tab. 4.3) oder – sofern der verwendete Sprachtest bzw. Untertest im Zusatzmaterial nicht aufgelistet ist – durch Analogiebildung mithilfe der Beschreibung der Aufgaben- und Stimulusformate.
- Durch die Zuordnung der Aufgaben- und Stimulusformate in ► Abb. 4.2 und ► Abb. 4.3 sowie mithilfe der Erläuterungen zum Modellbezug in Kap. 7 ist dann ableitbar, welche Teilsysteme der sprachlichen Informationsverarbeitung benötigt werden, um die Testaufgabe erfolgreich bearbeiten können. Hieraus können sich Ansätze und Hypothesen für eine weiterführende Sprachdiagnostik ergeben, in der die für eine Testaufgabe benötigten Teilsysteme im Einzelnen so gezielt wie möglich untersucht werden. Ziel dieser differenzialdiagnostischen Vorgehensweise ist es, die kognitiv-sprachlichen Defizitmechanismen, die zu einer nicht-altersgemäßen Leistung in dem jeweiligen Test oder Untertest geführt bzw. beigetragen haben, genauer einzugrenzen.
- Um Ansatzpunkte für diese weiterführende, differenzielle Sprachdiagnostik zu finden, kann von den sprachdiagnostischen Fragestellungen ausgegangen werden, die in ► Abb. 4.2 und ► Abb. 4.3 den Teilsystemen der beiden Sprachverarbeitungsmodelle zugeordnet wurden. Durch die Beantwortung der sprachdiagnostischen Fragestellungen kann eingegrenzt werden, welche kognitiv-sprachlichen Defizite zu der nicht-altersgemäßen Leistung in einem spezifischen Test oder Untertest beigetragen haben könnten und welche der für den Test benötigten Teilsysteme eher nicht von der SSES betroffen sind.
- Geeignete Aufgaben- und Stimulusformate zur Untersuchung der differenzialdiagnostisch relevanten Fragestellungen sind ebenfalls aus ► Abb. 4.2 bzw. ► Abb. 4.3 ableitbar. Im Zusatzmaterial kann dann wiederum recherchiert werden, ob hier publizierte Testverfahren zu den differenzialdiagnostisch benötigten Aufgaben- und Stimulusformaten angegeben sind, bzw. es können publizierte, aber nicht im Zusatzmaterial aufgelistete Tests und Untertests den Aufgaben- und Stimulusformaten durch Analogiebildung zugeordnet werden. Sofern keine publizierten Tests oder Untertests für die jeweilige Altersgruppe oder auf dem jeweils erforderlichen Schwierigkeitsniveau verfügbar sind, kann informelles, auf den Einzelfall zugeschnittenes Prüfmaterial mithilfe der Angaben zur Stimulusvariation und zu möglichen Fehleranalysen entwickelt werden.
- Anhand der Beschreibungen in Kap. 6 und Kap. 7 können außerdem Funktion und Arbeitsweise der kognitiven Teilsysteme genauer nachvollzogen werden, die nach den Ergebnissen der modellgeleiteten Sprachdiagnostik von der Entwicklungsstörung (mit-)betroffen sind.

M!

Merke

Hieraus können sich auch wichtige Anhaltspunkte für die Planung und Evaluation von Interventionsmaßnahmen ergeben, die auf eine Verbesserung der nicht-altersgemäß entwickelten Teilsysteme abzielen. Denn die sprachdiagnostisch verwendeten Aufgaben- und Stimulusformate können auch als Vorlagen bzw. Planungshilfen verwendet werden, um spezifische Teilsysteme im Rahmen sprachtherapeutischer Intervention gezielt zu stimulieren.

Kapitel 5

Sprachverarbeitung und modellgeleitete Diagnostik bei SSES: Sprachverstehen und rezeptive Sprachstörungen

5 Sprachverarbeitung und modellgeleitete Diagnostik bei SSES: Sprachverstehen und rezeptive Sprachstörungen

„Obwohl man häufig von dem Sprachverständnis spricht oder sprechen hört, sollte man nicht der Versuchung erliegen, es entsprechend als homogenes Konstrukt zu betrachten, demnach man Sprache entweder versteht oder nicht. Vielmehr sehen sich analog zu den expressiven sprachlichen Fähigkeiten […] unter dem Oberbegriff Sprachverständnis verschiedene Teilaspekte gebündelt, die in der Diagnostik analog möglichst getrennt voneinander berücksichtigt werden sollten.“

Amarosa [13]; S. 20–21

“Listening to connected speech is a task that humans perform effortlessly each day. This is surprising given the short time that the processing system has to deal with different types of information. Segmental phonemes and suprasegmental phonological information (prosody or pitch) as well as syntactic and semantic information must be accessed and coordinated within milliseconds.”

Friederici [168]; S. 78

Beim Sprachverstehen verläuft der Informationsfluss von der auditiv-phonetischen Wahrnehmung des sprachlichen Schallsignals hin zur Semantik bzw. zur kommunikativen Intention des Sprechers. Der Hörer versucht dabei, die Bedeutung und die kommunikativen Absichten, die der Sprecher sprachlich und phonetisch verschlüsselt (kodiert) hat, zu entschlüsseln (zu dekodieren). Hörern, die nicht von einer erworbenen Sprachstörung oder einer Sprachentwicklungsstörung betroffen sind, gelingt dies i. d. R. mühelos. Die Mühelosigkeit kaschiert die Komplexität der mentalen Vorgänge, die dieser Fähigkeit zugrunde liegen und die bei Menschen mit Sprachbehinderungen nur eingeschränkt zur Verfügung stehen.

Sprachverständnisdefizite liegen bei den meisten Kindern mit SSES vor (vgl. [54]). Für die Sprachdiagnostik stellen sie eine besondere Herausforderung dar, weil sie in der Alltagskommunikation nicht so leicht auffallen wie die expressive sprachliche Symptomatik, sondern oft erst bei gezielter Untersuchung erkennbar werden [62], [339]. Im kommunikativen Sprachverstehen können sie durch kompensatorische Strategien (z. B. Schlüsselwort-Strategien oder Einbezug von situativem Kontext und „Weltwissen“) maskiert sein, und ihre diagnostische Erfassung ist nur indirekt möglich (z. B. durch spielerisches Ausagieren von Stimulussätzen oder das Zuordnen von sprachlichen Stimuli zu Objekt- oder Situationsbildern [136], [157]).

Rezeptive Sprachstörungen haben eine besonders schlechte Spontanprognose [90], [426] und sie erwiesen sich bisher als besonders schwer durch sprachtherapeutische Interventionen beeinflussbar [261].

Nachfolgend werden die beim Sprachverstehen zusammenwirkenden Teilsysteme der Sprachverarbeitung erörtert. Die Erläuterungen zu den psycholinguistischen Vorgängen und Wissensrepräsentationen, die dem Sprachverstehen zugrunde liegen, erfolgen anhand der in ▶ Abb. 5.1 dargestellten *auditiven Satz-Bild-Zuordnungsaufgabe.* Hierbei werden der untersuchten Person Auswahlbilder vorgelegt und es wird ein Stimulussatz vor-

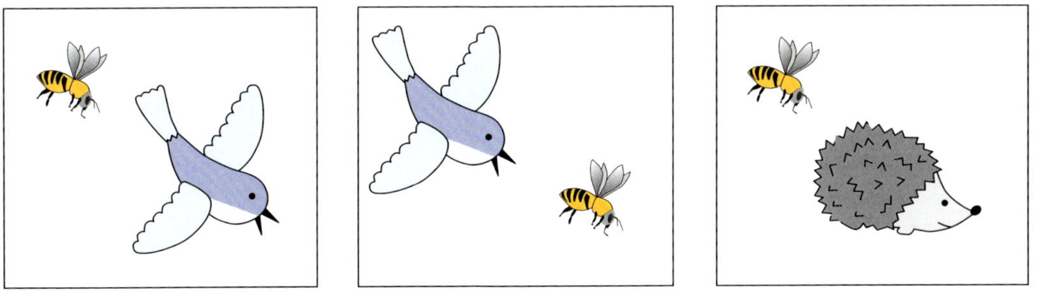

Abb. 5.1 Auditive Wort-Bild-Zuordnung: *„Einen kleinen Vogel jagt eine schnelle Biene.“*

gesprochen. Die Aufgabe besteht darin, das zu dem Stimulussatz passende Auswahlbild, das sog. Zielbild, zu zeigen. Solche und ähnliche Aufgabenstellungen werden häufig für sprachdiagnostische Zwecke verwendet (z. B. [52], [158], [422]). Um sie erfolgreich ausführen zu können, muss das sprachliche Schallereignis zunächst phonetisch und danach phonologisch, lexikalisch und grammatisch dekodiert werden können.

5.1 Auditiv-phonetische Analyse

5.1.1 Funktion und Arbeitsweise der auditiv-phonetischen Analyse

Verstehen von Lautsprache beginnt mit der Wahrnehmung des eintreffenden Sprachschalls [111], [153]. Dieser wird dabei einer phonetischen (temporalen und spektralen) Analyse unterzogen. Unter den vielfältigen akustischen Signalen, die das Gehör gleichzeitig erreichen, müssen zunächst diejenigen, die für den jeweiligen Sprachverarbeitungsprozess bedeutsam sind, herausgefiltert und von Hintergrundrauschen und Störschall, d. h. von irrelevanten, nicht-sprachlichen und sprachlichen Schallreizen unterschieden werden. Das auditiv-phonetische Wahrnehmungssystem macht sich bei diesem Filterprozess zunutze, dass sprachliche Schallereignisse aus bestimmten, periodisch wiederkehrenden phonetischen Impulsabfolgen bestehen.

Distinktive phonetische Merkmale. Nachdem das System ein sprachliches Schallereignis aus dem eintreffenden Schallgemisch isoliert hat, werden aus dem Impulsmuster phonetische Merkmale extrahiert. Diese auditiv-phonetische Merkmalsanalyse ist Voraussetzung dafür, dass in einem späteren Verarbeitungsschritt Bündel gleichzeitig auftretender Merkmale als Phoneme identifiziert werden können. Jedes Phonem ist durch mindestens ein Merkmal von jedem anderen Phonem der jeweiligen Sprache unterscheidbar. Die phonetische Ähnlichkeit zwischen zwei Phonemen und damit auch das Verwechslungsrisiko sind umso größer, je mehr gleiche phonetische Merkmale diese beiden Phoneme aufweisen.

▶ Abb. 5.2 zeigt exemplarisch einige Beispiele für auditiv-phonetische Merkmale bzw. für Merkmalbündel, die der Phonemerkennung und -unterscheidung in der Beispieläußerung *„Einen kleinen Vogel jagt eine schnelle Biene“* ▶ Abb. 5.1 zugrunde

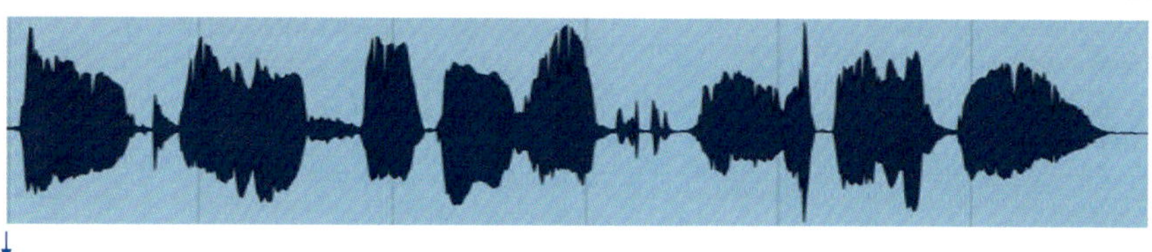

	a	i	n	ə	n	k	l	a	i	n	ə	n	f	o:
Formant 1 (Hz)	730	390		370				730	390		730			500
Formant 2 (Hz)	1090	1900		1900				1090	1900		1900			1000
Luftstromunterbrechung			–		–	+	–			–		–	–	
dauernd rauschend			–		–	–	–			–		–	+	
sonorant			+		+	–	+			+		+	–	
voice onset time > 30 ms						–								
nasale Resonanz			+		+	–	–			+		+	–	

Abb. 5.2 Auditiv-phonetische Merkmale der Phoneme in der Äußerung: *„Einen kleinen Vo...“*

liegen. Die Laute der Beispieläußerung sind der oberen Zeile in phonetischer Lautschrift zu entnehmen. Erläuterungen zu den Merkmalen werden im folgenden Text gegeben. Die Auswahl der Merkmale dient hier lediglich der Veranschaulichung des Prinzips einer auf phonetischen Merkmalen basierenden Sprachwahrnehmung. Die genaue Art und Anzahl der Merkmale, die der auditiven Sprachwahrnehmung zugrunde liegen, ist umstritten. In einigen psycholinguistischen Modellen wird angenommen, dass die Sprachwahrnehmung gar nicht unmittelbar auf auditiven Merkmalen beruht, sondern dass der Hörer das Schallereignis mental in sprechmotorische (artikulatorische) Muster übersetzt [276].

Formant 1 und 2: Vokalische Laute (z. B. [ai], [ə], [o:]) sind unabhängig von ihrer Grundfrequenz auditiv durch eine Konzentration akustischer Energie in zwei bestimmten Frequenzbereichen (sog. Formanten) erkennbar und voneinander unterscheidbar.

Konsonantische Phoneme sind auditiv beispielsweise durch das Vorhandensein (+) oder Nicht-Vorhandensein (–) folgender phonetischer Merkmale erkennbar und unterscheidbar:

- *Luftstromunterbrechung:* Sog. *Plosive* oder Verschlusslaute sind von allen anderen Konsonanten durch eine gut wahrnehmbare Unterbrechung des Luftstroms gekennzeichnet.
- *dauernd rauschend:* Sog. *Reibelaute* oder *Frikative* unterscheiden sich auditiv von anderen kontinuierlichen Konsonanten (z. B. [m], [l], [n]) durch eine Rauschkomponente in spezifischen Frequenzbereichen.
- *sonorant:* Stimmhafte Frikative (z. B. [z], [v]) unterscheiden sich von stimmlosen Reibelauten (z. B. [s], [f]) dadurch, dass sie mit größerer Schallfülle (Sonoranz) hervorgebracht werden.
- *Voice onset time > 30:* Bei den Verschlusslauten hängt die auditive Unterscheidung zwischen stimmhaften und stimmlosen Varianten von dem Zeitverhältnis zwischen der Dauer des im Mundraum gestauten Luftstroms und dem Beginn der Stimmerzeugung (Phonation) ab (sog. *voice onset time, VOT*). Beginnt die Phonation in dem Moment, in dem der orale Verschluss gesprengt wird (oder maximal 30 ms früher), so wird der Laut als stimmlos wahrgenommen, bei früher einsetzender Phonation dagegen als stimmhaft.
- *nasale Resonanz:* Bei nasalen Konsonanten wird infolge der Lenkung des Luftstroms durch den Nasenraum und dessen dadurch bedingtes resonatorisches Mitschwingen eine für diese Lautgruppe typische Klangfarbe hinzugefügt, die die Nasale von ähnlich klingenden Lauten unterscheidbar macht.

Phonetische Variabilität des Schallsignals. Da Sprachschall bereits bei durchschnittlicher Sprechgeschwindigkeit ca. 15 verschiedene Phoneme pro Sekunde enthält [274], erfordert die Identifizierung phonetischer Merkmale einen zeit- und spektralanalytisch hochauflösenden Mustererkennungsprozess. Die Anforderungen an diesen Prozess werden auch noch dadurch erhöht, dass die Anzahl phonetischer Varianten desselben Phonems (sog. *Allophone*) sehr groß ist. Diese Variabilität ist u. a. bedingt durch die unterschiedlichen Nachbarlaute (die lautliche Umgebung) eines Phonems. So unterscheidet sich beispielsweise die phonetische Realisierung des konsonantischen Phonems /t/ in dem Wort „TISCH" von der Realisierung desselben Phonems in dem Wort „TUSCH". Dieser Unterschied kommt zustande, weil der Sprecher bei der Realisierung des Konsonanten bereits bestimmte Eigenschaften des nachfolgenden Vokals (Spreizung bzw. Rundung der Lippen) antizipiert (sog. *Koartikulation*).

Unterschiede in der phonetischen Realisierung eines Phonems kommen außerdem auch durch individuelle oder situative Faktoren zustande (z. B. das Alter, das Geschlecht, den Gesundheits- und Gefühlszustand des Sprechers, durch die Sprechgeschwindigkeit oder den räumlichen Abstand zwischen Sprecher und Hörer). Bei der auditiven Sprachwahrnehmung muss deshalb zwischen phonetischer Variation, die für die Unterscheidung von Phonemen relevant oder irrelevant ist, rasch und zuverlässig unterschieden werden können.

Phonetische Analyse von Akzentmerkmalen: Tonhöhe, Lautstärke und Dauer

Neben der Identifizierung distinktiver phonetischer Merkmale besteht eine weitere Aufgabe der auditiv-phonetischen Analyse darin, *Tonhöhe, Lautstärke* und *Dauer* der im Sprachschall enthaltenen Silben zu erfassen und miteinander abzugleichen. Relative Schwankungen dieser phonetischen Parameter um einen Mittelwert werden vom Hörer als Rhythmus der Sprachäußerung, als sog. *prosodische Struktur* interpretiert.

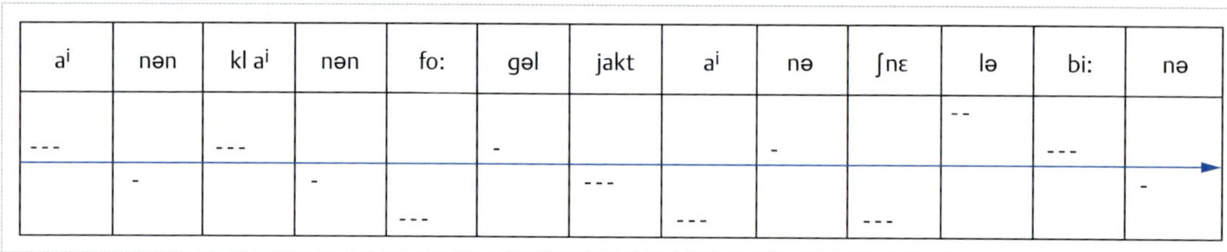

Abb. 5.3 Akzentmerkmale der Silben in der Äußerung: *„Einen kleinen Vogel jagt eine schnelle Biene."*

In ▸ Abb. 5.3 sind zur Verdeutlichung Akzentmerkmale der Silben in der Äußerung *„Einen kleinen Vogel jagt eine schnelle Biene"* dargestellt.

Der horizontale Pfeil symbolisiert den für die Äußerung charakteristischen Tonhöhen-Mittelwert der Äußerung. Die räumliche Anordnung der Striche (oberhalb oder unterhalb der Mittelwertlinie) gibt an, ob die Tonhöhe der Silbe vom Mittelwert abweicht. Die Länge der Striche kennzeichnet die Intensität, mit der die Silbe hervorgebracht wird. Lange Striche stehen für vergleichsweise laute und lange Silben.

Die Erkennung der Akzenteigenschaften einzelner Silben bildet eine wichtige Voraussetzung für die *phonologische Dekodierung*, deren Arbeitsweise und Funktion in Kap. 5.2 skizziert wird.

Untersuchungsmethoden und Defizite der auditiven Analyse

Bereits seit vielen Jahren besteht der Verdacht, dass Verarbeitungsdefizite im Bereich der auditiven Wahrnehmung für die Entstehung von SSES mitverantwortlich sein könnten. Die Fähigkeit, Sprachschall auditiv-phonetisch analysieren zu können, nimmt eine Schlüsselrolle für das Verstehen von Lautsprache ein [451]. Manche Spracherwerbsforscher vermuten, dass sich Schwierigkeiten in diesem Bereich im Sinne einer Ursachenverkettung (vgl. ▸ Abb. 3.2) auch negativ auf darauf aufbauende phonologische, lexikalische und grammatische Verarbeitungsprozesse (und im Übrigen auch auf die Entwicklung phonologischer Bewusstheit und damit auf den Schriftspracherwerb) auswirken können (vgl. [30], [336]).

In der psycholinguistischen Forschung werden Leistungen und auch Defizite der auditiven Sprachwahrnehmung oft mit Aufgaben zur **Unterscheidung von nicht-sprachlichen Stimuli** untersucht, insbesondere mit sehr rasch aufeinander folgenden, sehr kurzen Tönen bzw. Geräuschen. Hierbei werden neben dem zeitlichen Abstand auch die Dauer oder die Tonhöhe der zu unterscheidenden Schallreize kleinschrittig variiert, um differenzierte Maßstäbe für eine altersgemäße auditive Unterscheidungsfähigkeit sowie Kriterien für diesbezügliche Abweichungen von der Altersnorm zu gewinnen [47], [496].

Bei Kindern mit SSES wurden in solchen nichtsprachlichen Wahrnehmungsaufgaben wiederholt nicht-altersgemäße Leistungen und auch Auffälligkeiten in der damit korrelierenden Hirnaktivität beobachtet [30], [306], [450]. So haben manche Kinder mit SSES im Vergleich zur Altersnorm Schwierigkeiten bei der Diskrimination von Tönen, wenn diese extrem kurz sind (< 75 ms) und mit extrem kurzem zeitlichem Abstand (< 150 ms) aufeinander folgen. Das Untersuchungsverfahren wurde teilweise auch für die klinische Praxis adaptiert ([453], [455]; vgl. jedoch [442]). Da für eine erfolgreiche Phonemerkennung sehr rasch aufeinander folgende akustische Informationen analysiert werden müssen, könnten solche basalen Wahrnehmungsdefizite für nonverbale Stimuli auch den Defiziten bei der auditiven Wahrnehmung von Sprachlauten zugrunde liegen.

Allerdings zeigt nur eine Teilgruppe der Kinder mit SSES derartige Wahrnehmungsdefizite [306], [469], und auch für diese gilt die Frage, ob Wahrnehmungsdefizite und Sprachentwicklungsstörungen kausal oder nur zufällig gemeinsam auftreten, als nicht abschließend geklärt [345], [371].

Häufig wird die auditive Sprachwahrnehmung auch direkt mit Aufgaben zur **Unterscheidung (Diskriminierung) von Sprachlauten, Silben, Wörtern oder Pseudowörtern** untersucht [108], [387], [432], [452]. Die Annahme ist hierbei, dass sich basale Defizite der temporalen und spektralen Perzeption von Tönen und Geräuschen auf die Erkennung und Unterscheidung der distinktiven phonetischen Merkmale phonologischer Elemente auswirken können. Zur Untersuchung der auditiven Diskriminierung von Sprachlauten werden beispielsweise **Paare von ähnlich oder gleich klingenden auditiven Stimuli (Wörter oder Pseudowörter)** dargeboten und die Versuchspersonen sollen entscheiden, ob sich die Stimuli verschieden anhören (z. B. /kanə – tanə/) oder nicht (z. B. /tanə – tanə/). Da die auditive Sprachwahrnehmung vor der lexikalischen Aktivierung (d. h. prälexikalisch) erfolgt (vgl. ▶ Abb. 4.2), ist hierfür grundsätzlich kein Zugriff zum mentalen Lexikon erforderlich (7–9 in ▶ Abb. 3.4 und ▶ Abb. 4.2). Deshalb können zur Untersuchung der auditiven Sprachwahrnehmung als Stimuli auch Nichtwörter (z. B. /kilfə – tilfə/), einzelne Laute (z. B. /k – t/) oder Silben (/ko: – to:/) verwendet werden.

Fragestellungen und ASFs zur Überprüfung der auditiv-phonetischen Analyse

In ▶ Tab. 5.1 und ▶ Tab. 5.2 sind Fragestellungen und ASFs zur Überprüfung der auditiv-phonetischen Analyse zusammengestellt.

Tab. 5.1 F 1: Können nonverbale akustische Stimuli auditiv diskriminiert werden?

Aufgaben- und Stimulusformate zu Fragestellung F 1	Aufgabenstellung und Item-Beispiele
ASF 1 **Diskriminieren von Tönen und Geräuschen** **Details siehe ▶ Tab. 7.1**	**Aufgabenstellung** Die untersuchte Person soll entscheiden, ob sich auditiv vorgegebene nonverbale Stimuli (Töne oder Geräusche) gleich laut bzw. gleich hoch anhören oder ob ein gehörtes Geräusch von einer Lücke unterbrochen ist. Ermittelt wird der kleinste, gerade noch wahrnehmbare Unterschied in der Intensität von zwei Geräuschen oder Tönen, der gerade noch wahrnehmbare Unterschied von Tonfrequenzen und die kleinste gerade noch wahrnehmbare zeitliche Pause zwischen zwei Geräuschen. **Item-Beispiele** 1. *„Sind die Töne/Geräusche gleich laut?“* 2. *„Sind die Töne gleich hoch?“* 3. *„Ist das ein Ton oder sind es zwei Töne?“*

Tab. 5.2 F 2: Können distinktive Merkmale von Sprachlauten und Akzentmerkmalen auditiv-phonetisch diskriminiert werden?

Aufgaben- und Stimulusformate zu Fragestellung F 2	Aufgabenstellung und Item-Beispiele
ASF 2 **Diskriminieren von Sprachlauten, Silben, Wörtern oder Pseudowörtern** **Details siehe ▶ Tab. 7.2**	**Aufgabenstellung** Die untersuchte Person wird aufgefordert zu entscheiden, ob sich zwei auditiv hintereinander vorgegebene sprachliche Stimuli gleich oder ungleich anhören. **Item-Beispiele** *„Gleich oder ungleich?“* 1. Laute: [m - n] 2. Silben: [o:f - o:s] 3. Wörter: [kasə - tasə] 4. Pseudowörter: [ʃlu:fə - ʃnu:fə]
ASF 3 **Wort-Bild-Zuordnen mit phonetisch-phonologischen Ablenkerbildern** **Details siehe ▶ Tab. 7.3**	**Aufgabenstellung** Es wird dazu aufgefordert, das zu einem auditiv dargebotenen Wort passende Bild in einer Auswahlmenge zu zeigen. Die Ablenkerbilder stellen Wörter mit phonetisch-phonologischer Ähnlichkeit zum Stimuluswort dar. **Item-Beispiele** *„Welches Bild passt zu dem Wort?“* 1. Stimuluswort: [tanə] – Ablenkerbilder: KANNE, TASSE 2. Stimuluswort: [bʊʃ] – Ablenkerbilder: BUS, BUCH
ASF 4 **Erkennen von Akzentstrukturen in Wortfolgen und Komposita** **Details siehe ▶ Tab. 7.4**	**Aufgabenstellung** Es werden Kombinationen aus zwei oder drei Wörtern vorgesprochen bzw. Komposita, die aus den Wörtern der Folgen bestehen. Es wird dazu aufgefordert, das zum jeweils vorgesprochenen sprachlichen Stimulus passende Bild aus einer Auswahlmenge von zwei Bildern zu zeigen. **Item-Beispiele** *„Welches Bild passt?“* Akzentuierte Silben sind unterstrichen: 1. Stimulus: [blu:mənvi:zəuntbɔɪmə] (Blumenwiese und Bäume) Zielbild: Blumenwiese, Bäume Ablenkerbild: Blumen, Wiese, Bäume 2. Stimulus: [blu:mənvi:zəuntbɔɪmə] (Blumen, Wiese und Bäume) Zielbild: Blumen, Wiese, Bäume Ablenkerbild: Blumenwiese, Bäume
ASF 5 **Lexikalisches Entscheiden mit korrekt und inkorrekt akzentuierten Wörtern** Details siehe ▶ Tab. 7.5	**Aufgabenstellung** Es soll entschieden werden, ob ein vorgesprochenes Wort korrekt oder inkorrekt betont wurde. **Item-Beispiele** *„Richtig oder falsch betont?“* Akzentuierte Silben sind unterstrichen: 1. Inkorrekt: /hɑ: – zə/ – korrekt: /hɑ: – zə/ 2. Inkorrekt: /za – lɑ:t/ – korrekt: /za – lɑ:t/

5.2 Prälexikalisch-phonologische Dekodierung

Nach der phonetischen Analyse erfolgt die *prälexikalisch-phonologische Dekodierung* des Sprachschalls. Dieser Verarbeitungsschritt geht der Erkennung von phonologischen Wortformen, dem sog. *lexikalischen Zugriff* (vgl. Kap. 5.3), unmittelbar voraus (vgl. ▶ Abb. 3.4 und ▶ Abb. 4.2). Es werden dabei die aus dem Sprachschall extrahierten, auditiv-phonetischen Informationen als Abfolgen von vertrauten, für die jeweilige Sprache typischen Klangbausteinen interpretiert, d. h. als Silben, Silbenkonstituenten und Phoneme der Sprache. Nur aus dem Inventar dieser Klangbausteine können die Wörter der Sprache zusammengesetzt sein. Außerdem werden bei der prälexikalisch-phonologischen Dekodierung Abfolgen von Silben mit sprachtypischen Betonungsmustern (prosodische Struktur) erkannt.

Der Terminus *prälexikalisch-phonologische Dekodierung* ist eine Sammelbezeichnung für verschiedene Teilsysteme (vgl. **2**, **3** und **4** in ▶ Abb. 3.4), die alle einen eigenständigen Beitrag zur phonologischen Dekodierung des Sprachschalls leisten [315], [462]. Die gemeinsame Funktion aller Teilschritte der prälexikalisch-phonologischen Dekodierung besteht darin, den Sprachschall für einen möglichst effektiven und schnellen lexikalischen Zugriff vorzubereiten. Diese Vorbereitung ist insbesondere deshalb erforderlich, weil Wortgrenzen im Sprachschall meist perzeptiv nicht transparent (etwa durch Pausen) gekennzeichnet sind. Vielmehr sind die Wortformen i. d. R. ohne phonetisch klar erkennbare Abgrenzung aneinandergereiht, wie dies auch in der Beispieläußerung in ▶ Abb. 5.4 der Fall ist. Der dieser Äußerung zugrunde liegende Sprachschall enthält sieben Wortformen. Bei normaler Sprechgeschwindigkeit müssten die perzeptiv unmarkierten Grenzen zwischen diesen Wortformen vom Hörer in einem Zeitfenster von ca. zwei bis drei Sekunden in den Sprachschall „hinein interpretiert“ werden.

Zur Vorbereitung und Unterstützung der Worterkennung unter diesen schwierigen perzeptiven Voraussetzungen spielen die Teilsysteme der *prälexikalisch-phonologischen Dekodierung* eine Schlüsselrolle. Die Arbeitsweise dieser Systeme sowie ihre Relevanz für die Sprachdiagnostik bei SSES werden in den folgenden Unterkapiteln von Kap. 5.2 im Einzelnen erläutert.

5.2.1 Prosodische Hinweise für die Erkennung von Wortgrenzen

Bei der phonologischen Identifizierung von Wortgrenzen stützt sich der Hörer u. a. auf eine intuitive Kenntnis der sprachspezifischen Regeln, nach denen der Sprachschall als Abfolge von mehr oder weniger betonten Silben gegliedert ist. In dem oben gegebenen Beispiel *„Einen kleinen Vogel jagt eine schnelle Biene“* bilden die phonetisch prominenten Silben (*a^i, kla^i, fo: jagt, ʃnɛ und bi:*) den Wortakzent (vgl. ▶ Abb. 5.5). Das Beispiel verdeutlicht, was für einen großen Teil des deutschen Wortschatzes zutrifft: Die meisten deutschen Inhaltswörter beginnen mit einer betonten (akzentuierten) Silbe. Die intuitive Kenntnis dieses phonologischen Strukturprinzips kann bei der Identifizierung der Wortgrenzen im Sprachschall hilfreich sein. Das Worterkennungssystem kann nämlich von der Annahme ausgehen, dass vor einer akzentuierten Silbe meistens eine Wortgrenze liegt.

Die Erkennung von akzentuierten Silben kann auf diese Weise einen Beitrag zur Identifizierung von Wortgrenzen und damit zur Vorbereitung eines effektiven lexikalischen Zugriffs leisten, der ja – wie bereits erwähnt – sehr schnell und zuverlässig erfolgen muss.

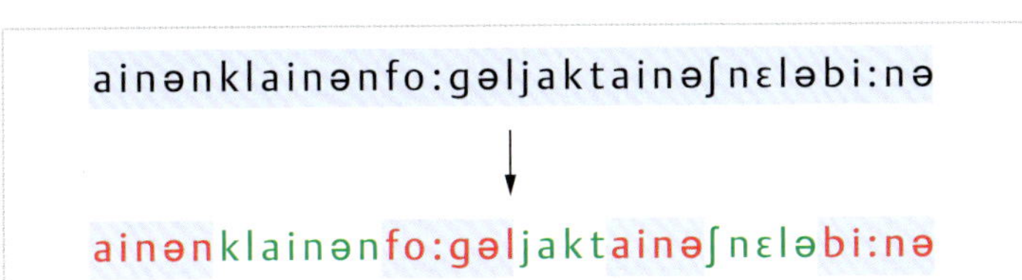

Abb. 5.4 Worterkennung in der Äußerung: „Einen kleinen Vogel jagt eine schnelle Biene.“

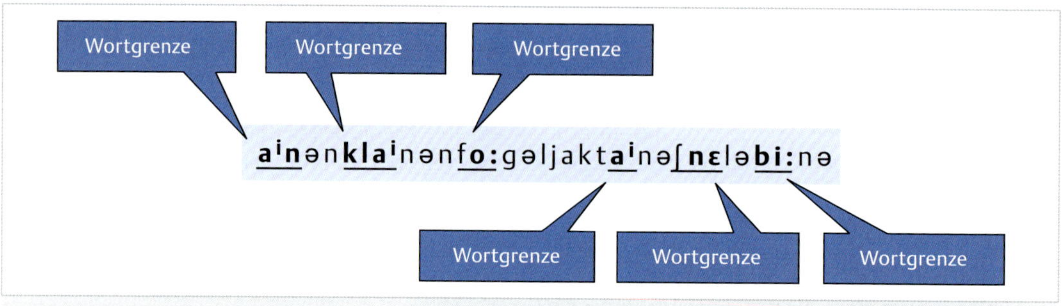

Abb. 5.5 Prosodische Hinweise für die Erkennung von Wortgrenzen in der Beispieläußerung: „Einen kleinen Vogel jagt eine schnelle Biene."

Untersuchungsmethoden und Defizite der prälexikalisch-prosodischen Dekodierung

Die Sensitivität für die prosodischen Strukturmerkmale von sprachlichen Äußerungen bildet eine wichtige Grundlage für das Gelingen des Sprachverstehens. Denn die Dekodierung des Sprachschalls als musterhafte Abfolge unterschiedlich stark akzentuierter Silben liefert dem Hörer wichtige Indizien für die Erkennung von Wortgrenzen und unterstützt bzw. beschleunigt damit den lexikalischen Zugriff. Aus der Spracherwerbsforschung ist bekannt, dass Säuglinge bereits im 1. Lebensjahr in der Lage sind, die für ihre Muttersprache typischen Abfolgen von betonten und unbetonten Silben zu erkennen und für die Wiedererkennung von Wörtern zu verwenden [226], [241], [242].

Eine eingeschränkte bzw. nicht-altersgemäß entwickelte Sensitivität für prosodische Strukturmerkmale wird als potenzieller Problembereich im Verursachungshintergrund von SSES diskutiert. Auffälligkeiten bei der Erkennung von sprachtypischen Wortakzentmustern konnten bereits bei fünf Monate alten Säuglingen mit elektrophysiologischen Untersuchungsmethoden nachgewiesen werden [481]. Bei Säuglingen, die solche Auffälligkeiten der prosodischen Dekodierung aufwiesen, entwickelte sich später im Laufe des Spracherwerbs besonders häufig eine SSES.

In mehreren Studien wurden außerdem Hinweise darauf gefunden, dass Kinder mit SSES Schwierigkeiten bei der rezeptiven Verarbeitung prosodischer Informationen aufweisen können [152], [485]. Allerdings zeigten sich uneinheitliche Leistungsprofile in unterschiedlichen Aufgaben zur prosodischen Verarbeitung [485]. Daraus folgt, dass für die sprachdiagnostische Untersuchung der prosodischen Dekodierung verschiedene Aufgabenformate verwendet werden sollten. Zur Untersuchung der prosodischen Dekodierungskompetenz von Kindern mit SSES verwenden Cumming et al. [110] die folgenden beispielhaften Aufgabenstellungen.

In einer sog. **DeeDee-Aufgabe** werden den Versuchspersonen die Namen von bekannten Film- oder Buchtiteln als prosodisch gegliederte Abfolge der Silbe Dee dargeboten (*HArry POtter* beispielweise als *DEEdeeDEEdee*). Gleichzeitig wird eine das Zielwort darstellende Abbildung präsentiert (z. B. ein Bild von Harry Potter). Die Aufgabe der Versuchspersonen besteht darin zu beurteilen, ob die Sprachmelodie des Zielwortes in der DeeDee-Abfolge korrekt wiedergegeben ist.

In einer weiteren Aufgabe zur **Wahrnehmung von Betonungsmustern** werden den Versuchspersonen Paare von mehrsilbigen Wörtern mit korrektem und mit inkorrektem Betonungsmuster vorgesprochen (z. B. korrekt: *DIfficulty* [Xxxx], inkorrekt: *diFFIculty* [xXxx]). Die Versuchspersonen sollen beurteilen, ob die Betonungsmuster korrekt oder inkorrekt sind. Bei einem Teil der Wortstimuli liegt die **korrekte Betonung auf der ersten Silbe** (*DIfficulty* [Xxxx]), bei einem anderen Teil auf der **zweiten Silbe** (z. B. *riDIculous* [xXxx]). Außerdem werden die Anzahl der Silben pro Wort, die **Komplexität der Silbenstruktur** (Silben mit und ohne Konsonantenverbindung) und die **Auftretenshäufigkeit des Akzentmusters** in der jeweiligen Zielsprache (hochfrequent/niedrigfrequent) kontrolliert. Auf diese Weise kann die Sensitivität für ein Spektrum unterschiedlicher prosodischer Muster untersucht werden.

Damit die Fähigkeit zur prosodischen Dekodierung umfassend überprüft werden kann, muss das Stimulusmaterial in den beiden zuvor skizzierten Aufgaben **die in der Zielsprache möglichen Betonungsmuster** möglichst systematisch und umfassend abbilden (z. B. Xx (Hose), xX (Pilot), xXx (Tomate), Xxx (Krankenhaus), xxX (Melodie), xxXx (Apfelsine) etc.).

Da die Betonungsmuster von Realwörtern beurteilt werden sollen, ist für beide Aufgaben neben der sublexikalisch-prosodischen Verarbeitung auch lexikalischer Zugriff erforderlich. Unterdurchschnittliche Leistungen in diesen Aufgaben müssten also nicht zwangsläufig nur durch Schwierigkeiten bei der sublexikalisch-prosodischen Verarbeitung bedingt sein, sondern könnten auf lexikalischen Defiziten (**7** in ▶ Abb. 3.4 und ▶ Abb. 4.2) beruhen.

Voraussetzung für die Erkennung der Akzentstruktur ist, dass die zugrunde liegenden phonetischen Merkmale (Tonhöhen-, Längen- und Lautstärkekontraste) zuvor im Zuge der *phonetischen Analyse* (**1** in ▶ Abb. 3.4 und ▶ Abb. 4.2) aus dem Sprachschall extrahiert werden konnten (vgl. Kap. Untersuchungsmethoden und Defizite der auditiven Analyse).

Fragestellungen und ASFs zur Überprüfung der prälexikalisch-prosodischen Dekodierung

In ▶ Tab. 5.3 sind Fragestellungen und ASFs zur Überprüfung der prälexikalisch-prosodischen Dekodierung zusammengestellt.

Tab. 5.3 F 3: Können sprachtypische Akzentmuster (Abfolgen betonter und unbetonter Silben) erkannt und unterschieden werden?

Aufgaben- und Stimulusformate zu Fragestellung F 3	Aufgabenstellung und Item-Beispiele
ASF 4 **Erkennen von Akzentstrukturen in Wortfolgen und Komposita** **Details siehe ▶ Tab. 7.4**	**Aufgabenstellung** Es werden auditiv Kombinationen aus zwei oder drei Wörtern dargeboten bzw. Komposita, die aus den Wörtern der Folgen bestehen. Das Kind wird dazu aufgefordert, das zum jeweils vorgesprochenen sprachlichen Stimulus passende Bild aus einer Auswahlmenge von zwei Bildern zu zeigen. **Item-Beispiele** *„Welches Bild passt?“* Akzentuierte Silben sind unterstrichen: 1. Stimulus: [blu:mənvi:zəuntbɔɪmə] (Blumenwiese und Bäume) Zielbild: Blumenwiese, Bäume Ablenkerbild: Blumen, Wiese, Bäume 2. Stimulus: [blu:mənvi:zəuntbɔɪmə] (Blumen, Wiese und Bäume) Zielbild: Blumen, Wiese, Bäume Ablenkerbild: Blumenwiese, Bäume
ASF 5 **Lexikalisches Entscheiden mit korrekt und inkorrekt akzentuierten Wörtern** **Details siehe ▶ Tab. 7.5**	**Aufgabenstellung** Es soll entschieden werden, ob ein vorgesprochenes Wort korrekt oder inkorrekt betont wurde. **Item-Beispiele** *„Richtig oder falsch betont?“* Akzentuierte Silben sind unterstrichen: 1. Inkorrekt: /hɑ: – zə/ – korrekt: /hɑ: – zə/ 2. Inkorrekt: /za – lɑ:t/ – korrekt: /za – lɑ:t/

5.2.2 Silbenstrukturelle Hinweise für die Erkennung von Wortgrenzen

Die Erkennung von Wort- und Silbengrenzen im kontinuierlichen, lexikalisch noch nicht in Wörter segmentierten Schallsignal kann auch durch intuitives Wissen des Hörers über die innere Gliederung von Silben in sog. *Silbenkonstituenten* (Nukleus, Silbenkern, Onset, Koda und Reim) erleichtert werden.

Fast alle Silben enthalten ein vokalisches Phonem, das aufgrund seiner Schallfülle (sog. *Sonoranz*) auch über weitere Distanzen oder bei Überlagerung durch Störschall gut wahrgenommen werden kann. Das vokalische Phonem bildet den sog. *Kern* der Silbe. In dem Beispielwort BLUMEN besteht der Silbenkern in der 1. Silbe (/blu:/) aus dem Vokal /u:/ und in der 2. Silbe (/mən/) aus dem Vokal /ə/.

Der vokalische Silbenkern ist oft von konsonantischen Phonemen umgeben, die als „Satelliten" dem Silbenkern entweder vorangehen (*Silbenonset*; z. B. /bl/ in /blu:/) oder folgen (*Silbenkoda*; z. B. /n/ in /mən/). Silbenkern und Koda bilden zusammen den Reim der Silbe. Die konsonantischen Phoneme in Onset und Koda weisen eine geringere Sonoranz auf als die kernbildenden Vokale. In deutschen Silben können im Onset und in der Koda maximal drei Konsonanten vorkommen. Beispiele für mögliche Silbenbaupläne im Deutschen zeigt ► Abb. 5.6.

Die möglichen Abfolgen von Konsonanten in Onset und Koda sind dabei durch sog. *phonotaktische Regeln* eingeschränkt. So kommen manche Abfolgen nur im Onset vor (z. B. /kl/, /pl/; /fl/, /gn/, /kr/), andere nur in der Koda (z. B. /kt/, /rt/, /ft/, /rk/, /nf/). Sog. *phonotaktisch irreguläre Phonemabfolgen* kommen weder im Onset noch in der

Bauplan	Onset			**Silbenkern**	Koda			Beispielwort
	K3	K2	K1	**Vokal**	K1	K2	K3	
-V-				e:				ESEL
K-V-			m	ə				BLUME
KK-V-		p	l	a:				PLANEN
-V-K				i	n			INSEL
K-V-KK			k	a	l	p		KALB
K-V-K			m	ə	n			BLUMEN
KK-V-KKK		ʃ	l	ʊ	k	s	t	SCHLUCKST
KKK-V-KK	ʃ	t	r	ʊ	m	pf		STRUMPF

Abb. 5.6 Beispiele für die Baupläne deutscher Silben; K = Konsonant; V = Vokal.

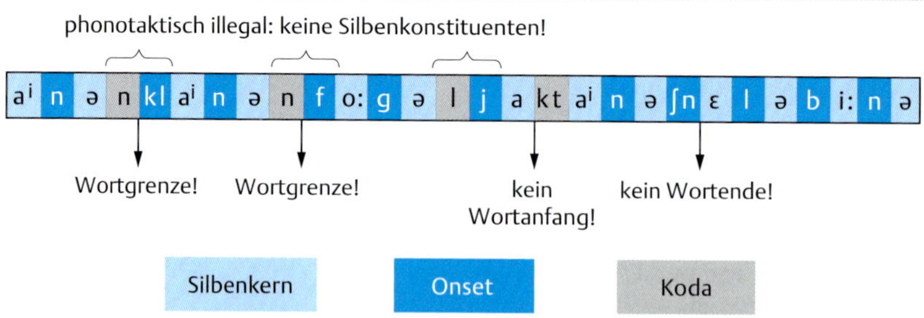

Abb. 5.7 Silbenstrukturelle Hinweise für Wort- und Silbengrenzen in der Beispieläußerung: „Einen kleinen Vogel jagt eine schnelle Biene."

Koda deutscher Silben vor (z. B. /nkl/, /tk/, /nm/, /sm/, /np/, /td/).

Aufgrund einer intuitiven Kenntnis der Silbenbaupläne kann das phonologische Dekodierungssystem beispielsweise ableiten, dass zwischen den konsonantischen Phonemen illegaler Abfolgen eine Wort- bzw. Morphemgrenze liegen muss, dass vor einer Abfolge, die nur für die Koda zugelassen ist, kein Wortanfang liegen kann bzw. dass nach einer nur für den Onset zulässigen Konsonantenabfolge kein Wortende zu erwarten ist (▸ Abb. 5.7).

Untersuchungsmethoden und Defizite der prälexikalisch-silbischen Dekodierung

Die Fähigkeit, das sprachliche Schallereignis in größere sublexikalische Einheiten gliedern zu können (in Silben und in die Silbenkonstituenten *Onset, Reim* und *Koda*), kann beim Sprachverstehen einen wichtigen Beitrag zur Erkennung von Wortgrenzen leisten.

Schwierigkeiten bei der Gliederung des Sprachschalls in Silben und Silbenkonstituenten werden im Verursachungshintergrund von SSES diskutiert. Die Untersuchung erfolgt dabei z. B. mithilfe von Aufgaben zum **Nachsprechen von Pseudowörtern**. Um zu überprüfen, ob die untersuchte Person in der Lage ist, den Sprachschall als Abfolge von Silbenkonstituenten zu dekodieren, wird die silbenstrukturelle Komplexität der nachzusprechenden Pseudowörter gezielt variiert (z. B. [177], [248]). Pseudowörter gelten als besonders geeignet, um die prälexikalische Dekodierung zu untersuchen, weil ihre Verarbeitung keinen lexikalischen Zugriff erfordert. Als besonders komplex gelten **Silben mit Konsonantenverbindungen in der Koda und im Onset** (KKVKK-Silben z. B. /knalf/). Wenn die Nachsprechleistung für solche Stimuli stärker von der Altersnorm abweicht als für gleich lange, jedoch einfacher strukturierte Pseudowörter (z. B. KVKVK; /maluk/), gilt dies als Indiz für Beeinträchtigungen bei der Verarbeitung der Silbenstruktur [248].

Allerdings erfordert das Nachsprechen von Pseudowörtern nicht nur eine rezeptive, sondern auch eine expressive phonologische Verarbeitung. Nichtaltersgemäße Leistungen in dieser Aufgabenart müssen also nicht zwangsläufig auf Defizite bei der Dekodierung zurückgeführt werden, sondern könnten beispielsweise auch durch Schwierigkeiten bei der postlexikalisch-phonologischen Kodierung (vgl. Kap. 6.5) bedingt sein.

In den nachfolgend skizzierten Aufgaben zur **Bewusstheit für Onset, Reim und Koda** ist eine expressive phonologische Verarbeitung dagegen nicht erforderlich. Beispielsweise kann die untersuchte Person aufgefordert werden zu beurteilen, ob eine auditiv vorgegebene Konsonantenbindung in einem Pseudowort enthalten ist (z. B. *„Hörst Du /bl/ in Blott?“*; *„Hörst Du /nt/ in Nilt?“* [500]. Untersuchungen mit Vorschulkindern sprechen für die Annahme, dass sich die Sensitivität für die innere Struktur phonologischer Formen sukzessive entwickelt, wobei zunächst nur ganze Silben und danach die Silbenkonstituenten Onset und Reim identifiziert werden können [20].

Phonologische Bewusstheit ist allerdings für die intuitiven Prozesse der sprachlichen Dekodierung, die hier eigentlich untersucht werden sollen, nicht unbedingt erforderlich, denn diese entwickelt sich i. d. R. überwiegend erst im Rahmen des Erwerbs eines alphabetischen Schriftsystems [187]. Die Annahme ist jedoch, dass über Aufgaben zur phonologischen Bewusstheit auch ein Einblick in die intuitive, unbewusste segmental-phonologische Verarbeitung ermöglicht wird.

Invernizzi et al. [235] verwendeten eine Aufgabe zur **Reim-Bewusstheit**, in der den untersuchten Personen vier Stimulusbilder vorgelegt werden, von denen der Untersucher eines benannte. Die Aufgabe bestand darin, das Bild zu zeigen, dessen Benennung sich mit dem vorgebenen Stimuluswort reimte. Allerdings wird in der Aufgabe vorausgesetzt, dass die Auswahlbilder intern benannt werden können, sodass hierbei nicht nur phonologische Dekodierung, sondern auch lexikalischer Zugriff (vgl. Kap. 6.2 und Kap. 6.4) erforderlich ist.

Fragestellungen und ASFs zur Überprüfung der prälexikalisch-silbischen Dekodierung

In ▸ Tab. 5.4 sind Fragestellungen und ASFs zur Überprüfung der prälexikalisch-silbischen Dekodierung zusammengestellt.

Tab. 5.4 F 4: Kann der Sprachschall als Abfolge von Silben und Silbenkonstituenten gegliedert werden?

Aufgaben- und Stimulusformate zu Fragestellung F 4	Aufgabenstellung und Item-Beispiele
ASF 6 **Unterscheidung von reimenden und nicht-reimenden Wort- und Pseudowortpaaren** **Details siehe ▶ Tab. 7.6**	**Aufgabenstellung** Es werden Wort- oder Pseudowortpaare dargeboten und es soll entschieden werden, ob sich die Stimuli eines Paares reimen oder nicht. In der nicht-reimend-Bedingung sind die beiden zu vergleichenden verbalen Stimuli phonologisch ähnlich. **Item-Beispiele** *„Reimend oder nicht-reimend?"* Wortpaare: 1. Reimend: /hɑ: zə – nɑ: zə/ 2. Nicht reimend: /nɑ: zə – nɑ: dəl/ Pseudowortpaare: 3. Reimend: /fro:t – gro:t/ 4. Nicht-reimend: /fro:t –. fro:s/
ASF 7 **Unterscheidung von reimenden und nicht-reimenden Wort- und Pseudowortpaaren mit Bildabgleich** **Details siehe ▶ Tab. 7.7**	**Aufgabenstellung** Es werden auditiv ein Stimuluswort sowie zwei bis drei Auswahlbilder dargeboten. Es soll auf das Bild gezeigt werden, dessen Benennung sich mit dem Stimuluswort reimt. Die nicht-reimenden Ablenkerbilder weisen phonologische Ähnlichkeit mit dem Stimuluswort bzw. Zielbild auf. **Item-Beispiele** *„Welches Bild reimt sich auf das Wort...?"* 1. Stimuluswort: /tanə/ Zielbild: KANNE Ablenkerbilder: KASSE KARTE 2. Stimuluswort /hʊnt/ Zielbild: HUND Ablenkerbilder: HUT HAND
ASF 8 **Wörter und Pseudowörter silbisch segmentieren** **Details siehe ▶ Tab. 7.8**	**Aufgabenstellung** Es soll die Anzahl der Silben in einem auditiv dargebotenen Wort oder Pseudowort erkannt und nonverbal (z. B. durch Mitklatschen oder Silbenbögen-Zeichnen) reproduziert werden. **Item-Beispiele** *„Klatsche die Anzahl der Silben mit."* 1. Ta-fel 2. Ba-na-ne 3. Kin-der-gar-ten 4. Ge-mü-se-su-ppe 5. Schra-pli-mo-li-ne

5.2.3 Die prälexikalische Gliederung des Sprachschalls in Phoneme

Es wurde bereits in Kap. 5.1 (*auditiv-phonetische Analyse*) darauf hingewiesen, dass sprachliche Schallereignisse in Ketten aufeinander folgender Phoneme eingeteilt werden können. Phoneme bilden die kleinsten aufeinander folgenden sublexikalischen Einheiten, aus denen Sprachschall besteht. Jede natürliche Sprache verfügt über ein spezifisches Inventar von verschiedenen Phonemen (im Deutschen ca. 40). Artikulatorisch oder auditiv korrespondiert ein Phonem, wie bereits erläutert, mit einem bestimmten Bündel phonetischer Merkmale, wobei sich jedes Phonem durch mindestens ein Merkmal von jedem anderen Phonem des Inventars unterscheiden muss. Bei der prälexikalisch-phonologischen Dekodierung wird die Abfolge solcher Merkmalsbündel als Abfolge von Phonemen umkodiert. Das Wort BIENEN beispielsweise wird sublexikalisch als Abfolge der Phoneme /b/, /i:/, /n/, /ə/ und /n/ repräsentiert. Demgegenüber besteht das Wort SCHIENEN aus der Abfolge /ʃ /, /i:/, /n/, / ə / und /n/, das Wort BOHNEN aus /b/, /o:/, /n/, /ə/ und /n/ und das Wort BIETEN aus /b/, /i:/, /t/, /ə/ und /n/. Die segmental-phonologische Form von BIENEN unterscheidet sich von SCHIENEN also nur durch das erste Phonem, von BOHNEN durch das zweite und von BIETEN durch das dritte.

Durch die Gliederung des Schallereignisses in eine Phonemsequenz wird das Wort in einer Weise aufbereitet, die für die schnelle Aktivierung von Wortformen im mentalen Lexikon sehr vorteilhaft ist. Das mentale Lexikon enthält tausende Einträge, von denen bereits bei durchschnittlicher Sprechgeschwindigkeit ca. drei bis fünf Wörter pro Sekunde aufgefunden werden müssen. Um die erforderliche Verarbeitungsgeschwindigkeit zu gewährleisten, muss möglichst früh ein möglichst zielgenauer Ausgangspunkt für den lexikalischen Suchprozess bestimmt werden. Durch die Erkennung von Phonemen (insbesondere am Wortanfang) kann die Suche schon zielgerichtet gelenkt werden, bevor der mit dem Wort korrespondierende Sprachschall überhaupt vollständig wahrgenommen werden konnte.

In den meisten psycholinguistischen Modellen zur Worterkennung wird angenommen, dass in den frühen Phasen des lexikalischen Zugriffs simultan mehrere lexikalische Einträge mit denselben Anfangsphonemen als mögliche Korrespondenten des eintreffenden Sprachschalls aktiviert werden (sog. *Wortkohorten*, ▶ Abb. 5.8). Diese werden sukzessive anhand weiterer erkannter Phoneme „ausgedünnt“. Der Vorgang des lexikalischen Zugriffs wird in Kap. 5.3 ausführlicher erläutert.

In manchen psycholinguistischen Modellen wird angenommen, dass nicht Phoneme, sondern Silben, Silbenonsets oder *Halb-* bzw. *Demisilben* als Ausgangspunkte für die lexikalische Aktivierung fungieren. Die 1. Demisilbe einer Silbe besteht aus dem Onset und dem Silbenkern und die zweite aus dem Silbenkern und der Koda (z. B. PFLÜCKST: 1. PFLÜ; 2. ÜCKST) (vgl. Kap. 5.2.2). Die 2. Demisilbe entspricht dem Silbenreim.

Ein wichtiges Argument für diese Annahme wird darin gesehen, dass die akustischen Eigenschaften von Phonemen aufgrund ihrer unmittelbaren laut-

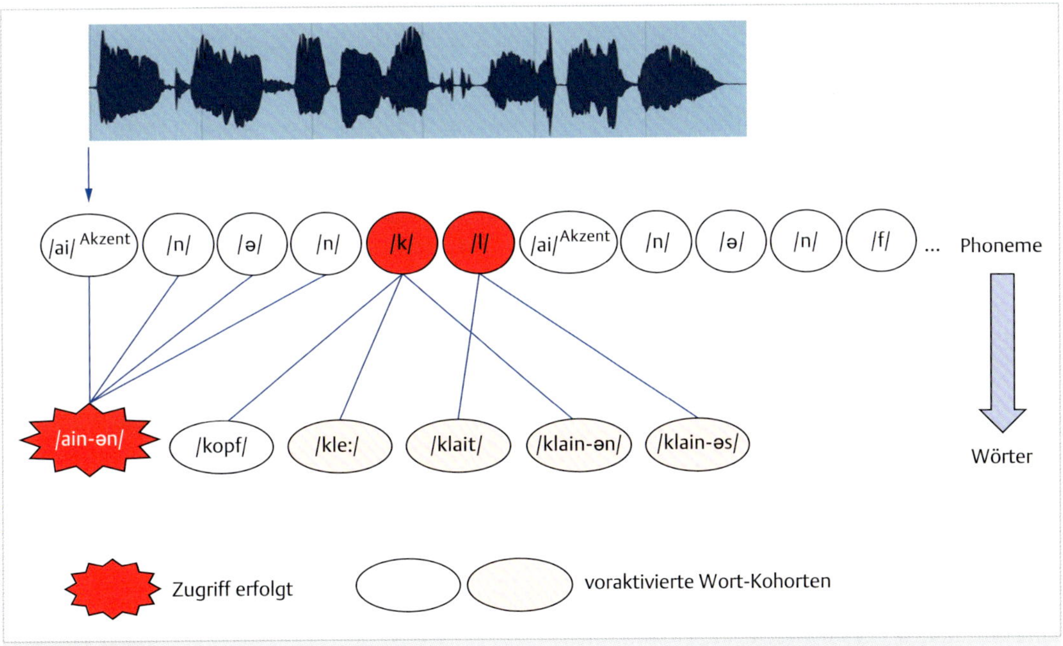

Abb. 5.8 Vorbereitung des lexikalischen Zugriffs durch die Gliederung des Sprachschalls als Phonemkette.

lichen Umgebung koartikulatorisch variieren können, wie dies bereits in Zusammenhang mit der auditiv-phonetischen Analyse erläutert wurde (vgl. Kap. 5.1). Beispielsweise wird der Laut /m/ in MOOS aufgrund der Eigenschaften des nachfolgenden Vokals mit gerundeten Lippen hervorgebracht, in MEHL jedoch mit gespreizten. Die 2. Silbe des Wortes HU-PEN wird aufgrund koartikulatorischer Angleichung des Koda-Konsonanten an den Onset-Konsonanten in normaler Umgangssprache häufig als PM (HU-PM) realisiert. Solche artikulatorischen Unterschiede spiegeln sich im Sprachschall auch in akustisch messbaren Unterschieden wider. Bei der phonematischen Dekodierung müssen Wege gefunden werden, um mit solchen kontextbedingten Variationen in den akustischen Merkmalen von Wortformen umzugehen. Dies könnte, so eine Hypothese, leichter möglich sein, wenn der Segmentierungsprozess nicht auf die Erkennung einzelner Phoneme abzielt, sondern auf größere sublexikalische Einheiten (vgl. Kap. 5.2.2).

Untersuchungsmethoden und Defizite der prälexikalisch-phonematischen Dekodierung

Wie im vorangehenden Kapitel erläutert, bildet die Fähigkeit, im sprachlichen Schallereignis Sequenzen von diskreten Phonemen aus einem sprachspezifischen Phoneminventar zu erkennen, eine wichtige Voraussetzung für einen effizienten lexikalischen Zugriff. Denn die Wortformen, die auf der Lexem-Ebene des mentalen Lexikons aktiviert werden müssen, bestehen aus bestimmten Abfolgen dieser Phoneme. Je mehr Phoneme einer Wortform nach und nach von der phonematischen Dekodierung erkannt werden, umso mehr Aktivierung wird auf diese Form im Wettbewerb mit phonologisch ähnlichen Wortformen konzentriert. Es wird angenommen, dass eine unscharfe oder zeitlich verzögerte Phonemerkennung beim Sprachverstehen von Kindern mit SSES zu verzögertem lexikalischem Zugriff oder auch zu Verwechslungen phonologisch ähnlicher Formen führen kann [334].

Um die Fähigkeit zur phonematischen Dekodierung differenziert untersuchen zu können, muss das verwendete Stimulusmaterial sowohl das **Phoneminventar der Zielsprache** möglichst umfassend abbilden, als auch die **verschiedenen phonematischen und silbenstruktuellen Umgebungsbedingungen**, in die die Phoneme eingebettet sein können (z. B. im Onset oder in der Koda einer Silbe, Koda- bzw. Onset-initial oder -final, usw.).

Voraussetzung für das Gelingen der Phonemerkennung ist es, dass das Bündel distinktiver Merkmale, durch die das Phonem auditiv-phonetisch realisiert wurde, von der phonetischen Analyse trennscharf und schnell analysiert werden kann (vgl. Kap. 5.1.1).

Der Frage, ob Kinder rezeptiv über altersgemäße segmental-phonologische Repräsentationen verfügen, wird in der Forschungsliteratur mit unterschiedlichen Untersuchungsmethoden nachgegangen [82], [83]. Auch hier werden beispielsweise Aufgaben zum **Nachsprechen von Pseudowörtern** verwendet [140], [334]. Die Annahme ist dabei, dass das Nachsprechen einer Phonemsequenz nur möglich ist, wenn der auditiv vorgegebene Stimulus korrekt und vollständig phonologisch dekodiert wurde. Pseudowörter gelten als besonders geeignet für die gezielte Untersuchung der prälexikalischen Verarbeitung, weil bei diesen Stimuli grundsätzlich kein Zugriff auf das mentale Lexikon erforderlich ist. Die zu dekodierenden phonologischen Strukturen müssen lediglich phonologisch und phonotaktisch regulär sein, d. h. ihre Segmentstruktur muss der von Realwörtern entsprechen.

Allerdings erfordert das Nachsprechen von Pseudowörtern auch eine sprachlich-expressive Reaktion, sodass nicht nur Defizite bei der phonematischen Dekodierung, sondern auch bei der phonematischen Kodierung (z. B. **24** in ▸ Abb. 3.5 und ▸ Abb. 4.3) zu Schwierigkeiten mit diesem Aufgabenformat führen können.

Um einen Einfluss expressiver Verarbeitungsleistungen zu vermeiden, werden ebenfalls Aufgaben zur **auditiven Wort-Bild-Zuordnung mit phonetisch-phonologischen Ablenkerbildern** verwendet, wie sie auch zur Untersuchung der *auditiv-phonetischen Analyse* (**1** in ▸ Abb. 3.4 und ▸ Abb. 4.2) verwendet werden (vgl. Kap. 5.1.1). Die untersuchte Person soll hierbei ein auditives Stimuluswort einem von mehreren Auswahlbildern zuordnen. Die Ablenkerbilder stehen mit dem Zielwort im An-, In- oder Auslaut in einem minimalen phonologischen Kontrast. Für die Bearbeitung dieser Aufgabenstellung ist es erforderlich, dass das Zielwort als Abfolge diskreter Phoneme repräsentiert werden kann, da nicht korrekt identifizierte Phoneme zu Verwechslungen mit den Ablenkerbildern führen würden. Altersgemäße Leistungen in dieser Aufgabe können deshalb als Indiz dafür gelten, dass die jeweils kontrastbildenden Phoneme erkannt bzw. voneinander unterschieden werden konnten.

Allerdings ist aufgrund der Verwendung von Bildmaterial bei dieser Aufgabenstellung auch ein Zugriff auf das mentale Lexikon erforderlich. Schwierigkeiten bei der Wort-Bild-Zuordnung könnten deshalb auch auf Defizite beim (inneren) Benennen von Bildern (vgl. Kap. 6.2 und Kap. 6.4) zurückführbar sein.

Auch Aufgaben zur **Phonembewusstheit** können Hinweise auf Beeinträchtigungen der phonematischen Dekodierung liefern [83]. Die untersuchte Person wird beispielsweise gefragt, ob bzw. wo ein bestimmter Laut in einem auditiv vorgegebenen Wort oder Pseudowort enthalten ist. Phonembewusstheit ist allerdings für die intuitiven Prozesse der sprachlichen Dekodierung nicht unbedingt erforderlich, diese wird erst im Rahmen des Erwerbs eines alphabetischen Schriftsystems benötigt [187]. Die Annahme ist jedoch, dass über Aufgaben zur Phonembewusstheit ein Einblick in die Qualität der unbewussten, intuitiven sublexikalisch-phonologischen Repräsentationen ermöglicht wird. Altersgemäße Leistungen in rezeptiven Aufgaben zur Phonembewusstheit gelten als Indiz für altersgemäße Fähigkeiten bei der phonematischen Dekodierung (Claessen u. Leitão 2004 zitiert nach [83], [445].

Ebenfalls verwendet werden Aufgaben zum **auditiven lexikalischen Entscheiden** (z. B. [108], [445]). Hierbei soll die untersuchte Person angeben, ob eine auditiv vorgegebene Phonemkette ein Realwort oder ein Pseudowort ist. Claessen u. Leitão [83] schlagen mit der sog. *quality of phonological representations*-Aufgabe folgende Variante dieses Aufgabentyps vor: Die Abbildung eines Zielwortes wird zusammen mit einer entweder korrekten oder inkorrekten Benennung dargeboten (z. B. **Zielbild: Krokodil; korrekte Benennung:** *crocodile*; **inkorrekte Benennung:** *crocotile, crotodile* oder *cocodile*). Die inkorrekten Benennungen werden dabei durch Auslassung oder systematische Ersetzung von Konsonanten nach phonetisch-phonologischen Gesichtspunkten gebildet (z. B. Artikulationsart und -ort). Die Aufgabe besteht darin anzugeben, ob das Bild durch die jeweilige phonologische Form korrekt oder inkorrekt benannt wurde (z. B. *„Ist das hier ein Krotodil?"*). Zur Individualisierung der Aufgabenstellung können als inkorrekte Benennungen auch gezielt solche Fehlerformen verwendet werden, die das Kind in einer zuvor durchgeführten Aufgabe zum Benennen von Bildern expressiv-phonologisch realisiert hat.

Einen weiteren Aufgabentyp zur Untersuchung rezeptiver segmental-phonologischer Repräsentationen schlagen Claessen u. Leitão [83] mit der sog. *silent deletion of phonemes*-Aufgabe vor: Der untersuchten Person wird ein Bild präsentiert, das intern benannt werden soll, ohne jedoch das Wort auszusprechen. Danach erfolgt die Instruktion, einen bestimmten Laut oder eine Silbe des intern benannten Wortes zu tilgen. Die Besonderheit der intern benannten Wörter besteht darin, dass auch nach Tilgung eines Lautes die verbleibende Phonemkette ein abbildbares Realwort bildet (z. B. *cart-car, pie-eye, black-back, nest-net* etc.). Dieser durch interne phonologische Tilgung erzeugten Wortform soll dann die passende Abbildung aus einer Auswahlmenge von Bildern zugeordnet werden. Wie die Beispiele zeigen, kann dabei auch die Position des zu tilgenden Lautes nach segmental-phonologischen Gesichtspunkten variiert werden (An- oder Auslaut, Tilgung innerhalb von Konsonantenverbindungen etc.). Da in diesem Aufgaben- und Stimulusformat Bilder intern benannt werden müssen, ist neben der phonologischen Dekodierung (Tilgung eines Lautes) auch ein lexikalischer Zugriff auf die mit dem Bildmaterial korrespondierenden phonologischen Wortformen erforderlich (vgl. Kap. 6.2 und Kap. 6.4).

Fragestellungen und ASFs zur Überprüfung der prälexikalisch-phonematischen Dekodierung

In ► Tab. 5.5 sind Fragestellungen und ASFs zur Überprüfung der prälexikalisch-phonematischen Dekodierung zusammengestellt.

Tab. 5.5 F 5: Kann der Sprachschall als Abfolge von Phonemen gegliedert werden?

Aufgaben- und Stimulusformate zu Fragestellung F 5	Aufgabenstellung und Item-Beispiele
ASF 3 **Wort-Bild-Zuordnen mit phonetisch-phonologischen Ablenkerbildern** Details siehe ▶ Tab. 7.3	**Aufgabenstellung** Es wird dazu aufgefordert, das zu einem auditiv dargebotenen Wort passende Bild in einer Auswahlmenge zu zeigen. Die Ablenkerbilder stellen Wörter mit phonetisch-phonologischer Ähnlichkeit zum Stimuluswort dar. **Item-Beispiele** 1. Stimuluswort: [tanə] Ablenkerbilder: KANNE, TASSE 2. Stimuluswort: [bʊʃ] Ablenkerbilder: BUS, BUCH
ASF 9 **Nachsprechen von Pseudowörtern** Details siehe ▶ Tab. 7.9	**Aufgabenstellung** Es wird ein Pseudowort vorgesprochen, das nachgesprochen werden soll. **Item-Beispiele** *„Sprich bitte das Quatschwort so genau wie möglich nach."* 1. /lu:fə/ 2. /ʃnu:lm/ 3. /klɛstəᵊ/ 4. /ʃtɤɔlm/
ASF 10 **Zuordnen von Phonemen zu Pseudowörtern und Wörtern** Details siehe ▶ Tab. 7.10	**Aufgabenstellung** Es wird zuerst ein Stimulusphonem vorgesprochen und nachfolgend ein Wort oder Pseudowort. Es soll entschieden werden, ob das Phonem in dem Wort bzw. Pseudowort enthalten ist. **Item-Beispiele** *„Hörst Du ein /n/ in ...?"* Pseudowörter: 1. Nicht enthalten: /lu:fə/ 2. Enthalten: /nu:fə/ Wörter: 3. Nicht enthalten: /ʃɑ:lə/ 4. Enthalten: /ʃnalə/
ASF 11 **Wort-Bild-Zuordnen mit stillem Auslassen, Ersetzen oder Hinzufügen von Phonemen** Details siehe ▶ Tab. 7.11	**Aufgabenstellung** Es wird ein Stimuluswort vorgesprochen und es erfolgt die Instruktion, einen bestimmten Laut **intern zu tilgen, zu ersetzen oder hinzuzufügen.** Die durch diese Manipulation entstehende Phonemkette bildet ebenfalls ein Wort. Dieses soll dann der passenden Abbildung in einer Auswahlmenge zugeordnet werden. Die Ablenkerbilder weisen dabei eine phonologische Ähnlichkeit zum Stimuluswort auf. **Item-Beispiele** Ersetzen eines Phonems: *Nagel → Nadel* *„Zeig mir, welches Wort entsteht, wenn man Nagel mit /d/ anstelle von /g/ sagen würde."* Auswahlbilder: Nadel, Nabel, Nase Tilgen eines Phonems: *Brille → Rille* *„Zeig mir, welches Wort entsteht, wenn man Brille ohne /b/ sagen würde."* Auswahlbilder: Rille, Grille, Rippe Hinzufügen eines Phonems: *Raum → Traum* *„Zeig mir, welches Wort entsteht, wenn man Raum mit /t/ vorne sagen würde."* Auswahlbilder: Traum, Schaum, Zaun

Tab. 5.5 Fortsetzung

Aufgaben- und Stimulusformate zu Fragestellung F 5	Aufgabenstellung und Item-Beispiele
ASF 12 **Beurteilen von korrekten und phonologisch veränderten Wortformen** **Details siehe ▶ Tab. 7.12**	**Aufgabenstellung** Es wird eine Abbildung zusammen mit einer entweder korrekten oder inkorrekten Benennung der Abbildung dargeboten. Die Aufgabe besteht darin, anzugeben, ob das Bild durch die Wortform korrekt oder inkorrekt benannt wurde. Die inkorrekten Benennungen sind Pseudowörter, bei denen jeweils ein Phonem substituiert, ausgelassen oder hinzugefügt wurde. **Item-Beispiele** Stimulusbild: KROKODIL 1. Korrekt: *„Ist das hier ein /krokodi:l/?“* 2. Inkorrekt: *„Ist das hier ein /trokodi:l/?“* *„Ist das hier ein /kokodi:l/?“* *„Ist das hier ein /krotkodi:l/?“*

5.3 Phonologisches Arbeitsgedächtnis

“Working memory is the small amount of information that can be kept accessible or ‘kept in mind’ in the service of ongoing cognitive activity.”
Cowan & Alloway [106], S. 303

5.3.1 Funktion und Arbeitsweise des Arbeitsgedächtnisses

Beim Sprachverstehen ist es häufig erforderlich, phonologische Repräsentationen (z. B. Ketten von Phonemen, Silbenkonstituenten oder Silben) so lange zu speichern, bis weitere Verarbeitungsschritte, die diesen sublexikalisch-phonologischen Input benötigen (z. B. lexikalische oder grammatische) abgeschlossen werden konnten. Das für die Zwischenspeicherung zuständige Teilsystem wird als *phonologisches Arbeitsgedächtnis* bezeichnet, aber auch als *phonologisches Kurzzeitgedächtnis, phonologische Schleife* oder *phonologischer Input-Buffer* ([464] für einen Überblick). In vielen psycholinguistischen Modellen wird angenommen, dass das phonologische Arbeitsgedächtnis u. a. zwei Subkomponenten umfasst – den *phonologischen Speicher* und das *subvokale Rehearsal* (vgl. ▶ Abb. 3.4 und ▶ Abb. 4.2). Diese Teilsysteme sind in enger Zusammenarbeit mit der phonologischen Dekodierung für den Sprachverstehensprozess von zentraler Bedeutung [229], [287].

Phonologischer Speicher. Der phonologische Speicher ist darauf spezialisiert, Abfolgen phonologischer Segmente (z. B. Phonem-, Silben- oder Wortketten) lange genug verfügbar zu halten, um deren weitere Verarbeitung im *mentalen Lexikon* und in der *mentalen Grammatik* zu ermöglichen. Das System sichert demnach den Austausch von Informationen zwischen den verschiedenen Komponenten des Sprachverarbeitungssystems und ermöglicht so die Integration der Teilprozesse. Die im phonologischen Speicher kurzzeitig festgehaltenen Repräsentationen zerfallen allerdings bereits nach ca. zwei Sekunden, wenn sie nicht durch einen Vorgang des inneren Sprechens (*subvokales Rehearsal*, s. u.) wiederaufgefrischt werden. Außerdem können nur ca. sieben bis neun phonologische Einheiten gleichzeitig im phonologischen Speicher memoriert werden. Im Unterschied zu den Komponenten des sprachlichen Langzeitgedächtnisses (z. B. dem mentalen Lexikon und der mentalen Grammatik) ist die Kapazität des phonologischen Speichers somit sehr begrenzt [28], [464].

Subvokales Rehearsal. Manchmal überschreitet die Menge an phonologischer Information, die simultan für den sprachlichen Verarbeitungsprozess verfügbar sein muss, die Kapazität des phonologischen Speichers. Dies kann etwa beim Verstehen langer und komplexer Sätze der Fall sein. Dann hängt das Gelingen des Sprachverstehensprozesses u. a. von der Effektivität des *subvokalen Rehearsals* ab. Es handelt sich hierbei um einen kognitiven Mechanismus, durch den phonologische Stimuli unwillkürlich innerlich wiederholt werden (rehearsal = Wiederholung). Die Wiederholung erfolgt dabei durch eine Art inneres, nicht hörbares (subvokales) Nachsprechen des Stimulus, das dem hörbaren Sprechvorgang ähnelt. So dauert das subvokale Rehearsal einer auditiv dargebotenen Phonem-, Silben- oder Wortkette etwa genauso lang wie hörbares Nachsprechen und es sind auch ähnliche Hirnareale hierbei aktiv [303].

Kann der gesamte Inhalt des phonologischen Speichers innerhalb eines Zeitfensters von zwei Sekunden nachgesprochen werden, so kann er im Prinzip auch unbegrenzt oft aufgefrischt und damit unbegrenzt lange vor dem Vergessen bewahrt werden. Diese Fähigkeit ist beispielsweise in vielen Fällen beim Schreiben nach Diktat hilfreich, da hierbei das Zeitfenster von zwei Sekunden oft erheblich überschritten wird.

Auf dem Umweg über inneres Vorlesen oder Benennen können die „Speicherdienste“ des phonologischen Arbeitsgedächtnisses auch bei der Verarbeitung nicht phonologisch kodierter Stimuli in Anspruch genommen werden (z. B. beim Lesen oder beim Benennen von Objekten oder Bildern).

Wechselwirkungen mit der lexikalischen und phonologischen Verarbeitung. Die Leistungsfähigkeit des phonologischen Arbeitsgedächtnisses hängt auch von der Funktionsfähigkeit anderer sprachlicher Teilsysteme ab, mit denen das Arbeitsgedächtnis interagiert – insbesondere von der phonologischen Dekodierung (vgl. Kap. 5.2) und vom mentalen Lexikon (vgl. Kap. 5.4). So ist beispielsweise die Gedächtnisleistung für Reihen von phonotaktisch regulären Phonemabfolgen größer als die für irreguläre. Es wird angenommen, dass bereits vertraute phonologische Muster dem Arbeitsgedächtnissystem als „Anker“ dienen, an denen neue, strukturell ähnliche phonologische Formen festgemacht und damit besser vor dem raschen Verfall bewahrt werden können [32].

Auch durch ein Zusammenspiel mit dem mentalen Lexikon wird das phonologische Arbeitsgedächtnis entlastet. So können Reihen von Realwörtern besser memoriert werden als Reihen gleich langer und phonologisch gleich komplexer Pseudowörter. Besonders gefordert wird das phonologische Arbeitsgedächtnis deshalb vermutlich während des frühen Spracherwerbs, wenn Kinder erst nach und nach beginnen, ein Lexikon phonologischer Wortformen aufzubauen und auch die sprachspezifischen phonologischen Muster noch nicht vollständig entschlüsselt und mental repräsentiert sind [28].

▶ Abb. 5.9 verdeutlicht Aufbau und Arbeitsweise des phonologischen Arbeitsgedächtnisses anhand des Beispielsatzes *„Einen kleinen Vogel jagt eine schnelle Biene“*. Zu dem dargestellten Zeitpunkt des Satzverstehensprozesses wurden gerade die zwölf letzten Phoneme des Satzes im phonologischen Speicher memoriert. Damit wäre die Speicherkapazität dieses Systems eigentlich bereits überlastet (s. o.). Da der phonologische Speicher jedoch mit der phonologischen Dekodierung zusammenarbeitet, können die Phoneme in Silben gegliedert werden, sodass nicht zwölf, sondern nur sechs sequenzierte phonologische Einheiten memoriert werden müssen. Zusätzlich wird der phonologische Speicher auch noch durch die Zusammenarbeit mit der lexikalischen Dekodierung entlastet. Die sechs Silben können dadurch als nur drei lexikalisch repräsentierte phonologische Wortformen (sog. *Lexeme*) strukturiert werden (vgl. Kap. 5.4.2). Diese aus nur drei phonologischen Einheiten bestehende Repräsentation überlastet die Speicherkapazität des phonologischen Speichers nicht und sie kann außerdem durch das subvokale

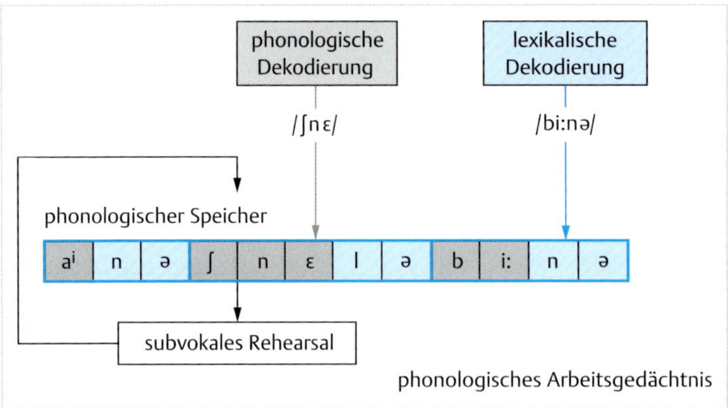

Abb. 5.9 Aufbau und Arbeitsweise des phonologischen Arbeitsgedächtnisses.

Rehearsal beliebig oft „aufgefrischt" und dadurch grundsätzlich unbegrenzt lange memoriert werden.

Das Beispiel macht deutlich, dass die Kapazität des phonologischen Arbeitsgedächtnisses umso besser ausgeschöpft werden kann, je effizienter kleine phonologische Einheiten zu größeren zusammengefasst werden können.

Untersuchungsmethoden und Defizite des phonologischen Arbeitsgedächtnisses

Defizite bei der Entwicklung des phonologischen Speichers gelten ebenfalls als möglicher Faktor im Verursachungshintergrund von SSES [8], [325], [345]. Meist wird die Speicherkapazität des phonologischen Arbeitsgedächtnisses mithilfe von **Nachsprechaufgaben für Sequenzen phonologischer Einheiten** überprüft, beispielsweise für Zahlenfolgen, Wortreihen, Pseudowortreihen oder zu Pseudowörtern verbundenen Silben [179], [359].

Zur gezielten Untersuchung des phonologischen Arbeitsgedächtnisses werden der untersuchten Person auch **zunehmend lange Pseudowörter zum Nachsprechen** dargeboten. Die Anzahl der in korrekter Abfolge nachsprechbaren Silben gilt als ein wichtiges Maß für die Kapazität des phonologischen Arbeitsgedächtnisses. In verschiedenen Studien zeigten Kinder mit SSES nach diesem Maßstab nicht-altersgemäße Leistungen und konnten beispielsweise nur bis zu dreisilbige Pseudowörter nachsprechen [182]. Dies gilt als Indiz für eine eingeschränkte Kapazität des phonologischen Speichers, in dem ja normalerweise sieben bis neun phonologische Einheiten memoriert werden können (s. o.).

Für eine differenzierte Untersuchung des phonologischen Speichers bzw. der Fähigkeit, dieses System effektiv zu nutzen, werden auch die linguistischen Eigenschaften des nachzusprechenden Stimulusmaterials variiert. Ein Vergleich der Nachsprechleistung für **Wort- und Pseudowort-Sequenzen** kann beispielsweise Aufschluss darüber geben, ob der phonologische Speicher in altersgemäßer Weise durch die lexikalische Kodierung unterstützt wird. Dagegen wird bei einem Vergleich der Nachsprechleistung für **wortähnliche und -unähnliche Pseudowörter** der Einfluss der phonologischen Dekodierung auf die Speicherfähigkeit untersucht [21], [140], [179], [180], [181].

Pickering u. Gathercole [359] schlagen vor, zusätzlich zu Nachsprechaufgaben auch sog. *word-list-matching*-Aufgaben zu verwenden, um das phonologische Arbeitsgedächtnis zu untersuchen. Bei diesem Aufgaben- und Stimulusformat werden der untersuchten Person zwei Sequenzen aus jeweils denselben einsilbigen Wörtern in gezielt variierter Abfolge vorgesprochen (z. B. Hund-Tisch-Bett-Kind-Ball / Hund-Kind-Bett-Ball-Tisch). Die Aufgabe besteht darin zu entscheiden, ob die Wörter in den beiden Sequenzen in derselben Reihenfolge vorkamen. Da diese Aufgabe keine verbal-expressive Reaktion erfordert, ist im Unterschied zu den oben beschriebenen Nachsprechaufgaben keine phonologische Kodierung erforderlich. Eine Variante dieser Aufgabe schlagen Shankweiler et al. [418] für Konsonantenreihen vor (z. B. p-f-m-l-t / p-f-l-m-t). Bei dieser Aufgabenart ist eine Unterstützung durch die phonologische Dekodierung nur sehr begrenzt möglich, weil die Konsonantenreihen nicht silbenstrukturell gegliedert werden können.

Nicht nur Beschränkungen in der Kapazität des Arbeitsgedächtnisses, sondern auch ein zu schneller Verfall der Gedächtnisspur bzw. ineffektive Mechanismen zu deren Auffrischung durch verlangsamtes subvokales Rehearsal werden als potenzieller Faktor im Verursachungshintergrund von SSES diskutiert. Als diagnostisches Maß für die Effektivität des subvokalen Rehearsals gilt u. a. die **Sprechgeschwindigkeit** [215]. Kann ein Wort (subvokal oder vokal) schnell nachgesprochen werden, so kann es während des Rehearsals häufiger aufgefrischt werden und wird dadurch weniger leicht vergessen als bei langsamer Sprechgeschwindigkeit.

Es wird angenommen, dass durch Defizite des phonologischen Arbeitsgedächtnisses die Entwicklung des mentalen Lexikons, der mentalen Grammatik wie auch des sublexikalischen (alphabetischen) Lesens und Schreibens in Mitleidenschaft gezogen werden können [79], [327]. Kapazitätsbeschränkungen des Arbeitsgedächtnisses können dazu führen, dass nicht genügend phonologische Einheiten gleichzeitig im phonologischen Speicher memorierbar sind, um die daran anknüpfenden Verarbeitungsschritte vollständig ausführen und integrieren zu können. Hierdurch kann es dann beispielsweise erschwert sein, vollständige Repräsentationen neuer gehörter Wörter aufzubauen und diese stabil im mentalen Lexikon abzulegen – insbesondere, wenn die Wörter relativ lang sind.

Auch die Erkennung grammatischer Relationen zwischen den Wörtern eines gesprochenen Satzes, die ja ebenfalls phonologisch kodiert sind, könnte beeinträchtigt sein, etwa wenn die in grammatischer Beziehung stehenden Wörter gar nicht simultan in den phonologischen Speicher „hineinpassen".

Auch bei Aufgaben, die phonologische Bewusstheit erfordern, bei denen also eine phonologische Form in ihre Segmente zerlegt werden soll, könnten sich Arbeitsgedächtnisdefizite als gravierendes Hindernis erweisen, da möglicherweise gar nicht alle Segmente der zu durchgliedernden Form behalten werden können.

Allerdings ist strittig, ob Einschränkungen des phonologischen Arbeitsgedächtnisses bei SSES ausschließlich als Ursache oder auch als Konsequenz von Defiziten bei der phonologischen oder lexikalischen Dekodierung zu deuten sind [142], [467]. Schließlich hängt die Effektivität dieses Gedächtnissystems in erheblichem Maße von der Fähigkeit ab, segmentale Repräsentationen in größere Einheiten (*Chunks*) zu gliedern, um so die begrenzte Gedächtniskapazität optimal zu nutzen (s. o.). Außerdem liegen nicht bei allen Kindern mit SSES auch Hinweise auf eine Einschränkung des phonologischen Arbeitsgedächtnisses vor [230], [486].

Fragestellungen und ASFs zur Überprüfung des phonologischen Arbeitsgedächtnisses

In ▸ Tab. 5.6 sind Fragestellungen und ASFs zur Überprüfung des phonologischen Arbeitsgedächtnisses zusammengestellt.

Tab. 5.6 F 6: Können phonologische Repräsentationen im Arbeitsgedächtnis gespeichert werden?

Aufgaben- und Stimulusformate zu Fragestellung F 6	Aufgabenstellung und Item-Beispiele
ASF 9 Nachsprechen von Pseudowörtern Details siehe ▸ Tab. 7.9	**Aufgabenstellung** Es wird ein Pseudowort vorgesprochen, das nachgesprochen werden soll. **Item-Beispiele** *„Sprich bitte die Quatschwörter so genau wie möglich nach."* 1. /lu:fə/ 2. /ʃnu:lm/ 3. /klɛstəᵊ/ 4. /ʃtɤɔlm/
ASF 13 Zuordnung von Wortabfolgen zu Bild-Sequenzen Details siehe ▸ Tab. 7.13	**Aufgabenstellung** Es werden Wortreihen vorgesprochen, die aus abbildbaren Nomina bestehen. Unmittelbar nach der auditiven Präsentation einer Wortreihe werden verschiedene Sequenzen von Bildern vorgelegt, in denen die Stimuluswörter mit variierter Abfolge dargestellt sind. Die Aufgabe besteht darin, die Bildsequenz zu zeigen, die die Wortreihenfolge korrekt darstellt. **Item-Beispiele** *„Welche Bildreihe passt zu der folgenden Wortreihe?"* Wortreihe (vier Wörter): /bal/ /fu:s/ /bɛt/ /ʃif/ Bildreihen: BALL FUß BETT SCHIFF BALL BETT FUß SCHIFF BALL SCHIFF FUß BETT
ASF 14 Schnelles Nachsprechen von Wort-Tripeln Details siehe ▸ Tab. 7.14	**Aufgabenstellung** Es wird ein Wort-Tripel vorgesprochen, das so schnell wie möglich nachgesprochen werden soll. Protokolliert wird, wie oft die Sequenz innerhalb eines festgelegten Zeitraumes (z. B. 30 Sekunden) nachgesprochen werden kann. **Item-Beispiele** *„Wiederhole bitte hintereinander so schnell wie möglich die folgenden drei Wörter: Baum Schuh Topf."*

5.4 Lexikalische Dekodierung

5.4.1 Funktionen und Arbeitsweise des mentalen Lexikons

Im nächsten Schritt der rezeptiven Sprachverarbeitung erfolgt die *lexikalische Dekodierung*. Den Input hierfür bilden die sublexikalisch-phonologischen Repräsentationen, die durch den vorangehenden Verarbeitungsschritt, die *prälexikalisch-phonologische Dekodierung* (vgl. Kap. 5.2) erzeugt wurden und die im *phonologischen Arbeitsgedächtnis* (vgl. Kap. 5.3) solange memoriert werden, wie dies für die weiteren (lexikalischen, grammatischen und pragmatischen) Verarbeitungsprozesse erforderlich ist.

Bei der lexikalischen Dekodierung werden u. a. die Klangeigenschaften der Wortformen erkannt, die in der phonologischen Repräsentation einer sprachlichen Äußerung enthalten sind. Dieser Vorgang wird als lexikalischer Zugriff bezeichnet, weil dabei Einträge im mentalen Lexikon aufgefunden und aktiviert werden müssen [6], [213], [462].

Das mentale Lexikon ist ein auf Wortwissen spezialisiertes Gedächtnissystem, in dem alle Wortformen, die der Hörer im Laufe seines Lebens erworben hat, langfristig und stabil gespeichert sind [6]. Zudem enthält das mentale Lexikon zu jeder Wortform vielfältige Informationen über deren Bedeutung, grammatische Eigenschaften und morphologische Struktur. Beispiele für lexikalische Informationen, die zu den Wörtern /bi:nə/ und /jɑ:kt/ im mentalen Lexikon gespeichert sind, zeigt ▶ Abb. 5.10. Durch den lexikalischen Zugriff müssen die Wortformen und die damit verknüpften lexikalischen Informationen in Sekundenbruchteilen aktiviert werden können, um für den aktuellen Sprachverständnisprozess nutzbar zu sein.

Im mentalen Lexikon erfolgt also die Verknüpfung zwischen dem Wort als perzeptiver, von bestimmten Klangeigenschaften gekennzeichneter

phonologisch: unterstrichen und fett = Wortakzent; – = Silbengrenze		
	/**bi:**–nə/	/**jɑ:kt**/
morphologisch: # = Morphemgrenze		
	#/**bi:**–nə/#	#/ja:k#t/#
grammatisch:		
– Wortart – grammatisches Genus – Kasus – Numerus – Tempus – Person – notwendige Umgebung	Nomen Femininum Nominativ/Akkusativ/Dativ Singular dritte	Vollverb Singular Präsens dritte + Subjekt + direktes Objekt
semantisch:		
– semantische Relationen zu anderen Wörtern – bildliche Vorstellung (Prototyp) usw.	– Tier (Oberbegriff) – Drohne (Unterbegriff) – Stachel (Teil von); – verwandt mit Wespe; – Honig (Assoziation) 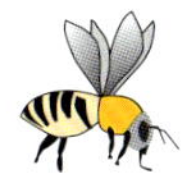	– fangen (Nebenbegriff) – Jäger (Aktor) – Gewehr (Werkzeug) – Wald (Assoziation) usw.

Abb. 5.10 Informationsarten im mentalen Lexikon.

Einheit und als Träger semantischer und grammatischer Informationen (s. Lemma-Ebene, Semantik-Ebene; ▸ Abb. 5.11). Durch den Zugriff auf diese Informationen werden die Elemente identifiziert, aus denen sich die Bedeutung einer sprachlichen Äußerung zusammensetzt. Zum einen symbolisieren die phonologischen Formen Konzepte in der außersprachlichen Welt (z. B. Objekte, Personen, Ereignisse, Zustände, Vorgänge, Eigenschaften). Zum anderen enthalten sie auch Hinweise darauf, welche Relationen zwischen den Wörtern bzw. den durch sie symbolisierten Konzepten in der Äußerung ausgedrückt werden.

Auf die Funktion des mentalen Lexikons bei der *grammatischen Dekodierung* wird in Kap. 5.5.3 genauer eingegangen. Im vorliegenden Kapitel geht es zunächst primär darum, wie die phonologischen, morphologischen und semantischen Merkmale von einzelnen Wörtern mental repräsentiert sind bzw. wie diese Informationen beim Sprachverstehen abgerufen werden.

Den Ausgangspunkt für die lexikalische Aktivierung von phonologischen Wortformen liefert die *prälexikalisch-phonologische Dekodierung.* Wie bereits in Kap. 5.2 skizziert, treten dabei diejenigen phonologischen Wortformen in einen Aktivierungswettbewerb, die zumindest teilweise eine Passung mit den zuvor erzeugten prälexikalisch-phonologischen Repräsentationen aufweisen. Wortformen mit zu geringer Passung bleiben im Lexikon dagegen inaktiv. Sie stehen dem aktuellen Sprachverständnisprozess damit nicht zur Verfügung. Sie wären aber bei passendem phonologischem Input ebenfalls in Sekundenbruchteilen im mentalen Lexikon aktivierbar.

Abruf lexikalischer Informationen im zeitlichen Verlauf

In vielen psycholinguistischen Lexikonmodellen wird davon ausgegangen, dass nicht auf alle lexikalischen Informationsarten, d. h. auf phonologische, morphologische, semantische und grammatische, gleichzeitig zugegriffen wird. Die verschiedenen Informationsarten sind vielmehr auf verschiedenen Ebenen gespeichert, die nacheinander aktiviert werden (vgl. ▸ Abb. 5.11 nach Levelt, 1993; Bock, & Levelt, 1994; Levelt, Roelofs & Meyer, 1999).

Beim Sprachverstehen wird auf der ersten Ebene, der sog. *Lexem-Ebene*, zunächst nur auf Klangeigenschaften der Wortform zugegriffen. Beispielsweise ist auf der Lexem-Ebene repräsentiert, aus welchen Phonemen und Silben sich das Wort zusammensetzt, welche Silbe den Wortakzent trägt und ob das Wort morpho-phonologisch aus mehr als einem Klangbaustein mit eigenständiger Bedeutung bzw. Funktion (sog. Morphemen) zusam-

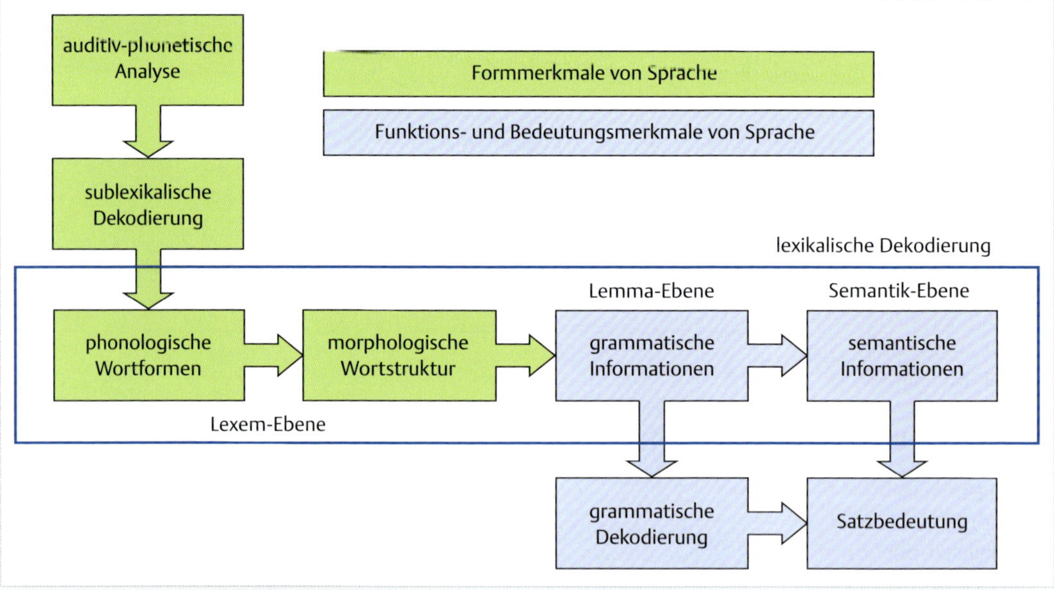

Abb. 5.11 Ebenen der lexikalischen Dekodierung.

mengesetzt ist (wie z. B. /jak-t/). Auf grammatische Eigenschaften und die Bedeutung der Wörter bzw. der Morpheme wird erst auf den folgenden beiden Ebenen, der *Lemma-Ebene* und der *Semantik-Ebene*, zugegriffen.

Lexem, Lemma und semantische Repräsentation eines Wortes bzw. Morphems sind im mentalen Lexikon miteinander verknüpft und diese Verknüpfung wird im Laufe der lexikalischen Dekodierung genutzt, um auf die verschiedenen lexikalischen Ebenen bzw. die dort gespeicherten lexikalischen Informationen zuzugreifen. Nach dem Modell in ▶ Abb. 3.4 und ▶ Abb. 4.2 werden dabei nach erfolgreicher Lexem-Aktivierung zunächst die grammatischen Eigenschaften der Wort- und Morphemformen zugreifbar, z. B. die *Wortart* und das *grammatische Genus* des Lexems.

Die Bedeutung des Lexems wird erst auf der *Semantik-Ebene* aktiviert. Beim Zugriff auf das mentale Lexikon werden nach dieser Modellvorstellung die Form eines Wortes und ggf. auch seine morphologischen Bestandteile einige Sekundenbruchteile vor den grammatischen und semantischen Eigenschaften aktiviert.

Die Schritte der lexikalischen Dekodierung, d. h. die Erkennung phonologischer Wortformen sowie der Zugriff auf morphologische, grammatische und semantische Wortmerkmale, werden in den nachfolgenden Kapiteln im Einzelnen erläutert.

5.4.2 Lexikalischer Zugriff/ Erkennung von Lexemen

Die Erkennung von Wort- und Morphemformen (Lexemen) im kontinuierlich eintreffenden Sprachschall stellt aus folgenden Gründen hohe Anforderungen an das lexikalische Dekodierungssystem:

- Der Ausschnitt aus dem Sprachschall, der mit einer Wortform korrespondiert, erreicht das Verarbeitungssystem nicht als Ganzheit, sondern in rascher Abfolge Phonem auf Phonem. Der Wortanfang ist dabei bereits verklungen, bevor das Wortende vom Sprecher geäußert wurde.
- Die Grenzen zwischen den in der Äußerung enthaltenen phonologischen Wortformen sind überwiegend nicht durch eindeutige phonetische Hinweise (z. B. Pausen) gekennzeichnet. Erst durch den lexikalischen Zugriff wird die prälexikalisch-phonologische Repräsentation als Abfolge von lexikalisch gespeicherten Wortformen interpretiert.
- Der Hörer kann (im Unterschied zum Sprecher oder Leser) die Verarbeitungsgeschwindigkeit nicht selbst regulieren, sondern muss mit der vorgegebenen Sprechgeschwindigkeit schritthalten. Bereits bei durchschnittlichem Sprechtempo müssen pro Sekunde drei bis fünf Wörter aus dem Sprachschall extrahiert werden können.
- Die Auswahlmenge, in der nach den passenden Wortformen auf der Lexem-Ebene des mentalen Lexikons gesucht werden muss, ist sehr groß. Sie wird bei Erwachsenen auf 150 000 bis 200 000 gespeicherte Wortformen geschätzt [6].
- Da diese jedoch aus einem Inventar von nur 30 bis 40 phonologischen Grundelementen (den Phonemen) zusammengesetzt sind, existieren zu den weitaus meisten phonologischen Wortformen klanglich ähnliche Nachbarwörter. Hieraus ergibt sich ein erhebliches Verwechslungsrisiko, das mit der Anzahl phonologischer Nachbarn (sog. Nachbarschaftsdichte) steigt. Übereinstimmungen im vorderen Wortteil sind für den Worterkennungsprozess wegen der linearen Zeitstruktur des eintreffenden Schallsignals besonders anfällig für Verwechslungen (z. B. zu *kratzen: krachen, krallen, Krabbe, Kraft, Kranken, Krapfen, Kranz* etc.; [6]). Teilweise sind sogar Wortformen in anderen Wortformen enthalten (z. B. in *Tasche: Asche*). Auch mit solchen Mehrdeutigkeiten muss das Erkennungssystem für phonologische Wortformen schnell und zuverlässig umgehen können.

Inkrementelle Arbeitsweise und Aktivierungswettbewerb im mentalen Lexikon

Um den hohen Anforderungen an die Geschwindigkeit und Genauigkeit der Worterkennung gerecht zu werden, gehen viele Lexikonmodelle von einer schrittweisen, sog. *inkrementellen* Arbeitsweise des Worterkennungssystems aus [274]. Die Suche nach der passenden Wortform beginnt nicht erst, nachdem die prälexikalische Dekodierung aller Phoneme beendet ist, sondern bereits aufgrund von phonologischen Teilinformationen, d. h. unmittelbar nachdem die ersten Phoneme erkannt wurden.

Dabei treten phonologisch ähnliche bzw. benachbarte Wortformen (sog. *Wortkohorten*) miteinander in einen Aktivierungswettbewerb. Zu Beginn des lexikalischen Suchprozesses werden zunächst alle Wortformen, die am Wortanfang mit dem phonologischen Kode übereinstimmen, gleichzeitig (parallel) aktiviert [178], [301]. Die Wortkohorten werden durch den Aktivierungswettbewerb innerhalb von Sekundenbruchteilen ausgedünnt, wenn weitere Phoneme bzw. phonologische Merkmale der phonologischen Struktur (z. B. Silbengrenzen, Silbenkonstituenten, Akzente, vgl. Kap. 5.2) erfasst und für den lexikalischen Dekodierungsprozess zur Verfügung gestellt werden. Sobald für eine Wortform die sog. *Aktivierungsschwelle* erreicht ist, erfolgt der lexikalische Zugriff. Die Wortform geht damit als „Gewinner" aus dem Aktivierungswettbewerb hervor und jede weitere Aktivierung der phonologischen Nachbarn wird umgehend gehemmt.

Wörter, die bereits häufig verwendet bzw. auf die schon oft lexikalisch zugegriffen wurde, haben im Aktivierungswettbewerb gegenüber selten verwendeten Wörtern einen Wettbewerbsvorteil, weil die Aktivierungsschwelle hier niedriger ist. Für gebrauchshäufige phonologische Nachbarn ist das Verwechslungsrisiko deshalb auch besonders hoch. Bei gelungenem lexikalischem Zugriff gewinnt im Endeffekt diejenige Wortform den Aktivierungswettbewerb, die mit der prälexikalisch-phonologischen Repräsentation optimal übereinstimmt.

In ▶ Abb. 5.12 ist die inkrementelle und kompetitive Arbeitsweise des mentalen Lexikons exemplarisch anhand der Beispieläußerung *„Einen kleinen Vogel jagt eine schnelle Biene"* verdeutlicht. Dargestellt sind der Zeitpunkt, zu dem die zweite Wortform der Äußerung (*kleinen*) gerade erkannt wurde, sowie die unmittelbar vorangehenden Vorgänge. Zuvor (nicht in der Abbildung dargestellt) war bereits das erste Wort der Äußerung (*einen*) lexikalisch aktiviert worden und das Verarbeitungssystem ist nun damit beschäftigt, möglichst schnell einen Eintrag auf der Lexem-Ebene zu finden, welcher zu der auf *einen* folgenden Phonemkette passt. Der Aktivierungsgrad der verschiedenen in Betracht gezogenen phonologischen Nachbarn ist durch die verschiedenen Graustufen symbolisiert.

- Die ersten beiden Phoneme /k/ und /l/ der zu suchenden Wortform wurden bereits im Sprachschall erkannt und als möglicher Silbenonset eingeordnet.
  Die unmittelbar zuvor noch in Betracht gezogene Wortform /kalb/ ist aufgrund fehlender Passung mit dem Phonem /l/ bereits frühzeitig im Aktivierungswettbewerb zurückgefallen.
- Das Verarbeitungssystem geht im Weiteren aufgrund der Ergebnisse der vorangehenden phonologischen und lexikalischen Dekodierung davon aus, dass vor der Konsonantenverbindung

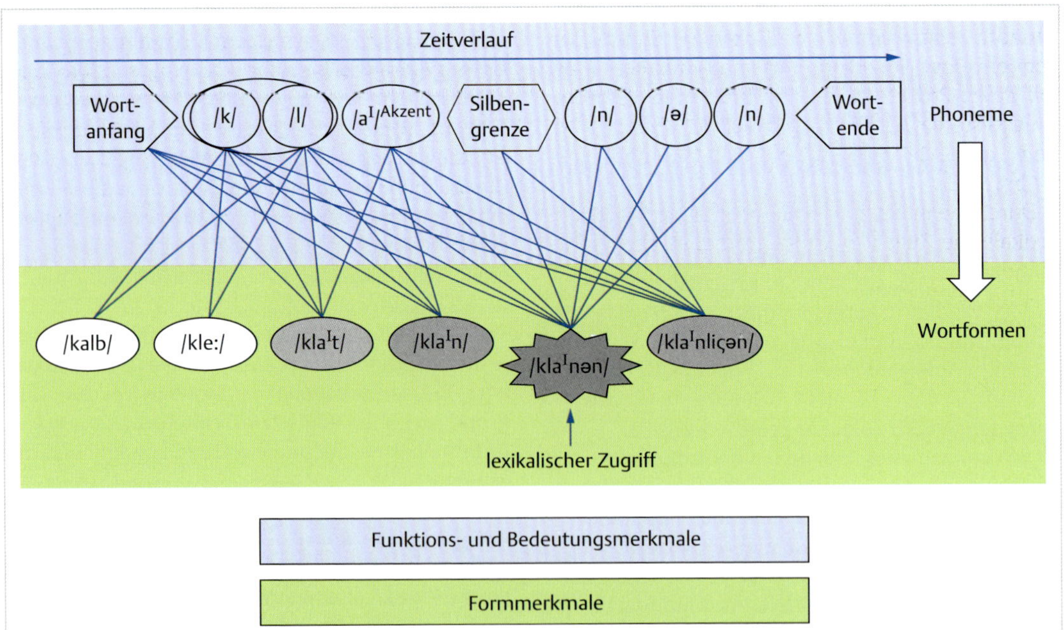

Abb. 5.12 Aktivierungswettbewerb zwischen phonologischen Nachbarn.

/kl/ eine Wortgrenze liegt und beginnt sofort mit der Aktivierung von lexikalischen Wortformen, die zu diesem phonologischen Wortanfang passen (z. B. kleinen, kleinlichen, Kleid, Klee usw.).
- Im weiteren Verlauf des Aktivierungsprozesses werden dann durch das Fortschreiten der sublexikalisch-phonologischen Dekodierung alle phonologischen Nachbarn der Wortform „*kleinen*" schrittweise ausgeschlossen.

Das Beispiel verdeutlicht, dass ein effizienter lexikalischer Zugriff auf eine rasche und zuverlässige prälexikalisch-phonologische Dekodierung angewiesen ist (vgl. Kap. 5.2). Außerdem dürfen die Ergebnisse der prälexikalisch-phonologischen Dekodierung nicht durch Einschränkungen in der Leistungsfähigkeit des phonologischen Arbeitsgedächtnisses wieder vergessen worden sein, bevor der Worterkennungsprozess hieraus einen Nutzen ziehen konnte (vgl. Kap. 5.3).

Interaktive Verarbeitung

In vielen psycholinguistischen Modellen wird weiterhin eine *interaktive* Arbeitsweise des lexikalischen Dekodierungsprozesses angenommen [446]. Dies bedeutet, dass die Abfolge aufeinander aufbauender Verarbeitungsschritte nicht immer nur ausgehend von den phonetisch-phonologischen Eigenschaften des Schallsignals in einer Richtung verläuft (sog. *bottom up*-Prozesse). Stattdessen können über Rückkopplungsmechanismen (sog. *top down*-Prozesse) auch nachfolgende Verarbeitungssysteme Auswirkungen auf vorherige haben und dadurch mit diesen interagieren (vgl. ▶ Abb. 5.13).

Durch die interaktive Arbeitsweise kann z. B. der lexikalische Zugriff mithilfe grammatischer Informationen oder mithilfe des Kontexts unterstützt werden, wie dies im folgenden Beispiel (aus [6]) deutlich wird:

Angenommen sei, das Worterkennungssystem stehe vor der Aufgabe, das nächste Wort im folgenden sprachlichen Kontext zu erkennen: „*Wenn man Katzen alleine in der Wohnung lässt, richten sie meistens Unheil an. Die kleinen Ungeheuer kra…*"

In dem gegebenen Kontext sind die Wortformen *Kranz, Kraft* oder *krank* (ebenso wie alle anderen Substantive oder Adjektive) aus grammatischen Gründen als Wettbewerber von *kratzen* unwahrscheinlich, obwohl sie der Zielform im vorderen Wortteil phonologisch ähneln. Die Verben *krachen* oder *krampfen* würden zwar grammatisch passen, sind aber in dem semantischen Kontext kaum zu erwarten. Noch bevor dem Worterkennungsprozess Informationen über die nächstfolgenden Phoneme zugeführt werden, kann das Worterkennungssystem relativ zuverlässig aus semantischen und grammatischen Gründen die Wortform *kratzen* als die mutmaßlich passende favorisieren (vgl. [66], [111]).

Das Verarbeitungssystem macht sich auch hierbei die inkrementelle Arbeitsweise des mentalen Lexikons zunutze. Nicht nur mit dem lexikalischen Zugriff auf Wortformen, sondern auch mit daran anknüpfenden lexikalischen und grammatischen Dekodierungsprozessen wird aufgrund von bereits verfügbarer Teilinformationen so früh wie möglich begonnen. Durch die interaktive Arbeitsweise stützt sich das Dekodierungssystem nicht nur auf phonetisch-phonologische Informationen, sondern baut schon so früh wie möglich Annahmen über grammatisch und semantisch wahrscheinliche Fortsetzungen der dekodierten Äußerung auf. Denn nur so kann das Verarbeitungssystem mit der vom Sprecher vorgegebenen Sprechgeschwindigkeit schritthalten [147], [237], [358].

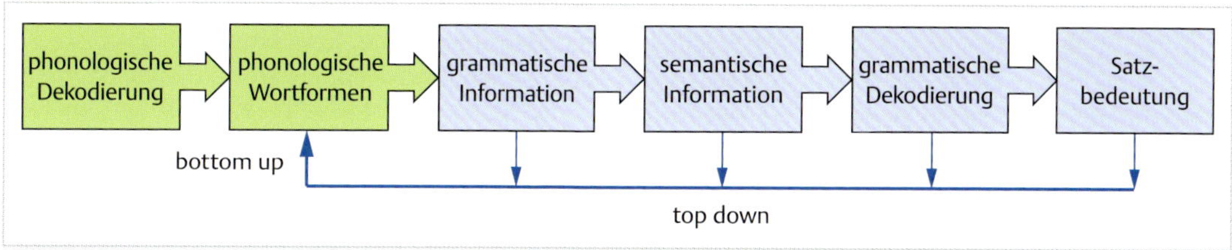

Abb. 5.13 Interaktive Verarbeitung.

Untersuchungsmethoden und Defizite der phonologisch-lexikalischen Dekodierung

Zahlreiche Studien deuten darauf hin, dass bei SSES u. a. auch Defizite der phonologisch-lexikalischen Dekodierung vorliegen können ([82], [341] für einen Überblick). Zur Untersuchung der Fähigkeit, auf phonologische Wortformen lexikalisch zuzugreifen und die Wortgrenzen in der sublexikalisch-phonologischen Repräsentation erkennen zu können, werden unterschiedliche Methoden verwendet, bei Crosbie et al. [108] beispielsweise Aufgaben zum **auditiven lexikalischen Entscheiden.** Hierbei soll die untersuchte Person angeben, ob ein auditiv vorgegebener phonologischer Stimulus ein Realwort ist (z. B. *Kanne*) oder ein Pseudowort (z. B. *Lanne*). Um die Entscheidung treffen zu können, ist es erforderlich, den auditiv vorgegebenen Stimulus mit den Einträgen auf der Lexem-Ebene des mentalen Lexikons abzugleichen. Wird dabei ein entsprechender Eintrag gefunden, so ist der Stimulus als Wort erkannt, andernfalls wird er als Pseudowort klassifiziert.

Um zu überprüfen, wie trennscharf bzw. detailgenau die phonologischen Wortformen im Lexikon repräsentiert sind, werden Pseudowörter dabei oft durch gezielte und geringfüge Veränderungen von Realwörtern im An-, In- oder Auslaut abgeleitet (z. B. Schaf-Schof; Schaf-Schas; Kleid-Kreid). Bereits bei geringfügig ungenauen oder unvollständigen lexikalischen Repräsentationen könnten die Pseudowörter dann mit den phonologisch sehr ähnlichen Realwörtern verwechselt werden. Edwards u. Lahey [141] fanden in solchen Aufgaben teilweise überdurchschnittlich lange Reaktionszeiten bei Kindern mit SSES.

Um lexikalische Zugriffsprozesse beim Sprachverstehen zu untersuchen, werden auch sog. **auditive Gating-Aufgaben** verwendet (z. B. [285]). Hierbei wird der untersuchten Person ein Wort bei verlangsamter Sprechgeschwindigkeit fragmentweise vorgesprochen (z. B. /ʃo:/ → /ʃo:ko:/ → /ʃo:ko:la:/ → /ʃo:ko:la:də/. Die Aufgabe besteht darin, den Wortstimulus möglichst schnell zu erkennen und auszusprechen, ggf. sogar noch vor Beendigung der Stimuluspräsentation. Auch in solchen Aufgaben wurden bei Kindern mit SSES teilweise nicht-altersgemäße Leistungen beobachtet (z. B. [132], [324]).

Mit Aufgaben zum **lexikalischen Lernen** wird untersucht, wie gut erst kürzlich neu gelernte phonologische Formen wiedererkannt werden können. Die untersuchten Personen lernen hierfür zunächst in einer Trainingsphase, ein begrenztes Set von Pseudowörtern mit erfundenen Bedeutungen zu verbinden. In der nachfolgenden Untersuchungsphase wird dann überprüft, wie genau bzw. trennscharf die phonologischen Formen erinnert bzw. von ähnlich klingenden Wortformen unterschieden werden können. Mit diesem Aufgabentyp beobachteten McGregor et al. [308] bei manchen Kindern mit SSES eine nicht-altersgemäße Lernfähigkeit für Wortformen.

McMurray et al. [314] untersuchten die **Blickbewegungen während der Bearbeitung einer Wort-Bild-Zuordnungsaufgabe**, um den lexikalischen Zugriff beim Sprachverstehen in Echtzeit zu untersuchen. Den untersuchten Personen wurde dabei ein Stimuluswort auditiv dargeboten (z. B. candle [Kerze]) sowie vier Auswahlbilder. Neben dem korrekten Zielbild (z. B. *candle*) bestand die Auswahlmenge aus zwei phonologischen Ablenkerbildern, einem sog. *Kohortenablenker* mit demselben Wortanfang (*candy*) und einem sog. *Reim-Ablenker* (*handle*). Außerdem wurde ein weiteres Ablenkerbild (*button*) gezeigt, das keine phonologische Ähnlichkeit zum Zielwort aufwies. Die Aufgabe bestand darin, das zu dem Stimuluswort passende Bild so schnell wie möglich zu fixieren. Die Versuchspersonen mit Sprachentwicklungsstörungen zeigten im Vergleich mit der sprachlich unauffälligen Kontrollgruppe überdurchschnittlich viele Fixationen auf den beiden phonologischen Ablenkern. Die Autoren schlossen daraus, dass es bei Sprachentwicklungsstörungen während des lexikalischen Aktivierungsprozesses zu Unsicherheiten kommen kann, phonologisch ähnliche lexikalische Einträge voneinander abzugrenzen.

In den oben skizzierten Aufgabentypen wird das verwendete Wortmaterial oft nach bestimmten linguistischen Kriterien variiert, insbesondere nach der **Wortfrequenz** (z. B. [324]) und der **Nachbarschaftsdichte** (z. B. [197]). Gebrauchshäufige Wörter sind ebenso wie solche mit geringer Nachbarschaftsdichte leichter bzw. schneller lexikalisch zugreifbar als Wörter mit geringer Frequenz bzw. mit hoher Nachbarschaftsdichte (vgl. Kap. 5.4.2).

Auch die **Darbietungsgeschwindigkeit**, mit der ein Stimuluswort vorgesprochen wird, wird in Aufgaben zur Untersuchung des rezeptiven lexikalischen Zugriffs teilweise kontrolliert, weil sich Verarbeitungsdefizite auch erst bei höherer Darbietungsgeschwindigkeit zeigen können [144], [328].

Fragestellungen und ASFs zur Überprüfung der phonologisch-lexikalischen Dekodierung

In ▶ Tab. 5.7 sind Fragestellungen und ASFs zur Überprüfung der phonologisch-lexikalischen Dekodierung zusammengestellt.

Tab. 5.7 F 7: Können die im Sprachschall enthaltenen phonologischen Wortformen erkannt werden?

Aufgaben- und Stimulusformate zu Fragestellung F 7	Aufgabenstellung und Item-Beispiele
ASF 15 **lexikalisches Entscheiden mit Wörtern und phonologisch ähnlichen Pseudowörtern** **Details siehe ▶ Tab. 7.15**	**Aufgabenstellung** Es soll beurteilt werden, ob ein auditiv vorgegebener Stimulus ein Wort oder ein Pseudowort ist. **Item-Beispiele** *„Ist das ein Wort oder ein Quatschwort?"* 1. /ʃɤaŋk/ (Wort) 2. /ʃnaŋk/ (Pseudowort) 3. /ʃɤalk/ (Pseudowort)
ASF 16 **Wort-Bild-Zuordnung mit Wortteilen (Gating)** **Details siehe ▶ Tab. 7.16**	**Aufgabenstellung** Es werden zunehmend lange Teile eines Wortes vorgesprochen. Zeitgleich wird eine Auswahlmenge von Bildern gezeigt. Das zu dem Wort passende Bild soll bereits nach möglichst geringer phonologischer Teilinformation gezeigt werden. Die mit den Ablenkerbildern korrespondierenden Wortformen weisen im vorderen Wortteil phonologische Ähnlichkeit zum Stimuluswort auf, könnten jedoch bereits nach Verarbeitung des 2. Phonems als inkorrekt identifiziert werden. **Item-Beispiele** *„Welches Bild passt zu ...?"* Wortteil: /ʃɤ/ → /ʃɤa/ → /ʃɤaŋ/ → /ʃɤaŋk/ → /ʃɤaŋkə/ Zielbild: /ʃɤaŋkə/ Ablenkerbilder: /ʃlaŋə/ /ʃtaŋə/
ASF 3 **Wort-Bild-Zuordnen mit phonetisch-phonologischen Ablenkerbildern** **Details siehe ▶ Tab. 7.3**	**Aufgabenstellung** Es wird dazu aufgefordert, das zu einem auditiv dargebotenen Wort passende Bild in einer Auswahlmenge zu zeigen. Die Ablenkerbilder stellen Wörter mit phonetisch-phonologischer Ähnlichkeit zum Stimuluswort dar. **Item-Beispiele** *„Welches Bild passt zu dem Wort ...?"* 1. Stimuluswort: [tanə] Ablenkerbilder: KANNE, TASSE 2. Stimuluswort: [bʊʃ] Ablenkerbilder: BUS, BUCH
ASF 5 **Lexikalisches Entscheiden mit korrekt und inkorrekt akzentuierten Wörtern** **Details siehe ▶ Tab. 7.5**	**Aufgabenstellung** Es soll entschieden werden, ob ein vorgesprochenes Wort korrekt oder inkorrekt betont wurde. **Item-Beispiele** *„Ist das, was ich vorspreche, richtig oder falsch betont?"* Akzentuierte Silben sind unterstrichen: 1. Inkorrekt: /hɑː zə/ – korrekt: /hɑː zə/ 2. Inkorrekt: /za lɑːt/ – korrekt: /za lɑːt/

Tab. 5.7 Fortsetzung

Aufgaben- und Stimulusformate zu Fragestellung F 7	Aufgabenstellung und Item-Beispiele
ASF 4 **Erkennen von Akzentstrukturen in Wortfolgen und Komposita** Details siehe ▶ Tab. 7.4	**Aufgabenstellung** Es werden Kombinationen aus zwei oder drei Wörtern vorgesprochen bzw. Komposita, die aus den Wörtern der Folgen bestehen. Das Kind wird dazu aufgefordert, das zum jeweils vorgesprochenen sprachlichen Stimulus passende Bild aus einer Auswahlmenge von zwei Bildern zu zeigen. **Item-Beispiele** *„Welches Bild passt?"* Akzentuierte Silben sind unterstrichen: 1. Stimulus: [blu:mənvi:zəuntbɔɪmə] (Blumenwiese und Bäume) Zielbild: Blumenwiese, Bäume Ablenkerbild: Blumen, Wiese, Bäume 2. Stimulus: [blu:mənvi:zəuntbɔɪmə] (Blumen, Wiese und Bäume) Zielbild: Blumen, Wiese, Bäume Ablenkerbild: Blumenwiese, Bäume
ASF 12 **Beurteilen von korrekten und phonologisch veränderten Wortformen** Details siehe ▶ Tab. 7.12	**Aufgabenstellung** Es wird eine Abbildung zusammen mit einer entweder korrekten oder inkorrekten Benennung der Abbildung dargeboten. Die Aufgabe besteht darin anzugeben, ob das Bild durch die Wortform korrekt oder inkorrekt benannt wurde. Die inkorrekten Benennungen sind Pseudowörter, bei denen jeweils ein Phonem substituiert, ausgelassen oder hinzugefügt wurde. **Item-Beispiele** *Stimulusbild:* KROKODIL korrekt: *„Ist das hier ein /krokodi:l/?"* inkorrekt: 1. *„Ist das hier ein /trokodi:l/?"* 2. *„Ist das hier ein /kokodi:l/?"* 3. *„Ist das hier ein /krotkodi:l/?"*

5.4.3 Morpho-phonologische Informationen im mentalen Lexikon

In vielen Sprachen (auch im Deutschen) können phonologische Wortformen aus verschiedenen phonologischen Formelementen zusammengesetzt sein, die jeweils einen eigenständigen Beitrag zur Bedeutung bzw. zur grammatischen Funktion des Wortes leisten (sog. *Morpheme*). In diesem Sinne besteht das Beispielwort /bi:nə-n/ aus zwei morpho-phonologischen Formelementen, nämlich aus dem Stammmorphem /bi:nə/, das die Grundbedeutung des Wortes ausdrückt, und aus dem Morphem /n/ (wie z. B. auch in Hase-n, Wiese-n, Katze-n etc.). Durch dieses Morphem wird der Bedeutungsaspekt PLURAL ausgedrückt bzw. der im Stamm ausgedrückten Grundbedeutung des Wortes hinzugefügt.

Analog besteht das Wort /jɑ:k-t/ aus dem Stammmorphem /jɑ:k/ und dem Morphem /t/ (wie z. B. in mal-t, sing-t, sitz-t etc.), wodurch in diesem Fall das Tempusmerkmal PRÄSENS, das Numerusmerkmal SINGULAR und das Personalmerkmal 3. PERSON ausgedrückt bzw. dem Stammmorphem /jɑ:k-/ hinzugefügt werden.

Auch beispielsweise das Wort /ʃø:n-hait/ besteht in diesem Sinne aus zwei morpho-phonologischen Bausteinen, aus dem Stammmorphem /ʃø:n/ und dem Morphem /hait/, durch das hier dem Wort die Funktionsmerkmale *Nomen* und *Genus Femininum* hinzugefügt werden.

Sogenannte *freie Morpheme* (z. B. /bi:nə/ oder /ja:k/ können alleine ein vollständiges Wort bilden (z. B. *"Jag die Biene"*). Gebundene Morpheme (z. B. /t/, /n/ oder /hait/), auch als *Affixe* bezeichnet, können nicht alleine ein Wort bilden, sondern müssen an ein Stammmorphem angehängt werden (z. B.

Biene-n, Schön-heit, mal-t). Sogenannte *Flexionsaffixe* dienen der Bildung von grammatischen Varianten desselben Wortstammes, z. B. der Bildung von Pluralformen (z. B. Biene-n) oder Tempusformen (z. B. mal-t). Derivationsaffixe werden verwendet, um ganz neue Wörter aus dem Wortstamm zu bilden, oft sogar mit anderer Wortart als der Stamm (schön^{ADJEKTIV} → Schön-heit ^{NOMEN}).

In vielen psycholinguistischen Modellen wird angenommen, dass Informationen über die morpho-phonologische Gliederung von Wortformen ebenfalls auf der Lexem-Ebene des mentalen Lexikons gespeichert sind. Die Fähigkeit, morpho-phonologisch zusammengesetzte Wörter in Morpheme zerlegen (dekomponieren) zu können, gilt als eine mögliche weitere Voraussetzung – oder zumindest als eine wichtige Unterstützung – für ein optimales Gelingen des lexikalischen Zugriffs und damit des Sprachverstehensprozesses insgesamt [204], [449].

In manchen Modellen wird davon ausgegangen, dass die phonologischen Formen vieler flektierter und derivierter Wörter nicht ganzheitlich auf der Lexem-Ebene des mentalen Lexikons gespeichert sind, sondern in *dekomponierter* Form, d. h. aufgeteilt in Stammmorpheme und Affixe. Beim lexikalischen Zugriff (vgl. Kap. 5.4.2) werden diese auf der Lexem-Ebene getrennt repräsentierten Stamm- bzw. Affix-Lexeme dann auch getrennt voneinander aktiviert und während des Sprachverstehensprozesses in Sekundenbruchteilen zusammengefügt. Es wird nach dieser Modellvorstellung also davon ausgegangen, dass nicht nur Wort- und Stamm-Lexeme, sondern auch Affix-Lexeme über eigenständige Einträge auf der Lemma-Ebene des mentalen Lexikons verfügen (▶ Abb. 5.14).

Für das Morphem *-t*, wie es in der Beispieläußerung *„Einen kleinen Vogel jag-t eine schnelle Biene"* vorkommt, sind auf der Lemma-Ebene des mentalen Lexikons die grammatischen Funktionen *3. Person, Singular* und *Präsens* gespeichert. Diese für die nachfolgende grammatische Dekodierung wichtigen lexikalischen Informationen werden aktiviert, sobald das Morphem *-t* auf der Lexem-Ebene als Gewinner aus dem Aktivierungswettbewerb hervorgegangen ist. Die Aktivierung der grammatisch-lexikalischen Informationen erfolgt dabei unabhängig davon, mit welchem verbalen Stammmorphem es kombiniert ist, ob mit dem Verbstamm *jag-* wie in der Beispieläußerung oder mit einem anderen morphologisch kompatiblen Verbstamm (z. B. *such-, sing-, geh-*).

Ein Vorteil der dekomponierten Speicherung und Verarbeitung wird darin gesehen, dass die vielen Wörtern innewohnende morphologische Struktur bzw. die Analogien zwischen Wörtern gleicher morphologischer Bauart so besser für den Dekodierungsprozess nutzbar gemacht werden können. Denn durch dieses „Baukastenprinzip" kann sich der lexikalische Zugriff für viele Wörter auf ein begrenztes Inventar von Stamm- und Affix-Lexemen beschränken. Die grammatischen Funktionen bzw. Bedeutungsmerkmale dieser Wörter sind dann regelhaft ableitbar und müssen nicht für jedes einzelne Wort lexikalisch gespeichert werden. Nur Wörter mit unregelmäßiger bzw. morphologisch intransparenter Wort- oder Wortformenbildung (z. B. wenn auch Stammmorpheme selbst verändert werden, wie in Gärtn-er oder ge-sung-en) müssten auf der Lexem-Ebene ganzheitlich verarbeitet werden.

Auch für den Lexikonerwerb hätte die dekomponierte Verarbeitung morphologisch komplexer

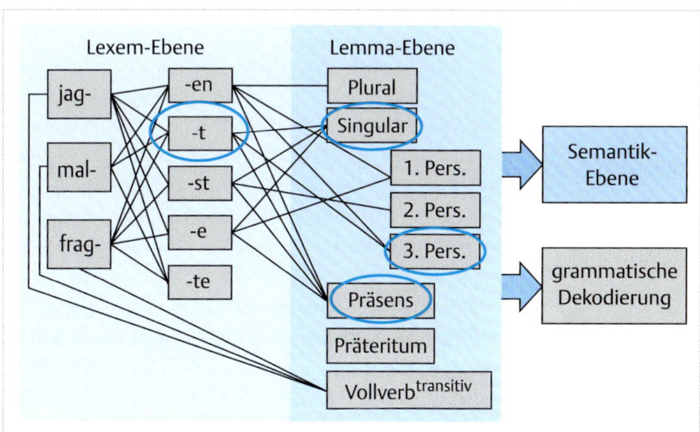

Abb. 5.14 Morphologisch dekomponierte Verarbeitung im mentalen Lexikon: Beispielwort *jag-t*. Vgl. [449].

Wörter möglicherweise wichtige Vorteile [19]. Denn Kinder im Wortschatzerwerb könnten sich über die Bildung morphologischer Analogien die lexikalischen Merkmale vieler neuer Wörter ganz oder teilweise aus bereits vorhandenem Morphemwissen erschließen. Die folgenden Beispiele verdeutlichen dies.

Verarbeitung morphologisch komplexer Wörter. Muss das bisher unbekannte Verb *schreib-t* analysiert werden, so könnten bei dekomponierter Verarbeitung lexikalische Informationen zum bereits bekannten Verb *mal-t* verwendet werden. Die lexikalischen Merkmale des Suffixes /-t/ wären dann ja bereits analysiert und lexikalisch repräsentiert worden und somit könnten einige wichtige Aspekte der grammatischen und semantischen Merkmale von *schreib-t* erschlossen werden (z. B. dessen Tempus, Numerus und das Personalmerkmal; außerdem, dass die Wortform für eine Tätigkeit steht).

Wenn der Stamm des Wortes „mal-en" schon lexikalisch gespeichert ist, so könnte dies bei der Dekodierung der noch unbekannten Wörter be-mal-t, Mal-buch, Be-mal-ung helfen.

Bei derivierten Nomina könnte das grammatische Genus aus den lexikalischen Eigenschaften des Derivationssuffixes erschlossen werden (z. B. Tisch-chen[neutrum], Bett-chen[neutrum], Frücht-chen[neutrum]). Auch die Wortart lässt sich auf diese Weise ableiten (z. B. Mal-er[Nomen], freund-lich[Adjektiv] etc.).

Auch bei Komposita könnte eine dekomponierte Verarbeitung den Zugriff auf die lexikalisch gespeicherten Informationen erleichtern. So kann das grammatische Genus von Komposita aus dem Genus des letzten Kompositumgliedes erschlossen werden (z. B. Der Hand-ball[Maskulinum], die Ball-hand[Femininum]).

Manche Modelle der lexikalischen Verarbeitung nehmen jedoch anstelle einer dekomponierten Verarbeitung an, dass auch morpho-phonologisch zusammengesetzte Wörter ganzheitlich am Aktivierungswettbewerb teilnehmen. Informationen über die morpho-phonologischen Verwandtschaften zwischen Wörtern sind in diesen Modellen dadurch abgebildet, dass zwischen Wortformen, die gleiche Morpheme enthalten, auf der Lexem-Ebene besonders enge Verbindungen bestehen. Im lexikalischen Netzwerk sind dann beispielsweise alle Wörter, die -heit, -n oder -t enthalten, besonders eng miteinander verknüpft und können sich deshalb gegenseitig aktivieren (vgl. ▶ Abb. 5.15).

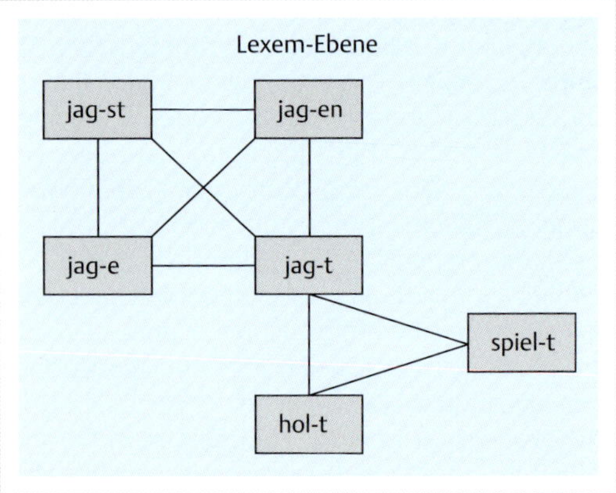

Abb. 5.15 Vernetzung morphologisch ähnlicher Wörter im mentalen Lexikon.

Morpho-phonologische Formenvielfalt bei Verben, Nomina und Pronomina

Bei vielen Prozessen der später noch genauer erläuterten grammatischen Dekodierung muss das Verarbeitungssystem zuverlässig auf Verknüpfungen zwischen den morpho-phonologischen Formen und den zugehörigen grammatischen Merkmalen zugreifen können, z. B. bei der morpho-syntaktischen Dekodierung der Konstituentenstruktur, vgl. Kap. 5.5.3 „Dekodierung der inneren Struktur von Konstituenten" (S. 101) oder der Subjekt-Verb-Kongruenz, Kap. 5.5.3 „Subjekt-Verb-Kongruenz" (S. 113).

Verben stellen wegen ihres großen und komplexen morpho-phonologischen Formenreichtums besonders hohe Anforderungen an die lexikalische Dekodierung. ▶ Tab. 5.8 zeigt einige Beispiele für Formvarianten des Vollverbs *malen*, die u. a. nach den grammatischen Merkmalen *Tempus, Numerus* und *Person* variieren.

In der Tabelle sind dabei nur solche Formvarianten von *malen* berücksichtigt, die durch Suffigierung des Stammes gebildet werden. Nicht berücksichtigt sind zahlreiche weitere Varianten der Verbform, die durch die Kombination mit spezifischen Formen von Hilfsverben (z. B. Modalverben, Tempus-bildende Hilfsverben) gebildet werden (z. B. *Perfekt*: hat gemalt, hatten gemalt; *Futur I*: wird malen, werden malen, *Passiv*: wurden gemalt, werden gemalt werden etc.). Berücksichtigt man alle Formvarianten, die nach den grammatischen Kategorien *Tempus, Numerus, Person, Modus* und *Genus Verbi* aus der Grundform (dem Infinitiv)

Tab. 5.8 Beispiele für Verbformen (Vollverb *malen*).

Verbform	Person	Numerus	Tempus	Beispielsatz
mal-t	3. Pers. 2. Pers.	Singular Plural	Präsens Präsens	Er mal- t Ihr mal- t
mal-st	2. Pers.	Singular	Präsens	Du mal- st
mal-(e)	1. Pers.	Singular	Präsens	Ich mal- (e)
mal-en	1. Pers. 3. Pers.	Plural Plural	Präsens Präsens	Wir mal- en Sie mal- en
mal-ten	1. Pers. 3. Pers.	Plural Plural	Präteritum Präteritum	Wir mal- ten Sie mal- ten
mal-te	1. Pers. 3. Pers.	Singular Singular	Präteritum Präteritum	Ich mal- te Er mal- te
mal-test	2. Pers.	Singular	Präteritum	Du mal- test
mal-tet	2. Pers.	Plural	Präteritum	Ihr mal- tet

Tab. 5.9 Formenbildung bei Nomina.

	Pluralmorphem	Beispiel
1.	Umlaut _ e	Ball → Bäll_e
2.	_ en	Bahn → Bahn_en
3.	_ n	Biene → Biene_n
4.	Umlaut _ er	Rand → Ränd_er
5.	_s	Auto → Auto_s
6.	_0	Hobel → Hobel_
7.	Umlaut	Ofen → Öfen
8.	_e	Witz → Witz_e

malen gebildet werden können, so können in Sätzen über 200 verschiedene Varianten dieses Vollverbs vorkommen.

Auch bei Nomina muss der Hörer Formvariationen beachten können, um beispielsweise Subjekt-Verb-Kongruenz zu dekodieren, vgl. Kap. 5.5.3 „Subjekt-Verb-Kongruenz" (S. 113). Die Anforderung an die lexikalische und grammatische Speicherung und Verarbeitung besteht hier insbesondere darin, dass Plural bei Nomina durch unterschiedliche formale Mittel ausgedrückt sein kann (▸ Tab. 5.9), entweder durch *Umlautung* von Vokalen (z. B. 7.), durch unterschiedliche Suffixe (z. B. 3. und 5.) oder durch Suffigierung und Umlautung zusammen (z. B. 4.).

Bei den meisten Nomina ist die Pluralform nicht zuverlässig mithilfe von morpho-phonologischen Regeln aus der Singularform ableitbar, sodass diese Formvarianten im Verlauf des Spracherwerbs für jedes einzelne Wort erkannt und auf der Lexem-Ebene des mentalen Lexikons individuell gespeichert werden muss. Lediglich bei wenigen Nomina lässt die Singularform zuverlässige Rückschlüsse auf die zugehörige Pluralform zu.

B

Beispiele

Regelmäßige Pluralbildung

- zweisilbige Wörter, die auf den Vokal [ə] enden, bilden die Pluralform durch Suffigierung mit dem Pluralmorphem *_n* (z. B. Blume-n).
- Wörter, die auf einen Vokal, jedoch nicht auf [ə] enden, bilden die Pluralform durch Suffigierung mit dem Pluralmorphem *_s* (z. B. Auto-s).

In solchen Fällen *regelmäßiger Pluralbildung* könnte der Erwerb der Formvarianten wiederum durch Mechanismen der morphologischen Dekomposition unterstützt bzw. erleichtert werden. Kinder, die solche morphologischen Strukturprinzipien intuitiv erkannt haben, könnten erschließen, dass z. B. auch die Nomina *Kante, Hose* und *Blume* durch Suffigierung mit -n pluralisiert werden und die Nomina (bzw. Abkürzungen) Kita, Ufo oder Rollo durch Suffigierung mit _s. Auch bei Pseudonomina wie *Lufe* (→ zwei Lufe-n) oder *Frippo* (→ zwei Frippo_s) kann auf diese Weise die passende Pluralform zu einer Singularform erschlossen werden.

Untersuchungsmethoden und Defizite der morpho-phonologischen Dekodierung

Die Annahme, dass bei der rezeptiven Sprachverarbeitung morpho-phonologisch transparent zusammengesetzte Wortformen nicht ganzheitlich erkannt werden, sondern Morphem für Morphem, wurde in der Psycholinguistik mit verschiedenen experimentellen Methoden untersucht [204], [300], [447], [449].

Beispielsweise werden spezielle Varianten von Aufgaben zum **lexikalischen Entscheiden** verwendet (vgl. [254] sowie [449] für einen Überblick). Der untersuchten Person werden dabei morphologisch komplexe Realwörter vorgesprochen, z. B. „seeming“ (scheinbar) oder „mending“ (die Reparatur) sowie phonologisch ähnliche Pseudowörter (z. B. „bronding“). Durch Betätigung einer Reaktionstaste soll so schnell wie möglich entschieden werden, ob der Stimulus ein Wort oder ein Pseudowort ist.

Um die Aufgabe zu bearbeiten, ist u. a. lexikalischer Zugriff erforderlich. Denn nur so können Realwörter von Pseudowörtern unterschieden werden. Die Latenz bis zur Betätigung der Reaktionstaste hängt deshalb auch von der Geschwindigkeit des lexikalischen Zugriffs ab. Es wurde bereits in Kap. 5.4.2 erläutert, dass bei häufig aktivierten lexikalischen Einträgen die Aktivierungsschwelle sinkt und dass dadurch diese Lexeme schneller aktivierbar sind.

So weisen die englischen Wörter *„seeming“* und *„mending“* (s. o.) eine ähnliche Verwendungshäufigkeit auf. Jedoch wird das Stammmorphem *„seem-“* insgesamt, d. h. auch in Verbindung mit anderen gebundenen Morphemen (z. B. in *seem-s, seem-ing-ly, seem-ed* etc.) im Sprachgebrauch des Englischen wesentlich häufiger verwendet als das Stammmorphem *„mend-“*. In lexikalischen Entscheidungsaufgaben wurde beobachtet, dass Wörter mit häufig verwendeten Stammmorphemen schneller erkannt werden als solche mit seltenen, auch wenn die Wörter insgesamt eine vergleichbare Verwendungshäufigkeit aufweisen. Dies gilt als Beleg dafür, dass die Stammmorpheme über einen eigenständigen lexikalischen Eintrag verfügen, auf den bei der Worterkennung zugegriffen wird. Auf hochfrequente Stämme kann dabei offensichtlich schneller zugriffen werden als auf niedrigfrequente.

In einer ebenfalls häufig verwendeten Variante dieses Aufgabentyps wird die lexikalische Entscheidungsaufgabe durch die sog. **Priming-Methode** (to prime = vorbereiten) ergänzt. Hierbei werden kurz vor der lexikalischen Entscheidungsaufgabe bestimmte Wörter als sog. *Prime-Wörter* dargeboten. Aufgrund der interaktiven und vernetzten Arbeitsweise des mentalen Lexikons kann die Erkennung eines bestimmten Wortes durch zuvor gehörte andere Wörter erleichtert werden. *Semantisches Priming* liegt beispielsweise vor, wenn das Wort *Tulpe* schneller erkannt wird, nachdem kurz zuvor ein semantisch verwandtes Wort gehört wurde (z. B. Blume), als bei Verwendung von Prime-Wörtern ohne semantische Relation (z. B. *Wiege*). Als wichtiger experimenteller Beleg für eine morphologisch dekomponierte Worterkennung gilt, dass Priming-Effekte beim lexikalischen Entscheiden auch für verschiedene **morphologisch verwandte Prime-Wörter** beobachtbar sind. Marslen-Wilson et al. [299] beobachteten Priming-Effekte für derivierte Wörter, wenn diese mit demselben Suffix enden. So konnte *dark-ness* besonders schnell erkannt werden, wenn zuvor *toughness* als Prime-Wort gehört wurde. Auch Priming-Effekte für flektierte Wörter mit demselben Stammmorphem (z. B. Prime-Wort: *lackier-st*; Zielwort: *lackier-e*) oder für derivierte Wörter mit demselben Affix (Prime-Wort: *un-schön*; Zielwort: *un-wahr*) wurden beobachtet [85], [135], [188], [204]. Diese und ähnliche Beobachtungen werden folgendermaßen gedeutet: Morpheme (gebundene und freie) können über einen eigenständigen lexikalischen Eintrag verfügen. Wurde dieser infolge der Darbietung eines Prime-Wortes (z. B. *dark-*

ness) gerade aktiviert, so gelingt der Zugriff zu einem Wort mit demselben gebundenen Morphem (*tough-ness*) etwas schneller, weil die Aktivierung des Eintrags noch nicht vollständig abgeklungen ist und dadurch die Reaktivierung erleichtert wird.

Zur Untersuchung der morphologischen Dekodierung beim Sprachverstehen werden außerdem Aufgaben zur **Überprüfung der morphologischen Bewusstheit** verwendet (vgl. [120] für einen Überblick). Hierbei soll die untersuchte Person z. B. morphologische Analogien zwischen Wörtern finden (z. B. *malen – malte / spielen –* ____). Um sicherzustellen, dass die Analogien wirklich aufgrund der morphologischen Struktur gefunden werden müssen und nicht einfach auf phonologischer Ähnlichkeit beruhen, werden auch **Analogie-Aufgaben mit unregelmäßiger Formenbildung** verwendet, wie in dem folgenden Beispiel: malen/malte: gehen/_____. Hier muss die morphologische Struktur des ersten Wortpaares erkannt werden (*mal-en/mal-te*), um die phonologisch unähnliche Analogie ableiten zu können (*geh-en/ging*) [349].

In einem weiteren Aufgaben- und Stimulusformat sollen **Fragen zur morphologischen Struktur** beantwortet werden (z. B. *„Ist in LEHRER ein kleineres Wort, das etwas ähnliches bedeutet wie LEHR-ER?"*; *„Ist in WETTER ein kleineres Wort, das etwas ähnliches bedeutet wie WETTER?"*) [75].

Morphologische Dekomposition bei SSES. Schwierigkeiten bei der Dekomposition von morpho-phonologischen Formen im mentalen Lexikon werden seit Langem als Faktor im Verursachungshintergrund von SSES diskutiert (z. B. [193], [361]). So wird u. a. angenommen, dass es manchen Kindern mit SSES nicht gelingt, morphologisch transparent zusammengesetzte Wörter auf der Lexem-Ebene in Stämme und Affixe aufzugliedern. Die Kinder könnten dann im Unterschied zu altersgemäß entwickelten Kindern nicht intuitiv herausfinden, dass durch das Formelement *-t*, wenn es an einen Verbstamm angehängt wird (wie z. B. in *sag-t*), die grammatischen Merkmale *3. PERSON, SINGULAR, PRÄSENS* ausgedrückt werden, oder durch das Anhängen von *-s* an ein Nomen (z. B. *Auto-s*) das Merkmal PLURAL. Auch solche regelmäßig gebildeten Wortformen müssten dann zwangsläufig genauso ganzheitlich verarbeitet werden wie unregelmäßige (z. B. die regelmäßige Verbform *mal-te* genauso wie die unregelmäßige *rief* oder die regelmäßige Pluralform *Auto-s* genauso wie die unregelmäßige *Hähne*).

Das bedeutet nicht unbedingt, dass die grammatischen Merkmale von Wörtern wie *malte* oder *Autos* gar nicht erkannt bzw. auf der Lemma-Ebene des mentalen Lexikons gespeichert oder abgerufen werden können. Jedoch kann dies möglicherweise nur auf eine ganzheitliche Art und Weise erfolgen und damit möglicherweise weniger effizient als bei Kindern mit altersgemäßer morpho-phonologischer Sprachentwicklung. Außerdem könnten keine Analogieschlüsse bezüglich der lexikalischen Merkmale neuer Wörter gezogen werden, was sich ungünstig auf den Erwerb von morpho-lexikalischem und morpho-syntaktischem Strukturwissen auswirken könnte (z. B. sag-te, lieb-te, mach-te etc. bzw. Ufo-s, Silo-s, Sakko-s etc.).

Morphologische Defizite bei Kindern mit SSES wurden in vielen verschiedenen Sprachen und für unterschiedliche Aspekte der morphologischen Verarbeitung beobachtet ([257] für einen Überblick). Die weitaus meisten Studien beschäftigen sich allerdings nicht explizit mit der Dekodierung, sondern primär mit der Kodierung morphologisch komplexer Wörter. Außerdem werden die Experimente oft mit schriftlichen Wortstimuli, d. h. als Leseaufgaben durchgeführt [120]. Aufgrund der noch sehr lückenhaften Datenlage sind viele Fragen bezüglich der rezeptiven Verarbeitung morphologischer Wortformen bei SSES und auch bei Kindern mit unauffälliger Sprachentwicklung noch offen.

Fragestellungen und ASFs zur Überprüfung der morpho-phonologischen Dekodierung

In ▶ Tab. 5.10 sind Fragestellungen und ASFs zur Überprüfung der morpho-phonologischen Dekodierung zusammengestellt.

Tab. 5.10 F 8: Können Wortformen auf der Lexem-Ebene morpho-phonologisch dekomponiert werden?

Aufgaben- und Stimulusformate zu Fragestellung F 8	Aufgabenstellung und Item-Beispiele
ASF 17 **Erkennen morphologischer Verwandtschaften** Details siehe ▶ Tab. 7.17	**Aufgabenstellung** Es werden jeweils zwei Wörter hintereinander vorgesprochen. Es soll entschieden werden, ob die beiden Wörter „zusammen passen“ bzw. „zur selben Wortfamilie gehören“. Bei der Hälfte der Wortpaare gehören die Wörter zum selben morphologischen Paradigma, d. h. sie weisen dieselbe morphologische Struktur auf. Bei der anderen Hälfte der Wortpaare ist die morphologische Relation nur scheinbar vorhanden, und es besteht stattdessen eine phonologische Ähnlichkeit. Mit Hilfe von Übungsitems wird zunächst verdeutlicht, was mit „zusammen passen“ bzw. mit „Wortfamilie“ gemeint ist. **Item-Beispiele** *„Passen die beiden Wörter zusammen, gehören sie zur selben Wortfamilie oder nicht?“* 1. Morphologisch verwandt: /hɑ:zən/.../vi:zən/ keine morphologische Relation: /hɑ:zən/.../hɑ:kən/ 2. Morphologisch verwandt: /ʃviməᵄ/.../mɑ:ləᵄ/ keine morphologische Relation: /ʃviməᵄ/.../tsiməᵄ/ 3. Morphologisch verwandt: /knalt/.../ʃnalt/ keine morphologische Relation: /knalt/.../kalt/ 4. Morphologisch verwandt: /mʊs/.../ mʊstə/ keine morphologische Relation: /mʊs/.../ mʊstəᵄ/ 5. Morphologisch verwandt: /mɑ:ltə/ – /giŋ/ keine morphologische Relation /kɛltə/ – /ɣiŋ/
ASF 18 **Morphologische Analogien bilden** Details siehe ▶ Tab. 7.18	**Aufgabenstellung** Das Kind wird aufgefordert, Wortreihen durch die Bildung morphologischer Analogien fortzusetzen. **Item-Beispiele** *„Wie geht die Wortreihe weiter?“* 1. malen – Maler, backen – ... 2. malen – malt, holen – ... 3. schnell – schneller, hoch –... 4. sitzen – sitzt, essen – ...

5.4.4 Semantische Informationen im mentalen Lexikon

Durch den lexikalischen Zugriff auf eine Wort- bzw. Morphemform werden auch deren semantische Eigenschaften für den Sprachverstehensprozess zugänglich gemacht. In den meisten psycholinguistischen Lexikonmodellen wird davon ausgegangen, dass die Bedeutung von Wörtern und Morphemen dadurch repräsentiert ist, dass sie mit anderen Wort- bzw. Morphembedeutungen in einem *semantisch-lexikalischen Netzwerk* verknüpft sind [196], [337].

Jedes Wort verfügt dabei über qualitativ unterschiedliche Verknüpfungen mit den anderen Wörtern im Netzwerk. So weist das Wort BIENE u. a. auch Verknüpfungen mit INSEKT (Oberbegriff) auf, aber auch mit den Wörtern WESPE und HUMMEL (Nebenbegriffe), HONIG (Assoziation), STACHEL oder FLÜGEL (Teile von BIENE), auch zu den Wörtern BLUME oder BLÜTE könnten mehr oder weniger enge Relationen bestehen (▶ Abb. 5.16).

Die Verknüpfungen sind dabei unterschiedlich stark. Das Wort BIENE aus der Beispieläußerung *„Einen kleinen Vogel jagt eine schnelle Biene“* ist in

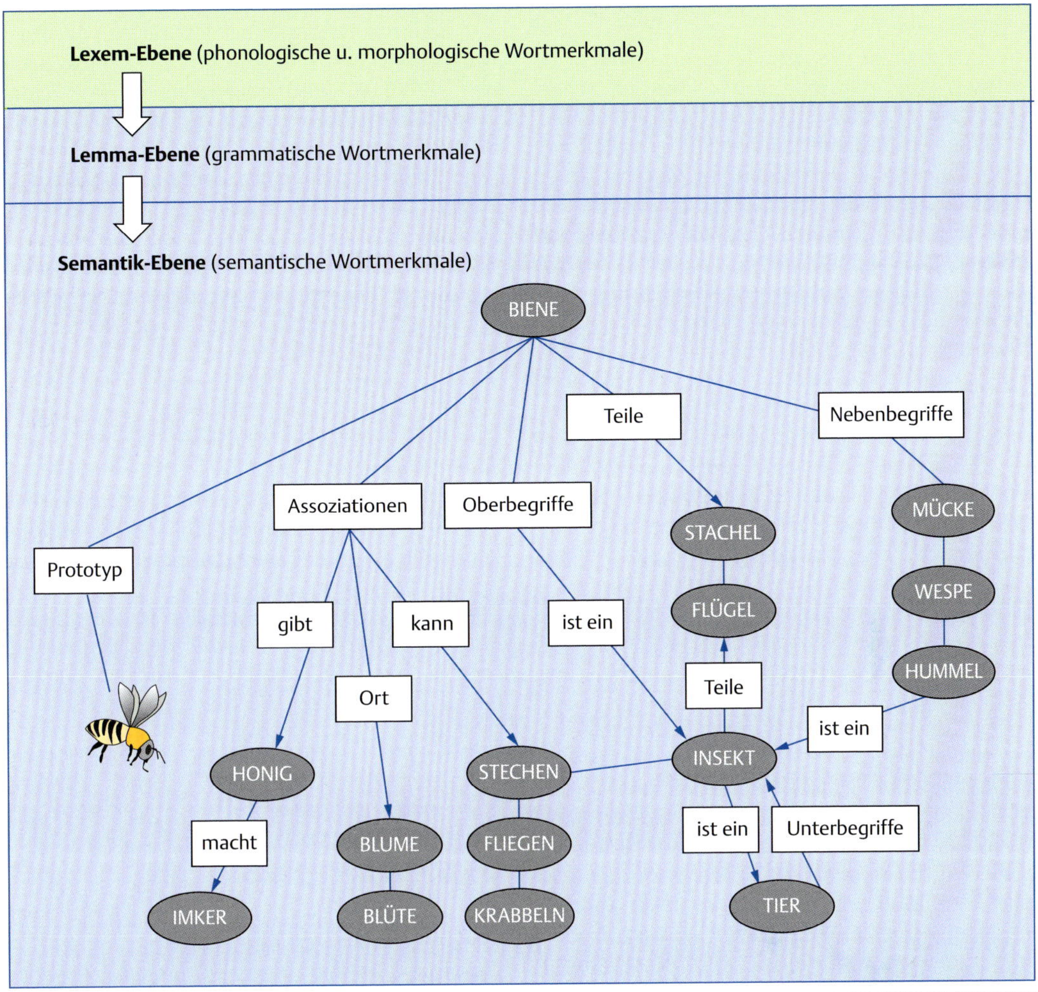

Abb. 5.16 Semantische Wortmerkmale von BIENE.

den mentalen Lexika der meisten Menschen sicher enger mit dem Wort HONIG verknüpft als mit dem Wort WIESE. Die semantischen Relationen in den individuellen mentalen Lexika stimmen nur teilweise überein und variieren zumindest in den peripheren Bedeutungsbereichen je nach persönlichem Erfahrungshintergrund. Durch den lexikalischen Zugriff auf eine Wortform wird das gesamte semantische Netzwerk, d. h. alle mit der Wortform verknüpften semantischen Informationen, in Sekundenbruchteilen aktiviert. Auf diese Weise wird dem Lexem (d. h. dem Wort-, dem Wortstamm- oder dem Affix-Lexem) Bedeutung zugeordnet.

Neben solchen semantischen Netzwerken werden aber auch noch andere Arten der Repräsentation semantischer Informationen im mentalen Lexikon diskutiert, beispielsweise bei Objekten mentale Bilder eines prototypischen Exemplars oder Bündel semantischer Merkmale. Je vernetzter und vielfältiger die semantischen Informationen im mentalen Lexikon angelegt sind, umso *tiefer* ist das semantische Wissen, das durch die Aktivierung einer Wortform zugreifbar wird [81], [340].

Auf- und Ausbau semantischer Repräsentationen im Spracherwerb
Die Mechanismen, die dem Erwerb semantischer Wortmerkmale zugrunde liegen, werden schon seit Langem diskutiert (z. B. [91], [190]). Während der ersten Lebensjahre müssen die genauen Bedeutungsmerkmale von mehreren tausend neuer phonologischer Wort- bzw. Morphemformen erkannt und im mentalen Lexikon repräsentiert werden [243].

Die Verknüpfung von Form und Bedeutung wird dabei für die weitaus meisten Wörter vom spracherwerbenden Kind intuitiv und ohne gezielte Unterweisung geleistet. Nur für wenige Wörter und Bedeutungsmerkmale erhalten Kinder explizite semantische Erklärungen von ihren Bezugspersonen (z. B. *„Schau mal, das ist eine BIENE, die kann stechen“*). Vielfältige weitere Bedeutungsmerkmale werden nach und nach selbstständig vom spracherwerbenden Kind erschlossen. Für den Aufbau differenzierter Bedeutungsrepräsentationen müssen Kinder die sprachlichen und situativen Kontexte, in denen eine Wortform und ihre morphologischen Varianten verwendet werden, analysieren.

Die semantische Analyse wird dadurch erschwert, dass in vielen Verwendungskontexten die genaue Bedeutung einer Wortform für das spracherwerbende Kind nicht eindeutig erkennbar ist. Das Kind identifiziert beispielsweise anhand phonologischer Merkmale im sprachlichen Schallsignal die Wortform /bi:nə/ (z. B. *„Schau, da sitzt eine Biene“*), während zeitgleich im situativen Kontext eine Biene auf einer Blume sitzt. Hier ist jedoch nicht eindeutig entscheidbar, ob diese Wortform tatsächlich das Objekt bzw. Tier BIENE bezeichnet oder aber die ebenfalls im Kontext vorhandene BLUME und ob SITZEN ein spezifisches Merkmal der Biene (z. B. die Farbe, die Flügel etc.) ist.

Kognitive Mechanismen zur Unterstützung des Bedeutungserwerbs. Die Frage, aufgrund welcher Mechanismen es Kindern i. d. R. gelingt, trotz uneindeutiger Evidenz so umfangreiches und differenziertes Wissen zur Bedeutung so zahlreicher Wörter aufzubauen und im mentalen Lexikon zu repräsentieren, gilt immer noch als ungeklärt ([388] für einen Überblick).

Vermutet wird u. a., dass Kinder mit universellen bzw. angeborenen Grundannahmen an die komplizierte Aufgabe der Bedeutungsanalyse herangehen und dadurch die gegebene Unschärfe in der Form-Bedeutungs-Zuordnung intuitiv einschränken können [293]. So wird angenommen, dass Kinder grundsätzlich dazu neigen, ein neues Wort eher als Bezeichnung für ein Objekt zu interpretieren (z. B. Biene) als für einen Teil eines Objekts (z. B. Flügel) oder einen Vorgang (z. B. auf einer Blume sitzen).

Manche Psycholinguisten gehen davon aus, dass bestimmte Aspekte der Wortbedeutung aus der syntaktischen Struktur erschlossen werden können, in die das Wort eingebettet ist (sog. *syntaktisches bootstrapping*, [191]). Wörter der Wortart Verb beispielsweise bezeichnen wahrscheinlich eher Tätigkeiten und Wörter der Wortart Nomen eher Objekte oder Tiere. Die semantisch-lexikalische Analyse bzw. der Erwerb von semantischen Repräsentationen könnte demnach durch Rückkopplungen von der grammatischen Dekodierung unterstützt werden (vgl. ► Abb. 5.13 zur interaktiven Arbeitsweise des mentalen Lexikons). Allerdings würden durch solche den Bedeutungserwerb unterstützende Mechanismen lediglich einige semantische Wortmerkmale leichter erschließbar.

Untersuchungsmethoden und Defizite der semantisch-lexikalischen Dekodierung

Aus der psycholinguistischen Forschung liegen zahlreiche Hinweise darauf vor, dass Kinder mit SSES Defizite bei der semantisch-lexikalischen Dekodierung aufweisen können (z. B. [341] für einen Überblick). Bei der Untersuchung von semantischen Wissensrepräsentationen im Wortschatzerwerb von Kindern werden unterschiedliche Ansätze verfolgt. Einer dieser Ansätze zielt auf die Überprüfung der sog. **Wortschatzbreite**, der andere Ansatz auf die der sog. **Wortschatztiefe** ab ([313]). Auch die **Lernfähigkeit für neue Wortbedeutungen** (sog. *fast-mapping*) wurde experimentell untersucht sowie die Fähigkeit, **semantisch-lexikalische Repräsentation schnell und effektiv abrufen** zu können.

Definition

Fast mapping

Die Zuordnung zwischen phonologisch-lexikalischer Form und lexikalischer Kernbedeutung wird als *mapping* bezeichnet. Aus der Spracherwerbsforschung liegen Hinweise darauf vor, dass Kinder schon im frühen Wortschatzerwerb oft nur zwei bis drei Darbietungen einer Wortform in einem auf die Bedeutung hinweisenden Kontext benötigen, um erste, grobe Bedeutungsmerkmale zuzuordnen und sich an diese zu erinnern, wenn die Wortform erneut im Sprachschall erkannt wird. Diese für den Erwerb semantischer Repräsentationen grundlegende Kompetenz wird als „fast-mapping" bezeichnet [243]. Die Anzahl neuer Wörter, die erinnert werden kann, bzw. die Anzahl von Darbietungen, die hierfür nötig sind, gilt als Maß für die fast-mapping-Kompetenz. In Untersuchungen zum fast-mapping bei Kindern mit SSES waren teilweise wesentlich höhere Präsentationsraten erforderlich als bei altersgemäß entwickelten Kindern [382]; bzw. die Erinnerungsfähigkeit für Wortformen und ihre Bedeutungsmerkmale erwies sich bei manchen Kindern mit SSES als vermindert (z. B. [9]).

Die Überprüfung des fast-mapping erfolgt oft mithilfe von **Wortlernaufgaben**. Hierbei werden beispielsweise Kunstwörter in Sätzen dargeboten, mit denen eine Bildszene oder ein Videofilm kommentiert wird (z. B. *„der kleine Maulwurf rudelt über den Teppich"*, [395]). In diesem Beispielsatz zeigt die Bildszene den kleinen Maulwurf, der über den Teppich rollt bzw. purzelt. Rollen soll demnach mithilfe von fast-mapping als neue Wortform ungefähr der Grundbedeutung von Wörtern wie ROLLEN oder PURZELN zugeordnet werden. Nach der Lernphase wird in einer nachfolgenden Testphase anhand einer **Wort-Bild-Zuordnungsaufgabe** überprüft, wie viele der Kunstwörter erinnert werden können. Die **Darbietungshäufigkeit** der Kunstwörter wird dabei ebenso kontrolliert wie der **zeitliche Abstand zwischen Lern- und Testphase**.

Definition

Wortschatzbreite

Mit Wortschatzbreite ist die Anzahl von Wörtern gemeint, zu denen im Lexikon bereits eine Grund- bzw. Kernbedeutung gespeichert ist. Rezeptiv wird die Wortschatzbreite meistens anhand von **Wort-Bild-Zuordnungsaufgaben mit semantischen Ablenkern** überprüft (z. B. [108], [136]). Bei dieser Aufgabenart muss die untersuchte Person auditiv dargebotene phonologische Formen (z. B. */bi:nə/*) einem von mehreren Auswahlbildern zuordnen. Neben dem Zielbild werden Ablenkerbilder dargeboten, die mit dem Zielwort eine semantische Relation aufweisen (z. B. *FLIEGE, KÄFER*). Auf diese Weise kann überprüft werden, wie vielen Wortformen aus einer definierten und nach linguistischen und psycholinguistischen Kriterien kontrollierten Itemmenge (z. B. nach **Wortart, Wortfrequenz** und **Länge**) je nach Altersgruppe zumindest eine grobe Kernbedeutung zugeordnet werden kann. Manche Kinder mit SSES zeigen in solchen Aufgaben eine nicht altersgemäße Wortschatzbreite [262].

Definition

Wortschatztiefe

Um die oben skizzierten Wort-Bild-Zuordnungsaufgaben bzw. Wortlernaufgaben erfolgreich zu bearbeiten, ist es nicht erforderlich über differenzierte semantische Repräsentationen zu den Wortformen zu verfügen. Es reicht aus, wenn nur grobe und wenige semantische Merkmale gespeichert sind, anhand derer die Ablenkerbilder ausgeschlossen werden können. Es wurde bereits erläutert, dass das semantische Wortwissen, das zu jeder Wortform im mentalen Lexikon gespeichert ist, aber außerordentlich vielfältig und komplex ist. Komplexität und Vielschichtigkeit entstehen dadurch, dass jedes Wort mit zahlreichen anderen Wörtern unterschiedlichste semantische Relationen in einem semantischen Netzwerk unterhält. Die Differenziertheit dieses semantischen Netzwerks wird als *Wortschatztiefe* bezeichnet. Je tiefer das semantische Wissen zu einer Wortform angelegt ist, umso differenzierter wird die Wortform verstanden. Außerdem liegen auch Hinweise darauf vor, dass der Abruf phonologischer Wortformen durch eine tiefe semantische Vernetzung erleichtert wird [81]. Dieser Effekt könnte wiederum durch die interaktive Arbeitsweise des mentalen Lexikons bzw. des Sprachverarbeitungssystems erklärt werden (vgl. Kap. 5.4.1).

Den Auf- und Ausbau dieses semantisch-lexikalischen Netzwerks im Rahmen des Wortschatzerwerbs stellt man sich so vor, dass die zunächst gespeicherte Grundbedeutung eines Wortes nach und nach ausgebaut wird, wenn die Wortform in der sprachlichen Umgebung des Kindes in variierenden Kontexten verwendet wird. Die Tiefe des Wortschatzes hängt also wesentlich davon ab, wieviel sprachliche Erfahrungen ein Kind mit einer Wortform machen konnte. Diese Annahme wird auch durch die Beobachtung unterstützt, dass das semantisch-lexikalische Wissen von Schulkindern zu Wörtern mit hoher Verwendungshäufigkeit differenzierter ist als das von selten verwendeten [290].

Es wird angenommen, dass bei SSES diese Fähigkeit, Spracherfahrungen, die mit Wörtern in variierenden Kontexten gemacht werden, im mentalen Lexikon durch den Auf- und Ausbau des semantischen Netzwerks zu repräsentieren, eingeschränkt sein kann. Zur Untersuchung der Wortschatztiefe werden häufig Aufgaben verwendet, in denen die untersuchte Person **auditiv vorgegebene Wörter definieren** soll (z. B. [25], [286]). Die Genauigkeit und Differenziertheit der Definition wird dabei von verschiedenen Beurteilern nach vorgegebenen Kriterien eingeschätzt. Auch sog. **semantische Assoziationsaufgaben** werden für die Untersuchung der Wortschatztiefe verwendet [410], [421]. Die untersuchte Person wird dabei aufgefordert, mehrere Wörter zu nennen, deren Bedeutung zu einem vorgegebenen Stimuluswort passt. Die assoziierten Wörter werden dann daraufhin eingeschätzt, ob und wie eng sie tatsächlich mit dem Stimuluswort relationiert sind.

Sowohl in Assoziations- als auch in Definitionsaufgaben zeigen manche Kinder mit SSES nicht altersgemäße Leistungen. Die produzierten Wortassoziationen sind öfter nicht semantisch mit dem Stimulus relationiert [421] und in den Definitionsversuchen werden weniger semantische Merkmale des Stimuluswortes genannt [290], [310].

Natürlich sind sowohl für Definitions- als auch für Assoziationsaufgaben auch expressive Fähigkeiten erforderlich, sodass hiermit nicht nur spezifisch semantisch-lexikalische Dekodierungsleistungen untersucht werden.

Um sprachlich-expressive Anforderungen zu vermeiden, werden auch Aufgaben verwendet, in denen die untersuchten Kinder **Zeichnungen von auditiv dargebotenen Stimuluswörtern** anfertigen sollen [312]. Die Annahme ist hierbei, dass die Genauigkeit der Strichzeichnungen die Differenziertheit der lexikalisch-semantischen Wissenstiefe zu dem gezeichneten Wort widerspiegelt. Die Zeichnungen werden dann von erwachsenen Beurteilern nach definierten Kriterien im Hinblick auf die semantische Genauigkeit eingeschätzt.

In den Zeichnungen von Kindern mit SSES werden zum Teil weniger semantische Merkmale des Stimuluswortes berücksichtigt als bei altersgemäß entwickelten Kindern.

Schnelle Aktivierung semantisch-lexikalischer Repräsentationen. Auch zur Untersuchung der Geschwindigkeit, mit der semantisch-lexikalische Informationen während des Sprachverstehensprozesses abrufbar sind, wurden in der psycholinguistischen Forschung verschiedene Aufgaben- und Stimulusformate entwickelt. Um einen auditiv dargebotenen Satz verstehen zu können, müssen beispielsweise die semantischen Repräsentationen aller Inhaltswörter schnell genug aktiviert werden, um mit der vorgegebenen Sprechgeschwindigkeit Schritt halten zu können. Nicht nur undifferenzierte semantische Repräsentationen, sondern auch ein verlangsamter Zugriff könnten somit bei Defiziten der semantisch-lexikalischen Dekodierung zugrunde liegen.

Um die Zugriffsgeschwindigkeit auf semantische Repräsentationen zu überprüfen, werden **Blickbewegungsmuster während der Bearbeitung von Wort-Bild-Zuordnungsaufgaben** untersucht [498].

Die untersuchte Person wird dabei aufgefordert, so schnell wie möglich auf ein Referenzobjekt zu blicken (z. B. *„Schau auf folgendes Bild: Baby"*). Außer dem Zielbild werden Ablenkerbilder mit semantischer Relation zum Zielbild gezeigt (z. B. *Kinderwagen*) sowie ohne Relation zum Zielbild (z. B. *Schubkarre*). Versuchspersonen ohne rezeptive Sprachstörungen schenken dabei nicht nur dem Ziel, sondern auch den semantischen Ablenkerbildern visuelle Aufmerksamkeit. Es wird angenommen, dass sich hierin die unwillkürliche Aktivierung des semantischen Netzwerks widerspiegelt. Auf diese Weise kann ermittelt werden, wie lange die untersuchte Person benötigt, um das Zielbild von den semantischen Ablenkerbildern zu unterscheiden.

Mithilfe von Blickbewegungsmessungen wurde auch die Aktivierung semantisch-lexikalischer Informationen während des Satzverstehens untersucht. In einer Studie aus diesem Ansatz von Borovsky et al. [61] wurden die *Blickpfade* von Versuchspersonen mit SSES und mit altersgemäßer Sprachentwicklung verglichen. Es wurden auditiv Sätze mit der satzsemantischen Struktur *Agens-Aktion-Patiens* präsentiert (z. B. Der Pirat^{Agens}versteckt^{Aktion}denSchatz^{Patiens}) sowie gleichzeitig vier Auswahlbilder. Die Aufgabe bestand darin, das zu dem Satz passende Bild zu fixieren (in dem Beispiel: eine Schatzkiste). Eines der Ablenkerbilder wies zum *Agens* des Stimulussatzes einen semantischen Bezug auf (z. B. *Pirat* ←→ *Schiff*), ein weiteres Ablenkerbild zur Aktion (*verstecken* ←→ *Knochen*) und ein drittes war mit keinem Satzglied relationiert (*Katze*). Es zeigte sich, dass Jugendliche mit altersgemäßer Sprachentwicklung spätestens nach der Präsentation des Verbs (d. h. nach der *Aktion*) das korrekte Zielbild fixierten und dass ihr Auswahlverhalten durch die semantischen Bezüge zwischen Ablenkerbildern und Stimulussatz beeinflusst wurde. Insbesondere war unmittelbar nach der Präsentation eines Wortes die Blickintensität auf das mit dem Wort semantisch relationierte Ablenkerbild erhöht. Obwohl auch die Versuchspersonen mit SSES letztlich die korrekten Zielbilder fixieren konnten, wichen die Blickpfade in dieser Gruppe von denen der Kontrollpersonen ab.

Weiterhin werden Varianten von **lexikalischen Entscheidungsaufgaben** verwendet, um sog. **semantisches Priming** zu untersuchen. Die untersuchte Person soll so schnell wie möglich beurteilen (z. B. durch Betätigung einer Reaktionstaste), ob ein vorgegebener Stimulus ein Realwort ist (z. B. *FISCH*) oder ein Pseudowort (z. B. *MISCH*). Die Besonderheit beim semantischen Priming besteht darin, dass unmittelbar vor den Wortstimuli Wörter mit semantischer Relation zum Zielwort präsentiert werden (z. B. zu *FISCH: FLOSSE*). Sprachlich altersgemäß entwickelte Kinder zeigen kürzere Reaktionszeiten bei Wörtern, zu denen zuvor ein semantisches Primewort präsentiert worden war. Semantische Primingeffekte gelten auch als Belege für die Vernetzung von Wörtern auf der Semantik-Ebene des mentalen Lexikons. Bei der Aktivierung des Primewortes *FLOSSE* wird unwillkürlich auch das mit diesem Wort semantisch vernetzte Stimuluswort FISCH voraktiviert. Es kann deshalb unmittelbar im Anschluss schneller erkannt werden als ein nicht geprimtes Wort. Mithilfe dieser Untersuchungsmethode können auch die im semantischen Netz bestehenden Relationsarten genauer untersucht werden. Hierzu wird ermittelt, wie stark sich beispielsweise Priming mit Über-, Unter- oder Nebenbegriffen usw. auf die Erkennung eines geprimten Wortes auswirkt. Für manche Kinder mit SSES wurde beobachtet, dass semantische Primingeffekte entweder schwächer ausgeprägt oder sogar gar nicht nachweisbar waren [189]. Dies gilt als Hinweis auf Defizite bei der semantisch-lexikalischen Vernetzung.

Fragestellungen und ASFs zur Überprüfung der semantisch-lexikalischen Dekodierung

In ▸ Tab. 5.11 sind Fragestellungen und ASFs zur Überprüfung der semantisch-lexikalischen Dekodierung zusammengestellt.

Tab. 5.11 F 9: Können semantische Wortmerkmale dekodiert werden?

Aufgaben- und Stimulusformate zu Fragestellung F 9	Aufgabenstellung und Item-Beispiele
ASF 19 Wort-Bild-Zuordnung mit semantischen Ablenkerbildern Details siehe ▶ Tab. 7.19	**Aufgabenstellung** Es wird ein Wort vorgesprochen und es wird zeitgleich eine Auswahlmenge von (zwei bis vier) Bildern vorgelegt. Auf einem Bild (dem Zielbild) ist das Stimuluswort dargestellt. Die Ablenkerbilder weisen zum Stimuluswort (bzw. zum Zielbild) eine semantische Relation auf. **Item-Beispiele** *„Welches Bild passt zu dem Wort?“* 1. Stimuluswort: Blume Ablenkerbilder: VASE STRAUCH 2. Stimuluswort: malen Ablenkerbilder: ANSTREICHEN SCHNEIDEN
ASF 20 Wörter semantisch definieren Details siehe ▶ Tab. 7.20	**Aufgabenstellung** Es wird ein Wort vorgesprochen, das definiert werden soll. **Item-Beispiele** 1. Nomen: *„Was ist ein NEST?“* 2. Verb: *„Was bedeutet SPIELEN?“* 3. Adjektiv: *„Was bedeutet WEICH?“* **Bewertung der Definitionen** Ausgewertet werden bei diesem Aufgabentyp die Definitionsversuche der untersuchten Person. Diese können anhand einer Ratingskala folgenden Bewertungskategorien zugeordnet werden (vgl. [25]):

Punkte	Bewertungskriterium	Beispiel: Zielwort NEST
0	Aufgrund der Definition kann nicht auf das Zielwort geschlossen werden.	Ei
1	Es werden nur sehr grobe semantische Merkmale genannt, z. B. der Themenbereich.	Etwas, das Vögel haben.
2	Die Definition passt gut zum Zielwort, jedoch auch zu anderen Wörtern.	Wo Vögel reingehen. Wo Vögel drin schlafen.
3	eindeutige Definition	Vögel bauen es, wenn sie Junge kriegen.

5.5 Grammatische Dekodierung

5.5.1 Funktion der grammatischen Dekodierung

It was brillig, and the slithy toves did gyre in the wabe. All mimsy were the borogoves and the mome rath outgrave.

(Lewis Caroll; Jabberwocky)

Dieses Zitat aus Lewis Carolls Poem Jabberwocky verdeutlicht, dass sich die Bedeutung eines Satzes nicht nur aus der Bedeutung der Einzelwörter zusammensetzt [72]. Abgesehen von einigen *Funktionswörtern* wie *in, and* oder *the* besteht der Satz nämlich aus bedeutungslosen Pseudowörtern. Sprachkompetente Hörer (des Englischen) können in der Pseudowortkette dennoch intuitiv ein Muster erkennen, durch das die Pseudowörter aufeinander bezogen sind. Dieses Muster wird als *grammatische Struktur* bezeichnet, die Entschlüsselung dieser Struktur durch den Hörer als *grammatische Dekodierung.*

Aufbau und Arbeitsweise der grammatischen Dekodierung gehören zu den kompliziertesten und kontroversesten Arbeitsfeldern der linguistischen und psycholinguistischen Forschung (z. B. [34], [72], [165]).

Hinweis

Eine besondere Herausforderung besteht in diesem Forschungsbereich auch darin, dass sich die grammatischen Strukturen unterschiedlicher Sprachen in vielfältiger Weise unterscheiden. Solchen sprachspezifischen Besonderheiten muss in psycholinguistischen und linguistischen Modellen der grammatischen Dekodierung sowie auch in Annahmen zu grammatischen Defiziten bei SSES Rechnung getragen werden (vgl. [42]).

Eine wichtige Funktion der grammatischen Struktur besteht darin, den grammatischen Konstituenten des Satzes relationale Bedeutungskomponenten, sog. *satzsemantische Rollen*, zuzuordnen. Diese ergeben sich nämlich oft nicht – oder zumindest nicht eindeutig – aus der Bedeutung der einzelnen Wörter, sondern sie müssen durch die grammatische Dekodierung des Satzes erschlossen werden. Der Beispielsatz aus ▶ Abb. 5.1 (*Einen kleinen Vogel jagt eine schnelle Biene*) verdeutlicht dies. In dem Satz ist der Wortgruppe *Einen kleinen Vogel* die satzsemantische Rolle des *Patiens* der *Handlung* (*jagt*) zugeordnet, während der Wortgruppe *eine schnelle Biene* die Rolle des *Agens* der Handlung zukommt.

Satzsemantische Rollen sind abstrakt in dem Sinne, dass für ihre Zuordnung nicht relevant ist, auf welche konkreten Wortbedeutungen sie sich beziehen. So könnte in dem Satz aus *Jabberwocky* der (Pseudo-)Wortgruppe *the slithy toves* die satzsemantische Rolle des *Agens* zugeordnet werden, *did gyre* die Rolle der *Handlung* und *in the wabe* die Rolle des *Ortes*, an dem die Handlung stattfindet. Diese satzsemantische Interpretation (*irgendwer hat irgendetwas irgendwo gemacht*) ist möglich, obwohl die so aufeinander bezogenen phonologischen Einheiten (die Pseudo-Lexeme) gar keinen lexikalischen Eintrag haben und demnach auch keine lexikalische Bedeutung tragen.

In vielen linguistischen und psycholinguistischen Modellen wird angenommen, dass der Hörer beim Entschlüsseln der Satzbedeutung auf ein feststehendes, universelles (d. h. nicht nur für eine spezifische Sprache gültiges) Inventar satzsemantischer Rollen zurückgreift (vgl. ▶ Tab. 5.12 für einige Beispiele). Art und Anzahl dieser Rollen werden kontrovers diskutiert [60], [133], [344].

Tab. 5.12 Beispiele für satzsemantische Rollen.

Bezeichnung	Bedeutung	Beispiel
Agens	intentional handelnd	Die Biene jagt den Vogel.
Aktor	nicht-intentional handelnd	Der Ball trifft das Tor.
Patiens	von der Handlung unmittelbar betroffen	Der Junge begrüßt seinen Großvater.
Erfahrender	nimmt etwas wahr	Der Junge riecht die gute Luft. Die Suppe schmeckt dem Jungen.
Rezipient	empfängt etwas, wird durch die Handlung begünstigt	Der Junge schenkt seinem Großvater ein Buch. Der Mann bastelt für den Jungen ein Auto.
Instrument	Mittel zur Ausführung der Handlung	Der Junge schneidet das Brot mit dem Messer.
Ort	Ort der Handlung	Er wohnt in Aachen.
Ziel	Ziel einer Bewegung	Er fährt nach Aachen.
Quelle	Ausgangspunkt einer Bewegung	Er kommt aus Aachen.
Weg	Weg einer Bewegung	Der Junge rennt über das Spielfeld.

Um Wörtern oder Wortgruppen beim Sprachverstehen zuverlässig und in allen Sätzen, die in einer Sprache gebildet werden können, satzsemantische Rollen zuzuordnen, muss der Hörer über die intuitive Kompetenz verfügen, unterschiedliche grammatische Strukturen zu entschlüsseln. Denn diese Strukturen enthalten die entscheidenden Informationen für eine zuverlässige Zuordnung der satzsemantischen Rollen. Die folgenden Beispiele verdeutlichen dies anhand verschiedener grammatischer Einbettungen derselben Inhaltswörter (*Vogel, Biene, jagt, klein* und *schnell*).

Beispiele

Satzsemantische Rollen: Beispiele

1. [Eine schnelle Biene]^{PATIENS} [jagt]^{HANDLUNG} [ein kleiner Vogel]^{AGENS}.
2. [Einem kleinen Vogel]^{REZIPIENT} [hilft]^{HANDLUNG} [die schnelle Biene]^{AGENS}.
3. [Eine schnelle Biene]^{PATIENS} wird [von einem kleinen Vogel]^{AKTOR} [gejagt]^{HANDLUNG}.
4. Der Vogel, [den]^{PATIENS} [die schnelle Biene]^{AGENS} [jagt]^{HANDLUNG}, ist klein.
5. Der Vogel, [der]^{AGENS} [die schnelle Biene]^{PATIENS} [jagt]^{HANDLUNG}, ist klein.
6. Der Vogel, [der]^{PATIENS} [von der schnellen Biene]^{AKTOR} [gejagt]^{HANDLUNG} wird, ist klein.
7. [Welcher Vogel]^{AGENS} [jagt]^{HANDLUNG} [die schnelle Biene]^{PATIENS}?
8. [Welchen Vogel]^{PATIENS} [jagt]^{HANDLUNG} [die schnelle Biene]^{AGENS}?
9. [Ihn]^{PATIENS} jagt [sie]^{AGENS}.

Die grammatische Dekodierung in den Sätzen 1, 3, 5 und 7 führt beispielsweise zur Zuordnung der *Patiens-Rolle* zu der Wortgruppe *eine schnelle Biene* bzw. *die schnelle Biene*. Derselben Wortgruppe wird in den Beispielsätzen 2, 4 und 8 durch die grammatische Struktur dagegen die Rolle des *Agens* zugewiesen.

Nach dem in ▶ Abb. 3.4 und ▶ Abb. 4.2 dargestellten Modell arbeiten bei der Entschlüsselung der grammatischen Strukturen verschiedene Teilsysteme der lexikalischen und der grammatischen Dekodierung zusammen (**8, 10–13**). Es wird angenommen, dass Sprachverständnisdefizite von Kindern mit SSES auch auf Beeinträchtigungen bzw. Entwicklungsstörungen dieser Teilsysteme zurückführbar sein können [172], [220], [221], [302], [469]. Funktion und Arbeitsweise der Teilsysteme werden in Kap. 5.5.3 erläutert.

5.5.2 Aufgaben- und Stimulusformate zur Untersuchung der grammatischen Dekodierung

Die Fähigkeit, Sätze grammatisch zu dekodieren, wird in der psycholinguistischen Forschung und in der Sprachdiagnostik unabhängig vom jeweils untersuchten Teilsystem oft mithilfe der folgenden drei Aufgaben- und Stimulusformate überprüft:

- **Satz-Bild-Zuordnungsaufgaben mit grammatischen Ablenkerbildern**
- **Aufgaben zum Ausagieren von Sätzen**
- **Aufgaben zur Beurteilung der Grammatikalität von Sätzen**

Außerdem werden für das Ausagieren von Sätzen und für die Satz-Bild-Zuordnung oft bestimmte Satzstrukturen verwendet, die als besonders sensitiv für die Überprüfung grammatischer Dekodierungsprozesse beim Satzverstehen gelten:

- **semantisch reversible Sätze**
- **grammatisch markierte (nicht-kanonische) Sätze**

Vorgehensweise und Zielsetzung bei der Verwendung dieser Aufgaben- und Stimulusformate werden nachfolgend skizziert.

Satz-Bild-Zuordnung mit grammatischen Ablenkerbildern

In *Satz-Bild-Zuordnungsaufgaben mit grammatischen Ablenkerbildern* soll ein vorgegebener Satz einem von mehreren Auswahlbildern zugeordnet werden (vgl. [157], [172], [209], [250], [479] für einen Überblick). Eines der Auswahlbilder, das Zielbild, stellt den Inhalt des Satzes korrekt dar, die anderen Bilder dienen als Ablenkerbilder. Die Stimulussätze und -bilder sind linguistisch so konstruiert, dass bestimmte grammatische Dekodierungsprozesse ausgeführt werden müssen, um zu erkennen, dass ein Ablenkerbild nicht zu dem Satz passt. Können Zielbilder nicht zuverlässig von Ablenkerbildern unterschieden werden, so gilt dies als Indiz dafür, dass der jeweils erforderliche grammatische Dekodierungsprozess nicht uneingeschränkt ausgeführt werden kann.

B

Beispiel

In ► Abb. 5.1 wurde ein Beispiel für eine Satz-Bild-Zuordnungsaufgabe gegeben. Hierin soll der Satz *„Einen kleinen Vogel jagt eine schnelle Biene"* verstanden werden. Ein Ablenkerbild zeigt den im Satz ausgedrückten Sachverhalt mit vertauschten satzsemantischen Rollen. Um diese Aufgabe bearbeiten zu können, müssen u. a. auch verschiedene Prozesse der grammatischen Dekodierung ausgeführt werden. Gelingen diese grammatischen Verarbeitungsprozesse nicht vollständig und zuverlässig, kann dies durch Verwechslungen des Zielbildes mit dem grammatischen Ablenkerbild erkennbar werden.

In einer Variante dieses Aufgabenformats wird der Stimulussatz zusammen mit nur einem Bild präsentiert und die untersuchte Person soll **entscheiden, ob Satz und Bild inhaltlich zueinander passen** oder nicht.

In Forschungsarbeiten wird dieses Aufgabenformat auch oft verwendet, um Online-Maße der grammatischen Verarbeitung zu ermitteln [61], [323], [329]. Beispielsweise kann die Latenzzeit ermittelt werden, die benötigt wird, um durch das Betätigen einer Taste anzuzeigen, dass das Zielbild erkannt wurde, oder es werden **Blickbewegungen** beim Auffinden des Zielbildes registriert. Die Dauer bis zur Fixation des Zielbildes gilt dabei als Maß für die Geschwindigkeit der grammatischen Dekodierung. Da bei Defiziten der grammatischen Dekodierung auch die Geschwindigkeit und Effizienz der sprachlichen Informationsverarbeitung betroffen sein kann (vgl. Kap. 3.1), liefert die **Untersuchung der Reaktionszeit oder der Fixationszeit auf Ziel- und Ablenkerbilder** zusätzliche Informationen, die durch die Anwendung von herkömmlichen Sprachtests nicht gewonnen werden können.

Um zeitliche Aspekte der grammatischen Dekodierung zu untersuchen, werden weiterhin auch Satz-Bild-Zuordnungsaufgaben mit der sog. *self pace listening*-Methode kombiniert ([292] für einen Überblick). Bei diesem Aufgabentyp kann die untersuchte Person den Stimulussatz durch Betätigen einer Taste Wort für Wort abrufen, während zeitgleich das Stimulusbild betrachtet werden kann. Die Geschwindigkeit, mit der die Wörter eines Satzes abgerufen werden, gilt dabei als Maß für die Geschwindigkeit der rezeptiven Sprachverarbeitung.

Ausagieren von Sätzen

In Aufgaben zum *Ausagieren von Sätzen* wird die untersuchte Person aufgefordert, den Inhalt eines vorgegebenen Satzes mit Spielzeugfiguren bzw. -gegenständen nachzuspielen (z. B. [159], [250], [466]). Durch die Art und Genauigkeit des Ausagierens soll erkennbar werden, dass die grammatische Struktur des nachzuspielenden Satzes korrekt dekodiert werden konnte. Ähnlich wie in Satz-Bild-Zuordnungsaufgaben können mithilfe dieses Aufgaben- und Stimulusformats nur solche grammatische Dekodierungsprozesse untersucht werden, die sich unmittelbar auf die Satzbedeutung auswirken und die deshalb bildlich bzw. gegenständlich darstellbar sind.

Beurteilung der Grammatikalität

In *Satzbeurteilungsaufgaben* (z. B. [284], [319], [497]) werden der untersuchten Person Sätze vorgesprochen, die grammatikalisch entweder korrekt oder inkorrekt sind, und es wird dazu aufgefordert, die Korrektheit zu beurteilen. Aufgaben zur Beurteilung der Grammatikalität werden besonders dann verwendet, wenn der untersuchte Aspekt der grammatischen Dekodierung sich semantisch nicht unmittelbar auswirkt, und deshalb im Satz-Bild-Zuordnungsformat oder beim Ausagieren von Sätzen nicht eindeutig darstellbar wäre.

Die grammatische Struktur der Stimulussätze und bei den inkorrekten Sätzen auch die Art des grammatischen Fehlers können gezielt so variiert werden, dass bestimmte Teilsysteme der grammatischen Dekodierung für die Satzbeurteilung benötigt werden. Wird eine grammatische Inkorrektheit nicht bemerkt, so gilt dies als Hinweis darauf, dass die zur Erkennung erforderlichen grammatischen Dekodierungsprozesse nicht zuverlässig ausgeführt werden können.

Insbesondere bei der Untersuchung von jüngeren Kindern können die zu beurteilenden Sätze in Rollenspielszenarien von Puppen gesprochen werden. Dadurch soll vermieden werden, dass die Kinder einem erwachsenen Untersucher die Produktion eines falschen Satzes unterstellen müssen, denn dies könnte die Untersuchungsergebnisse verfälschen [11].

Für dieses Aufgabenformat wurden zahlreiche Varianten entwickelt. So werden in manchen Studien zusätzlich zur Anzahl korrekter Reaktionen auch Online-Maße wie **Reaktionszeiten** registriert, um auch die Geschwindigkeit von Sprachverarbeitungsprozessen überprüfen zu können ([11] für einen Überblick). Auch **neurophysiologische Parameter** (z. B. **Ereignis-korrelierte Potenziale**) können während der Beurteilung der Grammatikalität erhoben werden (z. B. [398] für einen Überblick).

Probleme bei der Erkennung von grammatischen Fehlern in Beurteilungsaufgaben können im Übrigen nicht nur unter Zuhilfenahme technisch aufwendiger, experimenteller Forschungsmethoden (wie z. B. Reaktionszeit- oder ERP-Messungen) untersucht werden. In manchen Studien erwies sich auch bereits die Fehleranzahl bei Kindern mit SSES als erhöht (z. B. [319]), sodass dieses Aufgabenformat auch in der routinemäßigen Sprachdiagnostik eingesetzt werden kann (z. B. [378]).

Beispiel

B

Satzbeurteilungsaufgabe

Der untersuchten Person werden folgende Sätze vorgesprochen:

1. „Der Junge hat das Buch gelesen, das seine Mutter gekauft."*
2. „Der Junge hat das Buch gelesen, das seine Mutter gekauft haben."*
3. „Der Junge hat ein schöne Buch gelesen, das seine Mutter gekauft hat."*

Es soll beurteilt werden, ob die Sätze grammatisch richtig oder falsch sind. Die Antworten können entweder verbal erfolgen oder durch Betätigen von Reaktionstasten (z. B. grüne Taste für richtig, rote Taste für falsch). Bei jüngeren Kindern kann die Reaktion auch durch Zeigen auf ein lachendes oder finster blickendes Emoticon erfolgen. Für die Bearbeitung der Aufgabenstellung müssen je nach zu beurteilendem Satz unterschiedliche, grammatische Dekodierungsprozesse ausgeführt werden. So muss in Beispielsatz 1 insbesondere das Fehlen des grammatisch notwendigen Auxiliars im Relativsatz erkannt werden, in Beispielsatz 2 die Verletzung der Subjekt-Verb-Kongruenz und in Beispielsatz 3 die Verletzung der Genus-Kongruenz im direkten Objekt des Hauptsatzes.

*Durch das Symbol * (ein sog. Asterisk) werden in der Linguistik ungrammatische Sätze gekennzeichnet.

Semantisch irreversible und reversible Sätze

In sog. *semantisch irreversiblen Sätzen* ist eine umfassende grammatische Dekodierung nicht unbedingt erforderlich, um die relationalen Bedeutungskomponenten zu verstehen. So kann in dem Satz *Der Junge isst die Brote* die Agensrolle auch mithilfe von semantischen Schlüsselwortstrategien dem Wort *Junge* zugeordnet werden. Die grammatische Struktur, in die die Inhaltswörter des Satzes eingebettet sind (z. B. Kasusmarkierungen am Artikel, Kongruenz zwischen Subjekt und Verb), müssen hierfür nicht unbedingt analysiert werden können. Solche Satzstrukturen werden als *semantisch irreversibel* (nicht umkehrbar) bezeichnet, weil die satzsemantischen Rollen nur jeweils einem bestimmten Wort im Satz zugeordnet werden können. Eine Vertauschung der den Wörtern zugeordneten satzsemantischen Rollen kann dabei vom Hörer aus wortsemantischen Gründen mithilfe von „Weltwissen" ausgeschlossen oder zumindest als sehr unwahrscheinlich erachtet werden. Die Satzbedeutung könnte in solchen Sätzen deshalb auch erfasst werden, wenn nur die Bedeutung von bestimmten Schlüsselwörtern verstanden wurde (in dem Beispiel oben: *Junge, Brote, isst*).

In *semantisch reversiblen Sätzen* (z. B. *Der Junge sucht das Mädchen*) können mithilfe von semantischem Wortwissen und Weltwissen dagegen keine semantisch zuverlässigen oder zumindest plausiblen Annahmen über die Zuordnung satzsemantischer Rollen zu den Wörtern des Satzes abgeleitet werden. Würde nur die Bedeutung der Schlüsselwörter *Junge, Mädchen* und *sucht* verstanden, so könnten die satzsemantischen Funktionen *Agens* und *Patiens* beiden Nomen zugeordnet werden.

Aus verschiedenen psycholinguistischen Studien liegen Hinweise darauf vor, dass spracherwerbende Kinder früher in der Lage sind, semantisch irreversible Sätze zu verstehen als reversible [320], [320], [427], und dass semantisch reversible Satzstrukturen von Kindern mit SSES besonders häufig missverstanden werden [44].

Für die Erforschung und Untersuchung von Defiziten der grammatischen Dekodierung sind semantisch reversible Satzstrukturen von besonderer Bedeutung. Denn nur bei diesen ist eine grammatische Dekodierung wirklich erforderlich, um die Satzbedeutung zu entschlüsseln.

Markierte und unmarkierte Sätze

Viele Sätze locken den Hörer bei der grammatischen Dekodierung bzw. bei der Zuordnung satzsemantischer Rollen zu den Konstituenten zunächst auf eine falsche Fährte. Solche ungewöhnlich und kompliziert erscheinenden Satzstrukturen werden als *markiert* bezeichnet und von gewöhnlichen, *unmarkierten Satzstrukturen* unterschieden. Bedeutungsgleich wird auch oft zwischen sog. *kanonischen* (= unmarkierten) und *nicht-kanonischen* (= markierten) Satzstrukturen unterschieden.

So könnte in dem Satz *Eine schnelle Biene jagt ein kleiner Igel* die Konstituente *Eine schnelle Biene* zunächst als Subjekt bzw. Aktor des Satzes fehlgedeutet werden. Erst am Ende des Satzes wird nämlich aufgrund der Nominativmarkierungen an Artikel und Adjektiv der 2. Nominalphrase (*ein_ kleiner Igel*) für den Hörer deutlich, dass die erste Konstituente des Satzes eigentlich der grammatischen Funktion *Objekt*^DIREKT^ bzw. der satzsemantischen Rolle *Patiens* zuzuordnen ist. Die Frage, wie das grammatische Dekodierungssystem mit solchen grammatisch ungewöhnlichen bzw. *markierten* Satzstrukturen umgeht, gehört zu den noch ungelösten Fragen der psycholinguistischen Grammatikforschung und hat zu sehr unterschiedlichen und kontroversen Modellvorstellungen geführt, auf die hier nicht im Einzelnen eingegangen werden kann (vgl. [72], [199], [275], [460]).

In vielen psycholinguistischen Modellen wird angenommen, dass das grammatische Dekodierungssystem bei jedem Satz, d. h. auch bei einem *ungewöhnlichen* bzw. *markierten*, zunächst von einer *unmarkierten* Interpretation der grammatischen Struktur ausgeht und diese erst revidiert, wenn neu eintreffende grammatische Verstehenshinweise dies erforderlich machen [38], [72]. Die Umdeutung der ursprünglichen grammatischen Interpretation stellt dabei für das Verarbeitungssystem einen zusätzlichen Aufwand dar. Deshalb gelten markierte Satzstrukturen auch für Menschen ohne rezeptive Sprachstörungen als besonders schwer dekodierbar. Die höhere grammatische Komplexität markierter Sätze zeigt sich auch darin, dass sie im altersgemäßen Erstspracherwerb später und bei SSES sowie auch bei Aphasie häufiger inkorrekt verstanden werden als die jeweils korrespondierenden unmarkierten Sätze [126], [407], [436].

► Tab. 5.13 zeigt Beispiele und Strukturtypen *unmarkierter* bzw. leicht zu dekodierender Sätze im Deutschen (linke Spalte) sowie die jeweils entsprechenden *markierten*, d. h. schwer dekodierbaren Sätze (rechte Spalte).

Tab. 5.13 Markierte und unmarkierte Satzstrukturen.

unmarkierte Satzstrukturen: grammatische Dekodierung einfach		**markierte Satzstrukturen: grammatische Dekodierung schwierig**	
Subjekt-erst-Satz im Aktiv	Die Biene jagt den Vogel.	**Objekt-erst-Satz im Aktiv**	Die Biene jagt der Vogel.
		Subjekt-erst-Satz im Passiv	Die Biene wird von dem Vogel gejagt.
Subjekt-Relativsatz	Die Biene, die den Vogel jagt, ist schnell.	**Objekt-Relativsatz**	Die Biene, die der Vogel jagt, ist schnell.
Subjekt-Frage	Welche Biene jagt den Vogel?	**Objekt-Frage**	Welchen Vogel jagt die Biene?
	Wer jagt den Vogel?		Wen jagt der Vogel?
	Wer hilft dem Vogel?		

Definition

Objekt-erst-Sätze im Aktiv

In Spracherwerbsstudien mit deutschsprachigen Kindern wurde beobachtet, dass *einfache Aussagesätze* früher verstanden werden können, wenn die erste Konstituente das Subjekt bildet (sog. *Subjekt-erst-Sätze*, z. B. *Der Junge besucht den Mann*), als sog. *Objekt-erst-Sätze* (z. B. *Den Jungen besucht der Mann*) [126], [407]. Der Komplexitätsunterschied zwischen Subjekt- und Objekt-erst-Sätzen kann folgendermaßen erklärt werden. Im deutschen Aussagesatz gilt die Abfolge Subjekt → Prädikat → Objekt als unmarkiert (vgl. Kap. 5.5.3 „Spuren syntaktisch bewegter Konstituenten“ (S. 107)). Abweichungen von der unmarkierten Abfolge wie in Beispielsatz 2 (*Objekt → Prädikat → Subjekt*) sind jedoch möglich, ohne dass der Satz dadurch ungrammatisch wird.

Die markierten Abfolgen gelten als seltenere und spezielle Fälle, für die ein besonderer kommunikativer Grund vorliegen muss. Ein besonderer Grund für einen *Objekt-Prädikat-Subjekt-Satz* kann beispielsweise darin bestehen, dass hier ein anderes Satzglied als das Subjekt (z. B. das direkte Objekt) in den Aufmerksamkeitsfokus des Hörers gerückt werden soll (vgl. [162]). In der Regel wird die Voranstellung auch noch durch eine besonders deutliche Betonung des fokussierten Satzglieds begleitet, sodass die Hervorhebung dann sowohl durch prosodische als auch durch syntaktische Mittel zum Ausdruck kommt [439].

Unmarkierte Subjekt-Verb-Objekt-Sätze werden möglicherweise deshalb häufiger korrekt verstanden, weil für die Zuordnung der satzsemantischen Rollen gar nicht unbedingt grammatisch dekodiert werden muss. Denn Hörer, die grundsätzlich von einer unmarkierten Abfolge ausgehen (sog. *Subjekt-* oder *Aktor-erst-Strategie*), verstehen diese Sätze richtig, ohne eine aufwendige grammatische Dekodierung vornehmen zu müssen.

Definition

Subjekt-erst-Sätze im Passiv

Durch die Anwendung einer solchen Aktor-erst-Strategie kann auch erklärt werden, warum Passivsätze wie Beispielsatz 4 besondere Anforderungen an die grammatische Dekodierung stellen. Im *Passivsatz* bildet das Subjekt zwar die erste Konstituente, diesem muss jedoch ungewöhnlicherweise die satzsemantische Rolle des Patiens zugeordnet werden. Um die grammatische Markiertheit dieser Satzstruktur zu erkennen, muss das Prädikat des Satzes grammatisch-lexikalisch und morpho-syntaktisch als besondere grammatische Struktur interpretiert werden können, die aus einem Passiv-bildenden Hilfsverb (*wird*) und der Partizip-II-Form eines Vollverbs (*ge-jag-t*) gebildet wurde. Als besonderer kommunikativer Grund für die Bildung dieser markierten Satzstruktur kann gelten, dass das Subjekt des zugrunde liegenden Aktivsatzes thematisch in den Hintergrund gerückt werden soll. Im Passivsatz kann das Subjekt sogar weggelassen werden (z. B. Aktiv: [Der Vogel]$^{\text{SUBJEKT/AGENS}}$ [jagt]^{AKTIV} [die Biene]$^{\text{OBJEKT/PATIENS}}$ → Passiv: [die Biene]$^{\text{SUBJEKT/PATIENS}}$ [wird gejagt]^{PASSIV}).

Definition

Objekt-Fragen

In sog. *W-Wort- bzw. Ergänzungsfragen* (auch als Satzgliedfragen bezeichnet) bildet das Fragewort i. d. R. die erste Konstituente des Satzes (z. B. *Wer jagt den Igel? Wen jagt der Igel? Warum jagt der Igel den Vogel?*). Durch das W-Fragewort wird nach einem spezifischen Satzglied gefragt. *Wer* fragt beispielsweise nach dem Subjekt des Satzes, während *Wen* nach dem direkten Objekt und *Warum* nach einer adverbialen Bestimmung (des Grundes für das Jagen) fragt. Diese Fragewörter fungieren grammatisch im Fragesatz als diejenigen Satzglieder, nach denen durch sie gefragt wird. So bildet das Fragepronomen *Wer* in dem Satz *Wer jagt den Vogel* die Subjekt-Konstituente und das Fragepronomen *Wen* in dem Satz *Wen jagt der Vogel* das direkte Objekt.

Objekt-Fragen gelten im Vergleich mit den jeweils analogen Subjekt-Fragen als grammatisch schwerer dekodierbar (z. B. [221], [465]). Dieser grammatische Schwierigkeitskontrast kann auf ähnliche Weise erklärt werden wie für Aussagesätze mit Objekt-erst-Struktur (s. o.). Denn Subjekt-Fragen werden korrekt verstanden, wenn von der unmarkierten Subjekt-erst-Abfolge der Konstituenten ausgegangen wird. Das Verstehen der grammatisch komplexeren Objekt-Fragen setzt dagegen eine grammatisch-lexikalische und morpho-syntaktische Analyse der Fragewörter und ihrer grammatischen Einbettung in den gegebenen Satz voraus.

Definition

Objekt-Relativsätze

Auch sog. *Objekt-Relativ*sätze, in denen das Relativpronomen das Objekt und damit die erste Konstituente des Relativsatzes bildet, gelten im Vergleich zu Subjekt-Relativsätzen als besonders schwer dekodierbar (z. B. Subjekt-Relativsatz: Der Vogel, [der^{SUBJEKT} die Biene jagt]^{RELATIVSATZ}, ist blau; Objekt-Relativsatz: Der Vogel, [den^{OBJEKT} die Biene jagt]^{RELATIVSATZ}, ist blau). Auch dieser Schwierigkeitskontrast kann – ähnlich wie in einfachen Aussagesätzen – auf eine ungewöhnliche Objekt- bzw. Patiens-erst-Struktur der Objekt-Relativsätze zurückgeführt werden. Außerdem werden in Objekt-Relativsätzen, im Unterschied zu den leichter zu verarbeitenden Subjekt-erst-Relativsätzen, das Verb und das direkte Objekt voneinander getrennt, obwohl sie über die sog. *Verb-Argument-Struktur*, Kap. 5.5.3 „Verb-Argument-Struktur“ (S. 120) in enger grammatischer Beziehung stehen.

Merke

Für die Erforschung und diagnostische Untersuchung von Defiziten der grammatischen Dekodierung sind markierte Satzstrukturen von besonderer Bedeutung. Denn um diese zuverlässig verstehen zu können, ist eine grammatische Dekodierung unumgänglich. Um *unmarkierte bzw. kanonische Sätze* zu verstehen, ist eine grammatische Dekodierung dagegen nicht unbedingt erforderlich. Diese Sätze könnten grundsätzlich auch mithilfe von Annahmen über besonders häufige Abfolgen von Konstituenten bzw. satzsemantischen Rollen korrekt interpretiert werden.

5.5.3 Teilsysteme bzw. Schritte der grammatischen Dekodierung

In Kap. 5.5.1 wurde erläutert, dass eine wichtige Aufgabe der grammatischen Dekodierung darin besteht, die grammatischen Konstituenten eines Satzes zu identifizieren (z. B. Subjekt und direktes Objekt) und diesen satzsemantische Funktionen oder Rollen (z. B. Aktor und Patiens) zuzuordnen. Grammatisches Verarbeiten ist hierfür insbesondere dann unumgänglich, wenn semantisch reversible und grammatisch ungewöhnliche (*markierte*) Satzstrukturen verstanden werden müssen (Kap. 5.5.2).

So müssen in dem reversiblen und *markierten* bzw. *topikalisierten* Beispielsatz aus ▸ Abb. 5.1 (*Einen kleinen Vogel jagt eine schnelle Biene*) die Wörter *Einen, kleinen* und *Vogel* als grammatisch zusammengehörig erkannt, dann als direktes Objekt des Prädikats *jagt* interpretiert und schließlich der satzsemantischen Funktion Patiens zugeordnet werden können. Dieser mehrschrittige Vorgang wird erst durch das Zusammenspiel aller in ▸ Abb. 5.17 dargestellten Teilsysteme der grammatischen Dekodierung ermöglicht. Funktion und Arbeitsweise der Teilsysteme werden in den nachfolgenden Kapiteln skizziert.

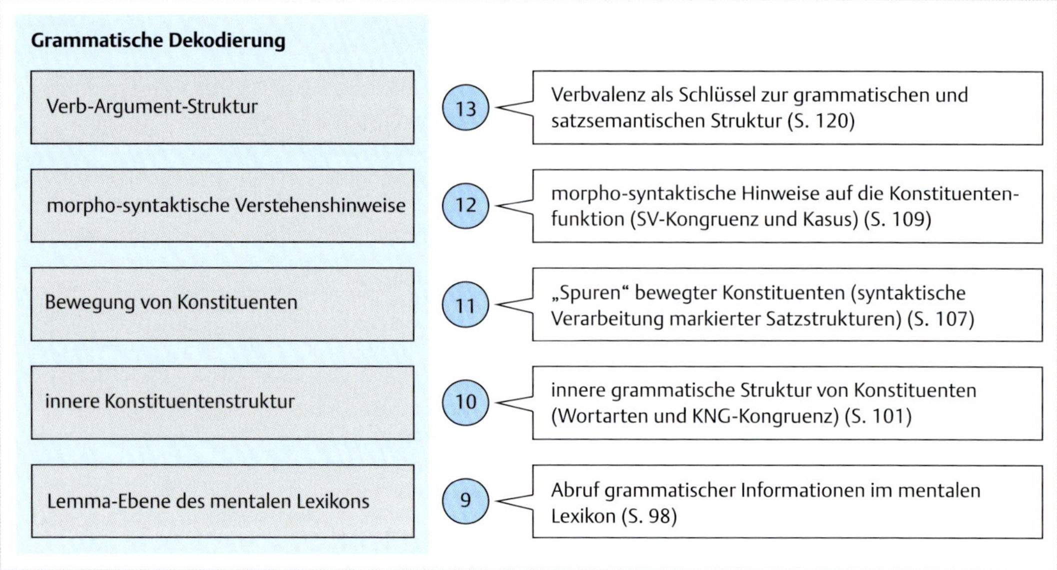

Abb. 5.17 Teilsysteme der grammatischen Dekodierung. Nummerierung der Teilsysteme vgl. ▶ Abb. 3.4 und ▶ Abb. 4.2.

Aktivierung grammatischer Informationen im mentalen Lexikon

Eine Schlüsselstellung bei der grammatischen Dekodierung von Sätzen kommt der Lemma-Ebene des mentalen Lexikons zu, denn hier sind Informationen zu den *grammatischen Eigenschaften* von Wörtern gespeichert, beispielsweise zur *Wortart*, zum *Genus* von Nomina oder zur *Argument-Struktur* von Verben (vgl. ▶ Abb. 5.10). So kann anhand der lexikalisch gespeicherten *Wortart* die Zusammengehörigkeit von Wörtern zu einer *grammatischen Konstituente* sowie der Konstituententyp (z.B. *Nominalphrase, Verbalphrase, Präpositionalphrase*) erkannt werden Kap. 5.5.3 „Zusammensetzung von Konstituenten aus Wortarten“ (S. 101), und anhand der Informationen zur *Argument-Struktur* von Verben kann die grammatische Umgebung der Verben gezielt nach bestimmten grammatischen Konstituenten (sog. Argumenten des Verbs) abgesucht werden, vgl. Kap. 5.5.3 „Verb-Argument-Struktur“ (S. 120).

Diese und weitere lexikalische Informationen zu den grammatischen Eigenschaften von Wörtern bzw. Morphemen bilden den Ausgangspunkt für die grammatische Dekodierung. Sie werden wenige Sekundenbruchteile, nachdem der lexikalische Zugriff auf die Wortformen erfolgt ist, aktiviert (vgl. Kap. 5.4, Lexikalische Dekodierung). Damit die grammatische Dekodierung uneingeschränkt gelingen kann, müssen die grammatischen Wortmerkmale im mentalen Lexikon vollständig und korrekt gespeichert sein und beim Sprachverstehen auch schnell und zuverlässig zugegriffen werden können.

▶ Abb. 5.18 zeigt die lexikalische Aktivierung grammatischer Wortmerkmale, wie sie zu Beginn der grammatischen Dekodierung der Beispieläußerung *„Einen kleinen Vogel jagt eine schnelle Biene“* erfolgen muss. Zur Wortform /bi:nə/ ist auf der Lemma-Ebene u. a. gespeichert, dass es sich um ein Wort der Wortart NOMEN handelt und dass es außerdem die grammatischen Merkmale SINGULAR (Numerus), NOMINATIV, AKKUSATIV bzw. DATIV (Kasus je nach Verwendungskontext) und FEMININUM (Genus) aufweist sowie das Merkmal 3. PERSON. Zur Wortform */jag-t/* ist u. a. gespeichert, dass dieses Wort die grammatischen Merkmale VOLLVERB (Wortart) SINGULAR (Numerus), PRÄSENS (Tempus), 3. PERSON und TRANSITIV (Verb-Argument-Struktur) aufweist.

Erwerb grammatischer Merkmale. Im Erstspracherwerb müssen Kinder über die Kompetenz verfügen, die grammatischen Merkmale von Wörtern bzw. Morphemen intuitiv zu erschließen. Denn sie

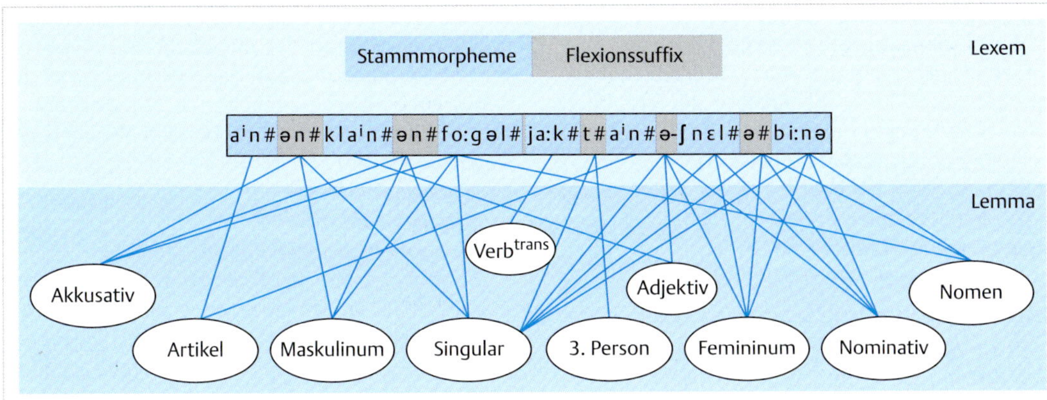

Abb. 5.18 Lexikalische Aktivierung grammatischer Wort- bzw. Morphemmerkmale in der Beispieläußerung: *„Einen kleinen Vogel jagt eine schnelle Biene".*

erhalten von ihren Eltern keine ausdrücklichen Hinweise darauf, dass im Deutschen beispielsweise

- alle Wörter der Wortart NOMEN ein KASUS- und ein GENUS-Merkmal tragen,
- das Genus-Merkmal von /bi:nə/ FEMININUM und das von /fo:g^{ə}l/ MASKULINUM ist,
- Wörter der Wortart VOLLVERB in die Kategorien TRANSITIV und INTRANSITIV einteilbar sind,
- zu den grammatischen Merkmalen der transitiven Verben gehört, als notwendige Ergänzung in ihrer syntaktischen Umgebung ein Akkusativ-Objekt zu benötigen, usw.

Auch Mehrdeutigkeiten bei der Zuordnung von Wort- und Morphemformen zu grammatischen Merkmalen müssen sich Kinder selbstständig erschließen können, beispielsweise, dass

- die Wortform /bi:nə/ manchmal das KASUS-Merkmal NOMINATIV trägt (z. B. *Eine schnelle Biene jagt einen kleinen Vogel*) und manchmal AKKUSATIV (z. B. *Eine schnelle Biene jagt ein kleiner Vogel*), oder
- DER manchmal das GENUS-Merkmal MASKULINUM symbolisiert, manchmal aber auch FEMININUM (z. B. Der $^{MASK/NOM}$ Vogel hilft der $^{FEM/DAT}$ Biene) usw.

Viele grammatische Merkmale sind dabei nur indirekt semantisch interpretierbar (z. B. grammatisches Genus oder Kasus) oder sie haben neben einer direkt erkennbaren Bedeutung auch noch eine semantisch nicht-interpretierbare, innersprachliche Funktion.

M!

Merke

Um grammatische Merkmale erschließen, auf der Lemma-Ebene speichern und für die grammatische Dekodierung nutzen zu können, müssen Kinder deshalb in der Lage sein, die Sprachstruktur nicht nur nach semantischen, sondern auch nach grammatischen Gesichtspunkten zu analysieren und als System von abstrakten, grammatischen Einheiten zu deuten, ohne dass sich diese Merkmale unmittelbar transparent auf die Wort- oder Satzbedeutung auswirken.

So ergeben sich Hinweise auf das GENUS- und KASUS-Merkmal von Wortformen wie z. B. /bi:nə/ oder /fo:g^{ə}l/ durch die Beachtung anderer Wörter in der grammatischen Umgebung dieser Nomina. Dass /fo:g^{ə}l/ das GENUS-Merkmal MASKULINUM und (u. a.) das KASUS-Merkmal AKKUSATIV zuzuordnen ist, kann nicht aus phonologischen, morphologischen oder semantischen Eigenschaften des Wortes selbst erschlossen werden. Hinweise auf die grammatischen Merkmale von /fo:g^{ə}l/ ergeben sich erst, nachdem das Prinzip der GENUS- und KASUS-Kongruenz innerhalb von Nominalphrasen erworben wurde [201], vgl. Kap. 5.5.3 „Kasus-, Numerus- und Genus-Kongruenz innerhalb von Nominalphrasen" (S. 105). Denn erst aufgrund der Kongruenz von ARTIKELN wie /ainən/ $^{MASK\_AKK}$ und ADJEKTIVEN wie /klainən/$^{MASK\_AKK}$ in der unmittelbaren syntaktischen Umgebung von

/fo:g^{ə}l/ werden diese grammatischen Merkmale auf das Nomen /fo:g^{ə}l/^{MASK_AKK} übertragen.

Auch die Wortart eines Wortes ergibt sich in vielen Fällen erst durch die Analyse der grammatischen Umgebungen und Funktionen, in denen das Wort vorkommt. (So kann die Wortform /jʊŋən/ je nach grammatischer Umgebung entweder als Adjektiv oder als Nomen fungieren (*Die jungen Hunde spielen*/*Die Jungen spielen mit den Hunden*).

Untersuchungsmethoden und Defizite bei der grammatisch-lexikalischen Dekodierung

In vielen Modellen der rezeptiven Sprachverarbeitung wird von der Annahme ausgegangen, dass bei der grammatischen Dekodierung auf grammatische Wortmerkmale im mentalen Lexikon zugegriffen werden muss, wie dies im vorangehenden Kapitel skizziert wurde (z. B. [168], [205], [272]). Allerdings finden sich in der psycholinguistischen Literatur bisher nur relativ wenige experimentelle Studien, in denen versucht wurde, die mentalen Vorgänge bei diesem Verarbeitungsschritt gezielt zu untersuchen. Hierbei kommen insbesondere Aufgaben zur **Grammatikalitätsbeurteilung** zum Einsatz.

Beispielsweise wurden in einer Studie von Hagoort [207] erwachsenen Versuchspersonen u. a. Sätze vorgesprochen, die **grammatisch inkorrekte Nominalphrasen** enthielten, wobei die Inkorrektheit durch **Verletzungen der Genus- oder der Numeruskongruenz** zwischen Artikel und Bezugsnomen bedingt war. Analoge deutschsprachige Beispiele sind *Der* kaputte Auto steht in der Garage*; *Das* kaputte Autos stehen in der Garage*. In dieser Studie wurde beobachtet, dass die grammatischen Inkorrektheiten typische Ereignis-korrelierte elektrophysiologische Potenziale nach sich zogen, die sich von den Reaktionsmustern bei semantischer Inkorrektheit unterschieden. Diese Beobachtung wurde so gedeutet, dass das Gehirn zwischen semantischen und grammatischen Wortmerkmalen unterscheidet.

Ähnliche Beobachtungen wurden auch für Sätze gemacht, in denen die grammatische Inkorrektheit nicht durch fehlerhafte Genus- oder Numeruskongruenz bedingt war (wie in der oben skizzierten Studie), sondern durch die Verwendung von **Nominalphrasen, die eine grammatisch unpassende Wortart** enthielten, beispielsweise *Der Holzfäller wich der scharfen gesägt* (statt Säge) am Dienstag aus* [167], [206]. Auch um diese Inkorrektheit erkennen zu können, mussten die Versuchspersonen u. a. auf die Wortart des unpassenden Wortes zugreifen können, die auf der Lemma-Ebene des mentalen Lexikons gespeichert ist. Die Erkennung des Wortartenfehlers führte bei den Versuchspersonen wiederum zu spezifischen Ereignis-korrelierten Potenzialen, die sich von denen auf semantisch unpassende Wörter (z. B. *Das Mädchen legte die Süßigkeit in die Blume*) unterschieden.

Um lexikalischen Zugriff auf grammatische Wortmerkmale bei agrammatischen Patienten zu untersuchen, verwendeten Kim u. Thompson [252] ebenfalls eine Aufgabe zur Beurteilung der Grammatikalität. Den Versuchspersonen werden dazu **Sätze mit korrekter oder inkorrekt realisierter Verb-Argument-Struktur**, Kap. 5.5.3 „Verb-Argument-Struktur" (S. 120), dargeboten (z. B. korrekt: *Der Junge stellt die Tasse auf den Tisch*; inkorrekt: *Der Junge stellt**; korrekt: *Der Junge lacht*; inkorrekt: *Der Junge lacht das Mädchen**). Um die grammatisch inkorrekten Sätze erkennen zu können, muss auf die Lemma-Ebene des mentalen Lexikons zugegriffen werden können. Denn im lexikalischen Eintrag von Vollverben ist u. a. die Information zu Art und Anzahl notwendiger bzw. erlaubter Argumente des Verbs (die Argument-Struktur des Verbs) verzeichnet.

Ob manche Kinder mit SSES Schwierigkeiten haben könnten, die grammatischen Merkmale von Wörtern zu verarbeiten, wird schon seit Langem diskutiert – allerdings primär mit Bezug auf Defizite der Sprachproduktion (z. B. [193], [194]). Die Annahme ist hier, dass Wortmerkmale ohne direkten semantischen Bezug, also grammatische Wortmerkmale, Kindern mit SSES herausragende Verarbeitungsprobleme bereiten – möglicherweise, weil die verschiedenen Formen eines Lexems (z. B. mal-t, mal-st, mal-e, etc.) im mentalen Lexikon nur unzureichend mit ihren jeweiligen grammatischen Merkmalen ausgestattet werden können. Dadurch können grammatische Funktionen verschiedener Wortformen oft nur ungenau erkannt bzw. voneinander unterschieden werden [88]. In der expressiven Sprache kann dieses grammatisch-lexikalische Defizit dazu führen, dass grammatisch undeterminierte Ersatzformen von Wörtern verwendet werden (z. B. infinite Formen von Verben).

Ein forschungsmethodisches Problem bei der Untersuchung von Mechanismen (und demzufolge auch von Defiziten der grammatisch-lexikalischen Dekodierung) besteht allerdings darin, dass diese nie isoliert, sondern immer nur in Verbindung mit anderen Mechanismen der grammatischen Dekodierung überprüft werden können. In den oben zitierten Studien musste beispielsweise neben einer grammatisch-lexikalischen Dekodierung auch noch eine Dekodierung von Verb-Argument-Strukturen erfolgen [252] oder eine Dekodierung der inneren Struktur von Konstituenten [167], [206]. Die überprüften elektrophysiologischen Parameter spiegeln deshalb wahrscheinlich zwar auch, aber nicht nur grammatisch-lexikalisches Verarbeiten wider. Analog gilt auch für die im folgenden Kapitel aufgelisteten Aufgaben- und Stimulusformate zur Untersuchung der grammatisch-lexikalischen Dekodierung, dass für eine erfolgreiche Bearbeitung zwar eine grammatisch-lexikalische Dekodierung notwendig, jedoch nicht hinreichend ist (vgl. die detaillierten Angaben zum Modellbezug der Aufgaben- und Stimulusformate in Kap. 7).

Fragestellungen und ASFs zur Überprüfung der grammatisch-lexikalischen Dekodierung

In ▸ Tab. 5.14 sind Fragestellungen und ASFs zur Überprüfung der grammatisch-lexikalischen Dekodierung zusammengestellt.

Dekodierung der inneren Struktur von Konstituenten

Einen weiteren Schritt der grammatischen Dekodierung bildet die Gliederung des Satzes in **grammatische Konstituenten** oder *Phrasen* (**10** in ▸ Abb. 3.4 und ▸ Abb. 4.2). Hierbei müssen u. a. Wortgruppen als grammatische Einheiten erkannt werden können, denen anschließend bestimmte grammatische Funktionen zuzuordnen sind (z. B. *Subjekt, direktes Objekt*), Kap. 5.5.3 „Morpho-syntaktische Hinweise auf die grammatische Funktion von Konstituenten" (S. 109) sowie satzsemantische Rollen vgl. Kap. 5.5.3 „Verb-Argument-Struktur" (S. 120).

Die grammatische Struktur einer Sprache legt fest, wie die in der Sprache möglichen Konstituenten- bzw. Phrasentypen (z. B. *Nominalphrasen, Verbalphrasen, Präpositionalphrasen*) innerlich aufgebaut sein können.

Zusammensetzung von Konstituenten aus Wortarten

Unter anderem legen die Regeln der Konstituentenstruktur für jede Sprache fest, aus welchen Wortarten ein bestimmter Konstituententyp zusammengesetzt sein darf. Außerdem ist geregelt,

Tab. 5.14 F 10: Können die grammatischen Merkmale von Wörtern auf der Lemma-Ebene des mentalen Lexikons aktiviert werden?

Aufgaben- und Stimulusformate zu Fragestellung F 10	Aufgabenstellung und Item-Beispiele
ASF 29 **Beurteilung der Grammatikalität: Konstituenten mit fehlenden oder inkorrekten Wortarten**	**Aufgabenstellung** Es werden Sätze vorgesprochen, die grammatisch inkorrekte oder korrekte Konstituenten enthalten. Grammatisch inkorrekte Konstituenten werden entweder durch Tilgung eines grammatisch erforderlichen Wortes einer bestimmten Wortart oder durch eine grammatisch nicht erlaubte Abfolge von Wortarten gebildet. Die grammatische Korrektheit der dargebotenen Sätze soll beurteilt werden.
Details siehe ▸ Tab. 7.29	**Item-Beispiele** *„Ist das so richtig?"* Fehlen einer obligatorischen Wortart: 1. Korrekt: *Die Biene hat im Baum gesessen.* 2. Inkorrekt: *Die Biene hat im gesessen.* grammatisch unpassende Wortart: 1. Korrekt: *Die Biene hat gegähnt.* 2. Inkorrekt: *Die Biene möchte gegähnt.* 3. Korrekt: *Die Biene jagt einen kleinen Vogel.* 4. Inkorrekt: *Die Biene jagt einen hier Vogel.* grammatisch unpassende Abfolge der Wortarten: 1. Korrekt: *Die kleine Biene jagt einen Vogel.* 2. Inkorrekt: *Die Biene kleine jagt einen Vogel.*

Tab. 5.14 Fortsetzung

Aufgaben- und Stimulusformate zu Fragestellung F 10	Aufgabenstellung und Item-Beispiele
ASF 30 **Beurteilung der Grammatikalität: Nominalphrasen mit inkorrekter Kongruenz** **Details siehe ▶ Tab. 7.30**	**Aufgabenstellung** Es werden grammatisch inkorrekt oder korrekt gebildete Konstituenten vorgesprochen. Die grammatischen Inkorrektheiten beruhen auf fehlerhafter Numerus- und/oder Genuskongruenz innerhalb einer Nominalphrase. Die grammatische Korrektheit der dargebotenen Konstituenten soll beurteilt werden. **Item-Beispiele** *„Ist das so richtig gesagt?“* 1. der^{MASK} Vogel^{MASK} 2. das^{NEUT} Vogel$^{\text{MASK*}}$ 3. mein^{NEU} kleines^{NEU} Haus^{NEU} 4. meine^{FEM} kleines^{NEU} Haus$^{\text{NEU*}}$ 5. eine^{FEM} kleine^{FEM} Biene^{FEM} 6. eine^{FEM} kleines^{NEU} Biene$^{\text{FEM*}}$ 7. dieses^{SING} Haus^{SING} 8. dieses^{SING} Häuser$^{\text{PLUR*}}$ 9. mein^{SING} schönes^{SING} Haus^{SING} 10. mein^{SING} schöne^{PLUR} Haus$^{\text{SING*}}$
ASF 23 **Beurteilung der Grammatikalität: inkorrekte und korrekte Subjekt-Verb-Kongruenz** **Details siehe ▶ Tab. 7.23**	**Aufgabenstellung** Der untersuchten Person wird ein Stimulussatz vorgesprochen und sie wird aufgefordert zu beurteilen, ob der Satz korrekt oder inkorrekt ist. Die Inkorrektheit ergibt sich ggf. daraus, dass das Subjekt und das Prädikat hinsichtlich Numerus- und Personal-Merkmalen nicht kongruieren. Um mit diesem Aufgaben- und Stimulusformat gezielt die Dekodierung der Subjekt-Verb-Kongruenz untersuchen zu können, müssen alle inkorrekten Sätze durch eine fehlerhafte Realisierung von Subjekt-Verb-Kongruenz gebildet werden. **Item-Beispiele** *„Ist der Satz so richtig?“* 1. SV-Kongruenz korrekt: *Die Mücke jagen die Bienen.* 2. SV-Kongruenz inkorrekt: *Die Mücke jagen die Biene.** 3. SV-Kongruenz korrekt: *Die Biene jagst Du.* 4. SV-Kongruenz inkorrekt: *Die Biene jagt Du.**
ASF 33 **Beurteilung der Grammatikalität: Sätze mit korrekt oder inkorrekt realisierter Verb-Argument-Struktur** **Details siehe ▶ Tab. 7.33**	**Aufgabenstellung** Es soll entschieden werden, ob ein vorgesprochener Satz grammatisch korrekt oder inkorrekt ist. Inkorrektheiten sind ggf. durch ein fehlendes oder ein grammatisch nicht-erlaubtes zusätzliches Argument bedingt. **Item-Beispiele** *„Ist das so richtig?“* 1. Korrekt: *Der Junge holt die Milch.* 2. Inkorrekt: *Der Junge holt.** 3. Korrekt: *Der Junge schwimmt.* 4. Inkorrekt: *Der Junge schwimmt das Mädchen.**

wie die Wortarten in dem Konstituententyp aufeinander folgen (vgl. [165]). Die Information über die Wortart der im Satz enthaltenen Wörter muss für diesen Verarbeitungsschritt zuvor auf der Lemma-Ebene des mentalen Lexikons aktiviert worden sein (▶ Abb. 5.19).

Konstituenten vom Typ *Nominalphrase* (NP) enthalten als Kernelement ein Wort der Wortarten *Nomen* oder *Pronomen* (z. B. *[Den schnellen Vogel*^{NOMEN}*]*^{NP} *jagt [die kleine Biene*^{NOMEN}*]*^{NP}*; [Ihn*^{PRONOMEN}*]*^{NP} *jagt [sie*^{PRONOMEN} *]*^{NP}). Analog enthalten Konstituenten vom Typ *Präpositionalphrase* (PP) als Kern-

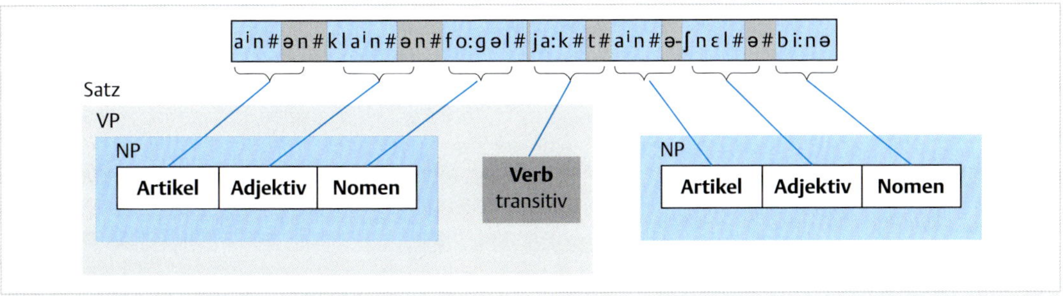

Abb. 5.19 Dekodierung der Konstituentenstruktur: Kombinierbarkeit von Wortarten.

Tab. 5.15 Erlaubte und nicht erlaubte Kombinationen von Wortarten in Nominal- und Verbalphrasen.

	Wortart	Nominal- bzw. Verbalphrase
mögliche Wortarten in Nominalphrasen		
1.	Nomen	[Bienen]^{NP} sammeln Honig
2.	Artikel + Nomen	[Die Biene]^{NP} jagt den Vogel
3.	Adjektiv + Nomen	[Schnelle Bienen]^{NP} jagen den kleinen Vogel
4.	Artikel + Adjektiv + Nomen	[Eine schnelle Biene]^{NP} jagt den Vogel
5.	Artikel + Nomen + Adverb	Wie [die Biene dort]^{NP} den Vogel jagt
6.	Pronomen	Wie [sie]^{NP} ihn jagt
als Nominalphrasen nicht erlaubt		
7.	Nomen + Verb	Eine schnelle [Biene jagt] den kleinen Vogel
8.	Verb + Art + Nomen	Eine schnelle Biene [jagt den Vogel]
9.	Adjektiv + Nomen + Verb	Eine [schnelle Biene jagt] den Vogel
10.	Pronomen + Pronomen	Wie [sie ihn] jagt
11.	Vollverb + Modalverb	...weil sie ihn [jagen will]
mögliche Wortarten in Verbalphrasen		
12.	Vollverb	Die Bienen [schlafen]^{VP}
13.	Modalverb + Vollverb	Die Biene [soll kommen]^{VP}
14.	Auxiliarverb + Vollverb	Die Biene [ist gekommen]^{VP}
als Verbalphrasen nicht erlaubt		
15.	Nomen + Verb	Eine schnelle [Biene jagt] den kleinen Vogel
16.	Verb + Art	Eine schnelle Biene [jagt den] Vogel]

element eine *Präposition* (z. B. *der Vogel wohnt [in^{PRÄPOSITION} dem Baum]^{PP}*) und Konstituenten vom Typ *Verbalphrase* (VP) ein *Vollverb* (*Der kleine Vogel [will fliegen^{VERB}]^{VP}*). Beispiele für Nominalphrasen und für Verbalphrasen, die nach den Regeln der Konstituentenstruktur des Deutschen erlaubt sind, sowie einige, die nicht erlaubt sind, zeigt ▶ Tab. 5.15.

Tab. 5.16 Beispiele für die Einbettung von Konstituenten in Konstituenten.

	Konstituententyp	Wortart	Beispiel
1.	Verbalphrase (VP)	Verb + NP	Eine schnelle Biene [jagt [den Vogel]^{NP}]^{VP}
2.	Nominalphrase (NP)	NP + NP	Eine Biene jagt [den Vogel [des Baumes]^{NP}]^{NP}
3.	Präpositionalphrase (PP)	Präp + NP	Die Biene wohnt [in [einem Baum]^{NP}]^{PP}

Konstituenten eines bestimmten Typs können auch als Ganzes in einer anderen Konstituente enthalten sein, wie die Beispiele in ▶ Tab. 5.16 zeigen.

Die Dekodierung der Konstituentenstruktur ist abgeschlossen, wenn jedes Wort der den Satz bildenden Wortkette einer grammatischen Konstituente zugeordnet wurde.

Untersuchungsmethoden und Defizite der Dekodierung von Konstituenten nach Wortarten

In verschiedenen Studien wurden Aufgaben zur **Beurteilung der Grammatikalität** verwendet, um zu überprüfen, ob, wie und ab welchem Alter Hörer auf eine nicht erlaubte **Zusammensetzung von Konstituenten** aus bestimmten Wortarten reagieren. Als wichtiges Indiz dafür, dass solche Verletzungen der Grammatikalität unwillkürlich, intuitiv und sehr rasch bemerkt werden, gelten typische **Ereignis-korrelierte elektrophysiologische Potenziale**, die in vielen dieser Studien nur Sekundenbruchteile nach der Präsentation einer unpassenden Wortart messbar waren.

Hahne et al. [208] fanden beispielsweise, dass sich bei deutschsprachigen Kindern ab dem Alter von ca. 7 Jahren eine solche unwillkürliche neurophysiologische Reaktion bei Sätzen nachweisen ließ, wenn in einer Präpositionalphrase das notwendige Nomen fehlte und stattdessen direkt ein Verb folgte (z. B. *Die Gans wurde im_ *gefüttert* anstelle von *Die Gans wurde im Stall gefüttert*). Offenbar werden solche Verletzungen der inneren Wortartenstruktur von Konstituenten also unwillkürlich bemerkt und zwar selbst dann, wenn die Aufgabe der untersuchten Person gar nicht darin besteht, Grammatikalität zu beurteilen.

Dass Kinder mit SSES Besonderheiten bei der Dekodierung der inneren Wortartenstruktur von Konstituenten aufweisen können, wurde in einer Studie von Sabisch et al. [402] beobachtet. In dieser sollten ca. 10-jährige deutschsprachige Kinder die **Grammatikalität von Sätzen** beurteilen, die eine grammatisch inkorrekte Konstituente enthielten. Die Inkorrektheit bestand darin, dass *in einer Präpositionalphrase ein obligatorisches Nomen fehlte* (z. B. *Der Stock wurde ins* geworfen*). Für Kinder mit altersgemäßer Sprachentwicklung konnte anhand von EEG-Ableitungen nachgewiesen werden, dass sie die grammatische Inkorrektheit schnell und unwillkürlich erkannten. Bei Kindern mit SSES zeigten sich dagegen qualitativ und zeitlich abweichende Ereignis-korrelierte Potenziale.

Wulfeck et al. [497] beobachteten die **Reaktionszeiten** von englischsprachigen Kindern mit SSES und mit altersgemäßer Sprachentwicklung in einer Aufgabe zur **Beurteilung der Grammatikalität**. Es wurden Sätze zur Beurteilung dargeboten, in denen die innere Wortartenstruktur von Konstituenten fehlerhaft war. So fehlte in manchen Sätzen ein *obligatorischer Artikel in einer Nominalphrase* (z. B. *_ Girl was working quietly near the small, red house*. [_ Mädchen arbeitete still neben dem kleinen roten Haus.*]*) oder es fehlte ein *obligatorisches Hilfsverb in einer Verbalphrase* (z. B. *Mrs. Brown-working in the church kitchen*. [Frau Braun _ gearbeitet in der Küche der Kirche*.]* Die Kinder mit SSES benötigten mehr Zeit als altersgemäß entwickelte Kinder, um die fehlerhafte Konstituentenstruktur zu bemerken.

Fragestellungen und ASFs zur Überprüfung der Dekodierung von Konstituenten nach Wortarten

In ▶ Tab. 5.17 sind Fragestellung und ASF zur Überprüfung der Dekodierung von Konstituenten nach Wortarten zusammengestellt.

Tab. 5.17 F 11: Werden fehlende oder falsche Wortarten innerhalb von Konstituenten bemerkt?

Aufgaben- und Stimulusformate zu Fragestellung F 11	Aufgabenstellung und Item-Beispiele
ASF 29 Unterscheidung von reimenden und nicht-reimenden Wort- und Pseudowortpaaren Details siehe ▶ Tab. 7.29	**Aufgabenstellung** Es werden Sätze vorgesprochen, die grammatisch inkorrekte oder korrekte Konstituenten enthalten. Grammatisch inkorrekte Konstituenten werden entweder durch Tilgung eines grammatisch erforderlichen Wortes einer bestimmten Wortart oder durch eine grammatisch nicht erlaubte Abfolge von Wortarten gebildet. Die grammatische Korrektheit der dargebotenen Sätze soll beurteilt werden. **Item-Beispiele** *„Ist das so richtig?"* Fehlen einer obligatorischen Wortart: 1. Korrekt: *Die Biene hat im Baum gesessen.* 2. Inkorrekt: *Die Biene hat im gesessen.* grammatisch unpassende Wortart: 1. Korrekt: *Die Biene hat gegähnt.* 2. Inkorrekt: *Die Biene möchte gegähnt.* 3. Korrekt: *Die Biene jagt einen kleinen Vogel.* 4. Inkorrekt: *Die Biene jagt einen hier Vogel.* grammatisch unpassende Abfolge der Wortarten 1. Korrekt: *Die kleine Biene jagt einen Vogel.* 2. Inkorrekt: *Die Biene kleine jagt einen Vogel.*

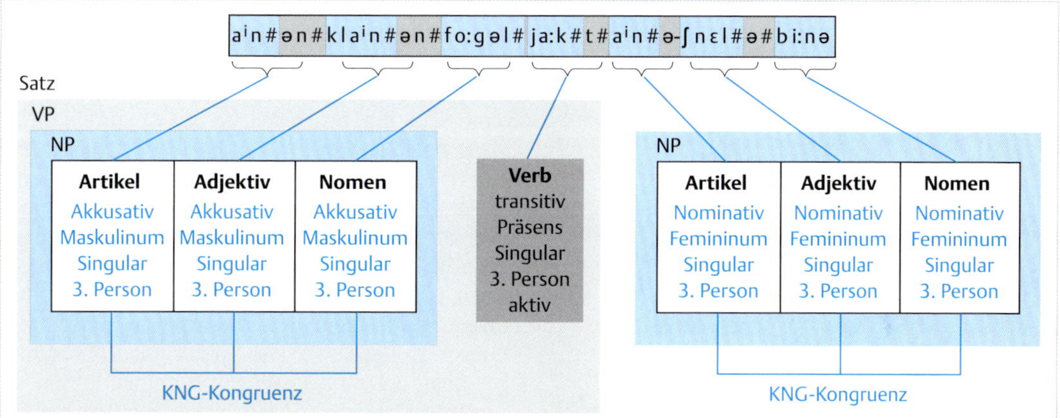

Abb. 5.20 Dekodierung der Konstituentenstruktur: Kasus-, Genus- und Numerus-Kongruenz.

Kasus-, Numerus- und Genus-Kongruenz innerhalb von Nominalphrasen

Im vorangehenden Kapitel wurde erläutert, dass Konstituenten eines bestimmten Typs durch die Abfolgen bestimmter Wortarten gekennzeichnet sind (▶ Tab. 5.16). So können Nominalphrasen u. a. durch eine Kombination der Wortarten Artikel + Adjektiv + Nomen gebildet werden (z. B. *einen*^{ARTIKEL} *kleinen*^{ADJEKTIV} *Vogel*^{NOMEN}). Solche Abfolgen von Wortarten werden bei der grammatischen Dekodierung erkannt und als grammatisch zusammengehörig, d. h. als Konstituente, interpretiert.

Darüber hinaus kann die Zusammengehörigkeit von Wörtern zu einer Konstituente vom Typ Nominalphrase aber auch durch die morpho-syntaktische Übereinstimmung (Kongruenz) der Wörter hinsichtlich ihres Kasus-, Genus- und Numerus-Merkmals angezeigt werden (▶ Abb. 5.20). So tragen in der Nominalphrase [*Einen*$^{AKK\_MASK\_SING}$ *kleinen*$^{AKK\_MASK\_SING}$ *Vogel*$^{AKK\_MASK\_SING}$] wie im Satzbeispiel *Einen kleinen Vogel jagt eine schnelle Biene* alle Wörter das gleiche Kasus-, Numerus- und Genus-Merkmal. Auch durch diese morpho-syntaktische Kongruenz ist für den grammatisch kompetenten Hörer intuitiv erkennbar, dass die Wörter zur selben grammatischen Konstituente gehören.

Untersuchungsmethoden und Defizite bei der morpho-syntaktischen Dekodierung von Nominalphrasen

In psycholinguistischen Studien wurden Hinweise darauf gefunden, dass bereits Kleinkinder fehlerhafte morphologische Kongruenz innerhalb von Nominalphrasen bemerken. Bobb u. Mani [57] untersuchten diese Fähigkeit beispielsweise bei zwei- bis dreijährigen deutschsprachigen Kindern in einer **Blickbewegungsstudie**. Sie verwendeten hierzu eine Aufgabe, in der eine Nominalphrase (bestehend aus Artikel und Nomen) vorgesprochen und zwei Auswahlbilder gezeigt wurden, von denen eines das Nomen darstellte. In manchen Nominalphrasen war die **Genus-Kongruenz zwischen Artikel und Nomen** korrekt (wie in *der*^{MASK} *Ball*^{MASK}) und in anderen fehlerhaft (*das*^{NEU}*Ball*^{MASK}). Es zeigte sich, dass die Kinder bei Nominalphrasen mit inkorrekter Genus-Kongruenz länger auf das Zielbild blickten als bei korrekter Genus-Kongruenz. Demnach wurde die Inkorrektheit also bemerkt und verursachte zusätzlichen Aufwand bei der Verarbeitung der Nominalphrase. Ähnliche Beobachtungen wurden auch für Kinder aus anderen Genus-markierenden Sprachen gemacht, u. a. für Niederländisch [239] und Französisch [474].

In verschiedenen Studien konnte beobachtet werden, dass sowohl **Verletzungen der Genus- als auch der Numerus-Kongruenz innerhalb von Nominalphrasen** typische **Ereignis-korrelierte Potenziale** hervorrufen [76], [398], und zwar selbst dann, wenn die Aufgabe der Versuchspersonen gar nicht darin bestand, die Grammatikalität des sprachlichen Stimulus zu beurteilen, sondern vielmehr den Satz zu verstehen.

Außerdem scheinen Hörer auch aus dem Genus-Merkmal von Artikeln und Adjektiven intuitiv Erwartungen über das Genus-Merkmal des folgenden Nomens aufzubauen. Wurde beispielsweise *der*^{MASK} *kleine*^{MASK}... gehört, so geht der Hörer davon aus, dass diese Wortartenkombination wahrscheinlich eine Nominalphrase einleitet, dass deshalb wahrscheinlich ein Nomen folgt und dass dieses Nomen das Genus-Merkmal MASKULINUM aufweist. Diese Erwartung wird unmittelbar aufgebaut, nachdem der Artikel und das Adjektiv lexikalisch aktiviert wurden und hilft offenbar dabei, das Nomen schneller zu erkennen bzw. auf der Lexem-Ebene des mentalen Lexikons aufzufinden (z. B. [70], [227], [228], [239]).

Zur Frage, ob Kinder mit SSES Schwierigkeiten bei der rezeptiven Verarbeitung von Genus- oder Numerus-Kongruenz aufweisen können, liegen bisher nur relativ wenige Erkenntnisse vor. Allerdings weisen verschiedene Studien zur Sprachproduktion darauf hin, dass Kinder aus unterschiedlichen Genus-markierenden Sprachen – u. a. auch im Deutschen – Schwierigkeiten haben können, den passenden Artikel zu einem Nomen zu finden (z. B. [14], [87], [89], [377], [396]).

Hinweise darauf, dass Kinder mit SSES Defizite bei der Dekodierung von Genus-Kongruenz innerhalb von Konstituenten haben können, wurden beispielsweise in einer portugiesischen Studie von Silveira [424] gefunden. Portugiesische Nomen tragen das Genus-Merkmal MASKULINUM oder FEMININUM und es besteht wie im Deutschen Genuskongruenz zwischen Artikel, Adjektiv und Nomen. In dieser Studie sollten sechs- bis neunjährige Kinder mit SSES und gleichaltrige Kinder ohne SSES u. a. *beurteilen, ob das Genus eines Nomens mit dem eines vorangehenden Artikels bzw. Adjektivs übereinstimmte*. Die altersgemäß entwickelten Kinder zeigten hierbei fast ausschließlich korrekte Reaktionen. Von den fünf Kindern mit SSES konnte nur eines die Aufgabe ähnlich gut lösen. Drei Kinder waren sehr unsicher bei der Beurteilung von Genus-Kongruenz.

Auch zu der Frage, wie Kinder mit SSES Numerus-Kongruenz innerhalb von Nominalphrasen rezeptiv verarbeiten, liegen bisher nur wenige Erkenntnisse vor. Moscati u. Vottari [331] untersuchten dies beispielsweise für ca. fünfjährige italienischsprachige Kinder mit SSES sowie gleichaltrige Kinder mit altersgemäßer Sprachentwicklung. Sie verwendeten hierzu eine Aufgabe zur **Beurteilung der Grammatikalität von Sätzen**. In einer Teilmenge der Sätze waren **Nominalphrasen mit inkorrekter Numerus-Kongruenz zwischen Artikel und Nomen** enthalten. In dieser Studie zeigten die Kinder mit SSES allerdings ähnlich gute Leistungen beim Erkennen von fehlerhafter Numerus-Kongruenz wie die Kinder ohne SSES.

Fragestellungen und ASFs zur Überprüfung der morpho-syntaktischen Dekodierung von Nominalphrasen

In ▶ Tab. 5.18 sind Fragestellung und ASF zur Überprüfung der morpho-syntaktischen Dekodierung von Nominalphrasen zusammengestellt.

„Spuren“ syntaktisch bewegter Konstituenten

In den vorangehenden Unterkapiteln von Kap. 5.5.3 (Teilsysteme der grammatischen Dekodierung) wurde skizziert, wie

- Informationen über die grammatischen Merkmale von Wörtern im mentalen Lexikon abgerufen werden (Kap. 5.5.3 „Aktivierung grammatischer Informationen im mentalen Lexikon“ (S. 98)) und
- Konstituenten anhand ihres inneren Aufbaus, d. h. ihrer Zusammensetzung aus bestimmten Wortarten (Kap. 5.5.3 (S. 101)) sowie aufgrund von Kasus-, Numerus- und Genus-Kongruenz, (Kap. 5.5.3 „Kasus-, Numerus- und Genus-Kongruenz innerhalb von Nominalphrasen“ (S. 105)) als grammatische Einheiten erkannt werden.

Nachfolgend wird skizziert, wie Konstituenten in einem Satz aufeinander folgen können und welche besonderen Anforderungen sich bei der grammatischen Dekodierung von Sätzen mit ungewöhnlicher bzw. *markierter* Abfolge von Konstituenten ergeben (z. B. von OVS-Sätzen, Objekt-Relativsätzen, Passiv-SVO-Sätzen, Objekt-Fragen). Wie die grammatische Funktion einer Konstituente erkannt wird (z. B. Subjekt oder Objekt) und damit auch ungewöhnliche Abfolgen von Konstituenten, wird im Kapitel „Morpho-syntaktische Hinweise auf die grammatische Funktion von Konstituenten“ (S. 109) erläutert.

Aus verschiedenen Studien liegen Hinweise darauf vor, dass Sätze mit markierter Abfolge von Konstituenten besonders hohe Anforderungen an die grammatische Dekodierung stellen [38], [42], [169]. Für die Verarbeitung solcher Sätze benötigen Hörer mehr Zeit. Die Sätze werden häufiger bzw. im Spracherwerb länger missverstanden als vergleichbar strukturierte Sätze mit gewöhnlicher Konstituentenabfolge. Der Schwierigkeitskontrast zwischen Sätzen mit markierter und unmarkierter Abfolge wird dadurch erklärt, dass bei ungewöhnlicher Konstituentenabfolge zusätzliche grammatische Verarbeitungsprozesse, sog. *Bewegungen von Konstituenten* (vgl. **11** in ▶ Abb. 3.4 und ▶ Abb. 4.3) erforderlich werden.

Tab. 5.18 F 12: Wird fehlerhafte Kasus-, Numerus- und Genus-Kongruenz innerhalb von Konstituenten bemerkt?

Aufgaben- und Stimulusformate zu Fragestellung F 12	Aufgabenstellung und Item-Beispiele
ASF 30 **Beurteilung der Grammatikalität: Nominalphrasen mit inkorrekter Kongruenz** **Details siehe ▶ Tab. 7.30**	**Aufgabenstellung** Es werden grammatisch inkorrekt oder korrekt gebildete Konstituenten vorgesprochen. Die grammatischen Inkorrektheiten beruhen auf fehlerhafter Numerus- und/oder Genus-Kongruenz innerhalb einer Nominalphrase. Die grammatische Korrektheit der dargebotenen Konstituenten soll beurteilt werden. **Item-Beispiele** *„Ist das so richtig?“* 1. Korrekt: der^{MASK} Vogel^{MASK} 2. Inkorrekt: das^{NEUT} Vogel^{MASK} 3. Korrekt: mein^{NEU} kleines^{NEU} Haus^{NEU} 4. Inkorrekt: meine^{FEM} kleines^{NEU} Haus^{NEU} 5. Korrekt: eine^{FEM} kleine^{FEM} Biene^{FEM} 6. Inkorrekt: eine^{FEM} kleines^{NEU} Biene^{FEM} 7. Korrekt: dieses^{SING} Haus^{SING} 8. Inkorrekt: dieses^{SING} Häuser^{PLUR} 9. Korrekt: mein^{SING} schönes^{SING} Haus^{SING} 10. Inkorrekt: mein^{SING} schöne^{PLUR} Haus^{SING}

Unmarkierte Sätze des Deutschen (z. B. SVO-Sätze im Aktiv, Subjekt-Fragen und Subjekt-Relativsätze, vgl. ► Tab. 5.9) sind u. a. dadurch gekennzeichnet, dass das *Subjekt* ggf. vorhandenen *Objekten* vorangeht (vgl. ► Tab. 5.26).

Dem Subjekt ist außerdem in der unmarkierten Grundabfolge die satzsemantische Rolle *Agens* oder *Aktor* zugeordnet (► Tab. 5.25). Hörer des Deutschen können nach dieser Annahme bei der rezeptiven grammatischen Verarbeitung eines Satzes intuitiv zunächst von einer Subjekt- bzw. Aktor-erst-Abfolge ausgehen. Entspricht jedoch die Abfolge der Konstituenten in dem gehörten Satz nicht diesem Grundmuster, sondern liegt beispielsweise eine OVS-Abfolge vor (z. B. *Den Vogel jagt die Biene*), dann müssen die Konstituenten in diesem grammatisch ungewöhnlichen (*markierten*) Satz zunächst umgeordnet (*bewegt*) und auf die Grundabfolge zurückgeführt werden können. Denn satzsemantische Rollen können nach dieser Modellvorstellung nur aus der Grundabfolge erschlossen werden, nicht jedoch aus der tatsächlichen Abfolge, in der der Sprecher die Konstituenten durch Bewegungen aus bestimmten kommunikativen Gründen umgeordnet hat (vgl. Kap. 6.3.6).

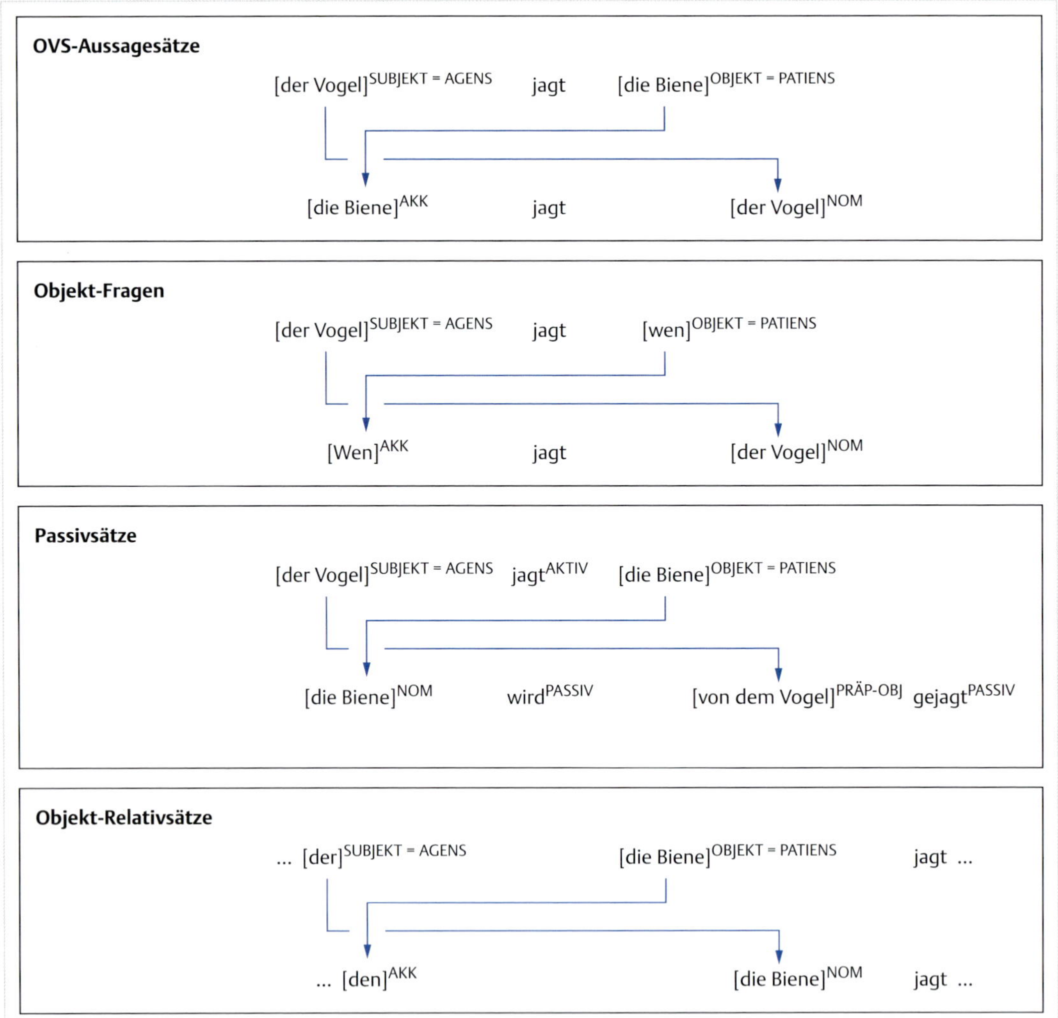

Abb. 5.21 Bewegungen von Konstituenten in verschiedenen markierten Satzstrukturen.

Wird beispielsweise das Subjekt an das Satzende bewegt und das Objekt an den Satzanfang, so muss die ursprüngliche Position (wie in der angenommenen Grundabfolge) mit der neuen Position im veränderten Satz verknüpft bleiben. Diese Verknüpfung wird durch eine sog. *Spur* hergestellt, ein abstraktes Band, das eine Konstituente in der Grundabfolge und in einer durch Bewegung veränderten Abfolge verbindet.

Für das Verstehen von markierten Satzstrukturen muss der Hörer demnach in der Lage sein, Subjekt und Objekte aus ihrer ursprünglichen Position in der Grundabfolge wegzubewegen, und er darf dabei die Spur zu den ursprünglichen satzsemantischen Rollen der bewegten Konstituenten nicht verlieren. ▶ Abb. 5.21 veranschaulicht diese Modellvorstellung für die markierten Satzstrukturen aus ▶ Tab. 5.13. Die Spuren der bewegten Konstituenten sind durch Pfeile dargestellt.

Durch die zusätzlichen Bewegungsoperationen, die beim Verstehen markierter Sätze ausgeführt werden müssen, sind allerdings nicht nur die Anforderungen an die grammatische Dekodierung, sondern auch an die Speicherkapazität des Arbeitsgedächtnisses besonders hoch. Auch Defizite des Arbeitsgedächtnisses werden deshalb als Ursache für den erhöhten Schwierigkeitsgrad von markierten Sätzen diskutiert (z. B. [43], [325]).

Hinweis

Diese Beschreibung der Grundabfolge von Konstituenten im deutschen Satz ist allerdings vereinfacht. Nach Auffassung vieler Linguisten wird im Deutschen meist von der Grundstruktur SUBJEKT-OBJEKT-VERB ausgegangen [34], [437], sodass weitere Bewegungen von Konstituenten (z. B. auch des Verbs) erforderlich sind, um aus der Grundabfolge einen Satz mit sog. Verbzweitstellung (OVS oder SVO) abzuleiten. Auf die Darstellung der *Verbbewegungen* wird an dieser Stelle aber verzichtet, weil sie für den Schwierigkeitsunterschied zwischen den markierten und unmarkierten Sätzen in ▶ Tab. 5.13 keine Rolle spielen.

Untersuchungsmethoden und Defizite bei der Dekodierung „bewegter“ Konstituenten

Schwierigkeiten bei der Ausführung von Bewegungsoperationen bzw. beim Aufbau und der Aufrechterhaltung von grammatischen *Spuren* werden als potenzieller Faktor im Verursachungshintergrund von Defiziten der grammatischen Dekodierung diskutiert (z. B. [268] für einen Überblick, [465], [468], [473], [502], [505]).

Als wichtiger Beleg für diese Annahme gelten Studien, in denen Kinder mit SSES besondere Schwierigkeiten in **Satz-Bild-Zuordnungsaufgaben** mit verschiedenen markierten Satzstrukturen zeigten, etwa bei *Objekt-Fragen* [121], [145], [173], Passivsätzen [322], [367] oder *Objekt-Relativsätzen* [172]. Auch *Aussagesätze mit Objekt-erst-Struktur* (OVS) gelten für deutschsprachige Kinder mit SSES als besonders schwer zu verstehen (z. B. [279]).

Durch die Annahme von Defiziten bei der Bewegung von Konstituenten bzw. beim Aufbau und der Aufrechterhaltung von Spuren könnten diese zunächst heterogen erscheinenden Defizite beim Verstehen unterschiedlicher Satzstrukturen erklärt werden. Denn Bewegungen der Objekt-Konstituente vor die Subjekt-Konstituente sind in allen diesen Satzstrukturen erforderlich, um eine korrekte Zuordnung der satzsemantischen Rollen zu gewährleisten.

Fragestellungen und ASFs zur Überprüfung der Dekodierung „bewegter“ Konstituenten

In ▶ Tab. 5.19 sind Fragestellungen und ASFs zur Überprüfung der Dekodierung „bewegter“ Konstituenten zusammengefasst.

Morpho-syntaktische Hinweise auf die grammatische Funktion von Konstituenten

In den vorangehenden Unterkapiteln von Kap. 5.5.3 (Teilsysteme der grammatischen Dekodierung) wurde skizziert, wie

- Informationen über die grammatischen Merkmale von Wörtern im mentalen Lexikon abgerufen werden, Kap. 5.5.3 „Aktivierung grammatischer Informationen im mentalen Lexikon“ (S. 98),

Tab. 5.19 F 13: Können Bewegungen von Konstituenten erkannt werden?

Aufgaben- und Stimulusformate zu Fragestellung F 13	Aufgabenstellung und Item-Beispiele
ASF 21 **Satz-Bild-Zuordnung mit SVO- und OVS-Aussagesätzen: Subjekt-Verb-Kongruenz als Verstehenshinweis** **Details siehe ▶ Tab. 7.21**	**Aufgabenstellung** Es wird ein Stimulussatz vorgesprochen und es werden zwei Auswahlbilder präsentiert (Zielbild und grammatisches Ablenkerbild). Es soll auf das Bild gezeigt werden, das die Satzbedeutung korrekt darstellt. Das grammatische Ablenkerbild zeigt die Satzbedeutung mit vertauschten satzsemantischen Rollen. Um gezielt die Dekodierung von **Subjekt-Verb-Kongruenz** untersuchen zu können, muss das Stimulusmaterial so strukturiert werden, dass Subjekt und/oder Objekte ausschließlich anhand dieses morpho-syntaktischen Verstehenshinweises erkennbar sind. Eine Erkennbarkeit von Subjekt oder Objekten anhand von **Kasus-Merkmalen** (z. B. *Den Igel jagen die Mücken*) muss deshalb ausgeschlossen werden. Für die Untersuchung der grammatischen Dekodierung sind insbesondere Stimulussätze mit **OVS-Struktur** relevant. Denn nur bei diesen Sätzen ist eine umfassende grammatische Dekodierung unumgänglich. Bei den SVO-Sätzen könnte dagegen die grammatische Dekodierung auch umgangen und stattdessen von der gewöhnlichen Abfolge Agens-Aktion-Patiens ausgegangen werden. **Item-Beispiele** *„Welches Bild passt zu dem Satz?"* 1. $SVO^{SV\text{-}Kongruenz}$: *Die Biene jagt die Igel* Ablenkerbild: Igel jagen Biene 2. $OVS^{(SV\text{-}Kongruenz)}$: *Die Vögel jagt die Biene* Ablenkerbild: Vögel jagen Biene 3. $OVS^{SV\text{-}Kongruenz}$: *Die Igel jagt die Biene* Ablenkerbild: Igel jagen Biene
ASF 22 **Satz-Bild-Zuordnung mit Subjekt- und -Objekt-Relativsätzen: Subjekt-Verb-Kongruenz als Verstehenshinweis** **Details siehe ▶ Tab. 7.22**	**Aufgabenstellung** Es wird ein Stimulussatz vorgesprochen und es werden zwei Auswahlbilder präsentiert (Zielbild und grammatisches Ablenkerbild). Es soll auf das Bild gezeigt werden, das die Satzbedeutung korrekt darstellt. Das grammatische Ablenkerbild zeigt die Satzbedeutung des Relativsatzes mit vertauschten satzsemantischen Rollen. Um gezielt die Dekodierung von **Subjekt-Verb-Kongruenz** untersuchen zu können, müssen die Relativsätze so strukturiert werden, dass Subjekt und/oder Objekte ausschließlich anhand dieses morpho-syntaktischen Verstehenshinweises identifizierbar sind. Eine Erkennbarkeit von Subjekt oder Objekten anhand von **Kasus-Merkmalen** (z. B. *Der Igel, den die Mücken jagen,...*) muss deshalb ausgeschlossen werden. Für die Untersuchung der grammatischen Dekodierung sind insbesondere **Objekt-Relativsätze** relevant. Denn nur bei diesen Sätzen ist eine umfassende grammatische Dekodierung unumgänglich. Bei den Subjekt-Relativsätzen könnte dagegen die grammatische Dekodierung auch umgangen und stattdessen von der gewöhnlichen Abfolge Agens – Patiens ausgegangen werden. **Item-Beispiele** *„Welches Bild passt zu dem Satz?"* 1. Subjekt-Relativsätze: *Die Biene, die die Mücken jagt, ...* Ablenkerbild: Mücken jagen Biene 2. Objekt-Relativsätze: *Die Bienen, die die Mücke jagt, ...* Ablenkerbild: Bienen jagen Mücke 3. Objekt-Relativsätze: *Die Igel, die die Mücke jagt, ...* Ablenkerbild: Igel jagen Mücke

Tab. 5.19 Fortsetzung

Aufgaben- und Stimulusformate zu Fragestellung F 13	Aufgabenstellung und Item-Beispiele
ASF 24 **Satz-Bild-Zuordnung mit SVO- und OVS-Aussagesätzen: Kasus als Verstehenshinweis** **Details siehe ▶ Tab. 7.24**	**Aufgabenstellung** Es wird ein Stimulussatz vorgesprochen und es werden zwei Auswahlbilder präsentiert (Zielbild und grammatisches Ablenkerbild). Es soll auf das Bild gezeigt werden, das die Satzbedeutung korrekt darstellt. Das grammatische Ablenkerbild zeigt die Satzbedeutung mit vertauschten satzsemantischen Rollen. Um gezielt die Dekodierung von **Kasus** untersuchen zu können, müssen Subjekt und/oder Objekte ausschließlich anhand dieses morpho-syntaktischen Verstehenshinweises erkennbar sein. Eine Erkennbarkeit von Subjekt oder Objekten anhand von **Subjekt-Verb-Kongruenz** (z. B. Den Igel jagen^{PLUR} die Bienen^{PLUR}) muss deshalb ausgeschlossen werden. Für die Untersuchung der grammatischen Dekodierung sind insbesondere Stimulussätze mit **OVS-Struktur** relevant. Denn nur bei diesen Sätzen ist eine umfassende grammatische Dekodierung unumgänglich. Bei den SVO-Sätzen könnte dagegen die grammatische Dekodierung auch umgangen und stattdessen von der gewöhnlichen Abfolge Agens – Aktion – Patiens ausgegangen werden. **Item-Beispiele** *„Welches Bild passt zu dem Satz?"* 1. SVO^{AKK}: *Die Biene jagt den Igel.* Ablenkerbild: Igel jagt Biene 2. OVS^{NOM}: *Die Mücke jagt der Igel.* Ablenkerbild: Mücke jagt Igel
ASF 25 **Satz-Bild-Zuordnung mit Subjekt- und -Objekt-Relativsätzen: Kasus als Verstehenshinweis** **Details siehe ▶ Tab. 7.25**	**Aufgabenstellung** Es wird ein Stimulussatz vorgesprochen und es werden zwei Auswahlbilder präsentiert (Zielbild und grammatisches Ablenkerbild). Es soll auf das Bild gezeigt werden, das die Satzbedeutung korrekt darstellt. Das grammatische Ablenkerbild zeigt die Satzbedeutung mit vertauschten satzsemantischen Rollen. Um gezielt die Dekodierung von **Kasus** untersuchen zu können, dürfen Subjekt und/oder Objekte ausschließlich anhand dieses morpho-syntaktischen Verstehenshinweises erkennbar sein. Eine Erkennbarkeit von Subjekt oder Objekten anhand von **Subjekt-Verb-Kongruenz** (z. B. *Der Vogel, den die Mücken^{PLURAL} jagen^{PLURAL}...*) muss deshalb ausgeschlossen werden. Für die Untersuchung der grammatischen Dekodierung sind insbesondere die **Objekt-Relativsätze** relevant. Denn nur bei diesen Sätzen ist eine umfassende grammatische Dekodierung unumgänglich. Bei den Subjekt-Relativsätzen könnte dagegen die grammatische Dekodierung auch umgangen und stattdessen von der gewöhnlichen Abfolge Agens – Patiens ausgegangen werden. **Item-Beispiele** *„Welches Bild passt zu dem Satz?"* 1. SO^{AKK}V: *Die Biene, die den Igel jagt, ...* Ablenkerbild: Igel jagt Biene 2. OS^{NOM}V: *Die Biene, die der Igel jagt, ...* Ablenkerbild: Biene jagt Igel

Tab. 5.19 Fortsetzung

Aufgaben- und Stimulusformate zu Fragestellung F 13	Aufgabenstellung und Item-Beispiele
ASF 26 **Satz-Bild-Zuordnung mit Subjekt- und- Objekt-Fragen: Kasus als Verstehenshinweis** **Details siehe ▸ Tab. 7.26**	**Aufgabenstellung** Es wird ein Stimulussatz vorgesprochen und es werden zwei Auswahlbilder präsentiert (Zielbild und grammatisches Ablenkerbild). Es soll auf das Bild gezeigt werden, das die Satzbedeutung korrekt darstellt. Das grammatische Ablenkerbild zeigt die Satzbedeutung mit vertauschten satzsemantischen Rollen. Um gezielt die Dekodierung von **Kasus-Merkmalen** untersuchen zu können, müssen Subjekt- und/oder Objekte ausschließlich anhand dieses morpho-syntaktischen Verstehenshinweises erkennbar sein. Eine Erkennbarkeit von Subjekt oder Objekten anhand von **Subjekt-Verb-Kongruenz** (z. B. *Wen*^{AKK} *jagen*^{PLURAL} *die Mücken*^{PLURAL}) muss deshalb ausgeschlossen werden. **Item-Beispiele** *„Welches Bild passt zu dem Satz?“* S^{NOM}VO-Frage: 1. Diskurs-unabhängig: *Wer*^{NOM} *jagt eine Biene?* 2. Diskurs-abhängig: *Welcher*^{NOM} *Vogel jagt eine Biene?* Ablenkerbild: Biene jagt Vogel O^{AKK}VS-Frage: 1. Diskurs-unabhängig: *Wen*^{AKK} *jagt eine Biene?* 2. Diskurs-abhängig: *Welchen*^{AKK} *Vogel jagt eine Biene?* Ablenkerbild: Vogel jagt Biene
ASF 34 **Satz-Bild-Zuordnung mit Aussagesätzen im Aktiv und im Passiv** **Details siehe ▸ Tab. 7.34**	**Aufgabenstellung** Es wird ein Stimulussatz vorgesprochen und es werden zwei Auswahlbilder präsentiert (Zielbild und grammatisches Ablenkerbild). Es soll auf das Bild gezeigt werden, das die Satzbedeutung korrekt darstellt. Das grammatische Ablenkerbild zeigt die Satzbedeutung mit vertauschten satzsemantischen Rollen. Für die Untersuchung der grammatischen Dekodierung sind insbesondere die **Passivsätze** relevant. Denn nur bei diesen Sätzen ist eine umfassende grammatische Dekodierung unumgänglich. Bei den unmarkierten Aktivsätzen könnte dagegen die grammatische Dekodierung auch umgangen und stattdessen von der gewöhnlichen Abfolge Agens-erst ausgegangen werden. **Item-Beispiele** *„Welches Bild passt zu dem Satz?“* 1. Aktiv-Satz: *Die Biene jagt den Igel.* Ablenkerbild: Igel jagt Biene 2. Passiv-Satz: *Der Igel wird von der Biene gejagt.* Ablenkerbild: Igel jagt Biene

- Konstituenten anhand ihres inneren Aufbaus (ihrer Zusammensetzung aus bestimmten Wortarten sowie aufgrund von Kasus-, Numerus- und Genus-Kongruenz) erkannt werden, Kap. 5.5.3 „Dekodierung der inneren Struktur von Konstituenten“ (S. 101) und
- die Spuren bewegter Konstituenten in markierten Satzstrukturen nachvollzogen werden müssen, um die korrekte Zuordnung satzsemantischer Rollen zu gewährleisten, Kap. 5.5.3 „Spuren sytaktisch bewegter Konstituenten“ (S. 107).

Nachfolgend wird erläutert, anhand welcher Informationen das grammatische Dekodierungssystem erkennen kann, ob sich die Konstituenten des Satzes (z. B. Subjekt und Objekte) in der unmarkierten oder in einer markierten, d. h. durch Bewegung erzeugten Position befinden. Hierzu muss die grammatische Funktion der Konstituenten (z. B. Subjekt, Prädikat, Objekte) aus *morpho-syntaktischen Verstehenshinweisen* abgeleitet werden können, insbesondere aus der *Subjekt-Verb-Kongruenz* (siehe folgendes Unterkapitel) und aus den *Kasus-Merkmalen von Nominalphrasen* (S. 117).

Subjekt-Verb-Kongruenz

Verben stehen als Prädikate mit der Subjekt-Konstituente des Satzes in einer morpho-syntaktischen Kongruenz-Beziehung, denn Subjekt und Prädikat eines Satzes müssen im Hinblick auf ihr Personal- und Numerus-Merkmal übereinstimmen (sog. *Subjekt-Verb-Kongruenz*, vgl. ▶ Abb. 5.22).

Numerus- und Personalmerkmal des finiten Verbs eines Satzes liefern dem Hörer aufgrund dieses Strukturprinzips einen morpho-syntaktischen Verstehenshinweis, der für die Suche nach der Subjekt-Konstituente hilfreich oder sogar unverzichtbar sein kann (insbesondere in semantisch reversiblen, markierten Sätzen), wie die folgenden Beispielsätze in ▶ Tab. 5.20 zeigen.

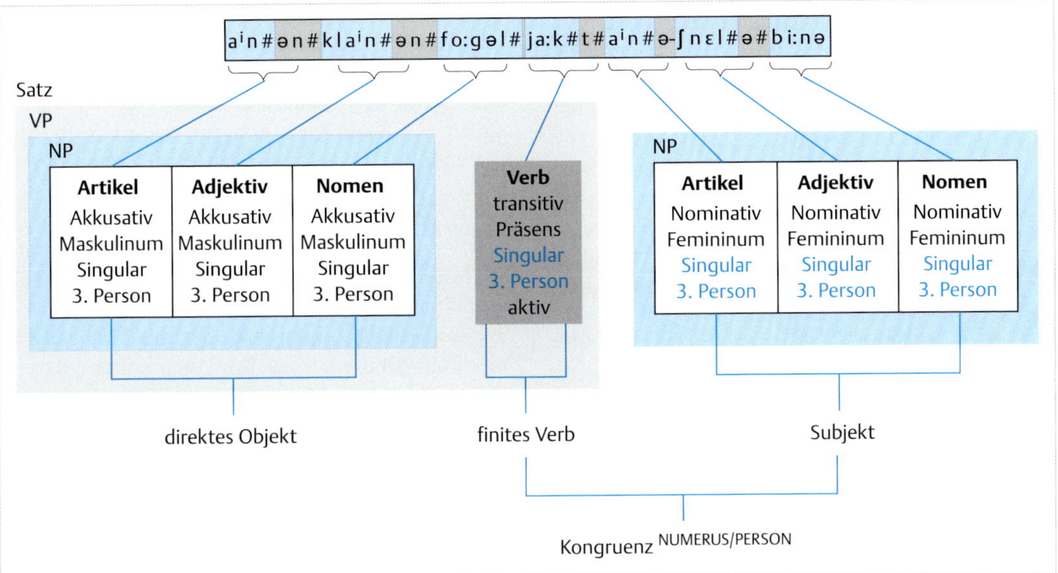

Abb. 5.22 Morpho-syntaktische Verstehenshinweise: Subjekt-Verb-Kongruenz.

Tab. 5.20 Unterscheidung von Subjekt und Objekt nur mithilfe von Subjekt-Verb-Kongruenz.

	Beispiele		
1.	Objekt/Patiens	Prädikat	Subjekt/Agens
	[Die Spinne]	[jagen]	[die Bienen]
			SV-Kongruenz
2.	Objekt/Patiens	Prädikat	Subjekt/Agens
	[Die Spinnen]	[jagt]	[die Biene]
			SV-Kongruenz
3.	Objekt/Patiens	Subjekt/Agens	Prädikat
	Die Biene, [die]	[die Vögel]	[jagen], …
			SV-Kongruenz
4.	Subjekt/Agens	Objekt/Patiens	Prädikat
	Die Biene, [die]	[die Vögel]	[jagt], …
		SV-Kongruenz	

In den Beispielsätzen 1 bis 4 sind die Subjekt-Konstituenten nur anhand der Kongruenz mit dem Prädikatsverb eindeutig identifizierbar, weil nur sie dasselbe Numerus-Merkmal wie das Prädikat aufweisen. Die jeweils andere in den Sätzen enthaltene Nominalphrase kommt als Subjekt-Konstituente nicht infrage, weil sie ein anderes Numerus-Merkmal als das Prädikat aufweist.

In den folgenden Beispielsätzen (▶ Tab. 5.21) könnte die Subjekt-Konstituente zwar auch anhand anderer morpho-syntaktischer Verstehenshinweise identifiziert werden (Kasus-Merkmale), jedoch liefert die Subjekt-Verb-Kongruenz einen zusätzlichen morpho-syntaktischen Verstehenshinweis, um Subjekt und Objekt des Satzes unterscheiden zu können.

Um Subjekt-Verb-Kongruenz als Verstehenshinweis bei der grammatischen Dekodierung nutzen zu können, müssen dem Hörer die Formvarianten der hieran beteiligten Wörter (insbesondere von Verben und Nomina) bekannt sein. Im mentalen Lexikon ist dieses intuitive Wissen des Hörers durch die Verknüpfungen zwischen den morphophonologischen Formen auf der Lexem-Ebene mit den entsprechenden grammatischen Merkmalen auf der Lemma-Ebene repräsentiert (vgl. Kap. 5.5.3, ▶ Abb. 5.18).

Untersuchungsmethoden und Defizite bei der Dekodierung von Subjekt-Verb-Kongruenz

In verschiedenen Studien wurde beobachtet, dass Probanden ohne Sprachstörungen **inkorrekt realisierte Subjekt-Verb-Kongruenz** in auditiv dargebotenen Sätzen unwillkürlich und bereits nach Sekundenbruchteilen bemerken. Denn diese grammatischen Fehler lösen unmittelbar Ereignis-korrelierte elektrophysiologische Aktivität in spezifischen Bereichen der Hirnrinde aus. Als besonders ausgeprägt erwiesen sich solche, mit der Verletzung von Subjekt-Verb-Kongruenz korrelierte Hirnaktivitäten in Sprachen mit einer relativ freien Abfolge der Konstituenten, wie beispielsweise dem Deutschen [165]. Für englischsprachige Hörer wurde dagegen weniger ausgeprägte Aktivität während der Darbietung von Sätzen mit inkorrekter Subjekt-Verb-Kongruenz beobachtet [482].

Dass deutschsprachige Kinder mit SSES Schwierigkeiten bei der Verarbeitung von Kongruenzrelationen (u. a. mit Subjekt-Verb-Kongruenz) haben können, wird schon seit Langem diskutiert (z. B. [88], [211]). Allerdings stützt sich diese Annahme bisher überwiegend auf Analysen expressiver morpho-syntaktischer Fehlleistungen.

Tab. 5.21 Unterscheidung von Subjekt und Objekt auch mithilfe von Subjekt-Verb-Kongruenz.

	Beispiele		
1.	Objekt/Patiens	Prädikat	Subjekt/Agens
	[Den Vogel] – *Akkusativ*	[jagen]	[die Bienen]
			SV-Kongruenz
2.	Objekt/Patiens	Prädikat	Subjekt/Agens
	[Die Spinnen]	[jagt]	[die Biene]
			SV-Kongruenz
3.	Objekt/Patiens	Subjekt/Agens	Prädikat
	Der Igel, [den] – *Akkusativ*	[die Vögel]	[jagen], …
			SV-Kongruenz
4.	Subjekt/Agens	Objekt/Patiens	Prädikat
	Der Igel, [der] – *Nominativ*	[die Vögel]	[jagt], …
		SV-Kongruenz	

Moscati u. Vottari [331] untersuchten die Fähigkeit zur Dekodierung von Subjekt-Verb-Kongruenz im Italienischen anhand einer Aufgabe zur **Grammatikalitätsbeurteilung**. Auch im Italienischen weisen Subjekt und Verb eines Satzes dasselbe Numerus-Merkmal auf. An der Studie nahmen Kinder mit SSES sowie gleichaltrige Kinder mit altersgemäßer Sprachentwicklung teil. Zur Beurteilung wurden u. a. Sätze dargeboten, in denen die **Numerus-Kongruenz zwischen Subjekt und Verb nicht korrekt realisiert** war. Die Kinder mit SSES hatten deutlich größere Schwierigkeiten, die Fehlrealisierungen zu bemerken.

Nicht altersgemäße Leistungen in Aufgaben zur **Beurteilung der Verbmorphologie und der Subjekt-Verb-Kongruenz** wurden auch für englischsprachige Kinder mit SSES berichtet [319], [326]. In einer Studie von Wulfeck et al. [497], in der auch die **Reaktionszeiten bei der Beurteilung von Grammatikalität** gemessen wurden, zeigten englischsprachige Kinder mit SSES besonders große Schwierigkeiten bei der Beurteilung von **Kongruenz zwischen Subjekt und tempusbildenden Hilfsverben**.

Allerdings weisen einige Studien auch darauf hin, dass Subjekt-Verb-Kongruenz von manchen Kindern mit SSES dekodiert und für die Zuordnung satzsemantischer Rollen genutzt werden kann. Für das Deutsche ergibt sich dies aus einer Untersuchung, in der **OVS-Sätze** von Kindern mit SSES in einer **Satz-Bild-Zuordnungsaufgabe** dann besser verstanden wurden, wenn die beiden **Nominalphrasen des Satzes ungleiche Numerus-Merkmale** aufwiesen (z. B. *Die Kinder winken dem Mann*). OVS-Sätze mit gleichem Numerus in beiden Nominalphrasen (z. B. *Die Oma hilft der Frau*) [436] bereiten größere Schwierigkeiten. Ähnliche Beobachtungen wurden von Adani et al. [2] auch für englischsprachige Kinder mit SSES berichtet, die **Objekt-Relativsätze** dekodieren sollten. Auch in dieser Studie konnten die Kinder mit SSES Numerus-Kongruenz zwischen Subjekt und Verb beachten und dadurch die richtige Zuordnung satzsemantischer Rollen erkennen.

Fragestellungen und ASFs zur Überprüfung der Dekodierung von Subjekt-Verb-Kongruenz

In ▸ Tab. 5.22 und ▸ Tab. 5.23 sind Fragestellungen und ASFs zur Überprüfung der Dekodierung von Subjekt-Verb-Kongruenz zusammengestellt.

Tab. 5.22 F 14: Wird inkorrekte Subjekt-Verb-Kongruenz bemerkt?

Aufgaben- und Stimulusformate zu Fragestellung F 14	Aufgabenstellung und Item-Beispiele
ASF 23 **Beurteilung der Grammatikalität: inkorrekte und korrekte Subjekt-Verb-Kongruenz** **Details siehe ▸ Tab. 7.23**	**Aufgabenstellung** Es wird ein Stimulussatz vorgesprochen und es soll beurteilt werden, ob der Satz korrekt oder inkorrekt ist. Die Inkorrektheit ergibt sich ggf. daraus, dass das **Subjekt und das Prädikat** hinsichtlich ihrer Numerus- und Person-Merkmale **nicht kongruieren**. Die grammatische Korrektheit der dargebotenen Sätze soll beurteilt werden. Um mit diesem Aufgaben- und Stimulusformat gezielt die Dekodierung der Subjekt-Verb-Kongruenz untersuchen zu können, müssen alle inkorrekten Sätze ausschließlich durch eine fehlerhafte Realisierung von Subjekt-Verb-Kongruenz gebildet werden. **Item-Beispiele** *„Ist der Satz so richtig?"* Numerus: 1. SV-Kongruenz korrekt: *„Die Mücken jagen die Bienen."* 2. SV-Kongruenz inkorrekt: *„Die Mücke jagen die Biene."* * Person: 1. SV-Kongruenz korrekt: *„Die Biene jagst Du."* 2. SV-Kongruenz inkorrekt: *„Die Biene jagt Du."* *

Tab. 5.23 F 15: Kann Subjekt-Verb-Kongruenz verwendet werden, um Subjekte und Objekte zu unterscheiden?

Aufgaben- und Stimulusformate zu Fragestellung F 15	Aufgabenstellung und Item-Beispiele
ASF 21 **Satz-Bild-Zuordnung mit SVO- und OVS-Aussagesätzen: Subjekt-Verb-Kongruenz als Verstehenshinweis** Details siehe ▶ Tab. 7.21	**Aufgabenstellung** Es wird ein Stimulussatz vorgesprochen und es werden zwei Auswahlbilder präsentiert (Zielbild und grammatisches Ablenkerbild). Es soll auf das Bild gezeigt werden, das die Satzbedeutung korrekt darstellt. Das grammatische Ablenkerbild zeigt die Satzbedeutung mit vertauschten satzsemantischen Rollen. Um gezielt die Dekodierung von **Subjekt-Verb-Kongruenz** untersuchen zu können, muss das Stimulusmaterial so strukturiert werden, dass Subjekt und/oder Objekte ausschließlich anhand dieses morpho-syntaktischen Verstehenshinweises erkennbar sind. Eine Erkennbarkeit von Subjekt oder Objekten anhand von **Kasus-Merkmalen** (z. B. Den Igel jagen die Mücken) muss deshalb ausgeschlossen werden. Für die Untersuchung der grammatischen Dekodierung sind insbesondere Stimulussätze mit **OVS-Struktur** relevant. Denn nur bei diesen Sätzen ist eine umfassende grammatische Dekodierung unumgänglich. Bei den SVO-Sätzen könnte dagegen die grammatische Dekodierung auch umgangen und stattdessen von der gewöhnlichen Abfolge Agens-Aktion-Patiens ausgegangen werden. **Item-Beispiele** *„Welches Bild passt zu dem Satz?“* 1. $SVO^{SV\text{-}Kongruenz}$: *Die Biene jagt die Igel.* Ablenkerbild: Igel jagen Biene 2. $OVS^{(SV\text{-}Kongruenz)}$: *Die Vögel jagt die Biene.* Ablenkerbild: Vögel jagen Biene 3. $OVS^{SV\text{-}Kongruenz}$: *Die Igel jagt die Biene.* Ablenkerbild: Igel jagen Biene
ASF 22 **Satz-Bild-Zuordnung mit Subjekt- und- Objekt-Relativsätzen: Subjekt-Verb-Kongruenz als Verstehenshinweis** Details siehe ▶ Tab. 7.22	**Aufgabenstellung** Es wird ein Stimulussatz vorgesprochen und es werden zwei Auswahlbilder präsentiert (Zielbild und grammatisches Ablenkerbild). Es soll auf das Bild gezeigt werden, das die Satzbedeutung korrekt darstellt. Das grammatische Ablenkerbild zeigt die Satzbedeutung des Relativsatzes mit vertauschten satzsemantischen Rollen. Um gezielt die Dekodierung von **Subjekt-Kongruenz** untersuchen zu können, müssen die Relativsätze so strukturiert werden, das Subjekt und/oder Objekte ausschließlich anhand dieses morpho-syntaktischen Verstehenshinweises identifizierbar sind. Eine Erkennbarkeit von Subjekt oder Objekten anhand von **Kasus-Merkmalen** (z. B. *Der Igel, den die Mücken jagen.*) muss deshalb ausgeschlossen werden. Für die Untersuchung der grammatischen Dekodierung sind insbesondere die **Objekt-Relativsätze** relevant. Denn nur bei diesen Sätzen ist eine umfassende grammatische Dekodierung unumgänglich. Bei den Subjekt-Relativsätzen könnte dagegen die grammatische Dekodierung auch umgangen und stattdessen von der gewöhnlichen Abfolge Agens-Patiens ausgegangen werden. **Item-Beispiele** *„Welches Bild passt zu dem Satz?“* 1. Subjekt-Relativsätze: *Die Biene, die die Mücken jagt,...* Ablenkerbild: Mücken jagen Biene 2. Objekt-Relativsätze: *Die Bienen, die die Mücke jagt,...* Ablenkerbild: Bienen jagen Mücke 3. Objekt-Relativsätze: *Die Igel, die die Mücke jagt,...* Ablenkerbild: Igel jagen Mücke

Unterscheidung von Subjekt und Objekten anhand des Kasus

Im Kapitel „Subjekt-Verb-Kongruenz“ (S. 113) wurde erläutert, wie die Kongruenz zwischen dem Subjekt und dem finiten Prädikatsverb eines Satzes hinsichtlich des Numerus- und Personalmerkmals verwendet werden kann, um das Subjekt zu identifizieren und von direkten und indirekten Objekten zu unterscheiden.

Morpho-syntaktische Hinweise, die bei der Unterscheidung von Subjekt- und Objekt-Konstituenten eines Satzes helfen können, ergeben sich aber weiterhin auch aus den Kasus-Merkmalen von Nominalphrasen. Denn Subjekt-Konstituenten sind durch das Kasus-Merkmal *Nominativ* gekennzeichnet, während Objekt-Konstituenten entweder das Kasus-Merkmal *Akkusativ* oder *Dativ* tragen. Dass der Konstituente [*Einen kleinen Vogel*] in ▶ Abb. 5.23 nicht die Subjekt-Funktion zuzuordnen ist, ist ausschließlich auf dieses grammatische Strukturprinzip zurückzuführen. Denn die Subjekt-Verb-Kongruenz liefert in diesem Satz keine eindeutigen Hinweise zur Unterscheidung von Subjekt und Objekt, weil beide Nominalphrasen des Satzes dasselbe Numerus- und Personalmerkmal tragen (3. PERSON SINGULAR).

Auch in den folgenden Beispielsätzen kann das Subjekt mithilfe der Dekodierung von Kasus-Informationen identifiziert werden:

- Aussagesätze
  1. S^{NOM}VO^{AKK}: Der Vogel^{NOM} jagt den Hasen^{AKK}
  2. O^{AKK}VS^{NOM}: Den Vogel^{AKK} jagt der Hase^{NOM}
  3. S^{NOM}VO: Der Vogel^{NOM} jagt die Biene^{AKK}
  4. SVO^{AKK}: Die Biene^{NOM} jagt den Hasen^{AKK}
- Relativsätze
  1. S^{NOM}O^{AKK}V: Der Vogel, der ^{NOM} den Hasen^{AKK} jagt, ist blau
  2. O^{AKK}S^{NOM}V: Der Vogel, den^{AKK} der Hase^{NOM} jagt, ist blau
  3. S^{NOM}OV: Der Vogel, der^{NOM} die Biene^{AKK} jagt, ist blau
  4. O^{AKK}SV: Der Vogel, den^{AKK} die Biene^{NOM} jagt, ist blau
  5. OS^{NOM}V: Die Vögel, die^{AKK} der Hase^{NOM} jagt, sind blau

Allerdings ist das Kasus-Merkmal von Nominalphrasen nicht immer vollständig transparent aus den Wortformen ableitbar. In den Beispielsätzen 3, 4, 7 und 8 kann nur in einer der beiden Nominalphrasen des Satzes aufgrund der morpho-phonologischen Form eindeutig erschlossen werden, ob die Konstituente das Subjekt oder das direkte Objekt des Satzes bildet. So könnte die Objekt-Konstituente *die Biene* in Beispielsatz 3 in einem anderen Satz auch Subjekt-Funktion tragen (z. B. *Den Vogel jagt die Biene*). Die Ein- oder Mehrdeutigkeit der Kasus-Markierungen hängt dabei u. a. vom Genus- und Numerus-Merkmal der Konstituente ab. Denn in Nominalphrasen mit den Genus-Merkmalen FEMININUM oder NEUTRUM sowie mit dem Numerus-Merkmal PLURAL (vgl. Beispielsatz 5, Relativsätze) sind Akkusativ- und Nominativformen des bestimmten Artikels identisch.

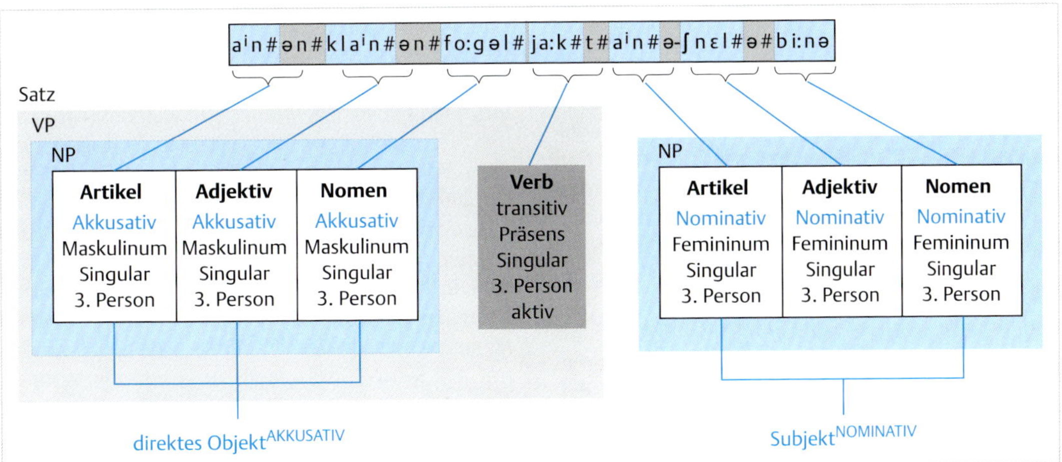

Abb. 5.23 Zuordnung grammatischer Funktionen zu Konstituenten.

Voraussetzung für die Verwendung von Kasus-Markierungen zur Unterscheidung der Subjekt- und Objekt-Konstituenten ist, dass die phonologischen Wortformmerkmale auf der Lexem-Ebene des mentalen Lexikons und die korrespondierenden grammatischen Wortmerkmale (z. B. Numerus, Kasus, Genus und Person) auf der Lemma-Ebene des mentalen Lexikons gespeichert wurden und dort schnell und zuverlässig aktiviert werden können, Kap. 5.5.3 „Aktivierung grammatischer Informationen im mentalen Lexikon“ (S. 98). Außerdem muss die innere Struktur von Nominalphrasen (KNG-Kongruenz) dekodiert werden können, Kap. 5.5.3 „Dekodierung der inneren Struktur von Konstituenten“ (S. 101). Denn das Kasus-Merkmal der meisten deutschen Nomina kann nicht eindeutig aus der morpho-phonologischen Form des Nomens erschlossen werden, sondern ergibt sich erst aufgrund der Kasuskongruenz mit den das Nomen begleitenden, eindeutig Kasus-markierten Wörtern (vgl. ▶ Abb. 5.20).

Untersuchungsmethoden und Defizite der Dekodierung von Kasus-Merkmalen

Aus verschiedenen psycholinguistischen Studien liegen Hinweise darauf vor, dass deutschsprachige Kinder spätestens ab einem Alter von ca. sechs bis sieben Jahren Kasus-Informationen zuverlässig als Verstehenshinweise verwenden können, um den Nominalphrasen eines Satzes satzsemantische Rollen zuzuordnen. In **Satz-Bild-Zuordnungsaufgaben** werden **OVS-Aussagesätze** und **Objekt-Relativsätze** mit eindeutiger Kasus-Markierung dann nämlich meist nicht mehr als SVO-Sätze bzw. Subjektrelativsätze missverstanden, wie dies für jüngere, drei- bis fünfjährige Kinder beobachtet wurde [68], [126]. Sogar, wenn die eindeutige, auf das Vorliegen einer markierten Satzstruktur hinweisende **Kasus-Information erst am Ende eines Satzes** erscheint (z. B. *Die Biene jagt der*^{NOM} *Vogel*), lassen sich deutschsprachige Kinder dann durch diesen morpho-syntaktischen Verstehenshinweis von der Annahme einer unmarkierten Satzstruktur abbringen.

Das System zur Dekodierung von Kasus-Informationen reift außerdem nach den bisher vorliegenden Untersuchungen schrittweise aus. Beispielsweise werden Kasus-Markierungen zunächst leichter erkannt, wenn sie in **einfache Aussagesätze** eingebettet (z. B. den^{AKK} Vogel jagt die Biene) sind, später erst in Relativsätzen (z. B. Der Vogel, den^{AKK} die Biene jagt…).

Außerdem fällt es vielen Kindern offenbar zunächst leichter die **Kasus-Markierungen von Personalpronomen** der 1. Person (z. B. Ich^{NOM}/ Mich^{AKK} Mir^{DAT}) zu nutzen, als die von Artikeln (z. B. der^{NOM} Vogel/den^{AKK} Vogel/dem^{DAT} Vogel) oder Demonstrativpronomen der 3. Person (z. B. dieser^{NOM}/diesen^{AKK}/diesem^{DAT}).

In einer Untersuchung von Roesch u. Chondrogianni [386] zeigte sich weiterhin, dass vierjährige Kinder größere Probleme bei der Beachtung von **Kasus-Informationen in W-Fragesätzen** hatten, wenn die Sätze nur eine eindeutige Kasusinformation enthielten (z. B. *Welchen*^{AKK} *Elefanten schiebt das Pferd?*) als bei Sätzen mit zwei eindeutigen Kasusmarkierungen (z. B. *Welchen*^{AKK} *Elefanten schiebt der*^{NOM} *Bär?*).

Verschiedene Studien deuten darauf hin, dass Kinder mit SSES im Deutschen und in anderen Kasus-markierenden Sprachen (z. B. [435]) Defizite und Entwicklungsbesonderheiten bei der satzsemantischen Interpretation von Kasusmarkierungen aufweisen können. Lindner [277] fand beispielsweise in einer Aufgabe zum **Ausagieren satzsemantischer Rollen** (z. B. *Der Frosch schubst den Storch*) bei vier- bis sechsjährigen Kindern mit SSES eine nicht altersgemäß ausgeprägte Fähigkeit zur Beachtung von Kasusmarkierungen. Roesch u. Chondrogianni [386] verwendeten spezielle **Varianten von W-Fragen** (sog. *Diskurs-abhängige W-Fragen*, vgl. auch [42]) in einer **Satz-Bild-Zuordnungsaufgabe**, um die Verwendung von Kasusinformationen zu untersuchen. In den dargebotenen W-Fragesätzen sollte aus dem Kasus-Merkmal des Fragepronomens geschlossen werden, ob es sich um eine (unmarkierte) **Subjekt-Frage** handelte (z. B. *Welcher*^{NOM} *Elefant schiebt das Pferd?*) oder um eine (markierte) **Objekt-Frage** (z. B. *Welchen*^{AKK} *Elefanten schiebt das Pferd?*) und welches Auswahlbild demzufolge das Richtige war. Es zeigte sich, dass Vorschulkinder mit SSES deutlich größere Schwierigkeiten bei der Interpretation der Kasus-Informationen hatten als gleichaltrige Kinder oder sogar als jüngere Kinder mit altersgemäßer Sprachentwicklung. Selbst wenn ein Satz **zwei eindeutige Kasus-Informationen** enthielt (z. B. *Welchen*^{AKK} *Elefanten schiebt der*^{NOM} *Bär?*), waren die Kinder mit SSES im Unterschied zu ihren vierjährigen Altersgenossen ohne SSES (s. o.) nicht in der Lage, die Markiertheit der Satzstruktur zu erkennen.

Fragestellungen und ASFs zur Überprüfung der morpho-syntaktischen Dekodierung von Kasus-Merkmalen

In ▶ Tab. 5.24 sind Fragestellungen und ASFs zur Überprüfung der morpho-syntaktischen Dekodierung von Kasus-Merkmalen zusammengestellt.

Tab. 5.24 F 16: Können Kasus-Markierungen verwendet werden, um Subjekt und Objekte zu unterscheiden?

Aufgaben- und Stimulusformate zu Fragestellung F 16	Aufgabenstellung und Item-Beispiele
ASF 24 **Satz-Bild-Zuordnung mit SVO- und OVS-Aussagesätzen: Kasus als Verstehenshinweis** **Details siehe ▶ Tab. 7.24**	**Aufgabenstellung** Es wird ein Stimulussatz vorgesprochen und es werden zwei Auswahlbilder präsentiert (Zielbild und grammatisches Ablenkerbild). Es soll auf das Bild gezeigt werden, das die Satzbedeutung korrekt darstellt. Das grammatische Ablenkerbild zeigt die Satzbedeutung mit vertauschten satzsemantischen Rollen. Um gezielt die Dekodierung von **Kasus** untersuchen zu können, müssen Subjekt und/oder Objekte ausschließlich anhand dieses morpho-syntaktischen Verstehenshinweises erkennbar sein. Eine Erkennbarkeit von Subjekt oder Objekten anhand von **Subjekt-Verb-Kongruenz** (z. B. *Den Igel jagen*^{PLUR} *die Bienen*^{PLUR}) muss deshalb ausgeschlossen werden. Für die Untersuchung der grammatischen Dekodierung sind insbesondere die Stimulussätze mit **OVS-Struktur** relevant. Denn nur bei diesen Sätzen ist eine umfassende grammatische Dekodierung unumgänglich. Bei den SVO-Sätzen könnte dagegen die grammatische Dekodierung auch umgangen und stattdessen von der gewöhnlichen Abfolge Agens – Aktion – Patiens ausgegangen werden. **Item-Beispiele** *„Welches Bild passt zu dem Satz?“* 1. SVO^{AKK}: *Die Biene jagt den Igel* Ablenkerbild: Igel jagt Biene 2. OVS^{NOM}: *Die Mücke jagt der Igel* Ablenkerbild: Mücke jagt Igel
ASF 25 **Satz-Bild-Zuordnung mit Subjekt- und -Objekt-Relativsätzen: Kasus als Verstehenshinweis** **Details siehe ▶ Tab. 7.25**	**Aufgabenstellung** Es wird ein Stimulussatz vorgesprochen und es werden zwei Auswahlbilder präsentiert (Zielbild und grammatisches Ablenkerbild). Es soll auf das Bild gezeigt werden, das die Satzbedeutung korrekt darstellt. Das grammatische Ablenkerbild zeigt die Satzbedeutung mit vertauschten satzsemantischen Rollen. Um gezielt die Dekodierung von **Kasus** untersuchen zu können, dürfen Subjekt und/oder Objekte ausschließlich anhand dieses morpho-syntaktischen Verstehenshinweises erkennbar sein. Eine Erkennbarkeit von Subjekt oder Objekten anhand von **Subjekt-Verb-Kongruenz** (z. B. *Der Vogel, den die Mücken*^{PLURAL} *jagen*^{PLURAL}...) muss deshalb ausgeschlossen werden. Für die Untersuchung der grammatischen Dekodierung sind insbesondere **Objekt-Relativsätze** relevant. Denn nur bei diesen Sätzen ist eine umfassende grammatische Dekodierung unumgänglich. Bei Subjekt-Relativsätzen könnte dagegen die grammatische Dekodierung auch umgangen und stattdessen von der gewöhnlichen Abfolge Agens – Patiens ausgegangen werden. **Item-Beispiele** *„Welches Bild passt zu dem Satz?“* 1. SO^{AKK}V: *Die Biene, die den Igel jagt,...* Ablenkerbild: Igel jagt Biene 2. OS^{NOM}V: *Die Biene, die der Igel jagt,...* Ablenkerbild: Biene jagt Igel

Tab. 5.24 Fortsetzung

Aufgaben- und Stimulusformate zu Fragestellung F 16	Aufgabenstellung und Item-Beispiele
ASF 26 **Satz-Bild-Zuordnung mit Subjekt- und -Objekt-Fragen: Kasus als Verstehenshinweis** **Details siehe ▶ Tab. 7.26**	**Aufgabenstellung** Es wird ein Stimulussatz vorgesprochen und es werden zwei Auswahlbilder präsentiert (Zielbild und grammatisches Ablenkerbild). Es soll auf das Bild gezeigt werden, das die Satzbedeutung korrekt darstellt. Das grammatische Ablenkerbild zeigt die Satzbedeutung mit vertauschten satzsemantischen Rollen. Um gezielt die Dekodierung von **Kasus-Merkmalen** untersuchen zu können, müssen Subjekt und/oder Objekte ausschließlich anhand dieses morpho-syntaktischen Verstehenshinweises erkennbar sein. Eine Erkennbarkeit von Subjekt oder Objekten anhand von **Subjekt-Verb-Kongruenz** (z. B. Wen^{AKK} jagen^{PLURAL} die Mücken^{PLURAL}) muss deshalb ausgeschlossen werden. **Item-Beispiele** *„Welches Bild passt zu dem Satz?“* S^{NOM}VO-Frage: 1. Diskurs-unabhängig: *Wer^{NOM} jagt eine Biene?* 2. Diskurs-abhängig: *Welcher^{NOM} Vogel jagt eine Biene?* Ablenkerbild: Biene jagt Vogel O^{AKK}VS-Frage: 1. Diskurs-unabhängig: *Wen^{AKK} jagt eine Biene?* 2. Diskurs-abhängig: *Welchen^{AKK} Vogel jagt eine Biene?* Ablenkerbild: Vogel jagt Biene

Verb-Argument-Struktur

In vielen psycholinguistischen Modellen wird angenommen, dass der sog. *Verb-Argument-Struktur* oder *Valenz* (Bindekraft) von Vollverben eine Schlüsselrolle bei der grammatischen Dekodierung zukommt [419], [420], [454]. Der Begriff *Valenz* wird in der Linguistik und Psycholinguistik metaphorisch in Anspielung auf die Bindekraft chemischer Elemente verwendet. Vollverben unterscheiden sich darin, welche Konstituenten eines bestimmten Typs sie als sog. *Argumente* bzw. *Komplemente* an sich binden, welche grammatischen Funktionen diese verbal gebundenen Konstituenten tragen und wie diese grammatischen Funktionen satzsemantisch zu interpretieren sind (vgl. ▶ Tab. 5.25).

Der Lemma-Eintrag von *jag-* wie in der Beispieläußerung *Einen kleinen Vogel jag-t eine schnelle Biene* enthält beispielsweise die Information, dass in der Umgebung dieses Verbs mindestens zwei Konstituenten vom Typ Nominalphrase zu finden sein müssen. *Jag-* wird deshalb auch als *zweiwertiges Verb* (d. h. zwei Argumente benötigend) bezeichnet. Eines der beiden Argumente fungiert (in unmarkierten Sätzen) grammatisch als *Subjekt* und satzsemantisch als *Agens* des Verbstamms jag, die andere Nominalphrase grammatisch als *Akkusativ-Objekt* und satzsemantisch als *Patiens.*

Im Unterschied dazu ist im Lemma-Eintrag zum Verb *wohn-t* (wie in der Äußerung *Eine schnelle Biene wohnt in einem Baum*) gespeichert, dass in der Umgebung dieses Verbs eine Konstituente vom Typ *Nominalphrase (NP)* vorhanden sein muss und eine Konstituente vom Typ *Präpositionalphrase (PP)* vorhanden sein kann. Die Nominalphrase fungiert bei diesem Verbstamm als grammatisches *Subjekt* und ist der semantischen Rolle *Aktor* zugeordnet. Die Präpositionalphrase trägt die syntaktische Funktion *Adverbial* und fungiert satzsemantisch als *Ortsbestimmung.*

Außer solchen grammatisch notwendigen Argumenten oder *Komplementen* kann das Verb optional auch noch von freien Ergänzungen (sog. *Adjunkten*) umgeben sein, beispielsweise zum Ort (*Eine schnelle Biene – jagt – einen kleinen Vogel – auf einer großen Wiese*) und/oder zum Zeitpunkt einer Handlung oder eines Vorgangs (*Eine schnelle Biene – jagte – gestern – einen kleinen Vogel*). Da Adjunkte grammatisch nicht erforderlich sind, sind sie auch nicht im Lemma-Eintrag des Verbs verzeichnet. Sie werden dem Satz vom Sprecher aus rein semantischen Gründen bzw. aufgrund seiner kommunikativen Intentionen (vgl. Kap. 6.1) hinzugefügt.

Tab. 5.25 Argument-Struktur von Vollverben.

Verb-Lemma	**Argument-Struktur**			
	NP^{Nom}	**NP^{Akk}**	**NP^{Dat}**	**PP**
jag- *Beispiel:*	(Subjekt) Agens *eine Biene*	(Objekt) Patiens *einen Vogel*	–	–
wohn- *Beispiel:*	(Subjekt) Agens *eine Biene*	–	–	(Adverbial) Ort *in einem Baum*
hilf- *Beispiel:*	(Subjekt) Agens *eine Biene*	–	(Objekt) Rezipient *einem Vogel*	–
schenk- *Beispiel:*	(Subjekt) Agens *eine Biene*	(Objekt) Instrument *eine Blume*	(Objekt) Rezipient *einem Vogel*	–
denk- *Beispiel:*	(Subjekt) Agens *eine Biene*	–	–	(Präp.-Objekt) Ziel *an einen Vogel*
tanz-	(Subjekt) Agens *Die Biene*	–	–	–

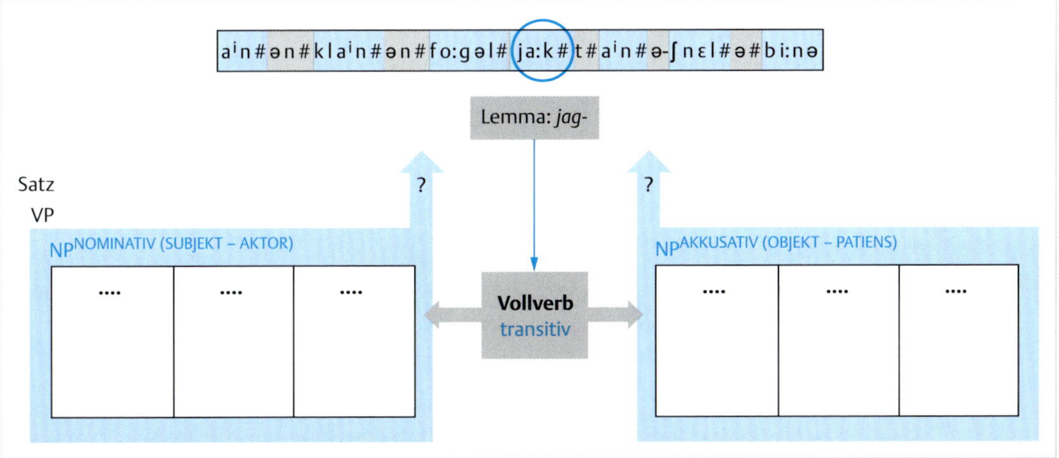

Abb. 5.24 Argument-Struktur von Vollverben.

Solche lexikalischen Informationen zur grammatischen und satzsemantischen Bindekraft von Vollverben sind bei der grammatischen Dekodierung sehr hilfreich. Denn die Argument-Struktur des Verbs liefert Anhaltspunkte für die Suche nach den grammatischen Konstituenten, die in der Umgebung des Verbs zu finden sein sollten. Außerdem brauchen grammatische Interpretationen der Wortkette, die nicht mit dieser Argument-Struktur übereinstimmen, bei der Dekodierung gar nicht erst überprüft zu werden [283].

Nachdem das grammatische Dekodierungssystem beispielsweise die Verb-Argument-Struktur des Vollverbs *jag-* auf der *Lemma-Ebene des mentalen Lexikons* aktiviert hat, Kap. 5.5.3 „Aktivierung grammatischer Informationen im mentalen Lexikon“ (S. 98), kann in der Umgebung des Verbs gezielt nach zwei grammatischen Konstituenten gesucht werden, die aufgrund ihrer inneren Struktur, Kap. 5.5.3 „Dekodierung der inneren Struktur von Konstituenten“ (S. 101) als Objekt- bzw. Patiens-Argument und als Subjekt- bzw. Agens-Argument in Betracht kommen (▸ Abb. 5.24).

Eine Nominalphrase, die satzsemantisch als *Agens* von *jag*- fungiert, sollte die morpho-syntaktischen Eigenschaften eines *grammatischen Subjekts* aufweisen (Kap. 5.5.3 (S. 109)). Die zweite Nominalphrase, die satzsemantisch als *Patiens* von *jag*-fungiert, sollte morpho-syntaktisch als *Akkusativ-Objekt* interpretierbar sein. Für beide Nominalphrasen können in der zu entschlüsselnden grammatischen Struktur Platzhalter vorgesehen werden. Im weiteren Verlauf der grammatischen Dekodierung können diese durch eine der möglichen Varianten des Konstituententyps NP (Tab. ▶ Tab. 5.15) aufgefüllt werden. In dem Beispielsatz *Einen kleinen Vogel jagt eine schnelle Biene* würden die beiden Platzhalter durch Nominalphrasen mit der Struktur ARTIKEL + ADJEKTIV + NOMEN konkretisiert.

Welche der beiden verbal gebundenen Nominalphrasen vor oder hinter dem Prädikatsverb erscheinen, kann aus der Verb-Argument-Struktur nicht abgeleitet werden, sondern ergibt sich erst aufgrund der morpho-syntaktischen Dekodierung, Kap. 5.5.3 „Dekodierung der inneren Struktur von Konstituenten“ (S. 101). Außerdem könnten natürlich auch noch nicht-verbal gebundene Konstituenten (Adjunkte) in der Umgebung des Verbs zu finden sein.

Untersuchungsmethoden und Defizite der Dekodierung von Verb-Argument-Strukturen

Dass sprachkompetente Hörer die Argument-Struktur von Vollverben beim Satzsverstehen intuitiv beachten, konnte in verschiedenen psycholinguistischen Studien mit unterschiedlicher Forschungsmethodik belegt werden. So lösen **Verstöße gegen die vom Verb vorgegebene Argument-Struktur** unmittelbar typische Ereignis-korrelierte Potenziale in sprachrelevanten Hirnarealen aus [164], [174].

Außerdem wurde in Aufgaben zur **Beurteilung der Grammatikalität** umso mehr neuronale Aktivität beobachtet, je **komplexer die Argument-Struktur** der in den Sätzen enthaltenen Vollverben war [39], [457].

Nicht nur beim Beurteilen, sondern auch beim Verstehen von Sätzen konnte ein Einfluss der Verb-Argument-Struktur experimentell nachgewiesen werden. Shapiro u. Levine [420] verwendeten hierzu in einer **Satzverständnisaufgabe** Sätze, deren Verben unterschiedlich viele Argumente an sich binden. Unmittelbar nachdem das Verb des Satzes gehört worden war, wurde eine Leseaufgabe präsentiert, die völlig unabhängig von der Satzverständnisaufgabe war, aber ebenfalls eine rezeptive Sprachverarbeitung erforderlich machte. Es wurde eine kurze Buchstabenreihe auf dem Bildschirm präsentiert und die Versuchspersonen sollten möglichst schnell beurteilen, ob es sich um ein Wort oder ein Pseudowort handelte. Die Versuchspersonen brauchten länger für die lexikalische Entscheidung, wenn sie kurz davor ein Verb mit besonders komplexer Verb-Argument-Struktur gehört hatten. Die Autoren schlossen daraus, dass das sprachliche Arbeitsgedächtnis bei Verben mit komplexer Verb-Argument-Struktur besonders beansprucht wird und dass dadurch kurzfristig weniger Kapazität für die Bearbeitung der Leseaufgabe zur Verfügung stand.

Aus diesen und ähnlichen Studien wurde die Annahme abgeleitet, dass Informationen zur Argument-Struktur von Vollverben, die auf der Lemma-Ebene des mentalen Lexikons gespeichert sind (**8** in ▶ Abb. 3.4 und ▶ Abb. 4.2), beim Verstehen eines Satzes vom Hörer unwillkürlich aktiviert werden und dass sie dann für die Suche nach den Argumenten des Verbs genutzt werden (**13** in ▶ Abb. 3.4 und ▶ Abb. 4.2).

Für Verben mit komplexer Argument-Struktur sind diese grammatischen Dekodierungsprozesse aufwendiger, weil die Lemmata dieser Verben mehr bzw. komplexere grammatische Informationen enthalten oder weil mehr potenzielle Argumente des Verbs beim Aufbau der grammatischen Struktur des Satzes berücksichtigt werden müssen. Der erhöhte kognitive Aufwand führt dazu, dass die an der grammatischen Dekodierung beteiligten Hirnareale besonders stark aktiviert werden und dass gleichzeitige oder unmittelbar anschließend auszuführende und um dieselben kognitiven Ressourcen konkurrierende Dekodierungsprozesse sich verzögern.

Dass Kinder mit SSES beim Sprachverstehen Schwierigkeiten haben können, die Argument-Struktur von Verben zu entschlüsseln und für das Satzverstehen zu nutzen, wurde von Pizzioli u. Schelstraete [363] mithilfe einer **Satz-Bild-Zuordnungsaufgabe** beobachtet. In dieser Studie wurden ca. acht- bis elfjährigen französischsprachigen Kindern mit SSES unmarkierte Aussagesätze vorgesprochen, in denen die **Komplexität der Verb-Argument-Struktur** gezielt variiert worden war. Gleichzeitig wurden verschiedene Auswahlbilder dargeboten und die Kinder sollten das zu dem Satz passende Bild zeigen. ▶ Tab. 5.26 verdeutlicht die in dem Experiment verwendeten Stimulusformate anhand analoger deutscher Beispiele.

Tab. 5.26 Stimulusformate zur Untersuchung der Dekodierung unterschiedlich komplexer Verb-Argument-Strukturen.

Beispielsatz	1. Argument	Verb	2. Argument
	kurze Sätze		
1	Die Biene^{ARGUMENT}	gähnt^{INTRANSITIV}	auf dem Baum^{ADJUNKT}
2	Die Biene^{ARGUMENT}	sieht^{TRANSITIV}	den Baum^{ARGUMENT}
	lange Sätze		
3	Die schnelle Biene^{ARGUMENT}	gähnt^{INTRANSITIV}	auf dem großen Baum^{ADJUNKT}
4	Die schnelle Biene^{ARGUMENT}	sieht^{TRANSITIV}	den großen Baum^{ARGUMENT}

In Beispielsatz 1 muss die nur wenig komplexe Argument-Struktur des intransitiven Verbs *gähnen* dekodiert werden. *Gähnen* bindet lediglich ein obligatorisches Argument (das Subjekt) an sich. Bei gleicher Satzlänge muss in Beispielsatz 2 dagegen die komplexere Argument-Struktur des Verbs *sehen* dekodiert werden. *Sehen* bindet außer dem Subjekt-Argument auch noch ein direktes Objekt (= Patiens) als zweites Argument. Die Argument-Struktur von Beispielsatz 2 ist also komplexer als die von Beispielsatz 1. Der gleiche Komplexitätskontrast liegt auch zwischen den Beispielsätzen 3 und 4 vor, hier allerdings für längere Sätze. Die zunehmende Länge ist dabei nur durch Einfügen von Adjektiv-Attributen bedingt. Dies führt zu einer höheren Komplexität der inneren Konstituentenstruktur, Kap. 5.5.3 „Dekodierung der inneren Struktur von Konstituenten" (S. 101), nicht jedoch zu einer komplexeren Verb-Argument-Struktur.

Zu jedem Satz wurden den untersuchten Kindern neben dem Zielbild zwei Ablenkerbilder gezeigt. Ein Ablenkerbild zeigte den Inhalt des Satzes mit einer abweichenden Verbbedeutung (z. B. *schlafen* als Ablenker zu *gähnen*). Das zweite Ablenkerbild zeigte den Inhalt des Satzes mit einer abweichenden Bedeutung des Adjunkts bzw. des weiteren Arguments (z. B. *auf der Blume* anstelle von *auf dem Baum*).

Um zu überprüfen, ob die Leistungen der Kinder mit SSES in diesem Aufgaben- und Stimulusformat auffällig waren, wurden sie mit einer Kontrollgruppe jüngerer Kinder mit altersgemäßer Sprachentwicklung verglichen. Die jüngeren Kinder waren so ausgewählt worden, dass ihre Fähigkeiten bei der semantisch-lexikalischen Dekodierung von Wörtern (vgl. Kap. 5.4.4) denen der Kinder mit SSES entsprachen. Das wichtigste Ergebnis der Studie war, dass die Kinder mit SSES, nicht jedoch die jüngeren Kontrollkinder, mehr Fehler bei den Sätzen mit komplexerer Verb-Argument-Struktur machten. Dieses Fehlermuster, das gleichermaßen bei den längeren und bei den kurzen Sätzen beobachtbar war, führen die Autorinnen auf Entwicklungsdefizite bei der Dekodierung der Verb-Argument-Struktur zurück.

Darüber hinaus zeigt die Studie, dass Kinder mit SSES nicht nur beim Verstehen bzw. bei der Dekodierung von ungewöhnlichen (markierten) und semantisch reversiblen Satzstrukturen Defizite aufweisen können (vgl. Kap. 5.5.3 „Morpho-syntaktische Hinweise auf die grammatische Funktion von Konstituenten" (S. 109)), sondern auch bereits bei einfachen, semantisch irreversiblen SVO-Aussagesätzen mit komplexer Verb-Argument-Struktur.

Allerdings wurde in der Forschungsliteratur bisher überwiegend über expressive grammatische Defizite in diesem Teilbereich der grammatischen Verarbeitung berichtet (vgl. Kap. 6.3.4). So wurde u. a. beobachtet, dass Schulkinder mit SSES häufiger Vollverben mit wenigen obligatorischen Argumenten verwenden als gleichaltrige Kinder ohne SSES und dass sie bei der Satzproduktion häufiger notwendige Argumente von Vollverben auslassen (z. B. [138], [253]). Auch das Repertoire an unterschiedlichen Argumenten und unterschiedlichen Verb-Argument-Strukturen, die in der Spontansprache verwendet werden, kann bei SSES eingeschränkt sein [458].

Fragestellungen und ASFs zur Überprüfung der Dekodierung von Verb-Argument-Strukturen

In ▶ Tab. 5.27 sind Fragestellungen und ASFs zur Überprüfung der Dekodierung von Verb-Argument-Strukturen zusammengestellt.

Tab. 5.27 F 17: Kann die Verb-Argument-Struktur dekodiert werden?

Aufgaben- und Stimulusformate zu Fragestellung F 17	Aufgabenstellung und Item-Beispiele
ASF 27 **Satz-Bild-Zuordnung für Sätze mit unterschiedlich komplexer Verb-Argument-Struktur** **Details siehe ▶ Tab. 7.27**	**Aufgabenstellung** Es wird ein Stimulussatz vorgesprochen und es werden vier Auswahlbilder präsentiert (Zielbild und drei Ablenkerbilder). Eines der Ablenkerbilder stellt eine semantisch unpassende Bedeutung des Verbs dar. Die weiteren Ablenkerbilder stellen jeweils eine unpassende Bedeutung eines weiteren Arguments, Adjunktes oder Attributes dar. Es soll auf das Bild gezeigt werden, das die Satzbedeutung korrekt darstellt. Für die Untersuchung der grammatischen Dekodierung von Verb-Argument-Strukturen sind besonders die Sätze mit **zwei- und dreiwertigen Verben** relevant. Damit alle Sätze unabhängig von der Komplexität ihrer Argument-Struktur eine vergleichbare Länge aufweisen, werden in Sätzen mit ein- und zweiwertigen Verben ein bis zwei freie Ergänzungen (Adjunkte) oder Attribute hinzugefügt. Da die verwendeten Stimulussätze eine unmarkierte (kanonische) Subjekt-erst-Wortordnung aufweisen, ist eine morpho-syntaktische Unterscheidung von Subjekt und Objekten nicht erforderlich. **Item-Beispiele** *„Welches Bild passt zu dem Satz?"* 1. Einfache Verb-Argument-Struktur *Die Biene*^{ARGUMENT} *schläft auf dem Baum*^{ADJUNKT} *mit dem Apfel*^{ATTRIBUT} Ablenkerbild: Biene *sitzt* auf Baum Ablenkerbild: Biene schläft auf *Strauch* Ablenkerbild: Biene schläft auf Baum mit *Birne* 2. Komplexe Verb-Argument-Struktur *Die Biene*^{ARGUMENT} *zeigt dem Vogel*^{ARGUMENT} *den Apfel*^{ARGUMENT} Ablenkerbild: Biene *schenkt* Vogel Apfel Ablenkerbild: Biene zeigt *Igel* Apfel Ablenkerbild: Biene zeigt Vogel *Birne*
ASF 28 **semantisches Beurteilen von Sätzen mit unterschiedlich komplexer Verb-Argument-Struktur** **Details siehe ▶ Tab. 7.28**	**Aufgabenstellung** Es wird ein Stimulussatz vorgesprochen, zu dem im unmittelbaren Anschluss Ja-Nein-Fragen beantwortet werden sollen. In den Fragen wird die Bedeutung der im Satz enthaltenen Argumente, Adjunkte bzw. Attribute erfragt. Im Unterschied zum ASF 27 *Satz-Bild-Zuordnung mit Sätzen mit unterschiedlich komplexer Verb-Argument-Struktur* werden keine Stimulusbilder benötigt. Für die Untersuchung der grammatischen Dekodierung von Verb-Argument-Strukturen sind besonders die Sätze mit **zwei- und dreiwertigen Verben** relevant. Damit alle Sätze unabhängig von der Komplexität ihrer Argument-Struktur eine vergleichbare Länge aufweisen, werden in Sätzen mit ein- und zweiwertigen Verben ein bis zwei freie Ergänzungen (Adjunkte) hinzugefügt. Da die verwendeten Stimulussätze eine unmarkierte (kanonische) Subjekt-erst-Wortordnung aufweisen, ist eine morpho-syntaktische Unterscheidung von Subjekt und Objekten nicht unbedingt erforderlich.

Tab. 5.27 Fortsetzung

Aufgaben- und Stimulusformate zu Fragestellung F 17	Aufgabenstellung und Item-Beispiele
	Item-Beispiele Einfache Verb-Argument-Struktur 1. *Die Biene*^{ARGUMENT} *schläft auf dem Baum*^{ADJUNKT} *mit dem Apfel*^{ADJUNKT} Entscheidungsfragen: *Gähnt die Biene auf einem Baum?* *Schläft die Biene auf einem Strauch?* *Ist eine Birne in dem Baum?* Komplexe Verb-Argument-Struktur 2. *Die Biene*^{ARGUMENT} *zeigt dem Vogel*^{ARGUMENT} *den Apfel*^{ARGUMENT} Entscheidungsfragen: *Schenkt die Biene etwas?* *Zeigt die Biene einem Igel etwas?* *Zeigt die Biene jemandem eine Birne?*

5.6 Pragmatische Verarbeitung: Verstehen von Sätzen im Kontext

5.6.1 Kontextuelle Einflüsse auf das Sprachverstehen

Die psycholinguistischen Modelle, die in den vorangehenden Kapiteln (Kap. 5.1 – Kap. 5.5) skizziert wurden, stellen dar, wie sprachliche Äußerungen losgelöst von ihrer Einbettung in einen sprachlichen oder situativen Kontext verarbeitet werden. Diese Einschränkung des Blickwinkels spiegelt sich auch in den Forschungsmethoden wider. Es wird überwiegend das Verstehen und grammatische Dekodieren für isolierte Sätze untersucht, nicht jedoch für Texte oder Dialoge bzw. deren Einbettung in Handlungssequenzen und Interaktionssituationen.

In der natürlichen Kommunikation muss der Hörer jedoch über die linguistische Dekodierung isolierter Sätze hinausgehen und kontextuelle Faktoren mit berücksichtigen, um einen Satz vollständig und korrekt interpretieren zu können. Denn durch unausgesprochene Bezugnahme auf den jeweils gegebenen Kontext kann der Sprecher seiner Äußerung zusätzliche Bedeutungskomponenten, sog. *kontextuelle Implikationen*, hinzugefügt haben (z. B. [493]). Der Sprecher geht dabei intuitiv von der Erwartung aus, dass der Hörer auch diese (nonverbalen und verbalen) kontextuellen Informationen erkennen und bei der Interpretation der explizit versprachlichten Informationen mit berücksichtigen wird. Das folgende Dialogbeispiel aus Lee et al. [263] verdeutlicht die wichtige Funktion des Kontexts für das Satzverstehen. Gegeben sei der folgende kurze Dialog:

Kind: *„Darf ich ein Eis haben?"*

Erwachsener: *„Du bist noch nicht fertig mit dem Abendessen!"*

Kind: *„Ich will aber jetzt ein Eis!"*

Um den Dialog zu verstehen (z. B. im Rahmen einer erzählten Geschichte), muss der Zuhörer die drei explizit geäußerten Sätze linguistisch (d. h. phonetisch, phonologisch, lexikalisch und grammatisch) dekodieren können, wie dies in den vorangehenden Kapiteln skizziert wurde. Darüber hinaus enthält der Satz aber auch noch verschiedene kontextuelle Implikationen und erst, wenn diese gedeutet werden können, erschließt sich die nur unvollständig versprachlichte Satzbedeutung bzw. die Intention des erwachsenen Sprechers:

- So muss zunächst erschlossen werden, dass das Personalpronomen *Du* auf das Kind referiert, das sich im vorangehenden Satz geäußert hat. Dieser Vorgang wird als *kontextuelle Zuordnung von Referenten* bezeichnet.
- Außerdem muss aus dem situativen Kontext geschlossen werden, dass mit der Konstituente *„fertig mit dem Abendessen"* gemeint ist, dass das Abendessen noch nicht fertig gegessen wurde (und nicht etwa noch nicht fertig *zubereitet*). Dieser Vorgang wird als kontextuelles *semantisches Enrichment* bezeichnet. Wörtern des Satzes werden hierbei durch den Kontext Bedeutungskomponenten hinzugefügt, die nicht explizit verbalisiert wurden und die deshalb bei iso-

lierter, vom Kontext losgelöster Verarbeitung semantisch ungenau determiniert blieben.

- Um den Dialog vollständig nachvollziehen zu können, ist außerdem logisches Schlussfolgern vor dem Hintergrund von früheren Lernerfahrungen (sog. *Weltwissen*) erforderlich. So muss der Zuhörer bei der Interpretation des Dialogs berücksichtigen, dass in dem gegebenen soziokulturellen Kontext erziehungsberechtigte Erwachsene dazu tendieren, die Erlaubnis zum Verzehr von (ungesunden) Süßigkeiten erst zu erteilen, nachdem das Abendessen (bestehend aus gesunder, ungezuckerter Nahrung) beendet wurde. Bei der Fragestellerin handelt es sich mutmaßlich um die kleine Tochter des Sprechers. Auch von Sprecher und Hörer geteiltes Weltwissen bildet in diesem Sinne also einen wichtigen Kontext, durch den der Sprecher den explizit versprachlichten Informationen implizite hinzufügt haben kann.

Die kognitiven Mechanismen, die der Verarbeitung kontextueller Implikationen beim Verstehen von Sätzen zugrunde liegen, werden in der linguistischen bzw. psycholinguistischen Pragmatik erörtert (z. B. [408], [493]). Einige Grundannahmen aus einem kognitiv-pragmatischen Modell des Satzverstehens, der sog. ***Relevanz-Theorie*** [493], zeigt ▶ Abb. 5.25 mit Bezug auf das oben gegebene Dialogbeispiel. Nach diesem Modell ist die Aufgabe des Hörers beim Sprachverstehen nicht darauf beschränkt, linguistische Strukturen isolierter Sätze zu entschlüsseln, sondern besteht weiterhin darin, die kommunikativen Intentionen des Sprechers möglichst umfassend und unter Einbeziehung aller verfügbarer Informationsquellen zu erschließen. Eine wichtige Quelle zum Verstehen eines Satzes bilden dabei die linguistischen Informationen, die der Sprecher in dem Satz explizit sprachlich kodiert hat. Die Prozesse der linguistischen Dekodierung isolierter Sätze, die in den vorangehenden Kapiteln skizziert wurden, bilden demnach auch in dem kognitiv-pragmatischen Modell einen wichtigen Ausgangspunkt und eine unverzichtbare Grundlage für das Sprachverstehen. Bei Defiziten der sprachlichen Dekodierung wäre das Verstehen eines Satzes nur eingeschränkt möglich.

Darüber hinaus kann – und muss – der Hörer beim Satzverstehen aber auch Informationen aus dem verbalen und nonverbalen Kontext sowie Weltwissen heranziehen, um sprachlich ungenau gefasste Referenten erschließen zu können, Bedeutungen von Wörtern und Konstituenten semantisch „anreichern" zu können und um Implikatio-

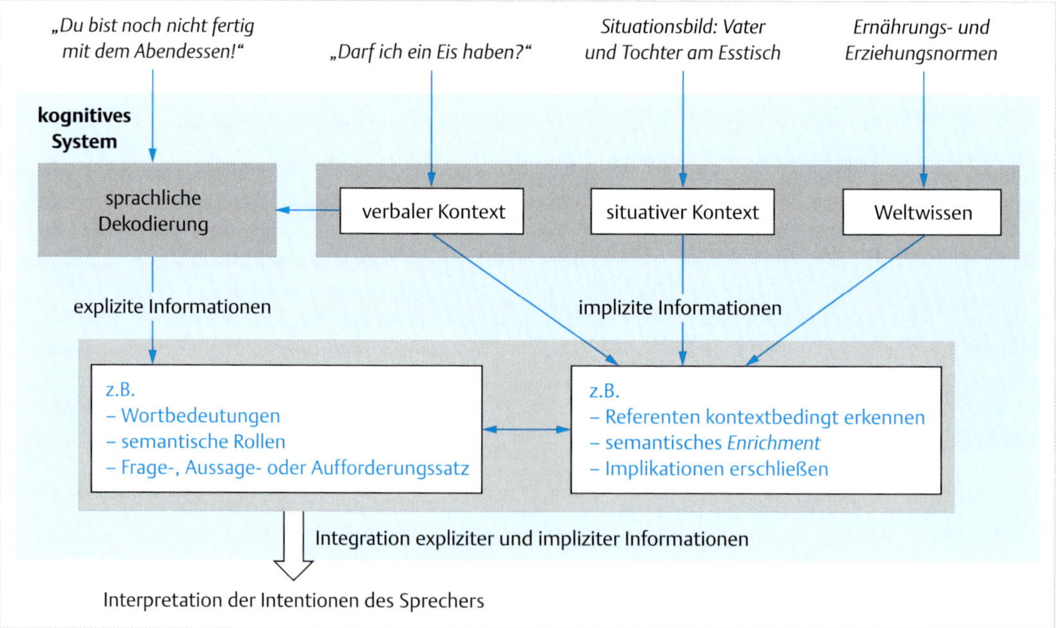

Abb. 5.25 Kontextuelle Implikationen beim Sprachverstehen.

nen von Sätzen zu erfassen, die nur vor dem Hintergrund von Weltwissen erschließbar sind.

In dem Modell wird davon ausgegangen, dass die pragmatische Verarbeitung von Sätzen beim Sprachverstehen umso schwieriger ist, je mehr kontextuelle Informationen beachtet und logisch-schlussfolgernd zusammengeführt werden müssen. Außerdem wird von der Grundannahme ausgegangen, dass zwischen Sprecher und Hörer die unausgesprochene Vereinbarung besteht, kontextuelle Informationen und Weltwissen bei der Kodierung und Dekodierung von Sätzen zu berücksichtigen. Ein pragmatisch kompetenter Hörer erwartet deshalb nicht, dass der Sprecher alle für den Verstehensprozess notwendigen Informationen in einem Satz explizit versprachlicht. Ein unnötig hohes Maß an expliziter Versprachlichung könnte vom Hörer sogar als Hindernis für eine gelingende Interaktion empfunden werden.

Untersuchungsmethoden und Defizite der Beachtung kontextueller Information

In der Spracherwerbsforschung wird davon ausgegangen, dass sich die Fähigkeit, Sätze unter Einbezug kontextueller Implikationen zu interpretieren, bis zum Alter von ca. neun Jahren sukzessive weiterentwickelt und einen wichtigen Beitrag beim Auf- und Ausbau von fortgeschrittener Sprachverständniskompetenz leistet (z. B. [280], [281]).

Ryder et al. [401] verwendeten zur experimentellen Untersuchung von Kontexteinflüssen beim Satzverstehen die folgenden Aufgaben- und Stimulusformate:

1. Den untersuchten Kindern wurde ein kurzes **verbales Szenario** bestehend aus zwei Sätzen vorgesprochen. Ein analoges deutsches Beispiel ist *„Sven zieht sein Kostüm an. Sven will zu einer Halloween-Party gehen."* Anschließend wird eine Frage zu dem Szenario gestellt (*„Wo ist Sven auf dem Bild?"*). Die Frage soll **nonverbal durch Zeigen der erfragten Person auf einem Situationsbild** beantwortet werden. Das Situationsbild zeigt zwei ca. zehnjährige Jungen. Der eine trägt ein Vampirkostüm und der andere ein Indianerkostüm. Um auf die korrekte Person zeigen zu können, muss sowohl der verbale Kontext als auch der nonverbale (bildliche) berücksichtigt werden.
2. Es werden dieselben **verbalen Szenarien** dargeboten wie in dem zuvor beschriebenen Aufgabenformat. Allerdings wird kein Situationsbild gezeigt, sondern es wird eine Frage zu dem Szenario gestellt, die **verbal beantwortet** werden soll (z. B. *„Was für ein Kostüm hat Sven an?"*). Korrekte Antworten wären z. B. *„ein Vampirkostüm"* oder *„ein Gespensterkostüm"*, nicht jedoch *„ein Hasenkostüm"* bzw. *„ein Indianerkostüm"*. Im Unterschied zu dem zuvor beschriebenen Aufgabenformat erfolgt hier keine Unterstützung des Satzverstehens durch bildliche Informationen.
3. Den untersuchten Kindern wird eine **Kurzgeschichte erzählt** und es werden verschiedene **Fragen zu der Kurzgeschichte** gestellt, die verbal beantwortet werden müssen.

Um die Fragen beantworten zu können, muss der verbale Kontext der Kurzgeschichte berücksichtigt werden. Wegen der Vielfalt und Komplexität der kontextuellen Implikationen sind die Anforderungen an das pragmatische Satzverstehen in diesem Aufgaben- und Stimulusformat besonders hoch. Da nicht die sprachliche Dekodierung untersucht werden soll, werden in der Kurzgeschichte möglichst einfache, wenig variable Satzstrukturen und Wörter verwendet. Außerdem wird den untersuchten Kindern der Inhalt der Kurzgeschichten auch anhand von gleichzeitig vorgelegten Bildkarten-Reihen visualisiert.

Verbale und nonverbale Informationen wurden außerdem so variiert, dass gezielt bestimmte Aspekte der Kontext-Verarbeitung untersucht werden:

- Die Fähigkeit ungenau versprachlichte Referenten zu erkennen,
- ungenau versprachlichte Wortbedeutungen semantisch „anzureichern" und
- implizite Bedeutungsaspekte durch Schlussfolgerungen auf der Grundlage von Weltwissen zu erfassen (▶ Tab. 5.28).

An der Untersuchung nahmen fünf- bis elfjährige Kinder mit altersgemäßer Sprachentwicklung teil sowie ca. sieben- bis elfjährige Kinder mit SSES. Es zeigte sich, dass die Kinder mit SSES mehr Schwierigkeiten mit der Beantwortung der Fragen hatten als die gleichaltrigen Kinder ohne SSES und zwar besonders dann, wenn hierfür ausschließlich verbale Kontext-Informationen genutzt werden mussten und wenn besonders viele und komplexe Kontext-Informationen zu berücksichtigen waren.

Tab. 5.28 Aufgaben- und Stimulusformate zur Untersuchung des Verstehens kontextueller Implikationen (nach [401]).

	Fragen zu kurzen verbalen Szenarien: nonverbale Reaktion (Zeigen in Situationsbildern) oder verbale Reaktion	Fragen zu Kurzgeschichten (verbale Reaktion)
Referenten erkennen	*Sven ist im Garten. Hans kehrt den Boden... Wo ist Sven?* Das Auswahlbild zeigt zwei Jungen im Garten, von denen nur einer den Boden kehrt.	*Hans und Karl treffen Sven und Dirk im Supermarkt. Sven kauft ein Geschenk für Karl. Dirk und Hans schauen sich Comic-Hefte an...Wer hat ein Geschenk für Karl gekauft?* Korrekte Antwort (verbal): *Sven*
semantisches Enrichment	*Sven zieht sein Kostüm an. Sven will zu einer Halloween-Party gehen...Wo ist Sven?* Das Auswahlbild zeigt einen Jungen im Vampirkostüm und z. B. einen Jungen im Indianer-Kostüm.	*Auf dem Schulhof essen Sven und Karl Süßigkeiten und sie reden über Karls Halloween-Party. Susi und Lea wollen auch etwas über Karls Feier wissen... Was feiert Karl?* Korrekte Antwort (verbal) z. B.: *eine Halloween-Party*
logisches Erschließen impliziter Bedeutungsaspekte	*Susi spielt draußen. Susis Mutter hat Angst, dass Susi sich verletzt...Wo ist Susi?* Das Auswahlbild zeigt ein Mädchen, das auf der Straße spielt (während ein Auto sich nähert) und z. B. ein Mädchen, das in der Sandkiste spielt.	*Sven und Hans kommen zu der Party mit ihren Schlafsäcken. Sven hat ein Vampirkostüm an und Hans ein Monsterkostüm...Warum trägt Sven ein Vampirkostüm und Hans ein Monsterkostüm?* Korrekte Antwort (verbal) z. B.: *...weil sie auf eine Monster-Party gehen*

Ähnliche Hinweise auf Defizite bei der rezeptiven Verarbeitung von kontextuellen Informationen wurden auch aus verschiedenen anderen Studien berichtet [63], [139], [270]. Als unklar gilt allerdings bisher die Abgrenzung zwischen solchen sog. pragmatischen Defiziten bei SSES und bei Entwicklungsstörungen aus dem Autismus-Spektrum [51], [139], [346].

Fragestellungen und ASFs zur Überprüfung von Satzverstehen im Kontext

In ▶ Tab. 5.29 und ▶ Tab. 5.30 sind Fragestellungen und ASFs zur Überprüfung von Satzverstehen im Kontext zusammengestellt.

Tab. 5.29 F 18: Kann der nonverbale (bildliche) Kontext verwendet werden, um die Satzbedeutung zu erschließen?

Aufgaben- und Stimulusformate zu Fragestellung F 18	Aufgabenstellung und Item-Beispiele
ASF 31 **Verstehen kontextueller Informationen in kurzen verbalen Szenarien (nonverbale Reaktion)** **Details siehe ▶ Tab. 7.31**	**Aufgabenstellung** Es wird ein verbales Szenario bestehend aus zwei Sätzen vorgesprochen. Anschließend wird eine Frage zu dem Szenario gestellt. Die Frage soll nonverbal durch Zeigen der erfragten Person auf einem Situationsbild beantwortet werden. Das Situationsbild ist so gestaltet, dass für die Beantwortung der Frage der verbale und der nonverbale (bildliche) Kontext beachtet werden muss. **Item-Beispiele** verbales Szenario: *„Sven zieht sein Kostüm an. Er will zu einer Halloween-Party gehen."* Frage: *„Wo ist Sven?"* Situationsbild: Das Bild zeigt einen Jungen in einem Vampirkostüm und einen Jungen in einem Indianerkostüm.

Tab. 5.30 F 19: Kann der verbale Kontext verwendet werden, um die Satzbedeutung zu erschließen?

Aufgaben- und Stimulusformate zu Fragestellung F 19	Aufgabenstellung und Item-Beispiele
ASF 32 **Verstehen kontextueller Informationen in kurzen verbalen Szenarien (verbale Reaktion)** **Details siehe ▶ Tab. 7.32**	**Aufgabenstellung** Es wird eine Kurzgeschichte erzählt und es werden verschiedene Fragen zu der Kurzgeschichte gestellt, die verbal beantwortet werden müssen. Um die Fragen beantworten zu können, muss der verbale Kontext der Kurzgeschichte berücksichtigt werden. Es werden in der Kurzgeschichte einfache, wenig variable Satzstrukturen und Wörter verwendet, um die Anforderungen an die lexikalische und die grammatische Dekodierung zu minimieren. Außerdem kann der Inhalt der Kurzgeschichten anhand von gleichzeitig vorgelegten Bildkarten-Reihen visualisiert werden, um die Anforderungen an das sprachliche Arbeitsgedächtnis zu minimieren. **Item-Beispiele** 1. (Referenten erkennen) *„Hans und Karl treffen Sven und Dirk im Supermarkt. Sven kauft ein Geschenk für Karl. Dirk und Hans schauen sich Comic-Hefte an.... Wer hat ein Geschenk für Karl gekauft?"* Korrekte Antwort: *Sven* 2. (semantisches Enrichment) *„Auf dem Schulhof essen Sven und Karl Süßigkeiten und sie reden über Karls Halloween-Party. Susi und Lea wollen auch etwas über die Feier bei Karl wissen.... Was feiert Karl?* Korrekte Antworten: z. B. *Halloween* oder *Ein Monsterfest* 3. (logisches Erschließen impliziter Bedeutungsaspekte) *„Sven und Hans kommen zu der Party mit ihren Schlafsäcken. Sven hat ein Vampirkostüm an und Hans ein Monsterkostüm. Warum trägt Sven ein Vampirkostüm und Hans ein Monsterkostüm?"* Korrekte Antworten: z. B. *...weil Halloween ist* oder *...weil sie auf eine Monster-Party gehen*

Kapitel 6

Sprachverarbeitung und modellgeleitete Diagnostik bei SSES: Sprachproduktion und expressive Sprachstörungen

6 Sprachverarbeitung und modellgeleitete Diagnostik bei SSES: Sprachproduktion und expressive Sprachstörungen

"The interactive generation of utterances in conversation [...] involves a multicomponent processing system. It can map communicative intentions onto articulatory gestures, which in turn produce the auditory signals from which the interlocutor can derive or recognize these intentions."

Indefrey u. Levelt [232]; S. 845

Während beim Sprachverstehen der Informationsfluss von der auditiven Sprachwahrnehmung hin zum nonverbalen Konzept und zur kommunikativen Intention des Sprechers verläuft, kann dies bei der Sprachproduktion umgekehrt gedacht werden. Zwitserlood [504] fasst dies so zusammen:

"The speaker thus starts where a listener ends up, and the directionality of processing in speaking is from concepts to articulation."

Zwitserlood [504]; S. 82

Trotz dieser Unterschiedlichkeit in Ausgangspunkt und Ziel sind die mentalen Vorgänge, die dem Sprachproduktionsprozess zugrunde liegen, denen, die in Kap. 5 für das auditive Sprachverstehen beschrieben wurden, in vielen Aspekten sehr ähnlich. In Kap. 6 wird dann jeweils auf die entsprechenden Erläuterungen in Kap. 5 verwiesen.

Außerdem wird angenommen, dass Sprecher ihre Sprachproduktion mithilfe der rezeptiven Sprachverarbeitung überwachen (sog. *Monitoring*), um Fehlleistungen im eigenen Produktionsprozess erkennen und korrigieren zu können (z. B. [273]).

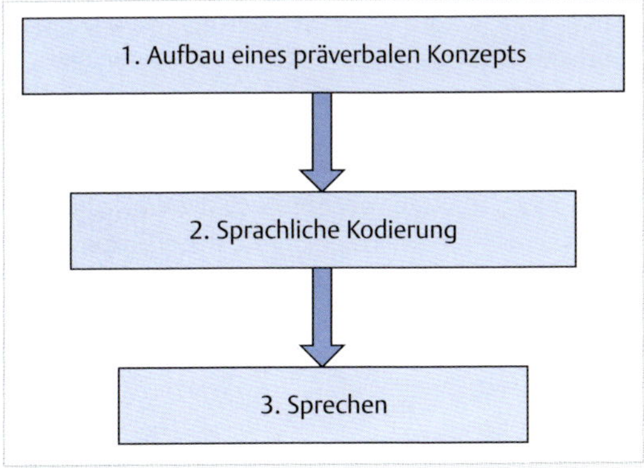

Abb. 6.1 Schritte des Sprachproduktionsprozesses.

Auch hieran wird deutlich, dass die kognitiven Mechanismen, die dem Verstehen und der Produktion von Sprache zugrunde liegen, ineinandergreifen.

In vielen psycholinguistischen Modellen wird der Sprachproduktionsprozess in drei grundlegende Schritte gegliedert (▸ Abb. 6.1) [274].

- Der Sprecher muss zunächst definieren, welche inhaltliche Botschaft dem Hörer mit welcher kommunikativen Intention (z. B. etwas erfragen, berichten oder fordern) übermittelt werden soll. Die dabei erzeugte, nicht-sprachliche Repräsentation des geplanten Satzes wird als *präverbales Konzept* bezeichnet.
- Im zweiten Schritt muss das präverbale Konzept versprachlicht (sprachlich kodiert) werden. Hierbei transformiert der Sprecher seine zunächst nonverbal gefassten kommunikativen Absichten in eine sprachliche Repräsentation. Diese besteht aus sprachlichen (verbalen) Elementen (z. B. aus Wörtern, Morphemen, Satzgliedern, Teilsätzen, Silben und Phonemen) und bildet die Intentionen und Inhalte des präverbalen Konzepts gemäß den Regeln der Sprache ab. Das für die sprachliche Kodierung zuständige Verarbeitungssystem wird als *Formulator* bezeichnet.
  In der Psycholinguistik werden verschiedene, in vielen Teilaspekten kontroverse Modellvorstellungen des Formulierungsvorgangs diskutiert [149]. Kontrovers ist u. a. die Frage, ob die Teilkomponenten des Formulators streng voneinander getrennt (modular) und hintereinander (seriell) arbeiten oder ob und inwiefern Rückkopplungen von später erfolgenden Verarbeitungsprozessen auf frühere möglich sind, wie dies auch für die rezeptive Sprachverarbeitung angenommen wird (vgl. ▸ Abb. 5.13).
- Im dritten Schritt muss der Sprecher die mentale sprachliche Repräsentation als geordnete Abfolge von Sprechbewegungen umsetzen bzw. aussprechen. Durch diesen neuromuskulär komplexen Bewegungsvorgang wird der sprachliche Code als vom Hörer wahrnehmbares und physikalisch (akustisch) messbares Schallsignal realisiert.

Nachfolgend werden die kognitiven Vorgänge, die der präverbalen Konzeptbildung, der sprachlichen

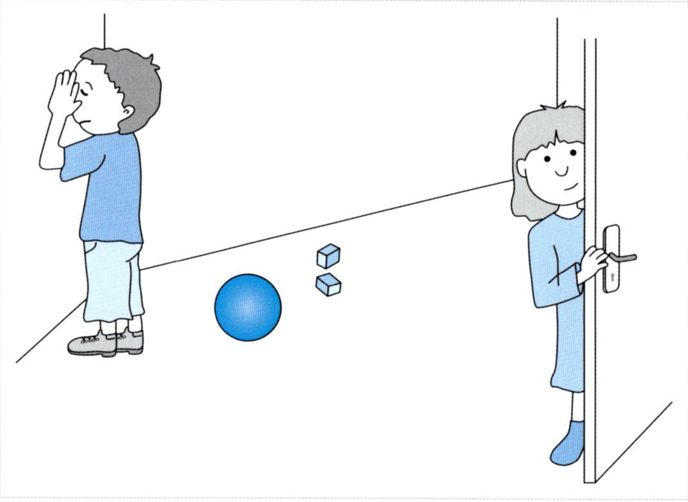

Abb. 6.2 Beschreibendes Benennen von Bildern. Instruktion: *„Du kennst den Jungen schon aus dem letzten Bild. Hier auf dem Bild ist er wieder zu sehen. Erzähl bitte, was der Junge auf dem Bild hier macht."*

Kodierung und der neuromuskulären Planung von Sprechbewegungen zugrunde liegen, skizziert. Dies erfolgt anhand des Beispielsatzes *Der Junge sucht ein Mädchen*, wie er beispielsweise in einer Aufgabe zum *beschreibenden Benennen* des Situationsbildes in ▶ Abb. 6.2 produziert werden könnte.

6.1 Aufbau des präverbalen Konzepts

6.1.1 Planung von Makro- und Mikrostruktur

Der Sprachproduktionsprozess beginnt mit dem Aufbau des präverbalen Konzepts, das dem Hörer als kommunikative Botschaft übermittelt werden soll (z. B. [272]) (**15** und **16** in ▶ Abb. 3.5 und ▶ Abb. 4.3). Die dabei auszuführenden Schritte werden nachfolgend erläutert.

Im ersten Schritt wird eine sog. *Makrostruktur* generiert (▶ Abb. 6.3). Hierbei wird ein geeigneter Zeitpunkt für die Übernahme der Sprecherrolle (sog. *turn taking*) bestimmt, der situative und sprachliche Kontext analysiert und der Sprechakt (z. B. erzählen, erfragen, behaupten etc.) festgelegt, der mit der geplanten sprachlichen Äußerung ausgeführt werden soll.

Bei der darauffolgenden *mikrostrukturellen Planung* (▶ Abb. 6.3) wird der Inhalt des präverbalen Konzepts konkretisiert. Hierbei werden die Elemente (z. B. Personen, Handlungen, Relationen, Eigenschaften) definiert, auf die sich der Sprechakt beziehen soll, über die beispielsweise etwas erzählt, erfragt oder behauptet werden soll.

Definition

Turn Taking

In den meisten natürlichen Interaktionssituationen wechseln sich die Interaktionspartner mehr oder weniger rasch in der Übernahme von Sprecher- und Hörerrolle ab. Vor Beginn einer sprachlichen Äußerung (d. h. unmittelbar vor Übernahme der Sprecherrolle) muss deshalb zunächst entschieden werden, ob und wann das Rederecht in sozial akzeptabler Weise übernommen werden darf. Der vorangehende Sprecher signalisiert i. d. R. verbal oder nonverbal die Bereitschaft, das Rederecht weiterzugeben. Dies kann beispielsweise durch explizite verbale Aufforderung erfolgen (z. B. *„Kannst Du mir bitte mal Deine Meinung dazu sagen?"*), aber auch durch eine längere Sprechpause, eine Geste (z. B. eine auffordernde Handbewegung) oder prosodisch, beispielsweise durch das Absenken oder Anheben der Sprechstimme am Ende der Äußerung. Der Sprecher muss mithilfe der intuitiven Kenntnis von sozial-pragmatischen Regeln des Sprecherwechsels und durch die Wahrnehmung und Interpretation der diesbezüglichen verbalen und nonverbalen Signale des vorangehenden Sprechers Gelegenheiten zur Übernahme der Sprecherrolle erkennen und ergreifen können.

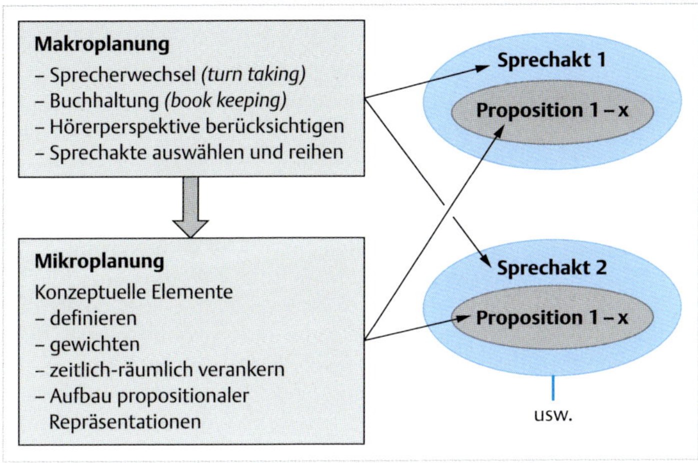

Abb. 6.3 Makro- und Mikroplanung des präverbalen Konzepts.

Definition

Book Keeping
Unter dem Stichwort *book keeping* (*Buchhaltung*) werden Verarbeitungsprozesse zusammengefasst, durch die der Sprecher den situativen und kommunikativen Kontext bei der Planung des präverbalen Konzepts berücksichtigt.

Um mit der geplanten Äußerung inhaltlich relevante Informationen kommunizieren zu können, muss beispielsweise berücksichtigt werden, welche Informationen schon in vorangehenden Äußerungen übermittelt wurden und welche weiteren Informationen in den folgenden Äußerungen kommuniziert werden sollen. Komplexe Inhalte müssen dabei oft vorausschauend in mehrere, sukzessive zu vermittelnde Informationseinheiten gegliedert und diese in eine inhaltlich sinnvolle Abfolge gebracht werden.

Berücksichtigung der Hörerperspektive (theory of mind)

Um die Chancen für eine erfolgreiche Interaktion zu optimieren, muss der Sprecher außerdem Annahmen über Vorkenntnisse, Intentionen und Emotionen des Hörers beim Aufbau des präverbalen Konzepts berücksichtigen können, beispielsweise inwiefern der Hörer bereits aufgrund von Vorwissen mit den zu kommunizierenden Inhalten vertraut ist, ob die Äußerung an ein Kind oder einen Erwachsenen gerichtet wird und welche kommunikativen Ziele bei dem jeweiligen Hörer erreichbar erscheinen. Der Sprecher benötigt für diesen nonverbalen Planungsprozess mentale Kompetenzen, die in der Kognitionswissenschaft unter der Bezeichnung *theory of mind* zusammengefasst werden.

Definition

Theory of Mind
Hierunter werden Prozesse und Strukturen der kognitiven Informationsverarbeitung verstanden, die es ermöglichen, Annahmen über mentale Vorgänge und Zustände (z. B. emotionale, kognitive und motivationale) in anderen Personen zu bilden und diese mit den eigenen abzugleichen [269].

Festlegung der Sprechakt-Intention

Auf der Basis der Informationen, die durch das *book keeping* und die Analyse der Hörerperspektive bereitgestellt wurden, wählt der Sprecher nun den Sprechakt aus, mittels dessen ihm das kommunikative Ziel der geplanten Äußerung erreichbar erscheint.

Definition

Sprechakt
Als Sprechakte werden Handlungen bezeichnet, die mit sprachlichen Mitteln ausgeführt werden (z. B. etwas *erzählen*, etwas *behaupten* oder *vermuten*, zu etwas *auffordern*, etwas *erbitten*, etwas *erfragen*, *eine Eigenschaft zuordnen*).

Bei diesem Planungsschritt geht es zunächst nur um die abstrakte Festlegung der Sprechakt-Intention selbst. Die Konkretisierung des Inhaltes, der erfragt, behauptet, usw. werden soll, erfolgt erst später im Rahmen der mikrostrukturellen Planung. Um komplexe kommunikative Ziele verfolgen zu können, ist es oft erforderlich, vorausschauend mehrere Sprechakte zu planen und diese in eine inhaltlich und gesprächstaktisch sinnvolle Reihenfolge zu bringen.

Aufbau propositionaler Repräsentationen

Durch die Festlegung der sog. *Mikrostruktur* des präverbalen Konzepts muss nun definiert werden, auf welche konzeptuellen Elemente sich der Sprechakt beziehen soll (z. B. über wen oder was etwas berichtet oder erfragt werden soll) und welche Relationen zwischen den Elementen bestehen (z. B. wer in dem Bericht mit wem was und warum gemacht hat). Die dabei erzeugten nonverbalen Repräsentationen der zu kommunizierenden Inhalte werden als Propositionen bezeichnet [274] (▸ Abb. 6.4). Beispielsweise kann in einer Proposition eine bestimmte Person als Agens oder Patiens einer Aussage oder Frage konzeptualisiert werden (vgl. *Sucht der Junge ein Mädchen? Sucht ein Mädchen den Jungen?*), eine Eigenschaft kann bestimmten Personen oder Objekten zugeordnet werden (vgl. *Der rote Kreis berührt das grüne Dreieck. Der grüne Kreis berührt das rote Dreieck.*) und das Zusammentreffen von zwei Ereignissen kann entweder als ursächlich oder zufällig bestimmt werden (z. B. *Die Frau kommt, weil der Mann geht. Die Frau kommt und der Mann geht.*). Wie das Beispiel in ▸ Abb. 6.4 zeigt, können auch zwei oder mehrere Propositionen zu einer komplexen propositionalen Repräsentation verknüpft sein.

Die Sprachbeispiele im vorangehenden Abschnitt und in ▸ Abb. 6.4 dienen lediglich der Verdeutlichung möglicher Relationen zwischen den inhaltlichen Elementen des präverbalen Konzepts. In der propositionalen Repräsentation sind die Elemente und Relationen, wie gesagt, zunächst in nonverbaler Form abgebildet.

Fokus und zeitlich-räumliche Verankerung

Bei der Mikroplanung muss weiterhin entschieden werden, welcher kommunikative Stellenwert den Elementen des Konzepts zukommen soll. Beispielsweise ist festzulegen, welche Elemente als besonders wichtig hervorgehoben bzw. fokussiert werden sollen (z. B. wo sich eine bestimmte Person befindet oder warum sie sich dort aufhält). Auch dieser Aspekt der präverbalen Planung beeinflusst die spätere Wahl der sprachlichen Ausdrucksmittel. So kann der Sprecher eine ihm besonders wichtig erscheinende Information sprachlich durch prosodische Hervorhebung und syntaktische Voranstellung (Topikalisierung) kennzeichnen (z. B. *Auf der Mauer sitzt der Junge. Den Vogel jagt die Biene*, vgl. Kap. 6.3.6).

Schließlich muss der Sprecher im präverbalen Konzept definieren, in welcher räumlichen und zeitlichen Relation die propositionale Repräsentation zu Ort und Zeitpunkt des bevorstehenden Sprechereignisses steht, beispielsweise ob über ein gerade stattfindendes, bereits vergangenes oder bevorstehendes Ereignis berichtet werden soll, da auch durch dieses Element der Konzeptbildung die Wahl der sprachlichen Ausdrucksmittel bestimmt wird (z. B. *Wir gehen gerade über die Straße und es kommt ein Auto von rechts angerast. Wir gingen gerade über die Straße, da kam ein Auto von rechts angerast. Wenn wir gleich über die Straße gehen, dann wird ein Auto von rechts angerast kommen*).

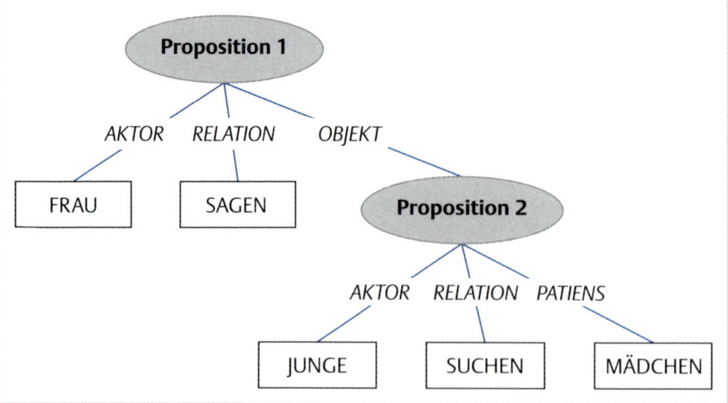

Abb. 6.4 Propositionale Repräsentation zur Äußerung: „Die Frau sagt, dass der Junge ein Mädchen sucht."

Untersuchungsmethoden und Defizite bei der präverbalen Konzeptbildung

In der Forschungsliteratur wurden immer wieder Kinder mit sog. *sozial-pragmatischen Störungen* beschrieben. Diesen Kindern fällt es beispielsweise schwer, Redebeiträge konsequent auf ein Gesprächsthema zu richten, Fragen gezielt zu beantworten oder sich kommunikativ auf ihre jeweiligen Gesprächspartner (z. B. Altersgenossen oder Lehrer) einzustellen (z. B. [46], [54]). Für die meisten Kinder mit SSES können kommunikativ-pragmatische Defizite als Folge von Defiziten bei der sprachlichen Kodierung interpretiert werden, denn kommunikative Intentionen müssen durch sprachliche Mittel zum Ausdruck gebracht werden. Wenn sprachliche Kodierungssysteme nur bedingt zur Verfügung stehen, wie dies für Kinder mit SSES kennzeichnend ist, so können Einschränkungen kommunikativ-pragmatischer Fähigkeiten daraus folgen.

Für eine Subgruppe der Kinder mit SSES werden jedoch Defizite beim Aufbau präverbaler Konzepte, insbesondere bei der Makroplanung (**15** in ▶ Abb. 3.5 und ▶ Abb. 4.3), angenommen. Es wird kontrovers diskutiert, ob solche Defizite tatsächlich als weiteres Symptom von SSES zu deuten sind oder eher auf eine Entwicklungsstörung aus dem Autismus-Spektrum hindeuten [48], [373]. Die kognitiven Prozesse, die der Planung präverbaler Botschaften zugrunde liegen, bilden möglicherweise ein Bindeglied bzw. eine Schnittstelle zwischen SSES und den Autismus-Spektrum-Störungen [491].

Zur Untersuchung sozial-pragmatischer Kompetenzen werden u. a. die folgenden Aufgaben- und Stimulusformate verwendet: In **freien und gelenkten Dialogsituationen** wird untersucht, wie oft Gelegenheiten und Angebote des Gesprächspartners zur Übernahme des Turns genutzt werden [107], [368]. Hierzu werden die unmittelbaren verbalen Reaktionen des Kindes auf Äußerungen des Gesprächspartners analysiert (sog. **Sprechakt-Paare**). Ermittelt wird u. a., wie häufig eine bereits begonnene, aber noch nicht beendete Äußerung des Gesprächspartners durch einen Redebeitrag unterbrochen wird und wie oft **Gelegenheiten zum *turn taking*** (z. B. Pausen, Fragen und Aufforderungen des Gesprächspartners) **ungenutzt** bleiben. Als solche sog. *Nicht-Antwort* werten Craig u. Evans [107], wenn zwei Äußerungen des Gesprächspartners mehr als 1,5 Sekunden aufeinanderfolgen, ohne dass das untersuchte Kind die Pause zur Übernahme der Sprecherrolle nutzt.

Craig u. Evans [107] untersuchten außerdem, ob und wie oft Kinder mit SSES ihre **Äußerungen inhaltlich plausibel (kontingent) an die vorangehende Äußerung des Gesprächspartners anschlossen** bzw. wie oft keine oder nur eingeschränkte Kontingenz vorlag. Als nur eingeschränkt kontingent galten Äußerungen dann, wenn sie inhaltlich nur bedingt auf die vorangehende Äußerung des Gesprächspartners abgestimmt waren (z. B. Gesprächspartner: *„Wo habt Ihr denn gefrühstückt?"* Kind: *„Ich hatte ein Spiegelei."*).

Für kontingente Äußerungen wurde außerdem untersucht, wie häufig verschiedene sprachliche Mittel verwendet wurden, um auf die vorangehende Äußerung des Gesprächspartners Bezug zu nehmen, etwa durch die Verwendung von **Kohäsion bildenden Wörtern** (z. B. Gesprächspartner: *„Erzähl mir von Deinen Haustieren."* Kind: *„Fünf Katzen."*), **Referenz-anzeigenden Pronomina** (z. B. Gesprächspartner: *„Erzähl mir, was Deine Mutter gerne macht."* Kind: *„Sie malt gerne."*), **Antwort-Ellipsen** (z. B. Gesprächspartner: *„Du hast zu viele Brötchen gegessen."* Kind: *„Ich hatte fünf."*) oder sog. **logischen Konnektoren**. Durch Letztere wird eine logische Verbindung zur vorangehenden Äußerung des Gesprächspartners hergestellt (z. B. Gesprächspartner: *„Deine Großeltern waren zu Besuch?"* Kind: *„Aber der Opa ist nur kurz geblieben."*). Es zeigte sich, dass manche der Kinder mit SSES seltener den kommunikativen Turn an sich zogen als gleichaltrige Kinder mit altersgemäßer Sprachentwicklung. Außerdem fanden sich in den Sprachproben der Kinder mit SSES mehr eingeschränkt-kontingente Äußerungen und es wurden besonders häufig lexikalische Mittel und besonders selten logische Konnektoren verwendet, um den Bezug zur vorangehenden Äußerung herzustellen.

Zur Überprüfung der präverbalen Konzeptbildung untersuchten Roth u. Spekmann [389], [390], ob Kinder mit SSES **unterschiedliche Sprechakt-Intentionen verfolgen** können (z. B. etwas erfragen, über etwas informieren, zu etwas auffordern, etwas zurückweisen). Dabei unterschieden die Autoren zwischen Sprechakten, die mithilfe von Einzelwörtern (EWÄ) ausdrückbar sind und solchen, die durch eine Mehrwortäußerung (MWÄ) verbalisiert werden müssen (vgl. ▶ Tab. 6.1).

Tab. 6.1 Beispiele für Sprechakt-Intentionen.

Sprechakt-Intention	Beispiel MWÄ	Beispiel EWÄ
nach Informationen fragen	*Wo ist der Ball?* *Kann ich kommen?*	*Puppe?* (Bedeutung: Ist das eine Puppe?)
zu Handlungen auffordern	*Gib mir den Ball!* *Hör auf damit!*	*Gib!* (verbunden mit einer Geste)
behaupten/kommentieren	*Das ist ein Vogel!* *Ich mag Hunde!* *Ich mag das nicht!*	*Groß!* *Meins!*
begrüßen/verabschieden	*Auf Wiedersehen.* Bis bald.	*Hallo!* *Tschüss!*

EWÄ: Einzelwortäußerung; MWÄ: Mehrwortäußerung

De Villiers [119] verglich die Kompetenz ca. vier- bis neunjähriger Kinder mit SSES und gleichaltriger, altersgemäß entwickelter Kinder beim **Erfragen spezifischer Informationen**. Diese Sprechakt-Intention gilt in der untersuchten Altersgruppe als besonders wichtig für den Schulerfolg. Verwendet wurden Aufgaben zur bildgestützten Elizitierung unterschiedlicher W-Fragen. Um Was-Fragen zu elizitieren, wurde den untersuchten Kindern beispielsweise das Bild eines Mädchens gezeigt, das etwas anstreicht. Das angestrichene Objekt war jedoch durch ein weißes Feld verdeckt. Das Kind wurde aufgefordert, die in dem Bild fehlende Information *gezielt zu erfragen (z. B. Was streicht das Mädchen an? oder* Was wird hier angestrichen?). Konnte die korrekte W-Frage nicht spontan gebildet werden, so leitete der Untersucher durch eine abgestufte Darbietung verschiedener Hilfestellungen zu der korrekten W-Frage hin (z. B. 1. Hilfe: *Das Mädchen malt etwas. Stell mir die richtige Frage hierzu!*" 2. Hilfe: *Stell mir eine Was-Frage!*). Die Anzahl der benötigten Hilfen floss in die Leistungsbewertung mit ein. Mithilfe passender Bild-Stimuli wurden auch Wer-, Wo-, Warum-, Wann- und Wie-Fragen elizitiert.

Die Kinder mit SSES zeigten insgesamt eine eingeschränkte Fähigkeit, die zum fehlenden Bildinhalt genau passende Frage zu stellen. Selbst einige der älteren Kinder mit SSES verwendeten unpassende W-Fragen oder unspezifische W-Frage-Formate für unterschiedliche Bildkontexte (z. B. *„Was ist es?"*). Natürlich kann nicht ausgeschlossen werden, dass auch Schwierigkeiten bei der sprachlichen Kodierung von W-Fragen zu den beobachteten sozial-pragmatischen Einschränkungen geführt oder zumindest beigetragen haben.

Mithilfe einer Aufgabe zur **Fortsetzung kurzer Bildergeschichten** untersuchte de Villiers [119] außerdem, ob sich Kinder mit SSES in wechselnde Sprecher- und Hörerperspektiven hineinversetzen können. Hierzu wurde zunächst ein Bild gezeigt, auf dem eine Person eine Handlung mit einer zweiten Person ausführt (z. B. *Der Briefträger übergibt einem Mädchen einen Brief.*). Das danach gezeigte Bild stellte dar, wie eine der handelnden Personen aus dem ersten Bild mit einer dritten Person spricht (z. B. Das Mädchen übergibt seiner Mutter den Brief und spricht dabei etwas). Das untersuchte Kind sollte verbalisieren, was das Mädchen zu seiner Mutter sagt oder von seiner Mutter erfragt. Hierfür müssen Annahmen über pragmatisch sinnvolle Sprechakt-Intentionen aufgebaut werden. Auf die Frage: *„Was fragt das Mädchen die Mutter?"* galt beispielsweise die Antwort: *„Ich habe einen Brief bekommen"* als inkorrekte Reaktion. Insbesondere jüngere Kinder mit SSES zeigten in dieser Aufgabenstellung erhebliche Schwierigkeiten, sich in die Sprecherrolle der handelnden Personen hineinzuversetzen. Auch hier kann natürlich nicht ausgeschlossen werden, dass auch sprachliche Schwierigkeiten, z. B. bei der Dekodierung der vom Untersucher gestellten Frage, zu den beobachteten sozial-pragmatischen Einschränkungen geführt oder zumindest beigetragen haben.

Fragestellungen und ASFs zur Überprüfung der präverbalen Konzeptbildung

In ▶ Tab. 6.2 und ▶ Tab. 6.3 sind Fragestellungen und ASFs zur Überprüfung der präverbalen Konzeptbildung zusammengestellt.

Tab. 6.2 F 20: Können unterschiedliche Sprechakt-Intentionen verfolgt werden?

Aufgaben- und Stimulusformate zu Fragestellung F 20	Aufgabenstellung und Item-Beispiele	
ASF 35 **Bildgestützte Elizitierung unterschiedlicher W-Fragen** **Details siehe ▶ Tab. 7.35**	**Aufgabenstellung:** Es werden Situationsbilder vorgelegt, zu denen bestimmte Informationen erfragt werden sollen. Die zu erfragende Information ergibt sich aus dem situativen Kontext oder aber daraus, dass bestimmte bildliche Elemente verdeckt werden (z. B. durch ein weißes Feld). Das Kind wird aufgefordert, die zum Bild kontextuell passende bzw. in dem Bild verdeckte Information zu erfragen. Kann die korrekte W-Frage nicht spontan gebildet werden, so leitet der Untersucher durch eine abgestufte Darbietung verschiedener Hilfen zu der korrekten W-Frage hin. Die Anzahl der benötigten Hilfen fließt in die Leistungsbewertung ein.	
	Item-Beispiel: Was-Fragen	Bildinhalt: Das Bild zeigt ein Mädchen, das etwas anstreicht. Das angestrichene Objekt ist verdeckt. Korrekte Frage z. B.: *Was malt das Mädchen?* Hilfe 1: *„Das Mädchen malt etwas. Stell mir die passende Frage hierzu."* Hilfe 2: *„Stell mir eine Was-Frage."*
	Item-Beispiel: Wer-Fragen	Bildinhalt: Jemand malt ein Bild. Die malende Person ist verdeckt. Korrekte Frage z. B.: *Wer malt ein Bild?* Hilfe 1: *„Jemand malt ein Bild. Stell mir die passende Frage hierzu."* Hilfe 2: *„Stell mir eine Wer-Frage."*
	Item-Beispiel: Wo- bzw. Wohin-Fragen	Bildinhalt: Ein Mädchen fährt mit dem Bus. Korrekte Frage z. B.: *Wohin fährt das Mädchen?* Hilfe 1: *„Das Mädchen fährt irgendwo hin. Stell mir die passende Frage hierzu."* Hilfe 2: *„Stell mir eine Wohin-Frage."*
	Item-Beispiel: Wie- bzw. Womit-Fragen	Bildinhalt: Ein Mädchen malt ein Bild. Das Malwerkzeug (z. B. Pinsel oder Stift) ist verdeckt. Korrekte Frage z. B.: *Womit malt das Mädchen?* Hilfe 1: *„Das Mädchen malt mit etwas ein Bild. Stell mir die passende Frage hierzu."* Hilfe 2: *„Stell mir eine Womit-Frage."*
	Item-Beispiel: Warum-Fragen	Bildinhalt: Das Bild zeigt ein trauriges Mädchen. Korrekte Frage z. B.: *Warum ist das Mädchen traurig?* Hilfe 1: *„Das Mädchen ist traurig. Stell mir die passende Frage hierzu!"* Hilfe 2: *„Stell mir eine Warum-Frage."*

Tab. 6.3 F 21: Kann die Perspektive von wechselnden Interaktionspartnern eingenommen werden?

Aufgaben- und Stimulusformate zu Fragestellung F 21	Aufgabenstellung und Item-Beispiele
ASF 36 **Fortsetzung von Bildergeschichten aus wechselnder Sprecher- und Hörerperspektive** **Details** **siehe ▶ Tab. 7.36**	**Aufgabenstellung** Zunächst werden zwei Situationsbilder gezeigt. Auf dem ersten Bild führt eine Person eine Handlung mit einer zweiten Person aus. Das zweite Bild stellt dar, wie die handelnde Person aus dem ersten Bild mit einer dritten Person über das auf dem ersten Bild dargestellte Ereignis spricht (Sprechblase). Das untersuchte Kind wird aufgefordert, sich in die Perspektive der zweiten und der dritten Person hineinzuversetzen und zu verbalisieren, was die zweite Person der dritten in dem gegebenen bildlichen Kontext pragmatisch sinnvoll mitteilen oder von dieser erfragen könnte.
	Item-Beispiel 1. Bildinhalt von Bild 1: Ein Postbote gibt einem Mädchen einen Brief. Instruktion: *„Schau, was hier passiert."* Bildinhalt von Bild 2: Das Mädchen zeigt seiner Mutter den Brief und spricht dabei etwas zu ihr. Instruktion: *„Was sagt das Mädchen wohl jetzt zu seiner Mutter?"* Pragmatisch passende Antworten z. B.: *... dass ein Brief gekommen ist.* *Da ist ein Brief gekommen.* Pragmatisch unpassende Antwort z. B.: *Darf ich draußen spielen gehen?*
	Item-Beispiel 2. Bildinhalt von Bild 1: Ein Junge schaut suchend unter sein Bett. Instruktion: *„Schau, was hier passiert."* Bildinhalt von Bild 2: Der Junge steht neben seiner Mutter und spricht dabei etwas zu ihr. Instruktion: *„Was fragt der Junge wohl jetzt seine Mutter?"* Pragmatisch passende Antworten z. B.: *... ob sie weiß, wo seine Sachen sind.* *Weißt Du, wo meine Turnschuhe sind?* Pragmatisch unpassende Antwort z. B.: *Ich habe Hunger.* *Darf ich draußen spielen?*

6.2 Aktivierung semantischer Repräsentationen im mentalen Lexikon

6.2.1 Funktion und Arbeitsweise der semantisch-lexikalischen Kodierung

In Kap. 6.1 wurde skizziert, wie der Sprecher ein präverbales Konzept generiert, das als kommunikative Botschaft an den Hörer übermittelt werden soll. Hierbei werden Gelegenheiten für die Übernahme der Sprecherrolle erkannt, Sprechakt-Intentionen festgelegt und konzeptuelle Elemente bestimmt, die dem Sprecher in dem gegebenen Interaktionskontext kommunikativ relevant erscheinen. Das präverbale Konzept bildet den Input für den sprachlichen Formulierungsprozess, der in den folgenden Kapiteln (Kap. 6.2 – Kap. 6.5) beschrieben wird.

Die sprachliche Formulierung beginnt mit der semantisch-lexikalischen Kodierung. Hierbei müssen Bedeutungsrepräsentationen von Wörtern im mentalen Lexikon aktiviert werden, die semantisch optimal zu den propositionalen Elementen im präverbalen Konzept passen. Wie bereits in Kap. 5.4.4 erläutert, sind Informationen zur Bedeutung von Wörtern auf der Semantik-Ebene des mentalen Lexikons in Form von semantischen Netzwerken repräsentiert. Jeder Eintrag unterhält unterschiedliche semantische Relationen bzw. Verknüpfungen zu anderen Einträgen im semantischen Netz.

In ▶ Abb. 6.5 ist exemplarisch ein Ausschnitt aus dem semantischen Netzwerk von SUCHEN dargestellt, wie es bei der Produktion des Beispielsatzes aus ▶ Abb. 6.1 (*Der Junge sucht ein Mädchen*) aktiviert werden muss. Das Verb SUCHEN weist u. a. Verknüpfungen mit dem Wort FINDEN (Gegensatz) auf, aber auch mit den Wörtern HOLEN (Nebenbegriff) und AKTIVITÄT (Oberbegriff), möglicherweise aber auch mit den Wörtern PILZE und OSTEREIER (Assoziationen).

Darüber hinaus muss in der Repräsentation der Verb-Bedeutung auch abgebildet sein, welche satzsemantischen Beziehungen durch das Verb ausgedrückt werden (vgl. [35], [369]). So stellt das Verb SUCHEN die Beziehung zwischen einem Suchenden (Aktor) und dem Gesuchten (Patiens) her. Verben unterscheiden sich dabei im Hinblick auf die Komplexität der durch sie vermittelten semantischen Beziehungen. So müssen in der Bedeutungsrepräsentation von SUCHEN zwei Elemente (Agens und Ziel) miteinander in Beziehung gesetzt sein und in der von SCHENKEN drei (der Schenkende, der Beschenkte und das Geschenk). Verben gelten aus diesem Grunde unter semantischen Gesichtspunkten als besonders komplex.

Die Bedeutung eines Wortes ergibt sich nach dieser Modellvorstellung durch die Einbettung in das semantische Netzwerk. Je differenzierter und vielfältiger netzwerkartige Verknüpfungen auf der Semantik-Ebene des mentalen Lexikons angelegt sind, umso differenzierter bzw. „tiefer" ist das für das Wort repräsentierte Bedeutungswissen (vgl. Kap. 5.4.4).

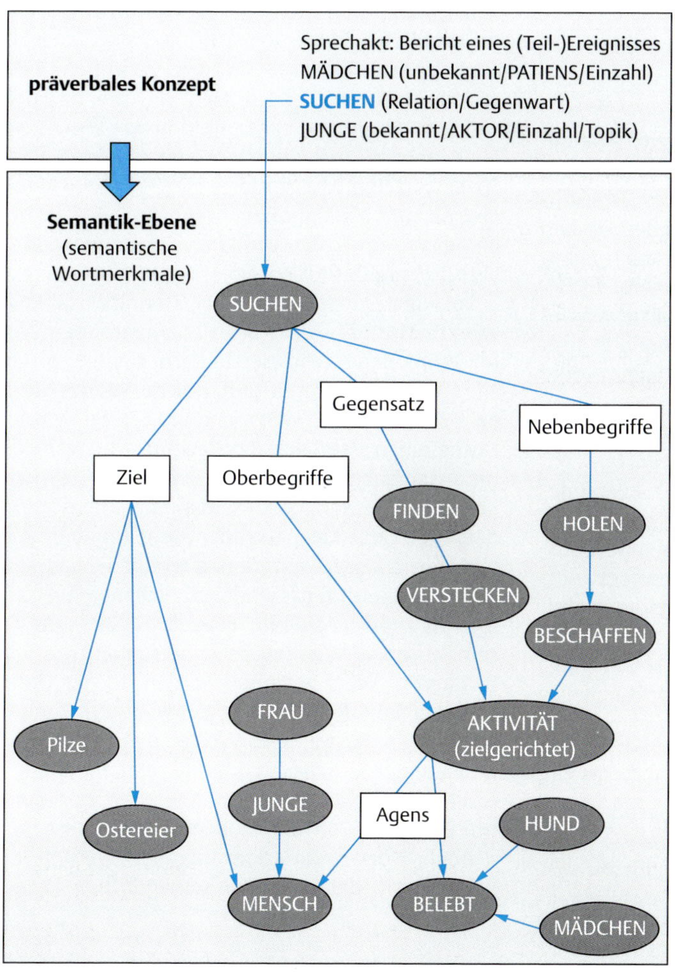

Abb. 6.5 Aktivierung semantischer Wortmerkmale zum präverbalen Konzept von SUCHEN.

Die Aktivierung der Wortbedeutungen, die zu den Elementen der propositionalen Repräsentation im präverbalen Konzept passen, muss sehr rasch und effizient erfolgen können, um bei der Sprachproduktion eine flüssige und semantisch passgenaue Wortausauswahl zu gewährleisten. Der Sprecher kann allerdings (im Unterschied zum Hörer) die Verarbeitungsgeschwindigkeit in gewissen Grenzen beeinflussen. So können durch lexikalisches Suchen und Auswählen möglicherweise entstehende Pausen mit Füllelementen (z. B. *„eh... ehm...“*) überbrückt werden. Die Funktion *gefüllter* Pausen besteht darin, den Verlust der Sprecherrolle durch ein *turn taking* des Interaktionspartners zu verhindern (z. B. [203]). Bereits bei normaler Sprechgeschwindigkeit werden jedoch durchschnittlich ca. drei bis fünf semantisch passgenau ausgewählte Wörter pro Sekunde benötigt.

Untersuchungsmethoden und Defizite der semantisch-lexikalischen Kodierung

Aus verschiedenen Studien liegen Hinweise darauf vor, dass Defizite der Sprachproduktion bei SSES von der Semantik-Ebene des mentalen Lexikons (**17** in ▸ Abb. 3.5 und ▸ Abb. 4.3) ausgehen können (z. B. [69], [311], [421]). Als Hinweis auf semantisch-lexikalische Defizite gilt etwa, wenn in Benennaufgaben und in der Spontansprache semantisch unpassende oder ungenau passende Wörter verwendet werden (z. B. *Maus* statt *Känguru* oder *Schlange* statt *Krokodil*) [259].

Als mögliche Ursache für solche Fehlbenennungen wird diskutiert, dass zwischen Wörtern mit ähnlicher Bedeutung auf der Semantik-Ebene des mentalen Lexikons nicht trennscharf unterschieden werden kann, weil die semantischen Netzwerke nicht hinreichend differenziert angelegt wurden, um eine trennscharfe Unterscheidung ähnlicher Wortbedeutungen zu gewährleisten.

Allerdings wird angenommen, dass semantische Fehlbenennungen nicht ausschließlich durch undifferenziertes Wortbedeutungswissen verursacht werden können, sondern dass auch Defizite auf der Lexem-Ebene des mentalen Lexikons (**23** in ▸ Abb. 3.5 und ▸ Abb. 4.3) zugrunde liegen können. Die Annahme ist dabei, dass ein semantisch nur bedingt passendes Lexem möglicherweise auch ersatzweise verwendet wird, weil auf das semantisch optimal passende Lexem nicht zugegriffen werden kann, obwohl die Bedeutungsmerkmale, die mit diesem Lexem korrespondieren, eigentlich aktiviert werden konnten. Diese Annahme stützt sich u. a. auf die Beobachtung, dass manche Kinder mit SSES zutreffende Angaben zu semantischen Merkmalen von Wörtern machen können, die sie fehlbenannt haben [146], [311].

Um zu unterscheiden, ob semantische Fehlbenennungen von der Lexem-Ebene oder von der Semantik-Ebene des mentalen Lexikons ausgehen, wurde vorgeschlagen, nicht nur die **Breite des produktiven Wortschatzes** (d. h. die Anzahl semantischer Fehlbenennungen), sondern auch die **Tiefe des Bedeutungswissens** zu überprüfen (vgl. Kap. 5.4.4). Zur Überprüfung der Wortschatztiefe werden beispielsweise Aufgaben zur **Definition von Wörtern** verwendet, die zuvor in Benennaufgaben produziert worden waren [309], [310]. Die gegebenen Definitionen müssen dabei vom Untersucher im Hinblick auf ihre semantische Passgenauigkeit bzw. Präzision bewertet werden. Definitionen gelten als umso präziser, je trennschärfer das definierte Wort anhand der Definition von semantisch ähnlichen Wörtern unterschieden werden kann. So bewerteten McGregor et al. [310] *„ein Musikinstrument“* als unpräzise Definition des Wortes *Mandoline* und *„ein Musikinstrument mit Saiten“* als präzisere Definition.

Vor der Durchführung der Definitionsaufgabe wird überprüft, welche der zu definierenden Wörter beim Benennen von Bildern korrekt produziert werden konnten und welche Wörter durch eine semantische Fehlbenennung ersetzt wurden. Durch einen Vergleich der Benenn- und der Definitionsaufgabe für dasselbe Wortmaterial kann überprüft werden, ob zu semantisch unpassenden oder nur ungenau passenden Benennungen auch weniger präzise Definitionen produziert werden als zu semantisch passenden. Gegebenenfalls kann dies als Hinweis auf eine eingeschränkte Tiefe des semantischen Wissens zu dem semantisch fehlbenannten Wort gedeutet werden. In der Untersuchung von McGregor u. Appel [309] konnten manche Kinder mit SSES Wörter, die sie in der Benennaufgabe durch semantische Fehlbenennungen ersetzt hatten, auch nur weniger präzise definieren als dies für korrekte Benennungen der Fall war.

Auch **Wort-Assoziationsaufgaben** werden verwendet, um den Grad der semantischen Vernetzung von Wörtern im mentalen Lexikon zu untersuchen [113], [421]. In diesem Aufgaben- und Stimulusformat wird dem untersuchten Kind ein Wort aus dem Wortschatz seiner Altersgruppe vorgesprochen und es wird aufgefordert weitere Wörter zu nennen (zu assoziieren), die in ihrer Bedeutung zu dem Stimuluswort passen. In einer Variante dieses Formats werden dieselben Stimuluswörter in mehreren aufeinander folgenden Durchgängen wiederholt dargeboten, wobei immer nur ein neues Wort zu dem Stimuluswort assoziiert werden soll (z. B. [69], [421]). Brooks et al. [69] beobachteten bei Kindern mit SSES mehr Wortassoziationen ohne semantische Relation zum Schlüsselwort als bei gleichaltrigen Kindern mit altersgemäßer Sprachentwicklung.

Außerdem analysierten Brooks et al. [69], ob sich die semantische Nähe zwischen dem Stimuluswort und den dazu assoziierten Wörtern bei wiederholter Darbietung veränderte. Hierzu wurde ein Datenbanksystem genutzt, in dem anhand großer Probandenstichproben ermittelte Indizes für die semantische Ähnlichkeit von Wörtern dokumentiert sind [289]. Bei den Kindern mit SSES, nicht jedoch bei den Kindern mit altersgemäßer Sprachentwicklung nahm die semantische Nähe der assoziierten Wörter bei wiederholter Stimulusdarbietung ab. Diese Beobachtung wurde so gedeutet, dass Kinder mit SSES über weniger differenzierte Bedeutungsrepräsentationen der Stimuluswörter verfügten als die altersgemäß entwickelten Kinder.

Dass Kinder mit SSES Schwierigkeiten bei der **Produktion von Verben mit satzsemantisch besonders komplexer Bedeutung** aufweisen können, wurde von Andreu et al. [17] beobachtet. Diese Autoren verwendeten eine Aufgabe zum **Benennen von Situationsbildern**, auf denen eine Handlung dargestellt war (z. B. ein Junge schwimmt, ein Mann liest eine Zeitung, eine Frau bindet einem Mädchen die Schuhe). Die auf dem Bild dargestellte Handlung sollte mit einem Wort benannt werden (z. B. *„Sage bitte mit einem Wort, was Du auf dem Bild siehst“*). Als besonders schwierig erwies sich diese Aufgabe für die Kinder mit SSES, wenn ein Verb mit hoher satzsemantischer Komplexität (vgl. Kap. 6.2.1) produziert werden musste (z. B. BINDEN: jemand, jemandem, etwas).

Fragestellungen und ASFs zur Überprüfung der semantisch-lexikalischen Kodierung

In ▸ Tab. 6.4, ▸ Tab. 6.5 und ▸ Tab. 6.6 sind Fragestellungen und ASFs zur Überprüfung der semantisch-lexikalischen Kodierung zusammengestellt.

Tab. 6.4 F 22: Können semantisch passgenaue Inhaltswörter produziert werden?

Aufgaben- und Stimulusformate zu Fragestellung F 22	Aufgabenstellung und Item-Beispiele
ASF 37 Benennen von Bildern Details siehe ▸ Tab. 7.37	**Aufgabenstellung** Es wird eine Zeichnung oder eine Fotografie gezeigt, die durch ein Wort (Nomen oder Verb) benannt werden soll. Die Bilder sollten eindeutig benennbar sein und eine vergleichbare visuelle Komplexität aufweisen. **Item-Beispiele** *„Ich zeige Dir jetzt Bilder und Du sollst mir mit einem Wort sagen, was Du auf den Bildern siehst.“* 1. Schlange 2. Klettern

Tab. 6.5 F 23: Ist das semantische Wortwissen differenziert und vernetzt?

Aufgaben- und Stimulusformate zu Fragestellung F 23	Aufgabenstellung und Item-Beispiele
ASF 38 **Überprüfung von semantischem Wortwissen bei korrekten Benennungen und Fehlbenennungen: semantisches Assoziieren** **Details** siehe ▶ Tab. 7.38	**Aufgabenstellung** Vor der Durchführung von Aufgaben in diesem Format muss zunächst eine Aufgabe zum Benennen von Bildern durchgeführt werden (ASF 37). Die Zielwörter aus der Benennaufgabe werden dann in aufeinanderfolgenden Durchgängen wiederholt als Stimulus- bzw. Schlüsselwörter in der Wort-Assoziationsaufgabe dargeboten. In jedem Durchgang soll zu dem vorgesprochenen Schlüsselwort ein Wort assoziiert werden, das inhaltlich zu dem Schlüsselwort passt. Wird eines der bereits zuvor assoziierten Wörter vom Kind wiederholt, so wird es aufgefordert, ein anderes Wort zu suchen. **Item-Beispiele** Schlüsselwort: Hand *„Wir spielen jetzt ein Wortspiel. Sag mir bitte, welches andere Wort Dir als erstes zu dem Wort Hand einfällt."* *„Welches Wort fällt Dir als zweites zu Hand ein?"* *„Welches Wort fällt Dir als drittes zu Hand ein?"* *„Welches Wort fällt Dir jetzt noch zu Hand ein?"*
ASF 39 **Überprüfung von semantischem Wortwissen bei korrekten Benennungen und Fehlbenennungen: Definieren von Wortbedeutungen** **Details** siehe ▶ Tab. 7.39	**Aufgabenstellung** Vor der Durchführung von Aufgaben in diesem Format muss zunächst eine Aufgabe zum Benennen von Bildern durchgeführt werden (ASF 37). Dem untersuchten Kind wird ein zuvor benanntes Nomen oder ein Verb vorgesprochen und es wird aufgefordert, das Wort zu definieren. **Item-Beispiele** *„Ich sage Dir jetzt einige Wörter. Du sollst mir erklären, was die Wörter bedeuten."* 1. Konkrete Nomina: *„Was bedeutet Hammer?"* 2. Abstrakte Nomina: *„Was bedeutet Verehrung?"* 3. Abstrakte Verben: *„Was bedeutet glauben?"*

Tab. 6.6 F 24: Können satzsemantisch komplexe Verben produziert werden?

Aufgaben- und Stimulusformate zu Fragestellung F 24	Aufgabenstellung und Item-Beispiele
ASF 40 **Benennen von Bildern durch Verben mit unterschiedlicher semantischer Komplexität** **Details** siehe ▶ Tab. 7.40	**Aufgabenstellung** Dem untersuchten Kind werden Situationsbilder vorgelegt und es wird aufgefordert, die auf dem Bild dargestellte Handlung mit einem Wort zu benennen. Die Situationsbilder sollten eine vergleichbare visuelle Komplexität aufweisen. Die zur Benennung benötigten Verben sollten im Wortschatz der untersuchten Altersgruppe mit vergleichbarer Wortfrequenz vertreten sein. **Item-Beispiele** *„Ich zeige Dir jetzt ein Bild. Auf dem Bild passiert etwas. Sag mir bitte mit einem Wort, was auf dem Bild passiert."*

Inhalt des Stimulusbildes	*korrekte Reaktion, z. B.*
1. Mädchen rennt (einwertig)	rennen, rennt, die rennt
2. Hund hört Musik (zweiwertig)	hören, der hört was
3. Mann verbindet den Arm eines Jungen (dreiwertig)	verbinden, der verbindet den
4. Mann schenkt einer Frau Blumen	schenken, der schenkt der was

6.3 Grammatische Kodierung

6.3.1 Funktion der grammatischen Kodierung

In Kap. 6.1 wurde skizziert, wie der Sprecher die Elemente seiner kommunikativen Intention durch den Aufbau eines präverbalen Konzepts strukturiert und auf den gegebenen sprachlichen und situativen Kontext sowie auf den Gesprächspartner abstimmt (**15** und **16** in ▶ Abb. 3.5 und ▶ Abb. 4.3).

Das präverbale Konzept bildet dann den Ausgangspunkt für die sprachliche Kodierung. Diese beginnt mit der Aktivierung von Wortbedeutungen auf der Semantik-Ebene des mentalen Lexikons (**17** in ▶ Abb. 3.5 und ▶ Abb. 4.3). Hierbei werden semantische Netzwerke aktiviert, die jedes Wort mit zahlreichen anderen Wörtern unterhalten und die in ihrer Gesamtheit das Bedeutungswissen des Sprechers zu dem jeweiligen Wort repräsentieren (vgl. Kap. 6.2).

Im Anschluss an die Aktivierung von Wortbedeutungen erfolgen die in Kap. 6.3 beschriebenen Vorgänge der *grammatischen Kodierung* (**18** und **22** in ▶ Abb. 3.5 und ▶ Abb. 4.3). Dabei werden die zuvor aktivierten Wortbedeutungen in eine grammatische Struktur eingebettet. Durch die grammatische Strukturierung fügt der Sprecher dem zu produzierenden Satz relationale bzw. satzsemantische Bedeutungskomponenten hinzu, die sich nicht aus der Bedeutung der einzelnen Wörter ergeben (vgl. Kap. 5.5.1). So unterscheidet sich die Bedeutung der folgenden drei Sätze aufgrund der unterschiedlichen grammatischen Strukturen, in die die Wortbedeutungen JUNGE, MÄDCHEN, SUCHEN eingebettet sind:

Der Junge sucht ein Mädchen.
Den Jungen sucht ein Mädchen.
Sucht der Junge ein Mädchen?

Nach dem in ▶ Abb. 3.5 und ▶ Abb. 4.3 dargestellten Sprachproduktionsmodell kann die grammatische Kodierung in die folgenden Teilprozesse bzw. Schritte untergliedert werden:

- Im Ausgangspunkt der grammatischen Kodierung werden **grammatische Wortmerkmale** aktiviert, die auf der **Lemma-Ebene des mentalen Lexikons** gespeichert sind, beispielsweise die Wortart, bei Vollverben die Argument-Struktur des Verbs oder bei Nomina das grammatische Genus (**18** in ▶ Abb. 3.5 und ▶ Abb. 4.3; vgl. auch Kap. 5.5.3). Alle Schritte der grammatischen Kodierung knüpfen an lexikalisch gespeicherte, grammatische Wortmerkmale an. Im Ausgangspunkt der grammatischen Kodierung wird insbesondere das **Lemma des Verbs** aktiviert, das für den geplanten Satz aufgrund der Vorgaben aus dem präverbalen Konzept ausgewählt wurde (z. B. SUCHEN in dem Beispielsatz *Der Junge sucht ein Mädchen*).
  Mithilfe der im Verb-Lemma gespeicherten Informationen zur **Argument-Struktur des Verbs** wird ein **grammatischer Rahmen** aufgebaut (**19** in ▶ Abb. 3.5 und ▶ Abb. 4.3). In diesem sind Platzhalter für die grammatischen Funktionen festgelegt, die aufgrund der Verb-Argument-Struktur in der Umgebung des Verbs benötigt werden (z. B. für ein Subjekt und ggf. für Objekte und/oder Adverbiale).
- Die zuvor aktivierten Bedeutungsrepräsentationen (z. B. SUCHEN, JUNGE und MÄDCHEN) werden gemäß den Vorgaben aus dem präverbalen Konzept diesen Platzhaltern zugeordnet und die **grammatischen Funktionen der Platzhalter werden durch die Zuordnung von morpho-syntaktischen Merkmalen gekennzeichnet** (z. B. Nominativ und Kongruenz mit dem Prädikatsverb bei Subjekten; Akkusativ bei direkten Objekten) (**20** in ▶ Abb. 3.5 und ▶ Abb. 4.3).
- Die grammatischen Funktionen werden – wiederum unter Berücksichtigung der Vorgaben aus dem präverbalen Konzept und der grammatischen Regeln – in eine bestimmte **syntaktische Reihenfolge** gebracht (**21** in ▶ Abb. 3.5 und ▶ Abb. 4.3). So kann das Subjekt vor das Prädikatsverb positioniert werden (z. B. *[Der kleine Junge]^{SUBJEKT}sucht ein Mädchen*) oder auch dahinter (*Ein Mädchen sucht [der kleine Junge]^{SUBJEKT}*).
- Die Platzhalter für die grammatischen Funktionen werden schließlich genauer ausgearbeitet, z. B. als Konstituenten vom Typ Nominalphrase oder Präpositionalphrase, vgl. Kap. 5.5.3 (**22** in ▶ Abb. 3.5 und ▶ Abb. 4.3). Unter Berücksichtigung der Vorgaben aus dem präverbalen Konzept und der grammatischen Regeln zum inneren Aufbau von Konstituenten wird dabei festgelegt, welche Wortarten innerhalb der Konstituenten aufeinander folgen und welche Wörter morpho-syntaktisch hinsichtlich ihres Kasus-, Genus- und Numerus-Merkmals kongruieren. Beispielsweise kann das Subjekt als Abfolge eines Artikels, eines Adjektivs und eines Nomens ausgearbeitet werden, die hinsichtlich ihres Genus-, Numerus- und Kasus-Merkmals kongruieren.

Kinder mit SSES können Schwierigkeiten bei der Ausführung unterschiedlicher Teilprozesse der grammatischen Kodierung aufweisen (z. B. [267]). Die diesbezüglich diskutierten Erklärungsansätze sind allerdings außerordentlich vielfältig, komplex und kontrovers und häufig nur vor dem Hintergrund spezieller linguistischer Grammatik-Modelle nachvollziehbar. Erschwerend kommt hinzu, dass bei der Erklärung grammatischer Defizite – mehr noch als bei phonetischen, phonologischen und lexikalischen – die spezifische Struktur der zu erwerbenden Zielsprache berücksichtigt werden muss (z. B. [211]). In den nachfolgenden Kapiteln wird versucht, die bei SSES beobachtbaren Beeinträchtigungen der grammatischen Kodierung vor dem Hintergrund des in ▶ Abb. 3.5 und ▶ Abb. 4.3 dargestellten Sprachproduktionsmodells einzuordnen.

Zuvor werden drei Aufgaben und Stimulusformate beschrieben, die in der psycholinguistischen Forschung häufig zur Untersuchung von Defiziten der grammatischen Kodierung verwendet werden (vgl. [11]).

6.3.2 Aufgaben- und Stimulusformate zur Untersuchung der grammatischen Kodierung

Elizitieren von Äußerungen mithilfe von bildlichen oder sprachlichen Kontexten

Um zu überprüfen, ob Kinder bestimmte grammatische Strukturen produzieren können, werden häufig Aufgaben zum **beschreibenden Benennen von Bildmaterial** verwendet (z. B. [7], [378]). Im einfachsten Fall wird dem untersuchten Kind ein Situationsbild, eine kurze Bildsequenz oder ein Videoclip dargeboten und es wird aufgefordert den Bildinhalt zu beschreiben (z. B. *„Was passiert auf dem Bild?"*, vgl. ▶ Abb. 6.3). Durch die **Auswahl bzw. Zusammenstellung des Bildmaterials** können gezielt bestimmte grammatische Strukturen nahegelegt und dadurch hervorgelockt (elizitiert) werden. Die Produktion von Sätzen mit Akkusativ-Objekt kann beispielsweise elizitiert werden, wenn in dem Bild Aktor-Patiens-Relationen dargestellt sind (z. B. *Ein Mädchen sucht einen Jungen*) und Sätze mit Dativ-Objekt bei Bildern, die Aktor-Rezipient-Situationen zeigen (z. B. *Ein Junge hilft einem Mädchen*).

Einfluss auf die zu produzierende Satzstruktur kann in diesem Aufgabenformat auch dadurch genommen werden, dass gezielt **bestimmte Bildinhalte erfragt** werden. Zur Beantwortung der Frage *„Wen schiebt hier jemand?"* wird beispielsweise eher die Produktion eines aktivischen Aussagesatzes mit Akkusativ-Objekt nahegelegt als durch die Frage *„Was passiert auf dem Bild?"*. Analog kann durch die Frage *„Wer wird hier geschoben?"* die Produktion eines Passivsatzes nahegelegt werden, usw.

Bei der Interpretation von sprachlichen Reaktionen, die mithilfe von W-Fragen elizitiert wurden, ist allerdings Folgendes zu berücksichtigen:

- Die korrekte Antwort auf die Frage hängt nicht nur davon ab, dass die Zielstruktur produziert werden kann, sondern auch davon, dass der Fragesatz sprachlich dekodiert werden konnte (vgl. Kap. 5).
- Durch die Vorgabe einer spezifischen Fragesatz-Form oder eines Lückensatzes wird dem untersuchten Kind bereits ein grammatisches Muster vorgegeben. Dadurch wird die Produktion des entsprechenden Antwortsatzes möglicherweise erleichtert. Eine Antwort auf die Frage *„Wen schiebt hier jemand?"* erfordert beispielsweise lediglich, dass der Sprecher das Fragepronomen durch ein grammatisch passendes direktes Objekt ersetzt.

Häufig werden in Aufgaben zur sprachlichen Beschreibung von Bildern auch zusätzlich **Lückensätze** vorgegeben, in die **bestimmte grammatische Elemente eingefügt** werden sollen (z. B. [12], [256]). So könnte zu dem oben genannten Beispielbild (*Mädchen sucht Jungen*) der Lückensatz *„Das Mädchen sucht…"* dargeboten werden, um die Produktion eines Akkusativ-Objekts zu elizitieren.

Bei der Verwendung dieses Aufgaben- und Stimulusformats sollte außerdem angestrebt werden, die Produktion elizitierter Äußerungen **kommunikativ möglichst sinnvoll einzubetten**. Bereits ca. zwei- bis dreijährige Kinder berücksichtigen beispielsweise in ihren Antworten auf W-Fragen mutmaßliches Vorwissen des Hörers [305], [494]. Wird eine Information erfragt, die für den Untersucher bereits aus den Bildinhalten ersichtlich ist (und somit kommunikativ-pragmatisch irrelevant; vgl. Kap. 6.1), so könnte das untersuchte Kind die Antwort verweigern, ohne dass Defizite der sprachlichen Verarbeitung zugrunde liegen. Die kommunikative Relevanz der elizitierten Äußerungen kann beispielsweise sichergestellt werden, indem erfragte oder durch Lückensätze elizitierte Bildinhalte vor dem Untersucher verborgen werden (z. B. durch einen Sichtschirm), sodass dem untersuchten Kind die Weitergabe der erfragten Information im Rahmen der gegebenen Spielsituation sinnvoll erscheint [304]. Alternativ kann der Untersucher in solchen Rollenspielkontexten auch als Beobachter oder Moderator einer Dialogsituation auftreten, während das untersuchte Kind die elizitierten Äußerungen an einen weiteren Gesprächsteilnehmer (z. B. ein Elternteil oder eine Puppe) richtet.

Nachsprechen von Sätzen

Beim **Nachsprechen von Sätzen** wird das untersuchte Kind aufgefordert, einen auditiv vorgegebenen Satz zu wiederholen (z. B. [210], [255], [366], [415]). Dieses Aufgabenformat ermöglicht eine besonders gezielte Kontrolle der vom Kind zu produzierenden Äußerung. Es wird insbesondere verwendet, wenn die zu untersuchende Satzstruktur durch bildliche Kontexte nur schwer elizitiert werden kann oder wenn sie im kindlichen Sprachgebrauch nicht spontan verwendet wird.

Diessel u. Tomasello [124] verwendeten beispielsweise Nachsprechaufgaben, um zu überprüfen, ob Kinder mit SSES Relativsätze produzieren konnten, und Ambridge u. Pine [10], um die Produktion von Personalpronomina mit bestimmten morpho-syntaktischen Eigenschaften zu elizitieren.

Es gilt als gut belegt, dass fehlerfreies Nachsprechen von Sätzen nicht allein durch das Memorieren phonologischer Sequenzen im Arbeitsgedächtnis ermöglicht wird, sondern dass hierfür eine Rekonstruktion der grammatischen Struktur des vorgesprochenen Satzes erforderlich ist (z. B. [100], [255], [477]). Dies gilt insbesondere, wenn die untersuchten Kinder aufgefordert werden **vor dem Nachsprechen des Satzes rückwärts zu zählen** [29], [307].

Es wurde vorgeschlagen, als Leistungsmaß für dieses Aufgabenformat nicht nur die Anzahl korrekt nachgesprochener Sätze zu verwenden, sondern die **Latenzzeit bis zum Beginn des Nachsprechvorgangs oder dessen Gesamtdauer**. Dabei liegt die Annahme zugrunde, dass das Nachsprechen umso schneller gelingt, je müheloser die erforderlichen grammatischen Kodierungsprozesse ausgeführt werden können [33], [425].

Wie bei der Verwendung von Fragen oder Lückensätzen, so müssen auch in Nachsprechaufgaben die vom Untersucher vorgegebenen sprachlichen Stimuli sprachlich dekodiert werden können.

Analyse von Sprachproben

In vielen psycholinguistischen Studien werden zur Untersuchung von Defiziten der grammatischen Kodierung Äußerungen analysiert, die in natürlichen Kommunikationssituationen erhoben wurden, sog. **Sprachproben** (vgl. [487]).

Sprachproben können durch freie Interaktion gewonnen werden, in der sich das untersuchte Kind eigeninitiativ äußert, ohne dass der Untersucher anstrebt, Inhalt oder sprachliche Form der Äußerung in eine spezifische Richtung zu lenken (sog. **freie Sprachproben** bzw. **Spontansprache**). Typische Kontexte zur Erhebung freier Sprachproben sind **freies Spiel**, **freies Interview** und **freier Bericht** über vom Kind selbst gewählte Themen.

Bei der Erhebung sog. **gelenkter Sprachproben** wird dagegen angestrebt, mithilfe von festgelegten Sprechanreizen (z. B. Gegenstände, Bilder), die sich thematisch an den Interessen des untersuchten Kindes orientieren sollen (z. B. Kaufladen, Eisenbahn), die Produktion bestimmter grammatischer Strukturen nahezulegen (z. B. W-Fragesätze, Aufforderungssätze oder Sätze mit bestimmten Tempus-Formen von Verben).

Typische Kontexte zur Erhebung gelenkter Sprachproben sind **Rollenspiele**, **vorstrukturierte Interviews**, **Nacherzählungen** und **Erzählungen zu Bildergeschichten** (z. B. [257], [351]). Die Zielsetzung ist hier – ähnlich wie bei den elizitierenden Verfahren – die vom Kind zu produzierenden Äußerungen zu kontrollieren, um möglichst zeitsparend und effektiv die für eine gezielte linguistische Analyse erforderlichen Beobachtungen zusammentragen zu können.

Sprachproben können im Hinblick auf unterschiedliche Aspekte der grammatischen Kodierung analysiert werden (z. B. **Verbflexion, Verbstellung, Verwendung von Kasusmarkierungen, Subjekt-Verb-Kongruenz, Genus-Kongruenz**, etc.). Dadurch kann gezielt überprüft werden, ob das untersuchte Kind bestimmte Zielstrukturen in altersgemäßer Weise in der Alltagssprache verwendet oder ob hierbei bestimmte grammatische Fehler oder Auslassungen beobachtbar sind. Linguistisch vorstrukturierte Analyseformate (sog. **Profilbögen**) helfen dabei, den jeweils analysierten Bereich der grammatischen Kodierung zu systematisieren und erleichtern die Einordnung von Symptombeobachtungen.

Aus zahlreichen Studien liegen Hinweise darauf vor, dass sich die grammatischen Profile von Kindern mit SSES von denen altersgemäß entwickelter Kinder hinsichtlich unterschiedlicher Leistungsmaße der grammatischen Kodierung unterscheiden können (z. B. [150], [217]).

6.3.3 Aktivierung grammatischer Informationen im mentalen Lexikon

Die grammatische Kodierung wird durch die Aktivierung von grammatischen Wortmerkmalen auf der Lemma-Ebene des mentalen Lexikons (**18** in ▶ Abb. 3.5 und ▶ Abb. 4.3) in Gang gesetzt und vorstrukturiert. Die Aktivierungsimpulse gehen dabei von der Semantik-Ebene des mentalen Lexikons aus. Die dort aktivierten semantischen Wortrepräsentationen sind mit den entsprechenden grammatischen Wortmerkmalen verknüpft (▶ Abb. 6.6).

Alle Schritte bzw. Operationen der grammatischen Kodierung, die in den nachfolgenden Kapiteln (Kap. 6.3.4, Kap. 6.3.5, Kap. 6.3.6, Kap. 6.3.7) beschrieben werden, knüpfen in der einen oder anderen Weise an die grammatischen Wortmerkmale an, die auf der Lemma-Ebene des mentalen Lexikons gespeichert sind. Die Fähigkeit, grammatische Wortmerkmale vollständig und korrekt lexikalisch zu speichern und diese Informationen bei der Satzproduktion auch schnell und zuverlässig im mentalen Lexikon aktivieren zu können, bildet demzufolge eine unabdingbare Voraussetzung für das Gelingen der grammatischen Kodierung bzw. der Satzproduktion insgesamt.

Für den Aufbau der Verb-Argument-Struktur (Kap. 6.3.4) werden beispielsweise Informationen über die **möglichen und erforderlichen Argumente des Verbs** benötigt.

Für die Realisierung von Subjekt-Verb-Kongruenz (Kap. 6.3.5) müssen das **Numerus- und das Personal-Merkmal des Prädikatsverbs** aktiviert werden können sowie die entsprechenden **grammatischen Merkmale des Subjekt-Nomens oder -Pronomens**.

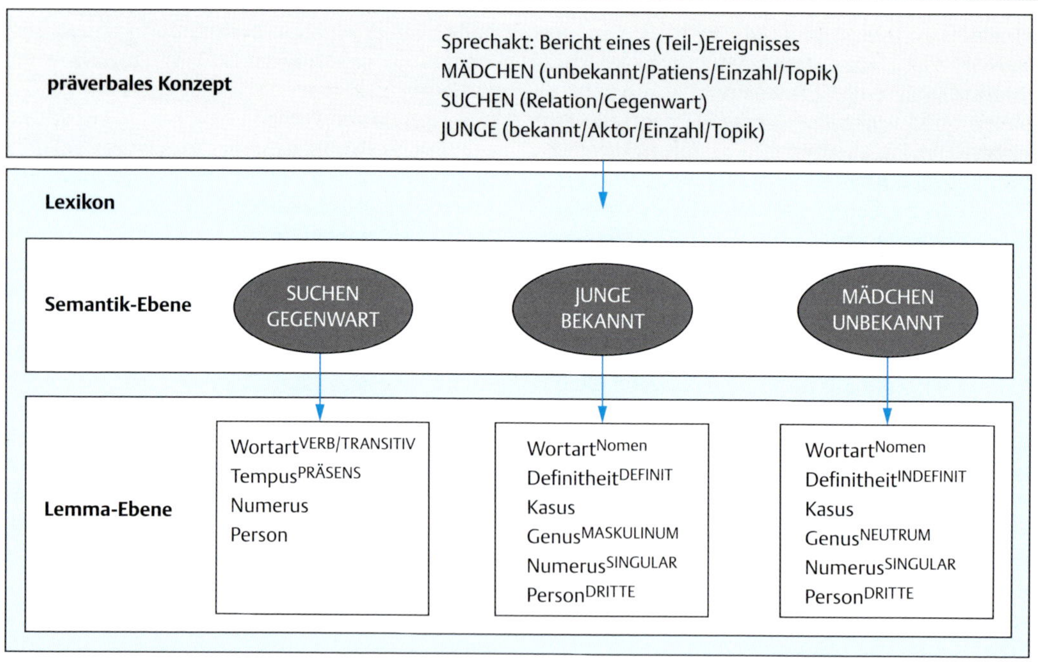

Abb. 6.6 Aktivierung grammatischer Wortmerkmale.

Zur Festlegung der inneren Struktur von Konstituenten (Kap. 6.3.7) müssen die **Wortarten** sowie die **Kasus-, Numerus- und Genus-Merkmale** der Wörter aktiviert werden können, die in dem geplanten Satz zu einer Konstituente zusammengeführt werden sollen, etc.

Nachfolgend wird exemplarisch erläutert, welche grammatischen Wortmerkmale bei der Produktion des Beispielsatzes aus ▸ Abb. 6.2 (*Der Junge sucht ein Mädchen*) als Voraussetzung für ein Gelingen der grammatischen Kodierung aktiviert werden müssen (▸ Abb. 6.6) und welche Funktion die grammatischen Wortmerkmale für die grammatische Kodierung des Satzes haben.

Grammatische Merkmale des Verbs SUCHEN. Im Lemma von SUCHEN ist u. a. gespeichert, dass es sich um ein Vollverb mit dem grammatischen Merkmal *transitiv* handelt. Für die nachfolgenden Operationen der grammatischen Kodierung ergibt sich aus dieser lexikalischen Information, dass in der Umgebung von SUCHEN ein *Subjekt* und ein *direktes Objekt* vorzusehen sind (vgl. Kap. 6.3.4: Aufbau der Argument-Struktur). Außerdem ist im Verb-Lemma gespeichert, dass SUCHEN mit einem Tempus-, einem Numerus- und einem Personal-Merkmal gekennzeichnet werden kann. Bei der Produktion des Beispielsatzes „*Der Junge sucht ein Mädchen*" kann aufgrund der Vorgaben aus dem präverbalen Konzept als Tempus-Merkmal PRÄSENS festgelegt werden. Numerus- und Personal-Merkmal von SUCHEN bleiben zu diesem Zeitpunkt des Produktionsprozesses noch unbestimmt (infinit) und werden erst später aufgrund der morpho-syntaktischen Kongruenz mit dem Subjekt des Satzes festgelegt (vgl. Kap. 6.3.5).

Grammatische Merkmale von JUNGE und MÄDCHEN. In den Lemmata von JUNGE und MÄDCHEN ist für diese beiden Wörter das Wortartmerkmal NOMEN gespeichert. Diese lexikalische Information wird u. a. später beim Aufbau der inneren Konstituentenstruktur benötigt (Kap. 6.3.7). Denn es gehört zu den grammatischen Eigenschaften von Nomen innerhalb einer Konstituente vom Typ *Nominalphrase* (NP), von Wörtern bestimmter anderer Wortarten begleitet werden zu können, vgl. Kap. 5.5.3 (S. 97). In der Subjekt-NP des Beispielsatzes *[Der*^{ARTIKEL} *kleine*^{ADJEKTIV} *Junge*^{NOMEN}*]*^{SUBJEKT} *sucht ein Mädchen* ist dem Nomen mit der Wortbedeutung JUNGE z. B. je ein Wort der Wortarten ARTIKEL und ADJEKTIV vorangestellt.

Außerdem ist auf der Lemma-Ebene gespeichert, welches Numerus- und welches Personal-Merkmal dem Nomen JUNGE zugeordnet ist. Diese lexikalisch-grammatischen Informationen werden später benötigt, um das Numerus- und das Personal-Merkmal des Verbs SUCHEN entsprechend anpassen zu können (Subjekt-Verb-Kongruenz, Kap. 6.3.5).

In den Lemmata der Nomen JUNGE und MÄDCHEN ist weiterhin das grammatische Genus dieser Wörter gespeichert (NEUTRUM bei Mädchen und MASKULINUM bei JUNGE). Diese Information wird ebenfalls später beim Aufbau der inneren Konstituentenstruktur benötigt (Kap. 6.3.7). So müssen Artikel und Adjektive, die ein Nomen begleiten, mit dessen Genus-Merkmal kongruieren.

Außerdem sind JUNGE und MÄDCHEN auf der Lemma-Ebene als Träger von *Kasus-Merkmalen* gekennzeichnet. Die Festlegung des Kasus-Merkmals (Nominativ, Akkusativ oder Dativ) erfolgt allerdings erst zu einem späteren Zeitpunkt des Produktionsprozesses, wenn die grammatischen Funktionen Subjekt und Objekt den Nomina aufgrund der Vorgaben aus dem präverbalen Konzept zugeordnet werden (Kap. 6.3.5).

Untersuchungsmethoden und Defizite bei der grammatisch-lexikalischen Kodierung

Grammatisch-lexikalische Defizite beim Aufbau von Kongruenz-Relationen

Seit langem wird die Annahme diskutiert, dass Kinder mit SSES Schwierigkeiten bei der Produktion von Sätzen aufweisen können, die durch grammatisch-lexikalische Defizite verursacht werden. Gopnik [194] nimmt z. B. an, dass viele Kinder mit SSES grammatische Wortmerkmale wie *Genus, Numerus, Person* grundsätzlich nicht sicher erkennen, demzufolge auch nicht vollständig und korrekt im Lexikon speichern können, und dass deshalb Kongruenz-Relationen bei der Satzproduktion oft fehlerhaft realisiert werden (sog. *grammatical feature blindness*-Hypothese). Auch Clahsen [88] geht von der Annahme aus, dass eine fehlerhafte Produktion von grammatischer Kongruenz u. a. durch grammatisch-lexikalische Defizite verursacht werden kann, dass allerdings auch Schwierigkeiten beim Abgleich grammatischer bzw. morpho-syntaktischer Wortmerkmale, also bei der grammatischen Operation selbst, zugrunde liegen können (vgl. Kap. 6.3.5) (vgl. auch [331]).

Um zu überprüfen, ob ca. fünf- bis neunjährige französischsprachige Kinder Numerus-kongruente Verbformen zu vorgegebenen Subjekt-Nominalphrasen bilden können, verwendeten Franck et al. [160] eine Aufgabe zur Vervollständigung von kurzen Subjekt-Verb-Sätzen mit Bildunterstützung.

Aufgabe zur Vervollständigung von kurzen Subjekt-Verb-Sätzen mit Bildunterstützung. Den Kindern wurden zunächst Bilder vorgelegt, auf denen die Handlung einer oder mehrerer Personen dargestellt war (z. B. *Ein Mann backt einen Kuchen* oder *Zwei Männer backen einen Kuchen*). Die dargestellten Handlungen wurden vom Untersucher unter Verwendung infiniter Verbformen beschrieben (z. B. Schau, hier geht es um backen). Danach wurde ein Lückensatz vorgegeben, der unter Verwendung des zuvor genannten infiniten Verbs (backen) vervollständigt werden sollte (z. B. Sprich bitte zu Ende *„Der Bäcker …"*). Überprüft wurde, ob die Kinder das Numerus-Merkmal der Verbformen jeweils passend zum Numerus-Merkmal der vorgegebenen Subjekte produzieren konnten.

Die Kinder mit SSES zeigten in dieser Studie mehr Fehler bei der Realisierung von Subjekt-Verb-Kongruenz als gleichaltrige, altersgemäß entwickelte Kinder.

Auch bei der Realisierung von Genus-Kongruenz wurden bei vielen Kindern mit SSES Schwierigkeiten beobachtet (z. B. [87], [350], [385]). Entweder wurden Genus-markierende Wörter (häufig Artikel) ausgelassen (z. B. „__ Junge will __ Ball hole") oder es wurden bestimmte Genera übergeneralisiert („**Der** Pferdchen hab ich von der Opa"). Auch solchen Unsicherheiten bei der Realisierung von Genus-Kongruenz könnten u. a. Verarbeitungsdefizite auf der Lemma-Ebene des mentalen Lexikons zugrunde liegen. Denn um das grammatische Genus eines Artikels oder Adjektivs an das des Bezugsnomens anpassen zu können, muss das Genus-Merkmal im Nomen-Lemma gespeichert sein und dort während der Satzproduktion auch rasch und zuverlässig aktiviert werden können.

Orgassa u. Weermann [350] verwendeten eine Aufgabe zur **Vervollständigung von Nominalphrasen mit Bildunterstützung**, um die Fähigkeit von ca. sechs- bis achtjährigen niederländischsprachigen Kindern mit SSES zur Bildung von **Genus-Kongruenz** zu überprüfen. In der Studie wurden Nominalphrasen elizitiert, die aus **Artikel, Adjektiv und Nomen** zusammengesetzt waren (z. B. im Deutschen *ein kleines Glas*). Es wurde zwischen **indefiniten Nominalphrasen** (*ein großes Glas*) und **definiten Nominalphrasen** (*das große Glas*) unterschieden. Wie im Niederländischen, so variieren auch im Deutschen die Formen von bestimmten und unbestimmten Artikeln sowie der jeweils kongruenten Adjektive mit dem Genus des Bezugsnomens (z. B. *ein*^{NEU} *großes*^{NEU} *Glas*^{NEU}, *eine*^{FEM} *große*^{FEM} *Tasse*^{FEM}, *ein*^{MAS} *großer*^{MAS} *Topf*^{MAS}). Die Kinder mit SSES zeigten in dieser Studie deutlich mehr Fehler bei der Bildung von Genus-Kongruenz als gleichaltrige, altersgemäß entwickelte Kinder.

Grammatisch-lexikalische Defizite beim Aufbau der Verb-Argument-Struktur. In verschiedenen Studien wurde beobachtet, dass Kinder mit SSES bei der Satzproduktion oft **notwendige Ergänzungen von Verben** auslassen. Sie produzieren auch seltener Sätze mit komplexer Argument-Struktur (z. B. Sätze mit mehr als zwei Argumenten), und die in den Sätzen ausgedrückten Argumente (z. B. Aktor, Patiens, Rezipient etc.) sind weniger variabel als dies bei gleichaltrigen Kindern ohne SSES beobachtbar ist [116], [137], [404], [470].

Diskutiert wird, ob solche Schwierigkeiten der grammatischen Kodierung von Verb-Argument-Strukturen auch auf unvollständige oder ungenaue Repräsentationen der grammatischen Merkmale von Verben auf der Lemma-Ebene des mentalen Lexikons zurückgeführt werden können. Denn um einen Satz produzieren zu können, der alle vom Verb geforderten Argumente enthält, muss die Information über Art und Anzahl der erforderlichen Argumente im Verb-Lemma gespeichert sein und dort auch während der Satzplanung rasch und zuverlässig wieder aktiviert werden können.

In einer Studie mit ca. vier- bis achtjährigen spanischsprachigen Kindern verwendeten Andreu et al. [16] eine Aufgabe zum **beschreibenden Benennen von Situationsbildern**, um Sätze zu elizitieren, in denen Verben mit unterschiedlich komplexer Argument-Struktur enthalten sind (z. B. Verben mit einem Argument: *Ein Mädchen rennt*; Verben mit zwei Argumenten: *Der Hund hört Musik*; Verben mit drei Argumenten: *Der Mann verbindet dem Kind den Arm*). Es wurde sichergestellt, dass die Situationsbilder **eindeutig benennbar** waren und dass die zur Benennung erforderlichen Verben und Nomina im **Wortschatz der untersuchten Altersgruppe** vorkommen. Die untersuchten Kinder wurden aufgefordert mit einem Satz zu beschreiben, was auf den Bildern passiert. Kinder mit SSES ließen in dieser Studie insbesondere bei Sätzen mit komplexer Argument-Struktur häufiger obligatorische Argumente aus als gleichaltrige, altersgemäß entwickelte Kinder.

In einer ähnlichen Aufgabenstellung [18] wurden dieselben Bilder dargeboten wie in der zuvor beschriebenen Studie von Andreu et al. [16]. Allerdings wurden die untersuchten Kinder instruiert, das dargebotene Bild nicht mit einem vollständigen Satz, sondern nur **mit einem Verb** zu **benennen** (z. B. Instruktion: *Sag mir mit einem Wort, was auf dem Bild passiert*; die korrekte Antwort zu dem Bild *Der Mann verbindet dem Kind den Arm* wäre *„verbinden"*). Verben mit komplexer Argument-Struktur wurden von den Kindern mit SSES häufiger ersetzt oder sie konnten erst nach längerer Latenzzeit benannt werden als Verben mit einfacher Argument-Struktur. Offensichtlich bereitete also bereits die lexikalische Verarbeitung komplexer Verben Schwierigkeiten und nicht erst die Planung von Sätzen, in denen solche Verben enthalten sind.

In Kap. 5.5.3 wurde bereits auf ein forschungsmethodisches Problem hingewiesen, durch das die gezielte Untersuchung von Defiziten bei der grammatisch-lexikalischen Verarbeitung erschwert wird. Problematisch ist, dass grammatisch-lexikalisches Verarbeiten nie isoliert, sondern immer nur in Verbindung mit anderen Mechanismen der grammatischen Verarbeitung überprüft werden kann. Auch in den oben zitierten Studien spiegeln die Leistungen bzw. Leistungsdefizite der untersuchten Kinder wahrscheinlich zwar auch, aber nicht nur grammatisch-lexikalisches Verarbeiten wider. Analog gilt auch für die im folgenden Kapitel aufgelisteten Aufgaben- und Stimulusformate zur Untersuchung der grammatisch-lexikalischen Kodierung, dass für eine erfolgreiche Bearbeitung grammatisch-lexikalische Verarbeitung zwar notwendig, jedoch nicht hinreichend ist (vgl. die detaillierten Angaben zum Modell-Bezug der Aufgaben- und Stimulusformate in Kap. 7).

Fragestellungen und ASFs zur Überprüfung der grammatisch-lexikalischen Kodierung

In ▶ Tab. 6.7 sind Fragestellungen und ASFs zur Überprüfung der grammatisch-lexikalischen Kodierung zusammengestellt.

Tab. 6.7 F 25: Können grammatische Merkmale von Wörtern aktiviert werden?

Aufgaben- und Stimulusformate zu Fragestellung F 25	Aufgabenstellung und Item-Beispiele
ASF 41 **Vervollständigung von Subjekt-Verb-Sätzen mit Bildunterstützung: Realisierung von Subjekt-Verb-Kongruenz** **Details** **siehe ▶ Tab. 7.41**	**Aufgabenstellung** Es wird ein **Situationsbild** vorgelegt und es wird ein zu dem Bild passender Lückensatz dargeboten, in dem das Prädikatsverb fehlt. Das Kind wird dazu aufgefordert, den Lückensatz zu vervollständigen. Das fehlende Verb wird vom Untersucher als infinitive Verbform lautsprachlich vorgegeben. Überprüft werden soll, ob das **Numerus-Merkmal des zu ergänzenden Verbs** jeweils passend zum **Numerus-Merkmal der vorgegebenen Subjekte** realisiert werden kann. Die auf den Bildern dargestellten Personen, Objekte und Handlungen sollten **eindeutig benennbar** sein. Die Situationsbilder sollten eine **vergleichbare visuelle Komplexität** aufweisen. **Item-Beispiele** *„Ich zeige Dir jetzt ein Bild und dazu sage ich Dir einen Satz, in dem ein Wort fehlt. Du sollst mir sagen, welches Wort genau in dem Satz fehlt. Schau: Hier geht es um MALEN."*

Lückensatz/Bild	*korrekte Reaktion z. B.*	*inkorrekte Reaktion z. B.*
1. Das Kind...	*malt*	*mal, male, malen*
2. Die Kinder...	*malen*	*mal, malt*

Tab. 6.7 Fortsetzung

<table>
<tr><th>Aufgaben- und Stimulusformate zu Fragestellung F 25</th><th colspan="2">Aufgabenstellung und Item-Beispiele</th></tr>
<tr><td rowspan="6">ASF 42
Beschreibendes Benennen von Bildern mit Nominalphrasen: Realisierung von Genus-Kongruenz

Details
siehe ▶ Tab. 7.42</td><td colspan="2">Aufgabenstellung
Es werden Bilder vorgelegt, auf denen zwei Objekte, Tiere oder Personen mit eindeutig benennbaren Eigenschaften dargestellt sind (z. B. ein großer und ein kleiner Ball, eine blaue und eine gelbe Blume). Das Kind wird aufgefordert, eines der beiden Objekte unter Angabe der Eigenschaft zu benennen.
Überprüft werden soll, ob Artikel und Adjektiv an das Genus-Merkmal des Nomens angepasst werden können.
Die auf dem Situationsbild dargestellten Objekte und Eigenschaften werden vom Untersucher verbalisiert, ohne dabei jedoch Hinweise auf die Genus-Klasse der zu benennenden Objekte, Tiere oder Personen zu geben.
Die auf den Bildern dargestellten Personen, Objekte und Handlungen sollten eindeutig benennbar sein. Die Situationsbilder sollten eine vergleichbare visuelle Komplexität aufweisen.

Item-Beispiele
„Ich zeige Dir jetzt Bilder, da sind immer zwei Dinge (Tiere, Menschen etc.) drauf. Hier sind z. B. zwei Bälle, einmal in groß (Untersucher zeigt auf den großen Ball) und einmal in klein (Untersucher zeigt auf den kleinen Ball). Ist das hier groß oder klein?“ (Untersucher zeigt auf einen der Bälle) „Sag es mit den Wörtern ein oder eine, z. B. so: Das ist eine kleine Katze.“
Bei der Instruktion sollte vermieden werden, bereits einen Hinweis auf die Genus-Kategorie des Nomens zu geben (z. B. „Das ist ein$^{\text{MASK/NEUTRUM}}$“ oder <i>„Hier sind zwei Bälle. Einer^{MASK} ist groß und einer^{MASK} ist klein“)</td></tr>
<tr><td>korrekte Reaktionen z. B.</td><td>inkorrekte Reaktionen z. B.</td></tr>
<tr><td>ein großes Glas</td><td>eine große Glas</td></tr>
<tr><td>das große Glas</td><td>die große Glas</td></tr>
<tr><td>das Große</td><td>eine Große (als Benennung für Glas)</td></tr>
<tr><td>ein Großes</td><td>der Große (als Benennung für Glas)</td></tr>
<tr><td>ASF 43
Beschreibendes Benennen von Bildern: Realisierung der Verb-Argument-Struktur

Details
siehe ▶ Tab. 7.43</td><td colspan="2">Aufgabenstellung
Dem untersuchten Kind werden Situationsbilder vorgelegt und es wird aufgefordert, diese mit einem vollständigen Satz zu beschreiben. Das dabei zu verwendende Verb wird vom Untersucher in einer infiniten Form (z. B. Partizip-II) vorgegeben.
Überprüft werden soll, ob die notwendigen Argumente des vorgegebenen Verbs vollständig und korrekt realisiert werden können.
Die auf den Bildern dargestellten Personen, Objekte und Handlungen sollten eindeutig benennbar sein. Die Situationsbilder sollten eine vergleichbare visuelle Komplexität aufweisen. Die zur Benennung benötigten Wörter sollten im Wortschatz der untersuchten Altersgruppe mit hoher Frequenz vertreten sein.

Item-Beispiele
„Ich zeige Dir jetzt ein Bild. Auf dem Bild passiert etwas. Sag mir bitte mit einem ganzen Satz, was auf dem Bild passiert. Hier z. B. wird gerannt (gehört, gemalt).“</td></tr>
</table>

Tab. 6.7 Fortsetzung

Aufgaben- und Stimulusformate zu Fragestellung F 25	**Aufgabenstellung und Item-Beispiele**	
	Inhalt des Stimulusbildes	*korrekte Satzreaktion z. B.*
	1. Mädchen rennt (einwertig)	*Das Mädchen rennt*
	2. Hund hört Musik (zweiwertig)	*Der Hund hört Musik*
	3. Mann verbindet den Arm eines Jungen (dreiwertig)	*Der Mann verbindet dem Jungen den Arm*
	4. Mann schenkt einer Frau Blumen	*Der schenkt die Blumen der Frau*
	Fehleranalyse Ausschlaggebend für die Fehleranalyse ist ausschließlich die Realisierung der verschiedenen Argumente. Morpho-syntaktische Fehler (z. B. fehlerhafte Kongruenz), Pronominalisierungen (z. B. *Der hört* anstelle von *Der Hund hört* usw.) bleiben bei der Fehleranalyse unberücksichtigt.	
	Fehlerkategorie	*Fehlerbeispiel*
	Auslassung von Argumenten	zu Item-Beispiel 2: *Der Hund hört* zu Item-Beispiel 3: *Der verbindet den Arm*
	Ersetzung von komplexen Verben	zu Item-Beispiel 3: *Der macht das* zu Item-Beispiel 4: *Der Mann hat die Blumen*

6.3.4 Aufbau der Argument-Struktur

Im vorangehenden Kap. 6.3.3 wurde erläutert, dass der Prozess der grammatischen Kodierung durch die Aktivierung grammatischer Informationen auf der Lemma-Ebene des mentalen Lexikons in Gang gesetzt und vorstrukturiert wird (**18** in ▶ Abb. 3.5 und ▶ Abb. 4.3). Eine Schlüsselrolle spielt hierbei das Verb-Lemma. Das Verb des zu planenden Satzes wird aufgrund seiner semantischen Passung mit dem entsprechenden nonverbalen (propositionalen) Element im präverbalen Konzept aktiviert. Dadurch werden auch die auf der Lemma-Ebene des mentalen Lexikons gespeicherten grammatischen Eigenschaften des Verbs zugänglich, u. a. Informationen über die Art und die Anzahl der notwendigen Ergänzungen bzw. **Argumente** des Verbs (vgl. Kap. 5.5.3 „Verb-Argument-Struktur" (S. 120)).

Die Aktivierung des Verb-Lemmas bildet nun den Impuls für den Aufbau eines grammatischen Grundgerüsts des Satzes, der sog. **Argument-Struktur** (**19** in ▶ Abb. 3.5 und ▶ Abb. 4.3). Der dabei erzeugte Bauplan des Satzes besteht noch nicht aus phonologischen Wortformen, sondern aus Platzhaltern, die mit bestimmten semantischen und grammatischen Merkmalen ausgestattet sind. Die zu diesen Merkmalen passenden phonologischen Wort- bzw. Morphemformen werden erst später in die Platzhalterstruktur eingesetzt (vgl. Kap. 6.4).

Der Aufbau der Argument-Struktur ist in ▶ Abb. 6.7 anhand des Verbs SUCHEN aus der Beispieläußerung *„Der Junge sucht ein Mädchen"* verdeutlicht.

Aufgrund der Argument-Struktur von SUCHEN müssen in der syntaktischen Umgebung dieses Verbs je ein Platzhalter für ein Subjekt-Argument und für ein Argument in der Funktion eines direkten Objekts vorgesehen werden. Aus dem Verb-Lemma ist außerdem ableitbar, dass das Subjekt satzsemantisch als Aktor der Handlung fungiert und das direkte Objekt als *Patiens* (SUCHEN: SUBJEKT = Aktor; OBJEKT^{DIR} = Patiens). Ein weiterer Platzhalter wird für die grammatische Funktion *Prädikatsverb* vorgesehen.

Zahlreiche Verben weisen unabhängig von ihrer spezifischen Semantik die gleiche Argument-

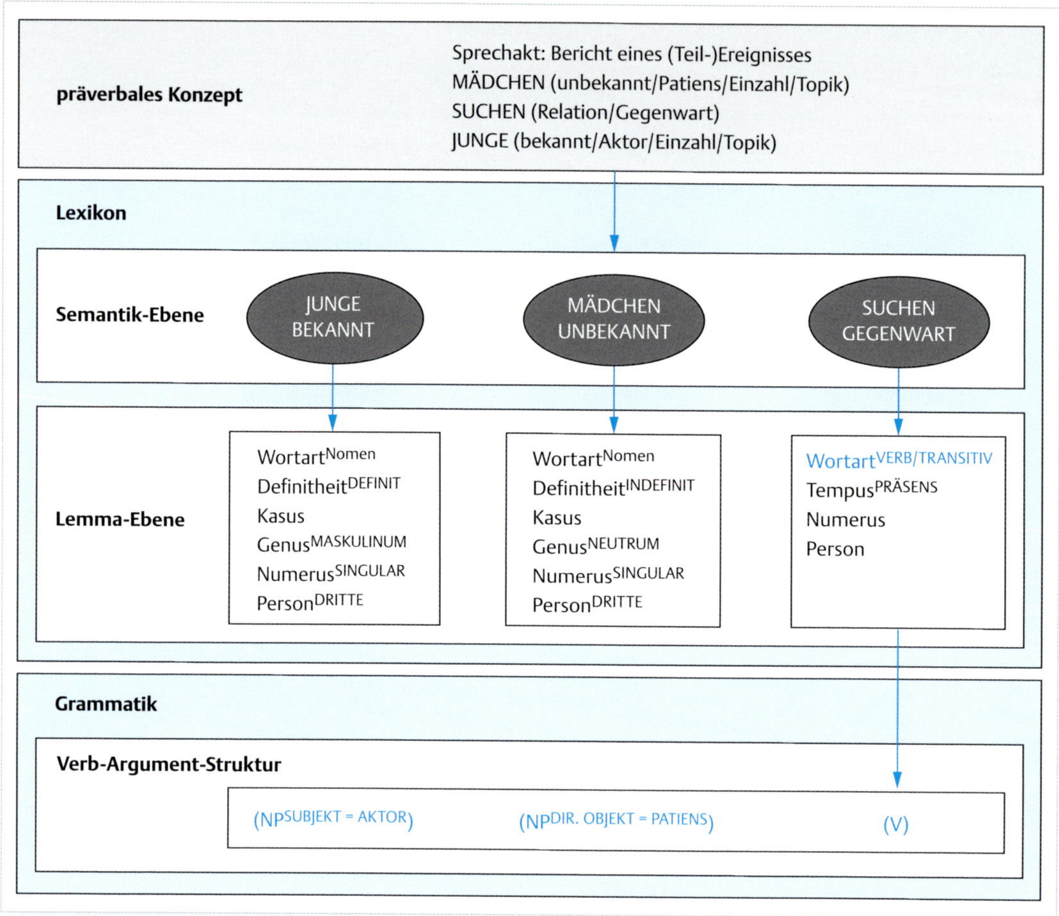

Abb. 6.7 Aufbau der Argument-Struktur.

Struktur auf wie SUCHEN (z. B. JAGEN, RUFEN, TRAGEN). Bei der Aktivierung dieser Verben würde deshalb ebenfalls das in ▶ Abb. 6.7 dargestellte grammatische Grundgerüst aufgebaut. Andere Verben weisen dagegen eine andere Argument-Struktur auf. Bei der grammatischen Kodierung von Sätzen mit diesen Verben müsste deshalb von einer anderen grammatischen Grundstruktur ausgegangen werden:

- Verben wie HELFEN, DANKEN und ANTWORTEN benötigen z. B. neben einem Subjekt ein als *Rezipient* fungierendes Dativ-Objekt (SUBJEKT = Aktor; $\text{OBJEKT}^{\text{DAT}}$ = REZIPIENT).
- Verben wie WOHNEN, GEHEN, KOMMEN benötigen ein als *Ortsangabe* fungierendes Adverbial (SUBJEKT = Aktor; ADVERBIAL = ORT).
- Manche Verben weisen eine besonders einfache Argument-Struktur auf und benötigen z. B. nur ein Subjekt (z. B. LAUFEN: SUBJEKT = Aktor).
- Die Argument-Struktur mancher Verben ist besonders komplex, da sie in ihrer grammatischen Umgebung sogar mehr als zwei Argumente benötigen (z. B. SCHENKEN: SUBJEKT = Aktor; $\text{OBJEKT}^{\text{AKK}}$ = Patiens; $\text{OBJEKT}^{\text{DAT}}$ = REZIPIENT).

Durch den Aufbau der Argument-Struktur wird allerdings noch nicht festgelegt, in welcher Positionierung das Verb und seine Argumente in dem geplanten Satz aufeinander folgen sollen. Die in ▶ Abb. 6.7 dargestellte Abfolge Subjekt-Objekt-Prädikat ist insofern willkürlich gewählt und es hätte hier ebenso gut jede andere Abfolge dargestellt werden können. Die Positionierung der grammatischen Funktionen erfolgt erst zu einem späteren Zeitpunkt der grammatischen Kodierung (vgl. Kap. 6.3.6; **21** in ▶ Abb. 3.5 und ▶ Abb. 4.3)

Ebenfalls noch nicht festgelegt ist, welche der bereits im Lexikon aktivierten wortsemantischen Repräsentationen den verschiedenen grammatischen Funktionen des Satzes zuzuordnen sind. Die Zuordnung der bereits aktivierten Wortbedeutungen zu den Elementen der Argument-Struktur (und damit die satz- und wortsemantische Konkretisierung des grammatischen Grundgerüsts gemäß den Vorgaben aus dem präverbalen Konzept) erfolgt erst im nächsten Schritt der grammatischen Kodierung (vgl. Kap. 6.3.5; **20** in ▶ Abb. 3.5 und ▶ Abb. 4.3)

Adjunkte des Verbs

Zusätzlich zu den notwendigen Ergänzungen (Argumenten) können bei der Kodierung des grammatischen Grundgerüsts eines Satzes in der Umgebung des Verbs auch noch nicht-notwendige Angaben (Adjunkte) vorgesehen werden (vgl. Kap. 5.5.3 „Verb-Argument-Struktur“ (S. 120)). Ob und welche Adjunkte in dem Grundgerüst berücksichtigt werden, ergibt sich nicht aufgrund der Verb-Argument-Struktur. Bei der Kodierung eines Satzes mit dem Verb SUCHEN ist es beispielsweise grammatisch nicht erforderlich, dass ein Platzhalter für eine grammatische Konstituente mit der Funktion eines ADVERBIALS (z. B. als Ortsangabe) hinzugefügt wird. Die Entscheidung, in dem geplanten Satz ein adverbiales Adjunkt vorzusehen (z. B. *Der Junge*^{SUBJEKT} *besucht seinen Großvater*^{OBJEKT} *in der Stadt*^{ADVERBIAL}) wäre nur aufgrund entsprechender Vorgaben aus dem präverbalen Konzept bzw. erforderlich.

Untersuchungsmethoden und Defizite beim Aufbau von Verb-Argument-Strukturen

Im vorangehenden Kap. 6.3.3 (Aktivierung grammatischer Informationen im mentalen Lexikon) wurde bereits darauf hingewiesen, dass Kinder mit SSES Entwicklungsdefizite bei der Produktion von Sätzen mit komplexer Verb-Argument-Struktur aufweisen können. Diese wurden auf Probleme bei der lexikalisch-grammatischen Verarbeitung auf der Lemma-Ebene des mentalen Lexikons zurückgeführt. Allerdings können auch Probleme beim Aufbau der Argument-Struktur selbst zugrunde liegen [116], [137], [470]. Mithilfe unterschiedlicher Aufgaben- und Stimulusformate wurden Hinweise darauf gefunden, dass Defizite beim Aufbau von Verb-Argument-Strukturen im Verursachungshintergrund von expressiven Sprachstörungen bei SSES eine Rolle spielen können.

So wurde mithilfe von **Analysen freier oder gelenkter Sprachproben** beobachtet, dass **notwendige Ergänzungen von Verben häufig ausgelassen** werden (z. B. [154]), dass es häufig zu Fehlern bei der Realisierung obligatorischer Argumente kommt [404] und dass **seltener Sätze mit komplexer Argument-Struktur** (z. B. Sätze mit mehr als zwei Argumenten) produziert werden [458].

Auch in Aufgaben zum beschreibenden Benennen von Videosequenzen, in denen **Sätze mit komplexer Argument-Struktur** elizitiert werden, lassen manche Kinder und Jugendliche mit SSES notwendige Ergänzungen häufig aus. Ebbels et al. [137] zeigten beispielsweise kurze Videos, in denen verschiedene Handlungen dargestellt waren. Nach der Videopräsentation wurde dazu aufgefordert, die **Situation in einem vollständigen Satz zu beschreiben** und bei der Beschreibung ein **bestimmtes Verb zu verwenden** (z. B. Videosequenz: Ein Mann erzählt einem Kind eine Geschichte – *„In dem Film hier wird erzählt. Sage bitte in einem ganzen Satz, was in dem Film genau passiert“*. Die Bild- und Sprachstimuli wurden so ausgewählt, dass Sätze mit drei unterschiedlichen Ergänzungen (Subjekt, Objekt, verschiedene adverbiale Bestimmungen) produziert werden mussten. Bei Schulkindern und Jugendlichen mit SSES konnten mehr Auslassungen von Verb-Ergänzungen beobachtet werden als bei gleichaltrigen, altersgemäß entwickelten Kindern.

Auch Aufgaben zum **Beschreiben von Situationsbildern** wurden verwendet, um die Fähigkeit zur Produktion von Sätzen mit unterschiedlich komplexer Argument-Struktur zu untersuchen (z. B. [16], [404]). Hierzu werden Bilder dargeboten, deren Beschreibung entweder durch einen Satz mit einfacher Argument-Struktur möglich ist (z. B. *Der Junge schwimmt. Das Mädchen betet.*) oder deren Beschreibung einen Satz mit komplexerer Argument-Struktur erfordert (z. B. *Der Mann liest die Zeitung. Die Frau bindet dem Kind die Schuhe.*). Das Kind wird dann dazu aufgefordert zu erzählen, was auf dem Bild passiert. In der Studie von Andreu et al. [16] zeigten sich bei ca. vier- bis siebenjährigen Kindern mit SSES für Verben mit komplexer Argument-Struktur häufiger Auslassungen von Argumenten als bei gleichaltrigen, altersgemäß entwickelten Kindern. Auch freie Angaben werden von Kindern mit SSES seltener realisiert als von gleichaltrigen, altersgemäß entwickelten (z. B. Ebbels [138] zitiert nach Ebbels et al. [137], [253]).

Andreu et al. [16] analysierten nicht nur die Häufigkeit von Argument-Auslassungen beim Beschreiben, sondern auch die **Blickbewegungen beim Betrachten der Stimulusbilder**. In den ersten beiden Sekunden nach Beginn der Stimuluspräsentation entfielen bei den Kindern mit SSES weniger Blicke auf die bildliche Darstellung der Subjekte als bei den Kindern der sprachlich unauffälligen Kontrollgruppe.

Poll et al. [366] verwendeten Aufgaben zum **Nachsprechen von Sätzen**, um zu untersuchen, ob erwachsene Probanden mit SSES besondere Schwierigkeiten haben, wenn die nachzusprechenden Sätze eine komplexe Verb-Argument-Struktur aufweisen (analoges deutschsprachiges Beispiel: *Die Biene*^{ARGUMENT} *zeigt dem Vogel*^{ARGUMENT} *den Apfel*^{ARGUMENT}). Konkret wurde überprüft, ob es beim Nachsprechen dieser Sätze zu mehr Auslassungen oder Ersetzungen von Argumenten kam, als in gleich langen Sätzen mit einfacher Argument-Struktur. Um die Satzlänge anzugleichen, wurden in den Sätzen mit einfacher Verb-Argument-Struktur Adjunkte und Attribute hinzugefügt (analoges deutschsprachiges Beispiel: *Die Biene*^{ARGUMENT} *schläft auf dem Baum*^{ADJUNKT} *mit dem Apfel*^{ATTRIBUT}).

Fragestellungen und ASFs zur Überprüfung des Aufbaus von Verb-Argument-Strukturen

In ▶ Tab. 6.8 sind Fragestellungen und ASFs zur Überprüfung des Aufbaus von Verb-Argument-Strukturen zusammengestellt.

Tab. 6.8 F 27: Können Argumente von Verben korrekt und variabel realisiert werden?

Aufgaben- und Stimulusformate zu Fragestellung F 27	Aufgabenstellung und Item-Beispiele	
ASF 43 **Beschreibendes Benennen von Bildern: Realisierung der Verb-Argument-Struktur** **Details** siehe ▶ **Tab. 7.43**	**Aufgabenstellung** Es werden Situationsbilder vorgelegt und das Kind wird dazu aufgefordert, diese mit einem vollständigen Satz zu beschreiben. Die Handlung wird vom Untersucher mit der Partizip-II-Form des die Handlung bezeichnenden Verbs lautsprachlich vorgegeben. Überprüft werden soll, ob die notwendigen **Argumente des vorgegebenen Verbs** vollständig und korrekt realisiert werden können. Die auf den Bildern dargestellten Personen, Objekte und Handlungen sollten eindeutig benennbar sein. Die Situationsbilder sollten eine vergleichbare visuelle Komplexität aufweisen. Die zur Benennung benötigten Wörter sollten im Wortschatz der untersuchten Altersgruppe mit hoher Frequenz vertreten sein.	
	Item-Beispiele *„Ich zeige Dir jetzt ein Bild. Auf dem Bild passiert etwas. Sag mir bitte mit einem ganzen Satz, was auf dem Bild passiert. Hier z. B. wird gerannt (gehört, gemalt).“*	
	Inhalt des Stimulusbildes	*korrekte Satzreaktion z. B.*
	1. Mädchen rennt (einwertig)	*Das Mädchen rennt*
	2. Hund hört Musik (zweiwertig)	*Der Hund hört Musik*
	3. Mann verbindet den Arm eines Jungen (dreiwertig)	*Der Mann verbindet dem Jungen den Arm*
	4. Mann schenkt einer Frau Blumen	*Der schenkt der Frau die Blumen*

Tab. 6.8 Fortsetzung

Aufgaben- und Stimulusformate zu Fragestellung F 27	Aufgabenstellung und Item-Beispiele
ASF 44 **Nachsprechen von Sätzen mit unterschiedlich komplexer Verb-Argument-Struktur** **Details** **siehe ▶ Tab. 7.44**	**Aufgabenstellung** Es werden Sätze mit unterschiedlich komplexer Verb-Argument-Struktur zum Nachsprechen dargeboten. Um vergleichbare Anforderungen an die Speicherkapazität des Arbeitsgedächtnisses zu stellen, wird die Länge der nachzusprechenden Sätze kontrolliert. Sätze mit ein- und zweiwertigen Verben werden durch Hinzufügung von (nicht obligatorischen) Attributen bzw. Adjunkten verlängert. **Item-Beispiele** *„Ich spreche Dir jetzt einen Satz vor, den Du bitte so genau wie möglich nachsprechen sollst."* Sätze mit einem Argument: 1. *Die Biene*[ARGUMENT] *schläft auf dem Baum*[ADJUNKT] *mit dem Apfel*[ATTRIBUT] 2. *Der Junge*[ARGUMENT] *mit der Mütze*[ATTRIBUT] *läuft über die Straße*[ADJUNKT] Sätze mit zwei Argumenten: 1. *Die Biene*[ARGUMENT] *pflückt den Apfel*[ARGUMENT] *für den Vogel*[ADJUNKT] 2. *Der Junge*[ARGUMENT] *sucht das Mädchen*[ARGUMENT] *mit den Zöpfen*[ATTRIBUT] Sätze mit drei Argumenten: 1. *Die Biene*[ARGUMENT] *zeigt dem Vogel*[ARGUMENT] *den Apfel*[ARGUMENT] 2. *Der Junge*[ARGUMENT] *schenkt dem Mädchen*[ARGUMENT] *eine Blume*[ARGUMENT]

6.3.5 Satzsemantische Festlegung und morpho-syntaktische Kennzeichnung grammatischer Funktionen

Der bisher erzeugte Bauplan des Satzes besteht aus Platzhaltern für das Prädikatsverb und dessen Argumente (**19** in ▶ Abb. 3.5 und ▶ Abb. 4.3). Bei der grammatischen Kodierung des Beispielsatzes *Der Junge sucht ein Mädchen* wird ein Platzhalter für ein transitives Prädikatsverb vorgesehen und dementsprechend je ein Platzhalter für ein Argument mit Subjekt-Funktion und ein Argument in der Funktion eines direkten Objekts (▶ Abb. 6.7). Weitere Platzhalter für freie Ergänzungen (Adjunkte) könnten in der Platzhalterstruktur vorgesehen sein, sofern dies aufgrund der Vorgaben aus dem präverbalen Konzept erforderlich wäre.

Den Elementen der Platzhalterstruktur werden nun die semantisch-lexikalischen Repräsentationen und die grammatischen Merkmale zugeordnet, die zuvor auf der Semantik-Ebene und der Lemma-Ebene des mentalen Lexikons aktiviert wurden (▶ Abb. 6.8). Durch die Zuordnung bestimmter semantischer und grammatischer Merkmale zu den Elementen der Platzhalterstruktur wird das Grundgerüst des Satzes lexikalisch konkretisiert und die Satzstruktur auf die propositionalen Elemente und Relationen abgestimmt, die im präverbalen Konzept vorgesehen sind.

Mit Blick auf den Beispielsatz *Der Junge sucht ein Mädchen* werden die folgenden lexikalischen Festlegungen vorgenommen: Da JUNGE nach den Vorgaben des präverbalen Konzepts als Aktor der zu berichtenden Handlung fungieren soll, werden alle zugehörigen lexikalisch-semantischen und grammatischen Merkmale dem Platzhalter für das Subjekt-Argument zugeordnet. Die lexikalischen Merkmale von MÄDCHEN werden dem Platzhalter für das Objekt-Argument und die von SUCHEN dem Platzhalter für die grammatische Funktion *Prädikatsverb* zugeordnet.

Kennzeichnung der Subjektfunktion durch Subjekt-Verb-Kongruenz. In der Platzhalterstruktur des Beispielsatzes *Der Junge sucht ein Mädchen*, die während des vorangehenden Verarbeitungsschrittes aufgebaut wurde, ist bereits vorgesehen, dass das Personal-Merkmal (1., 2. oder 3. Person) und das Numerus-Merkmal des Prädikatsverbs (Singular oder Plural) noch festgelegt werden müssen (▶ Abb. 6.8). Ohne diese Festlegung bliebe der

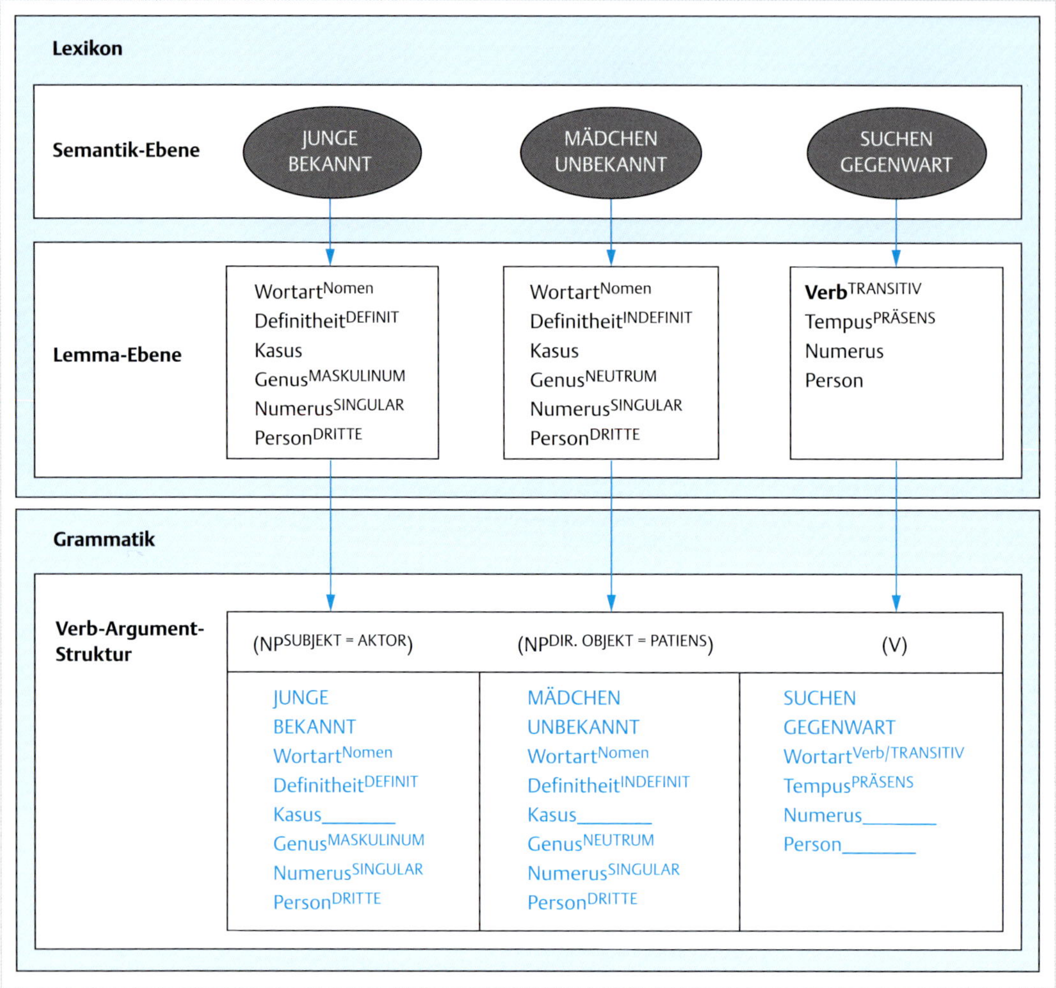

Abb. 6.8 Zuordnung lexikalischer Informationen zu den grammatischen Funktionen.

Platzhalter für das Prädikatsverb in unzulässiger Weise grammatisch unbestimmt (infinit). Lediglich das Tempus-Merkmal (PRÄSENS in dem Beispielsatz) wurde aufgrund der Vorgaben aus dem präverbalen Konzept bereits dem Prädikatsverb zugeordnet.

Die Festlegung des verbalen Person- und Numerus-Merkmals erfolgt nun durch Angleichung an die entsprechenden Merkmale des Subjekt-Nomens (Subjekt-Verb-Kongruenz) (**20** in ▶ Abb. 3.5 und ▶ Abb. 4.3). Numerus- und Personal-Merkmal des Prädikatsverbs sind bereits aufgrund der Vorgaben aus dem präverbalen Konzept in der Platzhalterstruktur festgelegt worden. In manchen Modellen der grammatischen Kodierung wird angenommen, dass das Prädikatsverb zunächst durch Verbbewegung in eine Position in unmittelbarer Nähe zum Subjekt gebracht werden muss (vgl. Kap. 6.3.6), bevor ihm die mit dem Subjekt kongruenten Numerus- und Personal-Merkmale zugeordnet werden können [476].

Kennzeichnung der Subjekt- und Objekt-Funktionen durch Kasus-Merkmale. Auch die Kasus-Merkmale der beiden nominalen Argumente (Subjekt, direktes Objekt) wurden bisher in der Platz-

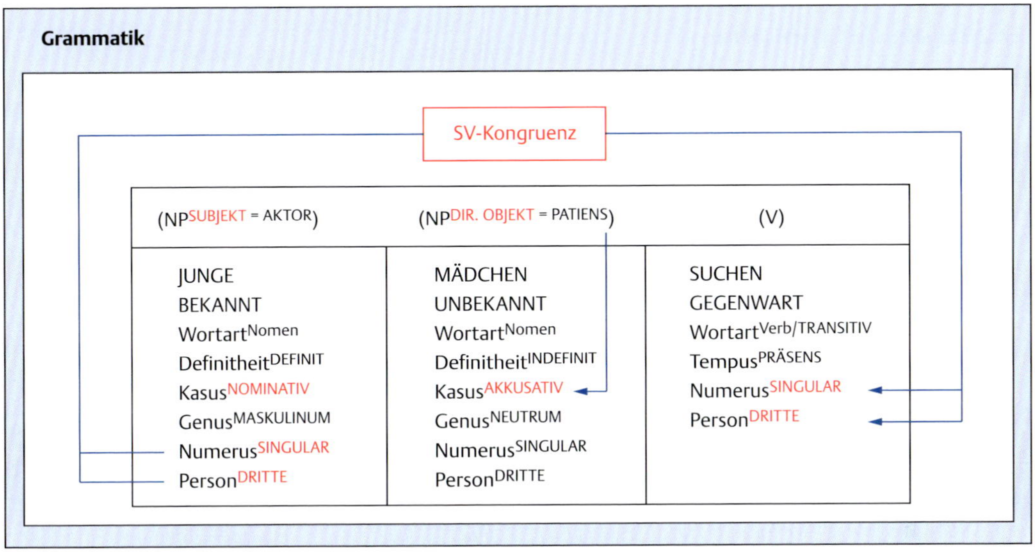

Abb. 6.9 Morpho-syntaktische Kennzeichnung grammatischer Funktionen.

halterstruktur des zu produzierenden Satzes noch nicht festgelegt (vgl. ▶ Abb. 6.8). Es ist aber bereits im Bauplan des Satzes vorgesehen, dass dem Subjekt- und dem Objekt-Argument noch ein bestimmtes Kasus-Merkmal (NOMINATIV, AKKUSATIV oder DATIV) zugeordnet werden muss, denn andernfalls blieben die Platzhalter für Subjekt und Objekte in grammatisch unzulässiger Weise unbestimmt. Die Festlegung der Kasus-Merkmale von Subjekt und Objekten erfolgt jetzt durch die Kennzeichnung des Subjekt-Arguments mit dem Kasus-Merkmal NOMINATIV, des direkten Objekts mit dem Kasus-Merkmal AKKUSATIV und des indirekten Objekts mit dem Kasus-Merkmal DATIV.

In die Struktur des Beispielsatzes *Der Junge sucht ein Mädchen* wird deshalb dem Platzhalter für JUNGE das Kasus-Merkmal NOMINATIV zugeordnet und dem Platzhalter für MÄDCHEN das Kasus-Merkmal AKKUSATIV. Analog würde ein indirektes Objekt durch das Kasus-Merkmal DATIV gekennzeichnet (z. B. *Der Junge hilft dem Mädchen*^{DATIV}).

In dem so erzeugten Bauplan des Satzes sind die nominalen Argumente durch je ein grammatisch und semantisch vollständig festgelegtes Nomen repräsentiert und das Prädikatsverb durch ein grammatisch und semantisch vollständig festgelegtes Verb (▶ Abb. 6.9).

Durch die morpho-syntaktische Kennzeichnung der grammatischen Funktionen mithilfe von Kasus-Merkmalen und Subjekt-Verb-Kongruenz wird allerdings noch nicht festgelegt, in welcher Abfolge diese Funktionen in dem Satz positioniert werden sollen (z. B. SVO: *Mädchen sucht Jungen*, OVS: *Junge sucht Mädchen*). Die Festlegung der Position erfolgt erst im nächsten Schritt der grammatischen Kodierung (**21** in ▶ Abb. 3.5 und ▶ Abb. 4.3; Kap. 6.3.6). Die in ▶ Abb. 6.9 dargestellte Abfolge *Subjekt-Objekt-Prädikat* ist insofern willkürlich gewählt und es hätte ebenso gut jede andere Abfolge dargestellt werden können.

Nicht festgelegt ist weiterhin die innere Struktur der Konstituenten, durch die die grammatischen Funktionen realisiert werden sollen. So könnte das Argument mit Subjektfunktion (MÄDCHEN) linksseitig durch einen *Artikel* begleitet werden (*ein Mädchen*) oder durch einen *Artikel* und ein *Adjektiv* (*ein kleines Mädchen*). Diese Festlegung der inneren Struktur von Konstituenten erfolgt ebenfalls in einem später folgenden Schritt der grammatischen Kodierung (**22** in ▶ Abb. 3.5 und ▶ Abb. 4.3; Kap. 6.3.7).

Untersuchungsmethoden und Defizite bei der morpho-syntaktischen Kennzeichnung grammatischer Funktionen

Kennzeichnung grammatischer Funktionen durch Kasus-Merkmale
Aus verschiedenen Studien liegen Hinweise darauf vor, dass Kinder mit SSES Schwierigkeiten bei der morpho-syntaktischen Kennzeichnung grammatischer Funktionen durch Kasus-Merkmale haben können.

Anhand der **Analyse von Sprachproben** wurde beispielsweise beobachtet, dass deutschsprachige Grundschulkinder mit SSES Kasus-Markierungen an **Artikeln** häufig inkorrekt realisieren [89]. So werden Nominativformen von Artikeln häufig in Akkusativ-Kontexten verwendet (z. B. *ich setz der Hut auf*) oder Akkusativformen in Dativ-Kontexten (z. B. *der will den Mann helfen*).

Loeb u. Leonard [278] fanden in den Sprachproben von englischsprachigen Kindern mit SSES häufiger **Pronomen** mit inkorrektem Kasus-Merkmal (z. B. das Personalpronomen *her* [ihr] anstelle von *she* [sie]) als bei gleichaltrigen und bei jüngeren Kindern mit altersgemäßer Sprachentwicklung.

Leonard et al. [264] elizitierten gezielt die Produktion bestimmter Kasus-Markierungen bei ca. vier- bis siebenjährigen finnischsprachigen Kindern mithilfe einer Aufgabe, in der **W-Fragen zu Videosequenzen oder Situationsbildern** beantwortet werden sollten. Um Dativ-Markierungen zu elizitieren, wurde den untersuchten Kindern beispielsweise ein Situationsbild gezeigt, auf dem ein Junge einer Frau hilft. Anschließend sollte die Frage *„Wem hilft der Junge?"* beantwortet werden. Es zeigte sich, dass die untersuchten Kinder mit SSES mehr Schwierigkeiten bei der Realisierung von Kasus-Markierungen hatten als gleichaltrige und als jüngere Kinder mit altersgemäßer Sprachentwicklung.

Lukács et al. [282] verwendeten Aufgaben zum **Nachsprechen und Vervollständigen von Sätzen**, um die Verwendung von Kasusformen bei ca. 6,4-jährigen ungarischsprachigen Kindern mit SSES mit der von gleichaltrigen und von jüngeren Kindern mit altersgemäßer Sprachentwicklung zu vergleichen. In den nachzusprechenden Sätzen waren manche Kasus-Markierungen durch ein Hustengeräusch maskiert (analoges deutsches Beispiel: vorgesprochener Satz: *Der Junge hilft* (Hustengeräusch) *Frau*; Zielsatz: *Der Junge hilft der/einer Frau*). Bei den Kindern mit SSES kam es häufiger zur Fehlproduktion von Kasusmarkierungen

Kennzeichnung der Subjekt-Funktion durch Subjekt-Verb-Kongruenz. Die Annahme, dass Kinder mit SSES Schwierigkeiten bei der morpho-syntaktischen Kennzeichnung der Subjekt-Funktion mithilfe von Subjekt-Verb-Kongruenz haben können, wird ebenfalls schon seit Langem diskutiert. Die Verwendung von mit dem Subjekt kongruierenden Prädikatsverben kann deutschsprachigen Kindern mit SSES bis über das 10. Lebensjahr hinaus Schwierigkeiten bereiten (z. B. [84], [87], [391]).

Clahsen et al. [84] sowie Rothweiler et al. [393] analysierten beispielsweise Subjekt-Verb-Kongruenz in den **Sprachproben** ca. fünf- bis achtjähriger deutschsprachiger Kinder mit SSES. Die Analyse ergab, dass Subjekt-Verb-Kongruenz oft inkorrekt realisiert wurde oder dass **anstelle von finiten Verbformen oft infinite** verwendet wurden. In der Studie von Clahsen et al. [84] wurde außerdem beobachtet, dass Tempus-Merkmale von Verben, die ja nicht von der Kongruenz mit dem Subjekt abhängen, sondern aufgrund der Vorgaben aus dem präverbalen Konzept festgelegt werden, meist korrekt realisiert werden konnten. Hieraus wurde geschlossen, dass die untersuchten Kinder speziell Schwierigkeiten damit hatten, die morphologischen Merkmale von Verben auf die des Subjekts anzupassen und dass nicht generelle Schwierigkeiten bei der Festlegung grammatischer Verbmerkmale vorlagen. Ähnliche Beobachtungen wurden auch aus anderen Untersuchungen mit deutschsprachigen Kindern berichtet. So beobachteten Rothweiler u. Clahsen [392] anhand der **Analyse von Sprachproben**, dass die untersuchten Kinder mit SSES speziell Schwierigkeiten bei der Realisierung von Subjekt-Verb-Kongruenz hatten, jedoch **Partizip-Perfekt-Formen** von Verben (z. B. *gemalt*) meist korrekt gebildet werden konnten. Demnach scheint manchen Kindern mit SSES nicht die Aktivierung morpho-phonologischer Varianten von Verben (vgl. Kap. 6.4) Schwierigkeiten zu bereiten, sondern speziell die morpho-syntaktische Angleichung des Prädikatsverbs an das Subjekt.

Blom et al. [56] verwendeten in einer Studie, an der ca. sechs- bis achtjährige, niederländischsprachige Kinder mit SSES teilnahmen, eine Aufgabe zur **Satzvervollständigung mit Bildunterstützung**, um die Fähigkeit zur Realisierung von Subjekt-Verb-Kongruenz zu untersuchen. Den untersuchten Kindern wurden Fotografien vorgelegt, auf denen entweder eine Person oder zwei Personen eine Handlung ausführten (z. B. *Ein Mädchen schreibt einen Brief. Zwei Mädchen malen ein Bild.*). Nach der Präsentation des Bildes wurde das untersuchte Kind aufgefordert das Bild beschreibend zu benennen (*„Erzähl mir in einem Satz, was auf dem Bild passiert."*). Ermittelt werden sollte, ob bei der Bildbeschreibung zum Subjekt kongruente Verben verwendet wurden. Um die Satzplanung im Allgemeinen zu erleichtern, wurde das Subjekt als Satzanfang vorgegeben (*„Fang den Satz an mit ‚Die Kinder'…"*). Die **transitiven Verben**, die zur Beschreibung der Bilder produziert werden mussten, wurden aufgrund ihrer hohen Gebrauchshäufigkeit im Wortschatz der untersuchten Altersgruppe ausgewählt.

Franck et al. [160] untersuchten die Produktion von kongruenten Verbformen bei ca. acht- bis neunjährigen französischsprachigen Kindern mit SSES und mit altersgemäßer Sprachentwicklung. Verwendet wurde hierzu ebenfalls eine Aufgabe zur **Satzvervollständigung mit Bildunterstützung**. Den untersuchten Kindern wurden zunächst Bilder vorgelegt, auf denen die Handlung einer oder mehrerer Personen dargestellt war (z. B. *Ein Mann backt einen Kuchen* oder *Zwei Männer backen einen Kuchen*). Die dargestellten Handlungen wurden vom Untersucher unter Verwendung infiniter Verbformen beschrieben (z. B. *„Schau, hier geht es um backen"*). Danach wurde ein Lückensatz vorgegeben, der unter Verwendung des zuvor genannten infiniten Verbs (backen) vervollständigt werden sollte (z. B. *„Sprich bitte den folgenden Satz zu Ende ‚Der Bäcker' …"*). Überprüft wurde, ob die Kinder das Numerus-Merkmal der Verbformen jeweils passend zum Numerus-Merkmal der vorgegebenen Subjekte realisieren konnten (z. B. *Der Bäcker backt. Der backt was.*).

Neben einfachen Lückensätzen, wie in dem oben genannten Beispiel, wurden auch syntaktisch komplexere Lückensätze dargeboten (z. B. *Das Mädchen, das unter der Decke liegt, träumt*; *Die Mädchen, die unter der Decke liegen, träumen*; *Der Sohn des bösen Nachbarn spielt Fußball*; *Die Söhne des bösen Nachbarn spielen Fußball*). Hierdurch sollte überprüft werden, ob Kinder **Subjekt-Verb-Kongruenz** auch **unter erschwerten syntaktischen Bedingungen** realisieren können. Bei den Kindern mit SSES zeigten sich insgesamt größere Schwierigkeiten in diesen Aufgaben- und Stimulusformaten und zwar unabhängig davon, ob syntaktisch einfache oder komplexe Lückensätze vervollständigt werden sollten. Diese Beobachtung wurde als Beleg für spezifische Schwierigkeiten bei der grammatischen Kodierung von Subjekt-Verb-Kongruenz gedeutet.

Moscati u. Vottari [331] verwendeten eine Aufgabe zur **imitativen Elizitierung von Sätzen**, um die Verwendung von kongruenten Verbformen bei ca. fünfjährigen italienischsprachigen Kindern mit SSES zu untersuchen. Den Kindern wurden zunächst Bilder vorgelegt, auf denen eine oder mehrere Personen eine Handlung ausführten (z. B. *Ein Mädchen isst einen Kuchen*). Danach wurden zwei Spielfiguren eingeführt (ein männliches und ein weibliches Ferkel), die das Bild beschreibend benennen sollten. Eine Spielfigur produzierte den Zielsatz mit korrekter Subjekt-Verb-Kongruenz (z. B. *Das Mädchen isst einen Kuchen*), die andere Spielfigur mit inkorrekter (z. B. *Das Mädchen essen den Kuchen*). Die untersuchten Kinder wurden dann aufgefordert zu entscheiden, welche Spielfigur den Satz korrekt gesagt hatte und diesen Satz sollten sie dann nachsprechen. Eine Subgruppe der Kinder mit SSES hatte Schwierigkeiten inkorrekte Subjekt-Kongruenz zu erkennen bzw. beim Nachsprechen die Sätze korrekt zu realisieren.

Fragestellungen und ASFs zur Überprüfung der morpho-syntaktischen Kodierung

In ▶ Tab. 6.9 und ▶ Tab. 6.10 sind Fragestellungen und ASFs zur Überprüfung der morpho-syntaktischen Kodierung zusammengestellt.

Tab. 6.9 F 27: Können grammatische Funktionen durch Kasus-Merkmale gekennzeichnet werden?

Aufgaben- und Stimulusformate zu Fragestellung F 27	Aufgabenstellung und Item-Beispiele
ASF 45 **Vervollständigen von Lückensätzen mit fehlenden (maskierten) Artikeln** **Details** siehe ▶ Tab. 7.45	**Aufgabenstellung** Es werden Sätze vorgesprochen, in denen ein Wort durch ein Störgeräusch maskiert wurde. Der Satz soll unter Hinzufügung des unverständlichen Wortes nachgesprochen werden. **Item-Beispiele** *„Ich spreche Dir jetzt einen Satz vor, in dem man ein Wort nicht richtig verstehen kann. Du sollst den Satz bitte vollständig, d. h. mit dem unverständlichen Wort, nachsprechen."* (xxx) = durch Hustengeräusch maskiertes Wort 1. Artikel im Nominativ: *(xxx) Mann sucht den Jungen.* 2. Artikel im Akkusativ: *Der Mann sucht (xxx) Jungen.* 3. Artikel im Dativ: *Der Mann hilft (xxx) Jungen.*
ASF 46 **Elliptisches Beantworten von Subjekt- und Objekt-Fragen mit Bildunterstützung** **Details** siehe ▶ Tab. 7.46	**Aufgabenstellung** Es werden Situationsbilder präsentiert, auf denen Handlungszusammenhänge dargestellt sind. Das untersuchte Kind wird durch eine W-Frage aufgefordert, das Subjekt oder ein Objekt als Antwortellipse zu benennen. **Item-Beispiele** *„Schau mal hier auf das Bild."* (Bildinhalt: Ein Mann hilft einem Jungen, der auf einen Baum klettern will.)

W-Frage	*korrekte Antwort*	*inkorrekte Antwort*
1. *„Wer hilft dem Jungen?"*	*der Mann*	*den/dem Mann*
2. *„Wem hilft der Mann?"*	*dem Jungen*	*der/den Jungen*

Tab. 6.10 F 28: Können Subjekte durch Kongruenz mit dem Prädikatsverb gekennzeichnet werden?

Aufgaben- und Stimulusformate zu Fragestellung F 28	Aufgabenstellung und Item-Beispiele
ASF 41 **Vervollständigung von Subjekt-Verb-Sätzen mit Bildunterstützung: Realisierung von Subjekt-Verb-Kongruenz**	**Aufgabenstellung** Es wird ein **Situationsbild** vorgelegt und es wird ein zu dem Bild passender Lückensatz dargeboten, in dem das Prädikatsverb fehlt. Das Kind wird dazu aufgefordert, den Lückensatz zu vervollständigen. Das fehlende Verb wird vom Untersucher als infinitive Verbform lautsprachlich vorgegeben. Überprüft werden soll, ob das **Numerus-Merkmal des zu ergänzenden Verbs** jeweils passend zum **Numerus-Merkmal der vorgegebenen Subjekte** realisiert werden kann. Die auf den Bildern dargestellten Personen, Objekte und Handlungen sollten **eindeutig benennbar** sein. Die Situationsbilder sollten eine **vergleichbare visuelle Komplexität** aufweisen. **Item-Beispiele** *„Ich zeige Dir jetzt ein Bild und dazu sage ich Dir einen Satz, in dem ein Wort fehlt. Du sollst mir nun sagen, welches Wort in dem Satz fehlt. Schau: Hier geht es um MALEN."*

Tab. 6.10 Fortsetzung

Aufgaben- und Stimulusformate zu Fragestellung F 28	**Aufgabenstellung und Item-Beispiele**		
	Lückensatz/Bild	*korrekte Reaktion*	*inkorrekte Reaktion*
	1. Das Kind...	*malt*	*mal, male, malen*
	2. Die Kinder...	*malen*	*mal, malt*
ASF 47 **Verbzweit- und Verbendstellung in einfachen Aussagesätzen: Beantworten von Fragen zu Situationsbildern**	**Aufgabenstellung** Um die Produktion von Sätzen mit **Verbzweitstellung** zu überprüfen, werden **Situationsbilder** vorgelegt, zu denen der Untersucher eine W-Frage stellt, die mit einem **Aussagesatz** beantwortet werden soll. Um die Produktion von Sätzen mit **Verbendstellung** zu überprüfen, werden **Situationsbilder** vorgelegt, zu denen der Untersucher eine W-Frage stellt, die mit einem **Nebensatz** beantwortet werden soll. Es werden **Bilder** verwendet, deren Beschreibung die Produktion eines Aussagesatzes oder eines Nebensatzes mit **drei Konstituenten** erfordert. Um die Anforderungen an die semantisch- und phonologisch-lexikalische Verarbeitung zu minimieren, können die zur Satzproduktion erforderlichen **Inhaltswörter** vom Untersucher vorgegeben werden.		
	Item-Beispiele **Aussagesätze:** *„Schau, was hier passiert* (Das Situationsbild zeigt ein Mädchen, das Trommel spielt und einen Jungen, der Flöte spielt). *Der Junge spielt Flöte. Und was macht das Mädchen?"* Korrekte Antwort z. B.: *Das spielt Trommel* **Nebensätze:** *„Schau, was hier passiert* (das Situationsbild zeigt einen Jungen, der Geige spielt und ein Mädchen, das sich die Ohren zuhält). *Der Junge spielt Geige. Und warum hält sich das Mädchen die Ohren zu?"* Korrekte Antwort z. B.: *Weil der so laut ist* oder *Weil der Geige spielt*		

6.3.6 Positionierung der grammatischen Funktionen

Im vorangehenden Kap. 6.3.5 wurde skizziert, wie den Platzhaltern für die grammatischen Funktionen des Satzes semantische und grammatische Merkmale zugeordnet werden und wie die grammatischen Funktionen morpho-syntaktisch durch Kasus-Merkmale und Kongruenz mit dem Prädikatsverb gekennzeichnet werden (**18–20** in ▸ Abb. 3.5 und ▸ Abb. 4.3).

Im nun folgenden Schritt der grammatischen Kodierung erfolgt die Festlegung der Reihenfolge bzw. Position, in der die grammatischen Funktionen in dem geplanten Satz aufeinander folgen sollen (**21** in ▸ Abb. 3.5 und ▸ Abb. 4.3). So kann das Subjekt vor oder hinter das Prädikatsverb gestellt werden oder auch vor oder hinter das direkte Objekt. Die folgenden Beispielsätze verdeutlichen dies. Die Artikelwörter sind während des hier beschriebenen Schrittes der Satzplanung noch nicht in der grammatischen Repräsentation des Satzes enthalten, denn die innere Struktur der Konstituenten wird erst im letzten Schritt der grammatischen Kodierung festgelegt (**22** in ▸ Abb. 3.5 und ▸ Abb. 4.3 sowie Kap. 6.3.7).

Beispielsätze:

1. [Der Junge]^{SUBJEKT} sucht^{PRÄDIKAT} [ein Mädchen]^{OBJEKT}
2. [Ein Mädchen] sucht^{PRÄDIKAT} [der Junge]^{SUBJEKT}
3. Der Junge, [der]^{SUBJEKT} [ein Mädchen]^{OBJEKT} sucht^{PRÄDIKAT}, ...

Die vorzunehmende Positionierung der grammatischen Funktionen ergibt sich aus den Vorgaben des präverbalen Konzepts. Will der Sprecher beispielsweise die Aufmerksamkeit des Hörers besonders auf das direkte Objekt lenken (wie in Beispielsatz 2), so kann er dies u. a. durch eine Positionierung des Objekts im Vorfeld des Prädikatsverbs zum Ausdruck bringen. Meist wird in solchen *topikalisierten Sätzen* das thematisch fokussierte Element auch noch besonders akzentuiert betont.

Soll die propositionale Struktur als *Relativsatz* formuliert werden, dann müssen das Subjekt und das Objekt des Relativsatzes dessen Prädikatsverb vorangehen.

In linguistischen Modellen wird meist angenommen, dass die verschiedenen Abfolgen grammatischer Funktionen aus einer Grundabfolge durch *Bewegungsoperationen* (vgl. Kap. Kap. 5.5.3 „Spuren sytaktisch bewegter Konstituenten" (S. 107)) abgeleitet werden. Die Positionierung der grammatischen Funktionen erfolgt dementsprechend in zwei Teilschritten. Zunächst werden die grammatischen Funktionen in der Grundabfolge angeordnet. Danach werden sie nach den Vorgaben des präverbalen Konzepts und den Regeln der Grammatik in ihre endgültige Position bewegt.

Anordnung grammatischer Funktionen in der Grundabfolge. In vielen psycholinguistischen und linguistischen Modellen wird von der Vorstellung ausgegangen, dass die grammatischen Funktionen in der Grundabfolge bestimmten Positionen in einer verzweigten Struktur zugeordnet werden (vgl. ▶ Abb. 6.10). Diese Zweigstruktur bildet nicht nur die sprachspezifische Grundabfolge der grammatischen Funktionen ab (im Deutschen wird von der Abfolge Subjekt-Objekt-Prädikat ausgegangen (vgl. Kap. 5.5.3 „Spuren sytaktisch bewegter Konstituenten" (S. 107)), sondern auch die grammatischen Relationen zwischen dem Prädikatsverb und seinen Argumenten. Das Subjekt-Argument ist dem Prädikatsverb in der Grundabfolge z. B. immer über die oberste Astgabelung zugeordnet. Das Objekt-Argument und das Prädikatsverb zweigen immer unmittelbar aus einem gemeinsamen Ast ab (aus der sog. Verbalphrase, VP).

Für alle Sätze, die im Deutschen aus einem transitiven Verb, einem Subjekt und einem direkten Objekt gebildet werden können (vgl. die Satzbeispiele 1 bis 3 oben), positioniert der Sprecher die grammatischen Funktionen nach dieser Modellvorstellung zunächst in der Weise, wie sie in ▶ Abb. 6.10 dargestellt ist.

Einfache Satzstrukturen, wie die in ▶ Abb. 6.10 dargestellten, könnten durch die wiederholte Anwendung derselben grammatischen Positionie-

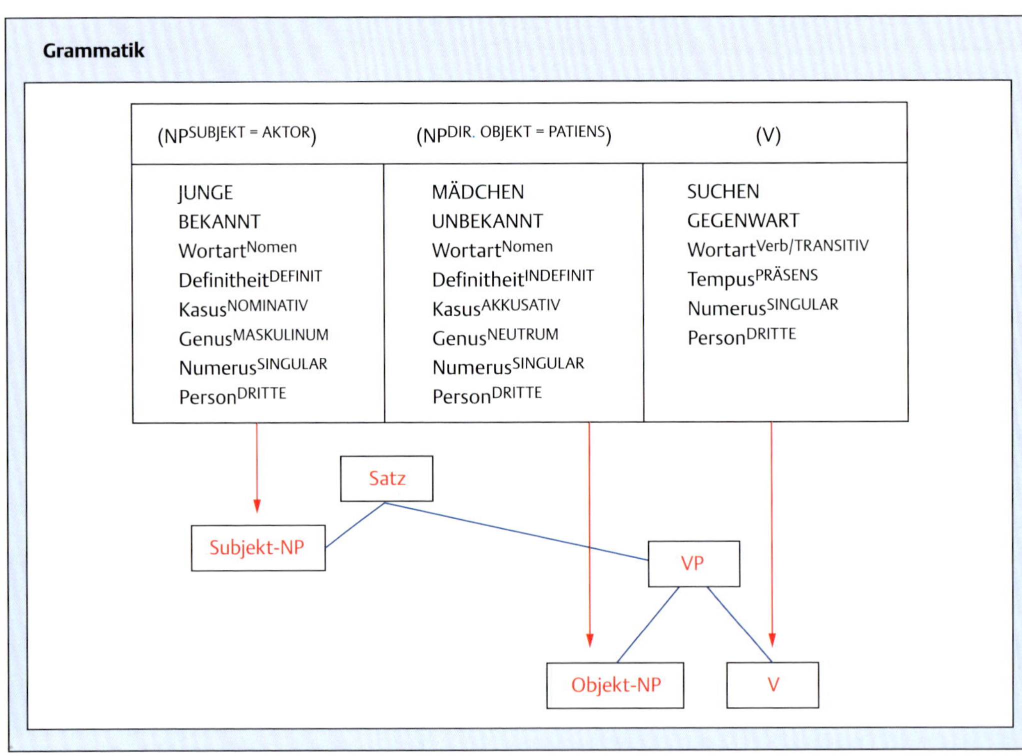

Abb. 6.10 Positionierung der grammatischen Funktionen in der Grundabfolge.

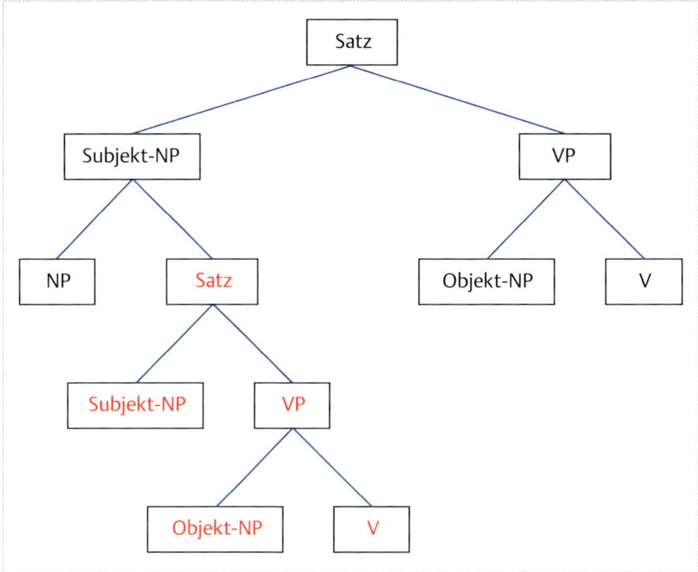

Abb. 6.11 Zweigstruktur eines Satzgefüges mit Relativsatz zur näheren Beschreibung des Subjekts. Beispiel: Der Junge, der eine Tasche trägt, sucht ein Mädchen.

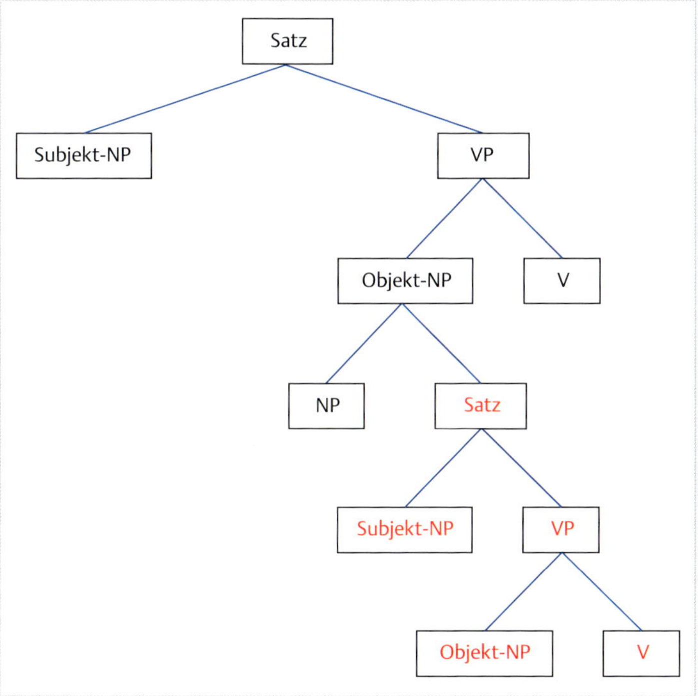

Abb. 6.12 Zweigstruktur eines Satzgefüges mit Relativsatz zur näheren Beschreibung des Objekts. Beispiel: Der Junge sucht ein Mädchen, das eine Tasche trägt.

rungsregeln auf vielfältige Weise ausgebaut werden, etwa als Satzgefüge mit zentral eingebettetem oder rechts verzweigendem Relativsatz (z. B. ▸ Abb. 6.11 und ▸ Abb. 6.12).

Der Sprecher hat demnach bei der Satzplanung vielfältige Möglichkeiten, einfache Satzstrukturen zu erweitern, indem dieselben grammatischen Regeln wiederholt an verschiedenen Positionen der Zweigstruktur angewendet werden. Auf diese Weise kann mit einer begrenzten Menge grammatischer Regeln eine Vielzahl unterschiedlicher Satzstrukturen generiert werden.

Festlegung der endgültigen Position grammatischer Funktionen. Wie bereits erläutert, nehmen die grammatischen Funktionen in der Grundabfolge eine festgelegte, sprachtypische Position ein. Für das Deutsche wird die Grundabfolge *Subjekt-Objekt-Prädikatsverb* (SOP) angenommen und für das Englische die Abfolge *Subjekt-Prädikatsverb-Objekt* (SPO). Durch diese Annahme sind viele grammatische Besonderheiten erklärbar, die für die beiden Sprachen kennzeichnend sind. So wird beispielsweise die für das Deutsche typische sog. *Verbklammer* erklärbar. Am Ende eines Satzes finden sich im Deutschen (im Unterschied zum Englischen) bei zusammengesetzten Prädikaten die sog. *infiniten Prädikatsteile* (z. B. *Der Junge will das Mädchen suchen, Der Junge hat das Mädchen gesucht*). Diese Besonderheit des Deutschen wird auf die ursprüngliche Endstellung des Prädikats zurückgeführt (für weiterführende Erläuterungen vgl. [437]).

Auf der sprachlichen Oberfläche des Satzes können die grammatischen Funktionen aber auf unterschiedliche Weise angeordnet werden:

Grammatische Funktion: Prädikatsverb

- In einem einfachen Aussagesatz (wie in dem Beispielsatz *Der Junge sucht ein Mädchen*, vgl. ▶ Abb. 6.2) muss das Prädikatsverb *sucht*

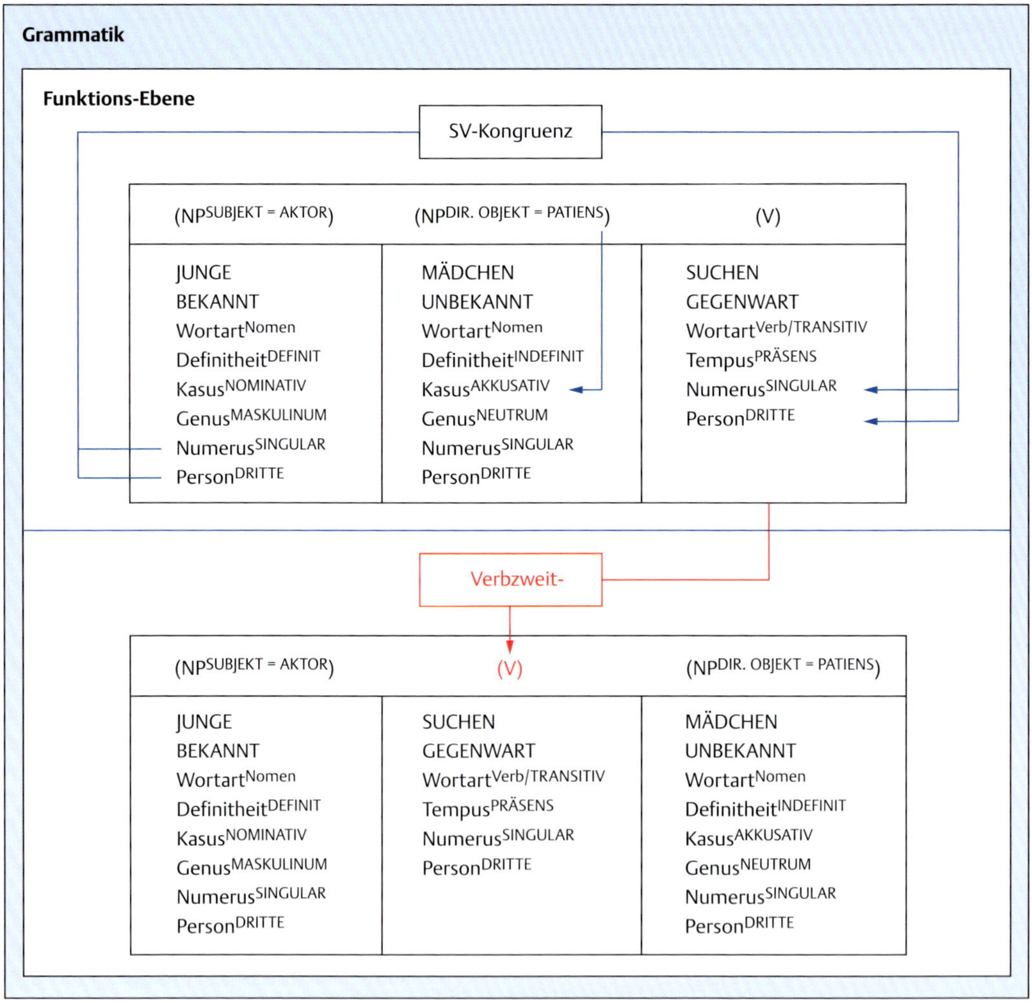

Abb. 6.13 Position grammatischer Funktionen in SVO-Aussagesätzen.

beispielsweise die zweite Position einnehmen (*Der Junge*[1(SUBJEKT)] *sucht*[2(PRÄDIKAT)] *ein Mädchen*[3 (OBJEKT)]).
- In einem Relativsatz jedoch die letzte Position (*Der Junge, der*[1(SUBJEKT)] *ein Mädchen*[2(OBJEKT)] *sucht*[3 (PRÄDIKAT)], ...).
- In einer Entscheidungsfrage die erste Sucht[1 (PRÄDIKAT)] der Junge[2(SUBJEKT)] ein Mädchen[3 (OBJEKT)]?).

Grammatische Funktionen: Subjekt, Objekt
- Das Subjekt-Nomen *Junge* nimmt in dem Beispielsatz *Der Junge*[1(SUBJEKT)] *sucht*[2(PRÄDIKAT)] *ein Mädchen*[3(OBJEKT)] die erste Position ein und geht damit dem Objekt-Nomen voran.
- Das Objekt-Nomen (*Mädchen*) könnte in einem einfachen Aussagesatz in die erste Position gebracht werden, um auf diese Weise thematisch besonders herausgestellt zu werden (sog. *Topikalisierung*, z. B. *Ein Mädchen*[1(OBJEKT)] *sucht*[2(PRÄDIKAT)] *der Junge*[3(SUBJEKT)]). Das Subjekt-Nomen folgt in diesem Fall dem Objekt-Nomen nach. Eine solche Nachstellung des Subjekt-Nomens hinter das Objekt muss auch in Objekt-Relativ-Sätzen vorgenommen werden (*Das Mädchen, das*[1(OBJEKT)] *der Junge*[2(SUBJEKT)] *sucht*[3(PRÄDIKAT)], ...).

▶ Abb. 6.13 zeigt die Bewegung des Prädikatsverbs aus der Endstellung in die zweite Position, d. h. zwischen das vorangehende Subjekt und das nachfolgende direkte Objekt, wie sie bei der Planung des Beispielsatzes *Der Junge sucht ein Mädchen* vorgenommen werden muss.

Es wird angenommen, dass ähnlich wie beim Verstehen von Sätzen, vgl. Kap. Kap. 5.5.3 „Spuren sytaktisch bewegter Konstituenten" (S. 107), auch bei der Satzproduktion eine „Spur" bzw. Verbindung zwischen der Grundabfolge und der tatsächlichen sprachlichen Oberfläche des geplanten Satzes aufrechterhalten bleiben muss, solange die grammatische Kodierung andauert [465], [473]. Nur über diese Verbindung bzw. Spur zur Grundabfolge bleiben die grammatischen Funktionen der verschobenen Elemente für das Kodierungssystem identifizierbar.

Um aus der SOV-Grundabfolge einen topikalisierten OVS-Aussagesatz abzuleiten (*Ein Mädchen sucht der Junge*), wären zusätzlich zur Bewegung des Verbs auch noch weitere Bewegungen (nämlich des Subjekts und des Objekts) erforderlich (▶ Abb. 6.14).

Auch an der Ableitung eines SVO-Passivsatzes sind nach dieser Modellvorstellung verschiedene Bewegungsvorgänge beteiligt. Hierbei wird ein Wort aus der Objektposition in die Subjektposition bewegt (▶ Abb. 6.15):

Es besteht die Annahme, dass die Festlegung der endgültigen Position grammatischer Funktionen in einem Satz umso aufwendiger und komplizierter ist, je mehr Bewegungsvorgänge hierfür erforderlich sind bzw. je mehr Spuren zurückverfolgt werden müssen. ▶ Tab. 6.11 zeigt einige Beispiele für Satzarten, bei denen die endgültige Positionierung der grammatischen Funktionen als vergleichsweise unaufwendig bzw. aufwendig gilt. Die in der linken Hälfte aufgelisteten Satzarten gelten jeweils als leichter zu kodieren als die in derselben Zeile rechts aufgelisteten.

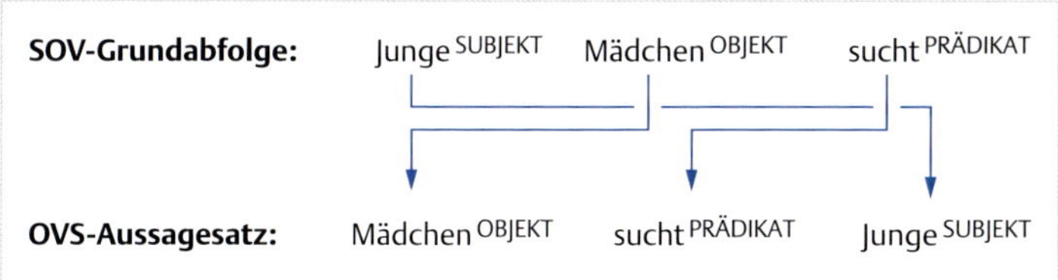

Abb. 6.14 Position grammatischer Funktionen in OVS-Aussagesätzen.

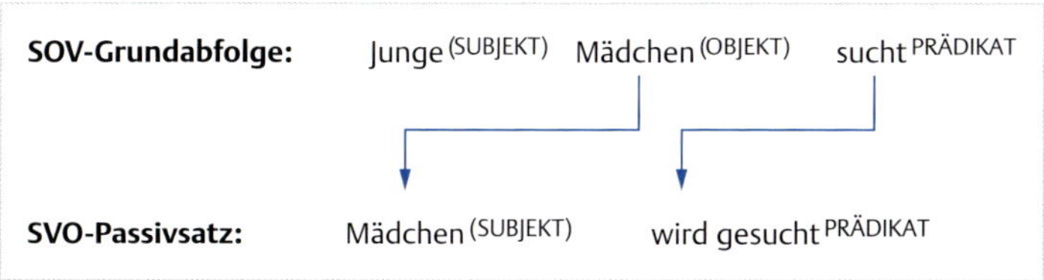

Abb. 6.15 Position grammatischer Funktionen in SVO-Passivsätzen.

Tab. 6.11 Positionierung von Konstituenten in unterschiedlichen Satzarten.

grammatische Positionierung vergleichsweise unaufwendig		grammatische Positionierung vergleichsweise aufwendig	
SVO-Satz im Aktiv	*Der Junge sucht ein Mädchen*	OVS-Satz im Aktiv	*Ein Mädchen sucht der Junge*
		SVO-Satz im Passiv	*Ein Mädchen wird von einem Jungen gesucht*
Subjekt-Relativsatz	*Der Junge, der das Mädchen sucht, …*	Objekt-Relativsatz	*Der Junge, den das Mädchen sucht, …*
Subjekt-Frage	*Wer sucht das Mädchen?*	Objekt-Frage	*Wen sucht das Mädchen?*

Untersuchungsmethoden und Defizite bei der Positionierung grammatischer Funktionen

Verbzweitstellung in einfachen Aussagesätzen

Aus verschiedenen Studien liegen Hinweise darauf vor, dass deutschsprachige Kinder mit SSES Schwierigkeiten bei der Bewegung von finiten Verben in die zweite Strukturposition von Aussagesätzen haben können. Stattdessen werden Verben oft in der Endstellung positioniert [211], [267]. Diese für Aussagesätze inkorrekte Positionierung entspricht der für das Deutsche angenommenen Grundabfolge und wäre für nicht-finite Verben im deutschen Aussagesatz auch korrekt (z. B. *Der Junge will das Mädchen **suchen***). Auch Kinder mit altersgemäßer Sprachentwicklung verwenden in frühen Entwicklungsphasen häufig noch infinite Verben anstelle von finiten und belassen die infiniten Verbformen dann ebenfalls in der Endposition (z. B. *Papa Ball**spielen***). Sobald aber finite (d. h. mit dem Subjekt kongruente) Verben produziert werden können, werden diese nicht mehr in der Endposition belassen, sondern in die grammatisch korrekte Zweitstellung bewegt (vgl. [86], [365]).

Wojtecka et al. [495] verwendeten eine Aufgabe zum **beschreibenden Benennen von Situationsbildern**, um die Produktion von Aussagesätzen, d. h. von **Sätzen mit Verbzweitstellung**, zu **elizitieren**. Es wurde beispielsweise ein Situationsbild gezeigt, auf dem Kinder und ein Hund mit einem Ball spielen. Das untersuchte Kind wurde dann aufgefordert, den Bildinhalt mit einem Satz zu beschreiben (z. B. Untersucher: *„Sag bitte mit einem Satz, was hier passiert“*).

Schwarze et al. [413] konkretisieren die linguistischen Kriterien, die bei der Verbstellungsanalyse in Sprachproben oder in elizitierten Äußerungen zu berücksichtigen sind. Die Autoren schlagen z. B. vor, nur solche Äußerungen in die Analyse einzubeziehen, die ein **finites Verb** enthalten und die aus **mindestens drei grammatischen Konstituenten** bestehen, da erst bei Äußerungen ab dieser Komplexität bzw. Länge zuverlässig erkennbar ist, ob das finite Prädikatsteil tatsächlich in die Zweitstellung positioniert wurde.

Finitheit sollte dabei eindeutig durch die **Präsens-Suffixe** *-t* (z. B. *mal-t*), *-st* (z. B. *mal-st*) oder *-e* (z. B. *mal-e*) gekennzeichnet sein. Verbformen mit dem Suffix *-en* (z. B. *mal-en*) können ebenfalls in die Analyse der Verbpositionen einbezogen werden, wenn sie grammatisch kongruent, d. h. zusammen mit Subjekten im Plural verwendet wurden (z. B. *Die mal-en was*). Analog können auch **Stammformen** von Verben als eindeutig finit gelten, wenn sie grammatisch kongruent, d. h. wenn sie zusammen mit Subjekten der 1. Person Singular verwendet werden (z. B. *Ich mal was*).

Für solche ausgewählten Äußerungen kann dann ermittelt werden, ob sich das Prädikatsverb in der **zweiten Position** der Satzstruktur (V2) befindet oder in der **Endposition** (Ve) (vgl. Beispiele in ▸ Tab. 6.12).

Subjekt- und Objekt-Relativsätze. Novogrodsky u. Friedmann [347] verwendeten in einer Untersuchung mit ca. neun- bis 15jährigen hebräischsprachigen Kindern eine Aufgabe zur **Elizitierung von Subjekt- und Objekt-Relativsätzen mithilfe von Kontext- und Lückensatzvorgabe**. Hierzu wurden kurze situative Kontexte vorgegeben sowie ein Satzanfang, der von den untersuchten Kindern vervollständigt werden sollte.

Subjekt-Relativsätze wurden beispielsweise folgendermaßen elizitiert: *„Da sind zwei Jungen. Einer von denen bekommt ein Geschenk und der andere*

Tab. 6.12 Beispiele für Verbzweitstellung (V2) und Verbendstellung (Ve) der Verbarten.

Wortart des finiten Verbs	Beispiel für korrekte Positionierung des Prädikatsverbs (V2)	Beispiel für inkorrekte Positionierung des Prädikatsverbs (Ve)
Vollverb	*Jetzt kommt großer Drache.*	*Jetzt großer Drache kommt.* *Da Lea wohnt.*
Modalverb	*Ein Streichholz soll hier rein.* *Hier soll ein Streichholz rein.*	*Ein Streichholz hier rein soll.*
Kopulaverb	*Bei mir war Mäppchen weg*	*Bei mir Mäppchen weg war.*
Partikelverb	*Alles fällt um.* *Und das passt hin.*	*Alles umfallt.* *Und das hinpasst.*

verschenkt ein Geschenk. Welcher Junge würdest Du gern sein? Fange Deine Antwort bitte so an: Ich möchte der Junge sein, …"

Objekt-Relativsätze wurden analog folgendermaßen elizitiert: *„Da sind zwei Jungen. Die wollen in die Schule. Den einen Jungen fährt der Vater in die Schule und den anderen Jungen fährt der Großvater in die Schule. Welcher Junge würdest Du gerne sein? Fange Deine Antwort bitte so an: Ich möchte der Junge sein, …*"

In derselben Studie wurde auch eine Aufgabe zur **Elizitierung von Subjekt- und Objekt-Relativsätzen mithilfe von Bildvorgaben** verwendet. Hierzu wurden den untersuchten Kindern **Paare von Situationsbildern** vorgegeben, auf denen jeweils zwei Akteure in einem Handlungszusammenhang dargestellt waren (z. B. Ein Mann, der einen Jungen kämmt). Auf dem einen Bild führte ein Akteur die Handlung mit dem jeweils anderen Akteur aus. Auf dem zweiten Bild waren diese semantischen Rollen vertauscht. Hierzu wurde folgende Instruktion gegeben: *„Hier sind ein Junge und ein Mann. Auf dem einen Bild kämmt der Mann den Jungen und auf dem anderen Bild kämmt der Junge den Mann. Welcher Junge ist das hier* (dabei zeigt der Untersucher auf eines der Bilder)*? Beginne Deinen Satz mit: Das ist der Junge, …*" Je nachdem, auf welches Bild gezeigt wird, können mit dieser Vorgehensweise Subjekt-Relativsätze (Bild: *Junge kämmt Mann*) oder Objekt-Relativsätze (Bild: *Mann kämmt Jungen*) elizitiert werden.

Kinder mit SSES hatten größere Schwierigkeiten bei der Produktion von Objekt-Relativsätzen als bei Subjekt-Relativsätzen. Diese Schwierigkeiten zeigten sich z. B. darin, dass bei Objekt-Relativsätzen entgegen der Vorgabe häufig mit einfachen Sätzen geantwortet wurde oder fälschlicherweise mit einem Subjekt-Relativsatz. Jüngere Kinder mit altersgemäßer Sprachentwicklung (ca. sieben bis elf Jahre) hatten bei beiden Satzarten kaum Schwierigkeiten.

Ähnliche Beobachtungen wurden auch für ca. fünf- bis achtjährige dänischsprachige Kinder mit SSES berichtet [238].

Die Produktion von **Subjekt- und Objekt-Relativsätzen** bei ca. fünf- bis elfjährigen deutschsprachigen Kindern mit SSES elizitierten Adani et al. [3] in konstruierten Spielsituationen. Neben dem untersuchten Kind und dem Untersucher nahm noch eine weitere Person an der Untersuchung teil (z. B. die Mutter). Dem Kind wurde zunächst ein Situationsbild gezeigt, auf dem zwei gleichförmige, aber verschiedenfarbige Spielfiguren einfache Handlungen ausführten (z. B. *Ein blauer Hase frisst einen Apfel* und *Ein roter Hase fängt einen Apfel* [Beispiele verändert]). Dem Kind wurde mitgeteilt, dass sich auf dem nächsten gezeigten Bild etwas ändern würde. Entweder kämen zwei weitere Spielfiguren hinzu (Max, die Maus und Bill, der Specht), oder aber die beiden bereits gezeigten Figuren (die Hasen) würden ihre Farbe wechseln. Die jeweils gegebenen Instruktionen, durch die die verschiedenen Relativsatz-Arten elizitiert wurden, sind in ▸ Tab. 6.13 anhand von Beispielen dargestellt. Bei der Formulierung der Instruktion wurde darauf geachtet nur einfache Sätze und keine Relativsätze zu verwenden, um zu vermeiden, dass dem Kind ein sprachliches Modell für die Bildung der Zielstruktur geboten wurde.

W-Fragen. Van der Lely u. Battell [465] verwendeten eine Aufgabe zur **Elizitierung von Subjekt- und Objekt-Fragen**, in einem Detektivspiel-Kontext. In dieser Untersuchung ging es um die Frage,

Tab. 6.13 Elizitierung von Relativsätzen in konstruierten Spielsituationen.

Elizitierung	Subjekt-Relativsatz	Objekt-Relativsatz
rechts-verzweigend: Diese Sätze werden mithilfe von zwei Spieltieren elizitiert (Max, die Maus und Bill, der Specht), die im zweiten Bild eines Items erscheinen und jeweils eine der beiden dargestellten Situationen betrachten.	Erstes Bild: *Schau, hier sind zwei Hasen, die haben einen Apfel. Der eine Hase frisst den Apfel und der andere Hase fängt den Apfel.* Zweites Bild: *Schau, hier sind Max und Bill dazu gekommen. Die schauen auf die Hasen. Deiner Mutter sollst Du jetzt sagen: Auf welchen Hasen schaut Max und auf welchen Hasen schaut Bill?* Korrekte Antwort: *Max schaut auf den Hasen, der den Apfel frisst und Bill schaut auf den Hasen, der den Apfel fängt.*	Erstes Bild: *Schau, hier sind zwei Hasen, die haben einen Apfel. Der eine Hase frisst den Apfel und der andere Hase fängt den Apfel.* Zweites Bild: *Schau, hier sind auch Max und Bill dazu gekommen. Die schauen auf die Äpfel. Deiner Mutter sollst Du jetzt sagen: Auf welchen Apfel schaut Max und auf welchen Apfel schaut Bill?* Korrekte Antwort: *Max schaut auf den Apfel, den der Hase frisst und Bill schaut auf den Apfel, den der Hase fängt.*
zentral-eingebettet: Diese Sätze werden elizitiert, indem jeweils zwei gleichförmige, jedoch verschiedenfarbige Spielfiguren (z. B. ein blauer und ein roter Junge bzw. Hase) erscheinen, die im zweiten Bild des Items die Farbe wechseln.	Erstes Bild: *Da sind zwei Jungen, die spielen mit Hasen. Der eine Junge (rot) jagt den Hasen und der andere Junge (blau) streichelt den Hasen.* Zweites Bild: *Hier sind wieder die beiden Jungen. Jetzt haben sie die Farbe getauscht. Sag Deiner Mutter: Welcher Junge wird blau und welcher Junge wird rot?* Korrekte Antwort: *Der Junge, der den Hasen jagt, wird blau und der Junge, der den Hasen streichelt, wird rot.*	Erstes Bild: *Da sind Jungen, die spielen mit Hasen. Der eine Junge jagt den Hasen (rot) und der andere Junge streichelt den Hasen (blau).* Zweites Bild: *Hier sind wieder die beiden Hasen. Jetzt haben sie die Farbe getauscht. Sag Deiner Mutter: Welcher Hase wird blau und welcher Hase wird rot?* Korrekte Antwort: *Der Hase, den der Junge jagt, wird blau und der Hase, den der Junge streichelt, wird rot.*

ob die untersuchten englischsprachigen Probanden mit SSES im Alter von ca. 11 bis 18 Jahren bei der Satzproduktion Schwierigkeiten mit der Ausführung von Bewegungsoperationen hatten. Verglichen wurden hierzu die Leistungen bei der Produktion von Subjekt-W-Fragen und Objekt-W-Fragen.

Die Produktion von **Subjekt-W-Fragen** wurde beispielsweise folgendermaßen elizitiert:

Untersucher: *Jemand ging in das Haus. Frage mich, wer!*
Korrekte Antwort: ***Wer***^{SUBJEKT} *ging in das Haus?*
Untersucher: *Etwas war in Herrn Brauns Tasche. Frage mich, was!*
Korrekte Antwort: ***Was***^{SUBJEKT} *war in der Tasche?*
Untersucher: *Ein Fenster ist zugefallen. Frage mich, welches!*
Korrekte Antwort: *[**Welches** Fenster*^{SUBJEKT}*] ist zugefallen?*

Die Produktion von **Objekt-W-Fragen** wurde z. B. folgendermaßen elizitiert:

Untersucher: *Herr Braun sah jemanden im Flur: Frage mich, wen!*
Korrekte Antwort: ***Wen***^{OBJEKT} *sah Herr Braun?*
Untersucher: *Herr Braun legte etwas in seine Tasche. Frage mich, was!*
Korrekte Antwort: ***Was***^{OBJEKT} *legte er in die Tasche?*
Untersucher: *Herr Braun trug einen Hut. Frage mich, welchen!*
Korrekte Antwort: *[**Welchen** Hut*^{OBJEKT}*] trug er?*

Die Kinder mit SSES zeigten größere Schwierigkeiten bei der Produktion von Objekt-Fragen als bei Subjekt-Fragen. Für diese Stimuli zeigten sie auch deutlich mehr Fehler als eine Kontrollgruppe von jüngeren Kindern mit altersgemäßer Sprachentwicklung.

Auch für ca. sechs- bis zehnjährige griechischsprachige Kinder wurden größere Schwierigkeiten bei der Elizitierung von Objekt- als von Subjekt-Fragen beobachtet [435]. Zur **Elizitierung von W-Fragen** wurde das untersuchte Kind gebeten einer Puppe Fragen zu einer Spielsituation zu stellen.

Subjekt-Fragen wurden z. B. folgendermaßen elizitiert:
Untersucher: *Hier sind zwei Affen und ein Nashorn. Ein Affe jagt das Nashorn. Frage die Puppe, welcher!*
Korrekte Antwort: *Welcher Affe jagt das Nashorn?*

Objekt-Fragen wurden beispielsweise folgendermaßen elizitiert:
Untersucher: *Hier sind zwei Affen und ein Nashorn. Das Nashorn jagt einen der Affen. Frage die Puppe, welchen!*
Korrekte Antwort: *Welchen Affen jagt das Nashorn?*

Passivsätze
Leonard et al. [266] verglichen die Fähigkeit zur Produktion von **Passivsätzen** ebenfalls anhand einer **Elizitierungsaufgabe** bei ca. vier- bis siebenjährigen englischsprachigen Kindern mit SSES und bei gleichaltrigen sowie jüngeren Kinder mit altersgemäßer Sprachentwicklung. Hierzu wurden Spielsituationen konstruiert, in denen das untersuchte Kind einer unaufmerksamen Puppe sprachliche Erläuterungen zum Spielgeschehen geben sollte.

Elizitierungsaufgabe
Untersucher: *Der Vogel hat einen Ball geworfen und der Bär hat Schneeweißchen gedrückt.*

Puppe (Freddy): *Ich hab nicht aufgepasst! Was ist gerade passiert?*

Instruktion des Untersuchers: *Lass uns Freddy erzählen, was gerade mit dem Ball und mit Schneeweißchen passiert ist. Der Ball wurde geworfen und …*

Korrekte Antwort: … *Schneeweißchen wurde gedrückt.*

Riches [384] verwendete eine Aufgabe zum **Nachsprechen von Sätzen mit gewöhnlicher und mit ungewöhnlicher Abfolge der Argumente**, um ca. sechs- bis siebenjährige englischsprachige Kinder mit SSES sowie gleichaltrige und jüngere Kinder mit altersgemäßer Sprachentwicklung zu untersuchen. Es wurde die Nachsprechleistung für einfache Satzstrukturen (**Aussagesätze im Aktiv, Subjekt-Fragen, Subjekt-Relativsätze**) mit der für komplexe Sätze (**Passivsätze, Objekt-Fragen, Objekt-Relativsätze**) verglichen. Um den Einfluss des Arbeitsgedächtnisses auf die Nachsprechleistung zu überprüfen, sollten die Sätze in einer der experimentellen Bedingungen erst **verzögert nach drei Sekunden nachgesprochen** werden. Um das Nachsprechen während dieser Latenzzeit zu unterbinden, wurde ein Ton eingespielt und die Kinder wurden gebeten, sich für die Dauer des Tones den Mund mit der Hand zuzuhalten. Die Kinder mit SSES zeigten insgesamt mehr grammatische Fehler als die Kinder beider Kontrollgruppen. Dieser Kontrast war am deutlichsten für die syntaktisch komplexen Sätze beobachtbar. Die zeitliche Verzögerung führte bei den Kindern mit SSES zu einem stärkeren Anstieg der Fehleranzahl beim Nachsprechen als bei den Kindern der beiden Kontrollgruppen.

Fragestellungen und ASFs zur Überprüfung der syntaktischen Positionierung von grammatischen Funktionen

In ▸ Tab. 6.14 und ▸ Tab. 6.15 sind Fragestellungen und ASFs zur Überprüfung der syntaktischen Positionierung von grammatischen Funktionen zusammengestellt.

Tab. 6.14 F 29: Können Sätze mit Verbzweitstellung und Verbendstellung produziert werden?

Aufgaben- und Stimulusformate zu Fragestellung F 29	Aufgabenstellung und Item-Beispiele
ASF 47 **Verbzweit- und Verbendstellung in einfachen Aussagesätzen: Beantworten von Fragen zu Situationsbildern** **Details** **siehe ▸ Tab. 7.47**	**Aufgabenstellung** Um die Produktion von Sätzen mit **Verbzweitstellung** zu überprüfen, werden Situationsbilder vorgelegt, zu denen der Untersucher eine W-Frage stellt, die mit einem **Aussagesatz** beantwortet werden soll. Um die Produktion von Sätzen mit **Verbendstellung** zu überprüfen, werden Situationsbilder vorgelegt, zu denen der Untersucher eine W-Frage stellt, die mit einem **Nebensatz** beantwortet werden soll. Es werden Bilder verwendet, deren Beschreibung die Produktion eines Aussagesatzes oder eines Nebensatzes mit **drei Konstituenten** erfordert. Um die Anforderungen an die semantisch- und phonologisch-lexikalische Verarbeitung zu minimieren, können die zur Satzproduktion erforderlichen **Inhaltswörter** vom Untersucher vorgegeben werden.

Tab. 6.14 Fortsetzung

Aufgaben- und Stimulusformate zu Fragestellung F 29	Aufgabenstellung und Item-Beispiele
	Item-Beispiele **Aussagesätze:** *„Schau, was hier passiert* (Das Situationsbild zeigt ein Mädchen, das Trommel spielt und einen Jungen, der Flöte spielt*). Der Junge spielt Flöte. Und was macht das Mädchen?“* Korrekte Antwort z. B.: *Das spielt Trommel.* **Nebensätze:** *„Schau, was hier passiert* (das Situationsbild zeigt einen Jungen, der Geige spielt und ein Mädchen, das sich die Ohren zuhält). *Der Junge spielt Geige. Und warum hält sich das Mädchen die Ohren zu?“* Korrekte Antwort z. B.: *Weil der so laut ist* oder *Weil der Geige spielt*

Tab. 6.15 **F 30: Können Sätze mit ungewöhnlicher Abfolge der Konstituenten produziert werden?**

Aufgaben- und Stimulusformate zu Fragestellung F 30	Aufgabenstellung und Item-Beispiele	
ASF 48 **Elizitieren von Subjekt- und Objekt-Relativsätzen durch bildliche oder sprachliche Vorgabe von Kontexten und Lückensätzen** **Details** **siehe ▶ Tab. 7.48**	**Aufgabenstellung** Den untersuchten Kindern werden bildlich oder sprachlich Kontexte vorgegeben sowie ein hierzu passender **Satzanfang**, der **vervollständigt werden** soll. Kontexte und Lückensätze werden so ausgewählt, dass die Produktion eines **Objekt-Relativsatzes** oder eines **Subjekt-Relativsatzes** elizitiert wird.	
	Item-Beispiele *Subjekt-Relativsätze*	**Item-Beispiele** *Objekt-Relativsätze*
	• **Sprach-Kontext** *„Da sind zwei Jungen. Einer von denen bekommt ein Geschenk und der andere verschenkt ein Geschenk. Welcher Junge würdest Du gern sein? Fange Deine Antwort bitte so an: Ich möchte der Junge sein, …“* • **Bild-Kontext** *„Schau, was hier passiert.* (Es werden gleichzeitig zwei Bilder vorgelegt. Auf dem einen Bild kämmt ein Mann einen Jungen und auf dem anderen Bild kämmt ein Junge einen Mann). *Hier sind ein Junge und ein Mann. Auf dem einen Bild kämmt der Mann den Jungen und auf dem anderen Bild kämmt der Junge den Mann.“* *„Welcher Junge ist das hier?“* (Untersucher zeigt auf das Bild mit dem **kämmenden** Jungen) *„Beginne den Satz so: Das ist der Junge, …“*	• **Sprach-Kontext** *„Da sind zwei Jungen. Die wollen in die Schule. Den einen Jungen fährt der Vater in die Schule und den anderen Jungen fährt der Großvater in die Schule. Welcher Junge würdest Du gerne sein? Fange Deine Antwort bitte so an: Ich möchte der Junge sein, …“* • **Bild-Kontext** *„Schau, was hier passiert.* (Es werden gleichzeitig zwei Bilder vorgelegt. Auf dem einen Bild kämmt ein Mann einen Jungen und auf dem anderen Bild kämmt ein Junge einen Mann). *Hier sind ein Junge und ein Mann. Auf dem einen Bild kämmt der Mann den Jungen und auf dem anderen Bild kämmt der Junge den Mann.“* *„Welcher Junge ist das hier?“* (Untersucher zeigt auf das Bild mit dem **gekämmten** Jungen). *„Beginne Den Satz so: Das ist der Junge, …“*

Tab. 6.15 Fortsetzung

Aufgaben- und Stimulusformate zu Fragestellung F 30	Aufgabenstellung und Item-Beispiele
ASF 49 **Elizitieren von Subjekt- und Objekt-Fragen durch Vorgabe von sprachlichen Kontexten** **Details** siehe ▶ Tab. 7.49	**Aufgabenstellung** Es wird eine Spielsituation (Detektivspiel) konstruiert. Hierbei wird in einem weitläufigen Schloss von einem Detektiv (das untersuchte Kind) nach einem unbekannten Dieb gesucht. Der Detektiv stellt hierzu gezielte Fragen. Durch Vorgabe spezifischer sprachlicher Kontexte wird die Produktion von Subjekt- und Objekt-Fragen nahegelegt. **Item-Beispiele** **Subjekt-Fragen:** *„Jemand ging in das Haus. Frage mich, wer."* *„Etwas war in Herrn Brauns Tasche. Frage mich, was."* *„Ein Fenster ist zugefallen. Frage mich, welches."* **Objekt-Fragen:** *„Herr Braun sah jemandem im Flur: Frage mich, wen."* *„Herr Braun legte etwas in seine Tasche. Frage mich, was."* *„Herr Braun trug einen Hut. Frage mich, welchen."*
ASF 50 **verzögertes Nachsprechen von Sätzen mit gewöhnlicher und mit ungewöhnlicher Abfolge der Konstituenten** **Details** siehe ▶ Tab. 7.50	**Aufgabenstellung** Es werden **Subjekt-** und **Objekt-Relativsätze**, **Subjekt-** und **Objekt-Fragen**, **Subjekt-erst-** und **Objekt-erst-Aussagesätze** sowie **Aussagesätze im Aktiv und im Passiv** vorgesprochen. Diese sollen nach einer **zeitlichen Verzögerung von ca. drei Sekunden nachgesprochen** werden. **Item-Beispiele** „Ich spreche Dir jetzt immer einen Satz vor. Den Satz sollst Du bitte so genau wie möglich nachsprechen. Bevor Du anfängst zu sprechen, warte bitte, bis ich Dir ein Zeichen gebe. Damit Du nicht zu früh anfängst mit dem Nachsprechen, halte Dir bitte solange mit der Hand den Mund zu." Subjekt-Relativsätze: *Der Vogel, der den Hund drückt, ist groß.* Objekt-Relativsätze: *Der Vogel, den der Hund drückt, ist groß.* Subjekt-Fragen: *Wer drückt den Hund?* *Welcher Hund drückt den Vogel?* Objekt-Fragen: *Wen drückt der Hund?* *Welchen Hund drückt der Vogel?* Subjekt-erst-Aussagesätze (Aktiv): *Der Vogel drückt den Hund.* Objekt-erst-Aussagesätze: *Den Vogel drückt der Hund.* Aussagesätze im Passiv: *Der Hund wird von dem Vogel gedrückt.*

6.3.7 Festlegung der inneren Struktur von Konstituenten

Durch die bisher erfolgten Schritte der grammatischen Kodierung wurden die für den geplanten Satz benötigten grammatischen Funktionen aufgrund der Argument-Struktur des Verbs festgelegt (**18** und **19** in ▶ Abb. 3.5 und ▶ Abb. 4.3) und morpho-syntaktisch (durch Kasus-Merkmale und Subjekt-Verb-Kongruenz) gekennzeichnet (**20** in ▶ Abb. 3.5 und ▶ Abb. 4.3). Außerdem wurde für jede grammatische Funktion des geplanten Satzes in der Platzhalterstruktur eine bestimmte Position (**21** in ▶ Abb. 3.5 und ▶ Abb. 4.3) sowie ein bestimmter Konstituententyp (vgl. ▶ Abb. 6.13) vorgesehen.

Die innere Struktur der Konstituenten (**22** in den Abbildungen 2.5 und 3.3) wurde jedoch bisher noch nicht ausgearbeitet. Im Folgenden liegt der Fokus auf der inneren Struktur von Nominalphrasen, einem besonders häufig zu realisierenden Konstituententyp. So werden Subjekte und Akkusativ-Objekte, wie sie für den Beispielsatz *Der Junge sucht ein Mädchen* benötigt werden, u. a. durch Konstituenten vom Typ *Nominalphrase* (NP) realisiert. Auch Präpositionalphrasen enthalten als untergeordnete Konstituente eine Nominalphrase (z. B. *Der Junge wartet [auf [der Mauer]*^{NP}*]*^{PP}) (vgl. Kap. 5.5.3 „Verb-Argument-Struktur“ (S. 120)).

Aufbau von Nominalphrasen aus Wortarten. Die folgenden Beispiele verdeutlichen, dass sich Nominalphrasen im Hinblick auf ihre Wortartenstruktur unterscheiden können.

Nominalphrasen

1. [Mädchen^{NOMEN}]^{NP} lieben [Pferde^{NOMEN}]^{NP}
2. [Sie^{PRONOMEN}]^{NP} lieben [Pferde^{NOMEN}]^{NP}
3. [Der^{ARTIKEL} Junge^{NOMEN}]^{NP} sucht [ein^{ARTIKEL} Mädchen^{NOMEN}]^{NP}
4. [Die^{ARTIKEL} Jungen^{NOMEN} hier^{ADVERB}]^{NP} suchen [das^{ARTIKEL} kleine^{ADJEKTIV} Mädchen^{NOMEN}]^{NP} [mit^{PRÄPOSITION} [dem^{ARTIKEL} Fernglas^{NOMEN}]^{NP}]^{PP}

Subjekt- und Objekt-NP in den Beispielsätzen 1 und 2 bestehen aus einem einzelnen Wort der Wortart *Nomen* (dem Kernelement von Nominalphrasen) oder der Wortart *Pronomen*. In Beispielsatz 3 und in der Präpositionalphrase von Beispielsatz 4 bestehen die Nominalphrasen aus einem *Nomen* und einem vorangestellten *Artikel*. In Beispielsatz 4 sind die ersten beiden Nominalphrasen durch weitere Wortarten (*Adverb* und/oder *Adjektiv*) ausgebaut.

Bei der Festlegung der inneren Struktur einer Nominalphrase muss demnach auch definiert werden, aus welchen Wortarten sie aufgebaut sein soll und in welcher Abfolge die Wörter der verschiedenen Wortarten innerhalb der Nominalphrase aufeinander folgen sollen. Bei der Auswahl der Wortarten, aus denen eine Nominalphrase gebildet bzw. zusammengesetzt werden soll, müssen die Vorgaben aus dem präverbalen Konzept beachtet werden sowie die grammatischen Regeln zum inneren Aufbau von Nominalphrasen. Diese Regeln legen beispielsweise fest, dass dem Kern-Nomen

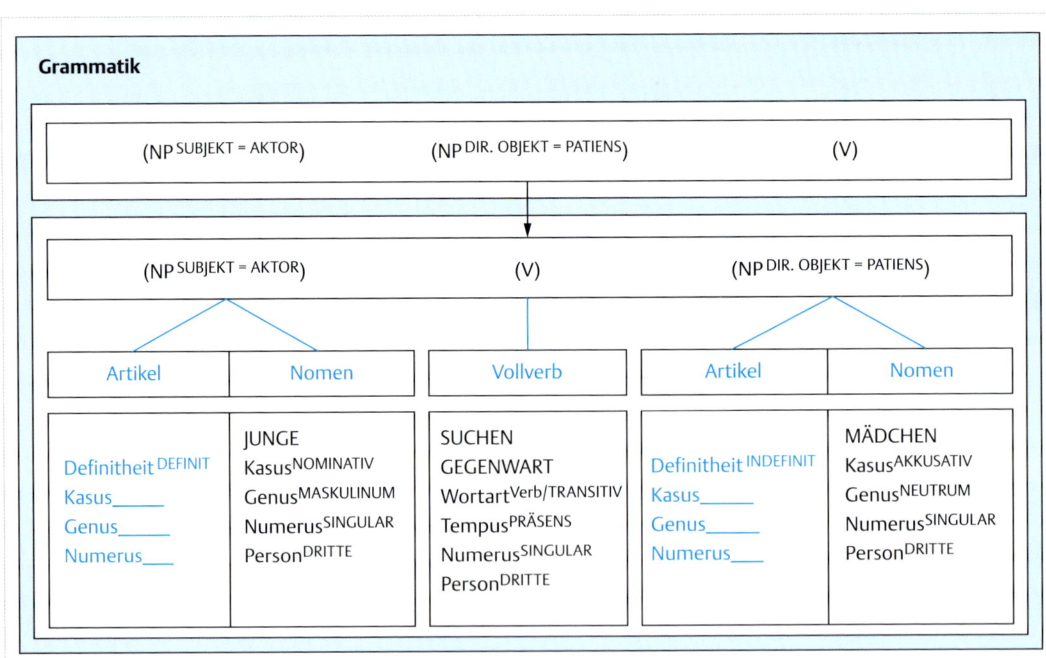

Abb. 6.16 Aufbau von Nominalphrasen aus Wortarten.

einer Nominalphrase ein Adjektiv und/oder ein Artikel vorangehen kann. Für diese Wörter müssen ggf. an der passenden Position der geplanten Satzstruktur Platzhalter für ein Wort mit der entsprechenden Wortart vorgesehen werden.

Mit Blick auf den Beispielsatz *Der Junge sucht ein Mädchen* muss deshalb innerhalb der Subjekt-NP vor *JUNGE* ein *definiter Artikel* (für bereits Bekanntes) und in der Objekt-NP vor *MÄDCHEN* ein *indefiniter Artikel* (für Unbekanntes) vorgesehen werden (vgl. ▸ Abb. 6.16).

Alternativ hätten bei diesem Verarbeitungsschritt die Nominalphrasen auch als Konstituentenstruktur bestehend aus einem Artikel, einem Adjektiv und einem Nomen (*[ein*^{ART} *kleiner*^{ADJEKTIV} *Junge*^{NOMEN}*]*^{NP}) oder nur aus einem Pronomen (*[er*^{PRON}*]*^{NP}) ausformuliert werden können. Welche der grammatisch erlaubten Varianten dieses Konstituententyps bei der Satzplanung generiert werden muss, hängt von den Vorgaben des präverbalen Konzepts ab. Soll das Kern-Nomen beispielsweise als kontextuell neu gekennzeichnet werden, so kann dies durch Hinzufügung eines indefiniten Artikels erfolgen. Die Realisierung einer Nominalphrase durch ein Pronomen ist dagegen aus kommunikativ-pragmatischen Gründen nur dann zulässig, wenn der Referent des Pronomens bzw. das Bezugsnomen in einer vorangehenden Äußerung bereits eingeführt worden ist, vgl. *book keeping* (S. 133). Auch für die Erweiterung einer Nominalphrase durch ein Adjektiv-Attribut (*[ein*^{ART} *kleiner*^{ADJ} *Junge*^{N}*]*^{NP}) wären ggf. präverbale Planungsprozesse maßgeblich.

Morpho-syntaktische Kongruenz innerhalb von Nominalphrasen. Die Festlegung der inneren morpho-syntaktischen Struktur von Nominalphrasen bildet einen weiteren Schritt der grammatischen Kodierung. Den Ausgangspunkt dieses Vorgangs liefert die in ▸ Abb. 6.16 dargestellte Repräsentation. In dieser sind die Konstituenten als Abfolgen von Platzhaltern für Wörter mit bestimmter Wortart ausformuliert worden. Die Kernelemente der Konstituenten (in dem Beispielsatz die Nomen der beiden Nominalphrasen und das Prädikatsverb) sind auch bereits aufgrund vorangehender Verarbeitungsschritte mit allen für die weitere Satzplanung erforderlichen grammatischen Merkmale ausgestattet.

Nicht festgelegt sind allerdings bisher die grammatischen Merkmale der Wortarten, durch die die Kernelemente der Konstituenten im vorangehenden Verarbeitungsschritt (Kap. 6.3.7 (S. 171)) erweitert wurden. Um morpho-syntaktisch kongruente Phrasenstrukturen bilden zu können, muss das Kodierungssystem erkennen können, welches Element der Struktur die grammatischen Merkmale determiniert (das kontrollierende Element), welche anderen Elemente hierauf angepasst werden müssen (die kontrollierten Elemente) und auf welche grammatischen Merkmale (z. B. das Kasus-, Genus-, Numerus- oder Personal-Merkmal) sich die morpho-syntaktische Kongruenz bezieht. Innerhalb von Nominalphrasen werden das Kasus-, Numerus- und Genus-Merkmal des Kern-Nomens auf begleitende formveränderliche Wörter (Artikel oder ggf. Adjektive) übertragen. Die Beispielsätze

Tab. 6.16 Kasus-, Numerus- und Genus-Kongruenz innerhalb von Nominalphrasen.

Kasus	Numerus	Nominalphrasen		
		MASKULINUM	FEMININUM	NEUTRUM
NOM	SING	1. *Ein kleiner Junge* 2. *Der kleine Junge*	10. *Eine kleine Puppe* 11. *Die kleine Puppe*	19. *Ein kleines Mädchen* 20. *Das kleine Mädchen*
	PLUR	3. *Die kleinen Jungen*	12. *Die kleinen Puppen*	21. *Die kleinen Mädchen*
AKK	SING	4. *Einen kleinen Jungen* 5. *Den kleinen Jungen*	13. *Eine kleine Puppe* 14. *Die kleine Puppe*	22. *Ein kleines Mädchen* 23. *Das kleine Mädchen*
	PLUR	6. *Die kleinen Jungen*	15. *Die kleinen Puppen*	24. *Die kleinen Mädchen*
DAT	SING	7. *Einem kleinen Jungen* 8. *Dem kleinen Jungen*	16. *Einer kleinen Puppe* 17. *Der kleinen Puppe*	25. *Einem kleinen Mädchen* 26. *Dem kleinen Mädchen*
	PLUR	9. *Den kleinen Jungen*	18. *Den kleinen Puppen*	27. *Den kleinen Mädchen*

in der folgenden ▶ Tab. 6.16 verdeutlichen dies exemplarisch für Nominalphrasen, die aus einem Nomen, einem Adjektiv sowie einem definiten oder indefiniten Artikel zusammengesetzt sind.

- Der Vergleich der Nominalphrasen 2., 5. und 8. in ▶ Tab. 6.16 zeigt, dass das Kasus-Merkmal von Adjektiven und Artikeln an das des jeweiligen Bezugsnomens angepasst werden muss.
- Der Vergleich der Nominalphrasen 1., 10. und 19. zeigt, dass das Genus-Merkmal von Adjektiven und Artikeln an das des Bezugsnomens angepasst werden muss.
- Der Vergleich der Nominalphrasen 2. und 3. sowie 20. und 21. zeigt, dass das Numerus-Merkmal von Adjektiven und Artikeln an das des Bezugsnomens angepasst werden muss.

Die Beispiele in ▶ Tab. 6.16 verdeutlichen außerdem, dass das System zur morpho-phonologischen Kennzeichnung von Kasus-, Numerus- und Genus-Kongruenz (vgl. Kap. 6.4) im Deutschen zahlreiche Mehrdeutigkeiten aufweist. So können je nach grammatischem Kontext der phonologischen Artikelform *den* die Merkmale DATIV-PLURAL-FEMININUM (18) oder AKKUSATIV-SINGULAR-MASKULINUM (5) zugeordnet sein, und der phonologischen Form *-en* des Adjektivsuffixes können die Merkmale AKKUSATIV-SINGULAR-MASKULINUM (4), NOMINATIV-PLURAL-FEMININUM (12) oder DATIV-SINGULAR-NEUTRUM (25) zugeordnet sein.

Kasus-, Numerus-, und Genus-Merkmale von Nomina sind im Deutschen außerdem ebenfalls überwiegend nicht transparent aus den morpho-phonologischen Wort- oder Morphemformen ableitbar. So können durch die Wortform /mɛ:tçən/ je nach grammatischem Kontext, in den das Wort eingebettet ist, unterschiedliche Kasus- und Numerus-Merkmale zum Ausdruck gebracht werden.

Mit Blick auf den Beispielsatz *Der Junge sucht ein Mädchen* muss das Kasus-, Numerus- und Genus-Merkmal des Subjekt-Nomens *Junge* auf den vorangehenden bestimmten Artikel übertragen werden und die entsprechenden Merkmale des Objekt-Nomens *Mädchen* auf den vorangehenden indefiniten Artikel (▶ Abb. 6.17).

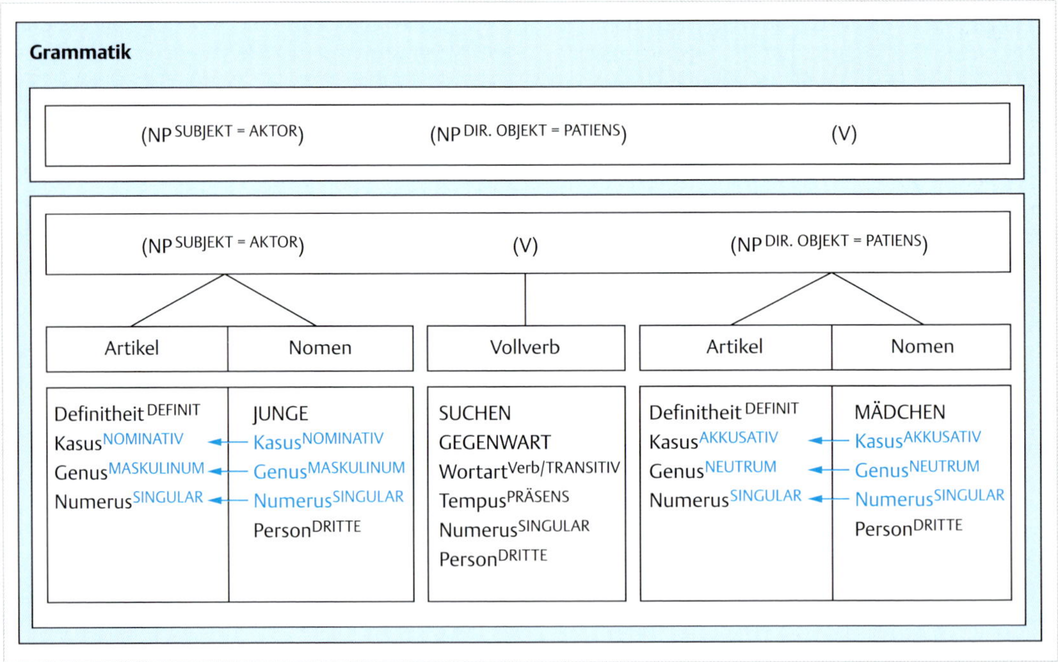

Abb. 6.17 Morpho-syntaktische Festlegung der Konstituentenstruktur: Kasus-, Numerus- und Genus-Kongruenz.

Untersuchungsmethoden und Defizite bei der inneren Strukturierung von Nominalphrasen

Zusammensetzung von Nominalphrasen aus Wortarten

Royle u. Stine [399] beobachteten anhand von **Sprachproben**, dass **Nominalphrasen**, die von ca. fünf- bis sechsjährigen französischsprachigen Kindern mit SSES produziert wurden, eine andere **Wortarten-Zusammensetzung** aufwiesen, als dies für gleichaltrige sowie für jüngere, altersgemäß entwickelte Kinder beobachtbar war. Die in den Sprachproben enthaltenen Nominalphrasen wurden nach **Komplexität** kategorisiert (z. B. Nomen; Artikel + Nomen; Artikel + Adjektiv + Nomen; Artikel + Adjektiv + Nomen + Präpositionalphrase). Die Kinder mit SSES produzierten Nominalphrasen mit geringerer Komplexität und sie zeigten häufiger Auslassungen obligatorischer Wortarten.

Leonard et al. [265] sowie Hansson et al. [212] beobachteten anhand einer Aufgabe zur **Elizitierung von Nominalphrasen mit Bildunterstützung und Vorgabe von Modell-Phrasen**, dass ca. vier- bis sechsjährige schwedischsprachige Kinder mit SSES häufiger **Artikel** oder **Adjektive** ausließen, als gleichaltrige, altersgemäß entwickelte Kinder. Um Nominalphrasen im Nominativ zu elizitieren, die aus einem Artikel, einem Adjektiv und einem Nomen bestehen, wurden Bildkarten verwendet, auf denen derselbe Gegenstand zweimal mit unterschiedlichen Eigenschaften dargestellt ist (z. B. ein kleines und ein großes Haus; eine rote und eine gelbe Blume, ein dickes und ein dünnes Buch). Dem untersuchten Kind wurden zwei der Bildkarten gleichzeitig vorgelegt (z. B. eine Karte mit zwei Häusern und eine mit zwei Blumen). Ein Objekt auf einer Bildkarte wurde vom Untersucher mit einer Nominalphrase (Modell-Phrase) benannt (z. B. Untersucher zeigt auf das große Haus: *„Das ist das große Haus“*). Das Kind wurde durch Vorgabe eines mit Frage-Intonation geäußerten Lückensatzes veranlasst, analog zu der zuvor gegebenen Modell-Phrase ein Objekt auf der anderen Bildkarte zu benennen (z. B. Untersucher zeigt auf die gelbe Blume: *„Und das hier ist …?“*). Um die Anforderungen an die lexikalische Verarbeitung zu minimieren, wurden die auf den Bildkarten dargestellten Objekte und Eigenschaften vor jedem Item vom Untersucher benannt (z. B. Untersucher: *„Das hier heißt* ***Haus*** *und das hier* ***Blume****. Das hier ist* ***grün****, das hier* ***rot****, das hier* ***groß*** *und das hier* ***klein****“*)

Numerus-Kongruenz in Nominalphrasen

Hinweise darauf, dass Kinder mit SSES Schwierigkeiten mit der Bildung von Numerus-Kongruenz in Nominalphrasen aufweisen können, fanden sich ebenfalls in der oben zitierten Studie von Leonard et al. [265]. Die Autoren verwendeten eine Aufgabe zur **Elizitierung von Nominalphrasen im Plural**, wiederum **mithilfe von Bildunterstützung und der Vorgabe von Modell-Phrasen**. Es wurden Bildkarten verwendet, auf denen derselbe Gegenstand entweder einmal oder zwei- bzw. mehrmals dargestellt war (z. B. Bildkarte 1: ein Haus; Bildkarte 2: zwei Häuser). Dem untersuchten Kind wurden beide Bildkarten gleichzeitig vorgelegt. Als Modell-Phrase wurde ein Satz mit einer Nominalphrase im Singular vorgegeben (z. B. Untersucher: *„Das ist ein schönes Haus“*). Das Kind wurde durch Vorgabe eines mit Frage-Intonation geäußerten Lückensatzes veranlasst, analog zu der zuvor gegebenen Modell-Phrase eine Nominalphrase im Plural zu bilden (z. B. Untersucher zeigt auf die Karte mit zwei Häusern: *„Und das hier sind …?“*). Um die Anforderungen an die lexikalische Verarbeitung zu minimieren, wurden die auf den Bildkarten dargestellten Objekte und Eigenschaften vor jedem Item vom Untersucher benannt (z. B. Untersucher: *„Das hier heißt* ***Haus****. Hier ist es einmal zu sehen und hier zweimal“*). Analysiert wurde, ob die Kinder die Lückensätze durch die Produktion von korrekten Nominalphrasen im Plural vervollständigen konnten. Die Kinder mit SSES produzierten hierbei mehr Fehler als gleichaltrige, altersgemäß entwickelte Kinder. Häufig verwendeten sie Singular- anstelle von Pluralformen bei Nomina.

Genus-Kongruenz

Orgassa u. Weermann [350] verwendeten Aufgaben zur **Vervollständigung von Lückensätzen mit Bildunterstützung**, um die Fähigkeit von ca. sechs- bis achtjährigen niederländischsprachigen Kindern mit SSES zur Bildung von **Genus-kongruenten Nominalphrasen** zu überprüfen. In der Studie wurden u. a. Nominalphrasen elizitiert, die aus **Artikel, Adjektiv und Nomen** zusammensetzt waren (deutsches Beispiel: ein kleines Glas). Durch das Adjektiv wurden perzeptiv gut unterscheidbare Eigenschaften des Nomens spezifiziert (z. B.

Größe, Länge oder Farbe). Außerdem wurde zwischen **indefiniten Nominalphrasen** (*ein großes Glas*) und **definiten Nominalphrasen** (*das große Glas*) unterschieden. Wie im Niederländischen, so variieren auch im Deutschen die Formen von bestimmten und unbestimmten Artikeln sowie der jeweils kongruenten Adjektive nach dem Genus des Bezugsnomens (z. B. *ein*^{NEU} *großes*^{NEU} *Glas*^{NEU}, *eine*^{FEM} *große*^{FEM} *Tasse*^{FEM}, *ein*^{MAS} *großer*^{MAS} *Topf*^{MAS}).

Um **indefinite Nominalphrasen** zu elizitieren wurde den untersuchten Kindern zunächst ein Bild vorgelegt, auf dem das Ziel-Nomen (Glas) einmal mit der Ziel-Eigenschaft (klein) dargestellt war und einmal mit einer hierzu kontrastierenden Eigenschaft (ein großes Glas). Hierzu wurde folgende Instruktion gegeben: *„Schau, hier sind zwei Gläser. Das hier* (Untersucher zeigt auf ein Glas) *ist ein …“*. Als korrekte Antwort sollte das Kind das fehlende Genus-kongruente Adjektiv sowie das Nomen hinzufügen (*großes Glas*). Zielnomen und Zielartikel wurden vom Untersucher vorgegeben.

Um **definite Nominalphrasen** zu elizitieren wurden dieselben kontrastierenden Objekt-Bilder wie für die indefiniten Nominalphrasen gezeigt. Jedes Bild zeigte aber außerdem, wie eines der beiden Ziel-Objekte von einer Hand gegriffen wird. Hierzu wurde der Lückensatz *„Ich greife … “* präsentiert, um die Produktion einer Nominalphrase bestehend aus Artikel, Adjektiv und Nomen zu elizitieren (z. B. das große Glas). Die Aufgabe des Kindes bestand bei diesem Stimulusformat insbesondere darin, einen Genus-kongruenten definiten Artikel und ein Genus-kongruentes, definites Adjektiv zu produzieren.

Die Kinder mit SSES zeigten in dieser Untersuchung mehr Fehler bei der Zuordnung von Artikeln und Adjektiven als jüngere Kinder mit altersgemäßer Sprachentwicklung.

Mit der Festlegung der inneren Konstituentenstruktur endet die grammatische Kodierung. Die Repräsentation des geplanten Satzes enthält nun für jedes Wort des geplanten Satzes einen mit allen erforderlichen grammatischen und semantischen Merkmalen ausgestatteten Platzhalter in einer spezifischen Position. Alle vom präverbalen Konzept geforderten wort- und satzsemantischen Bedeutungskomponenten werden von der Platzhalterstruktur passgenau abgebildet. Im dann folgenden Schritt des Sprachproduktionsprozesses müssen auf der Lexem-Ebene des mentalen Lexikons gespeicherte Wort- bzw. Morphemformen, die zu den semantischen und grammatischen Merkmalen des jeweiligen Platzhalters passen, aktiviert und in die Platzhalter eingefügt werden (**23** in ▶ Abb. 3.5 und ▶ Abb. 4.3) (Kap. 6.4).

Fragestellungen und ASFs zur Überprüfung der Kodierung von Nominalphrasen

In ▶ Tab. 6.17 sind Fragestellungen und ASFs zur Überprüfung der Kodierung von Nominalphrasen zusammengestellt.

Tab. 6.17 F 31: Können Nominalphrasen innerlich strukturiert werden?

Aufgaben- und Stimulusformate zu Fragestellung F 31	Aufgabenstellung und Item-Beispiele
ASF 51 **Elizitieren komplexer Nominalphrasen (Artikel + Adjektiv + Nomen)** **Details** **siehe ▶ Tab. 7.51**	**Aufgabenstellung** Um Nominalphrasen zu elizitieren, die aus einem Artikel, einem Adjektiv und einem Nomen bestehen, werden Bildkarten präsentiert, auf denen derselbe Gegenstand zweimal mit unterschiedlichen Eigenschaften dargestellt ist (z. B. ein **kleines** und ein **großes** Haus; eine **rote** und eine **gelbe** Blume, ein **dickes** und ein **dünnes** Buch). Dem untersuchten Kind werden zwei der Bildkarten gleichzeitig vorgelegt (z. B. eine Karte mit zwei Häusern und eine mit zwei Blumen). Ein Gegenstand auf einer Bildkarte wird vom Untersucher mit einer Nominalphrase (Modell-Phrase) benannt. Das Kind wird durch Vorgabe eines mit Frage-Intonation geäußerten Lückensatzes veranlasst, analog zu der zuvor gegebenen Modell-Phrase einen Gegenstand auf der anderen Bildkarte zu benennen. Die auf den Bildkarten dargestellten Gegenstände und Eigenschaften werden zuvor vom Untersucher benannt. Je nach Vorgabe der Modell-Phrase können Nominalphrasen mit definitem oder indefinitem Artikel elizitiert werden.

Tab. 6.17 Fortsetzung

Aufgaben- und Stimulusformate zu Fragestellung F 31	Aufgabenstellung und Item-Beispiele
	Item-Beispiele Bildkarte 1: kleines und großes Haus Bildkarte 2: gelbe und rote Blume *„Schau mal, hier sind zwei Karten, da sind immer zwei Dinge drauf. Das hier heißt* ***Haus*** *und das hier* ***Blume****. Das hier ist* ***gelb****, das hier* ***rot****, das hier* ***groß*** *und das hier* ***klein****."* Indefiniter Artikel: Modell-Phrase (Untersucher zeigt auf das große Haus): *„Das ist das große Haus."* Lückensatz (Untersucher zeigt auf die gelbe Blume): *„Und das hier ist ...?"*
ASF 52 **Elizitieren von Nominalphrasen im Plural** **Details** **siehe ▶ Tab. 7.52**	**Aufgabenstellung** Um Nominalphrasen im Plural zu elizitieren werden Bildkarten verwendet, auf denen derselbe Gegenstand entweder einmal oder zwei- bzw. mehrmals dargestellt ist. Außerdem sind die Gegenstände in der Einzahl bzw. Mehrzahl mit unterschiedlichen Eigenschaften dargestellt (z. B. ein **kleines** Haus bzw. zwei **große** Häuser). Dem untersuchten Kind werden beide Bildkarten gleichzeitig vorgelegt. Vom Untersucher wird ein Satz mit einer Nominalphrase im Singular vorgegeben. Das Kind wird durch die Vorgabe eines mit Frage-Intonation geäußerten Lückensatzes veranlasst, analog eine Nominalphrase im Plural zu bilden. Die auf den Bildkarten dargestellten Gegenstände und Eigenschaften werden zuvor vom Untersucher benannt. Je nach Vorgabe der Modell-Phrase können Nominalphrasen mit definitem oder indefinitem Artikel elizitiert werden.
	Item-Beispiele Bildkarte 1: ein großes Haus Bildkarte 2: zwei kleine Häuser *„Schau mal. Das hier heißt* ***Haus****. Hier sieht man es in groß und hier in klein. Hier ist es einmal und hier ist es zweimal zu sehen."* Modell-Phrase (Untersucher zeigt auf die Bildkarte mit einem großen Haus): *„Das ist das großes Haus."* Lückensatz (Untersucher zeigt auf die Bildkarte mit zwei Häusern): *„Und das hier sind ...?"*
ASF 42 **Beschreibendes Benennen von Bildern durch Nominalphrasen: Realisierung von Genus-Kongruenz** **Details** **siehe ▶ Tab. 7.42**	**Aufgabenstellung** Es werden **Bilder** vorgelegt, auf denen zwei Objekte, Tiere oder Personen mit eindeutig benennbaren Eigenschaften dargestellt sind (z. B. ein großer und ein kleiner Ball, eine blaue und eine gelbe Blume) und das Kind wird aufgefordert, eines der beiden Objekte unter Angabe der Eigenschaft zu benennen. Überprüft werden soll, ob das Genus-Merkmal des Nomens an das des Artikels bzw. des Adjektivs angepasst werden kann. Die auf dem Situationsbild dargestellten **Objekte und Eigenschaften** werden vom Untersucher **verbalisiert**, ohne dabei jedoch Hinweise auf die Genus-Klasse der zu benennenden Objekte, Tiere oder Personen zu geben. Die auf den Bildern dargestellten Personen, Objekte und Handlungen sollten **eindeutig benennbar** sein. Die Situationsbilder sollten eine **vergleichbare visuelle Komplexität** aufweisen.

Tab. 6.17 Fortsetzung

<table>
<tr><th>Aufgaben- und Stimulusformate zu Fragestellung F 31</th><th colspan="2">Aufgabenstellung und Item-Beispiele</th></tr>
<tr><td></td><td colspan="2">Item-Beispiele
„Ich zeige Dir jetzt Bilder, da sind immer zwei Dinge (Tiere, Menschen etc.) drauf. Hier sind z. B. zwei Bälle, einmal in groß (Untersucher zeigt z. B. auf den großen Ball) und einmal in klein (Untersucher zeigt z. B. auf den kleinen Ball).“
„Ist das hier groß oder klein?“ (Untersucher zeigt auf einen der Bälle) „Sag es mit den Wörtern ein oder eine, z. B. so: Das ist eine kleine Katze.“
Bei der Instruktion sollte vermieden werden, bereits einen Hinweis auf die Genus-Kategorie des Nomens zu geben (z. B. sollte nicht gesagt werden: „Das ist ein$^{MASK/NEUTRUM}$“</i> oder <i>„Hier sind zwei Bälle. Einer^{MASK} ist groß und einer^{MASK} ist klein).“</td></tr>
<tr><td></td><td>korrekte Reaktionen</td><td>inkorrekte Reaktionen</td></tr>
<tr><td></td><td>ein großer Ball
der große Ball
der Große
ein Großer</td><td>eine große Ball
die große Ball
eine Große (als Benennung für Ball)
das Große (als Benennung für Ball)</td></tr>
<tr><td>ASF 53
Elizitieren von Genus-kongruenten Nominalphrasen

Details
siehe ▶ Tab. 7.53</td><td colspan="2">Aufgabenstellung
Zunächst wird ein Bild vorgelegt, auf dem ein Nomen (z. B. Glas) einmal mit einer eindeutig benennbaren Eigenschaft (z. B. klein) dargestellt ist und einmal mit einer hierzu kontrastierenden, ebenfalls eindeutig benennbaren Eigenschaft (groß).
Zu diesem Bildkontext wird folgende Instruktion gegeben: „Schau, das hier heißt Glas. Das Glas hier ist groß und das Glas hier ist klein. Das hier (Untersucher zeigt auf das große Glas) ist ein …“ Als korrekte Antwort soll das fehlende Genus-kongruente Adjektiv sowie das Nomen hinzugefügt werden (großes Glas).

Item-Beispiele
Femininum:
Bildkarte 1: große Blume
Bildkarte 2: kleine Blume
„Schau mal. Das hier heißt Blume. Hier ist die Blume groß und die hier ist klein.“
Lückensatz (Untersucher zeigt auf die Bildkarte mit einer großen Blume):
„Das ist eine …“</td></tr>
</table>

6.4 Aktivierung von (morpho-) phonologischen Formen im mentalen Lexikon

6.4.1 Auswahl und Unterscheidung von Lexemen

Am Ende der grammatischen Kodierung liegt der Satz als geordnete Abfolge von Platzhaltern vor, die gemäß den Vorgaben aus dem präverbalen Konzept und den Regeln der Grammatik mit Bündeln semantischer und grammatischer Merkmale ausgestattet sind. Durch die Festlegung der Merkmale sowie durch die syntaktische Positionierung der Merkmalbündel in der Platzhalterstruktur hat der Sprecher seine kommunikativen Intentionen in eine sprachliche, jedoch immer noch formlose mentale Repräsentation übersetzt. Im nun folgenden Schritt des Sprachproduktionsprozesses müssen die zu den Merkmalbündeln optimal passenden Wort- bzw. Morphemformen auf der Lexem-Ebene des mentalen Lexikons aktiviert und in die Platzhalterstruktur eingefügt werden (**23** in ▶ Abb. 3.5 und ▶ Abb. 4.3).

Mit Blick auf den Beispielsatz *Der Junge sucht ein Mädchen* muss in den Platzhalter für das Prädikatsverb die Wortform /zu:xt/ eingesetzt werden. Phonologisch ähnliche Wortformen wie /zʊxt/, /flu:xt/ oder phonologisch unähnliche, aber semantisch ähnliche Formen wie /findət/ oder /zi:t/ dürfen nicht als Gewinner aus dem lexikalischen Aktivierungsprozess hervorgehen.

Auch unpassende morpho-phonologische Formvarianten, die der Zielform oft phonologisch und semantisch sehr ähneln (z. B. /zu:xst/ oder /zu:xən/), müssen im Verlauf des phonologisch-lexikalischen Aktivierungsprozesses zuverlässig ausgesondert werden können. Analog müssen auch den Platzhaltern für die beiden Nomina phonologische Formen mit den passenden semantischen und grammatischen Merkmalen zugeordnet werden (also z. B. /jʊŋə/ und nicht /tsʊŋə/, /kInt/ oder /jʊŋən/) und ebenso auch den Platzhaltern für die beiden Artikelwörter (/deɐ/ und /ain/).

Die Impulse für die Lexem-Aktivierung gehen also bei der Sprachproduktion – im Unterschied zum Sprachverstehen (vgl. Kap. 5.4) – nicht von phonetisch-phonologischen, sondern von den semantischen und grammatischen Wortmerkmalen aus [272]. Die auf der Semantik-Ebene aktivierten Wortbedeutungen sind mit den jeweils korrespondierenden Wortformen auf der Lexem-Ebene des mentalen Lexikons verknüpft (▸ Abb. 6.18). Dabei breitet sich die Aktivierung nicht nur auf das semantisch optimal passende Ziel-Lexem aus. Auch Lexeme, die semantisch dem Ziel ähneln oder mit diesem in einer semantischen Beziehung stehen, werden in gewissem Maß mitaktiviert (vgl. Kap. 5.4.1).

Der Wettbewerb der Lexeme wird außerdem auch von der Lemma-Ebene beeinflusst. Wird beispielsweise auf der Semantik-Ebene JUNGE akti-

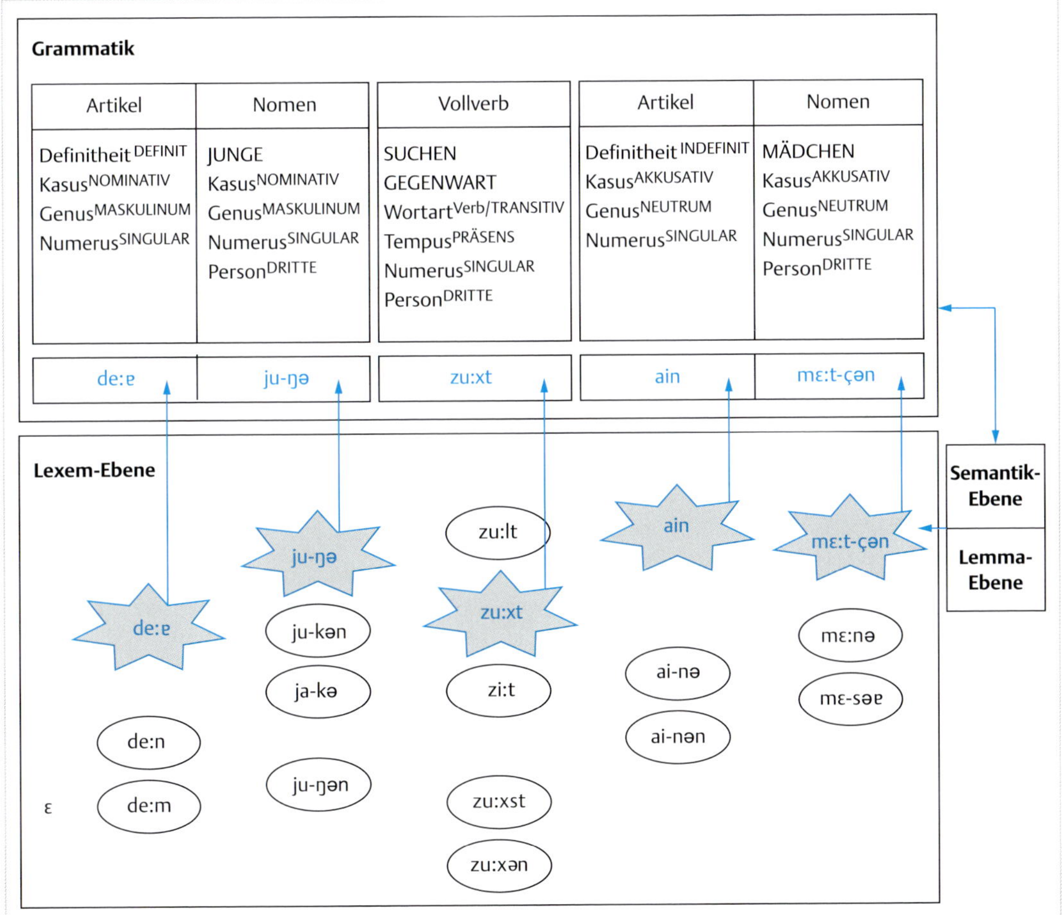

Abb. 6.18 Aktivierung phonologischer Wortformen.

viert, führt dies auf der Lemma-Ebene zur Aktivierung bestimmter grammatischer Merkmale, die mit der semantischen Repräsentation verknüpft sind (bei JUNGE z. B. *Genus Maskulinum* und *Nomen*), vgl. Kap. 5.5.3 „Aktivierung grammatischer Informationen im mentalen Lexikon" (S. 98). Auch diese grammatischen Merkmale tragen zum Wettbewerb auf der Lexem-Ebene bei. So wird der Abruf des Lexems /juŋə/ sowohl durch die Aktivierung des grammatischen Merkmals *Genus Maskulinum* als auch durch die Aktivierung der *Wortart Nomen* unterstützt. Durch die Konvergenz der verschiedenen semantischen und grammatischen Aktivierungsimpulse geht letztlich die optimal passende Form als Gewinner aus dem Aktivierungswettbewerb hervor.

Wettbewerb phonologischer Nachbarn. Durch die Aktivierung der phonologischen Repräsentationen auf der Lexem-Ebene werden die phonologischen Merkmale der für den Satz benötigten Wort- und Morphemformen zugänglich, u. a. die Phoneme in ihrer Abfolge sowie die Anzahl der Silben und bei Wörtern mit unregelmäßiger Betonung der Wortakzent (vgl. [82], [272], [294], [433], [444]). Die phonologischen Merkmale jeder Wortform müssen auf der Lexem-Ebene so detailliert gespeichert sein, dass auch ähnlich klingende Wortformen (phonologische Nachbarn) im Zuge der lexikalischen Aktivierung trennscharf unterschieden werden können.

Analog zu den Vorgängen bei der lexikalischen Dekodierung (Kap. 5.4) wird auch für die Kodierung auf der Lexem-Ebene ein Aktivierungswettbewerb phonologischer Nachbarn angenommen. Es wird davon ausgegangen, dass auch bei der Sprachproduktion insbesondere die Kohorte der Wörter mit gleichem Anlaut bzw. Onset aktiviert wird [416], [122].

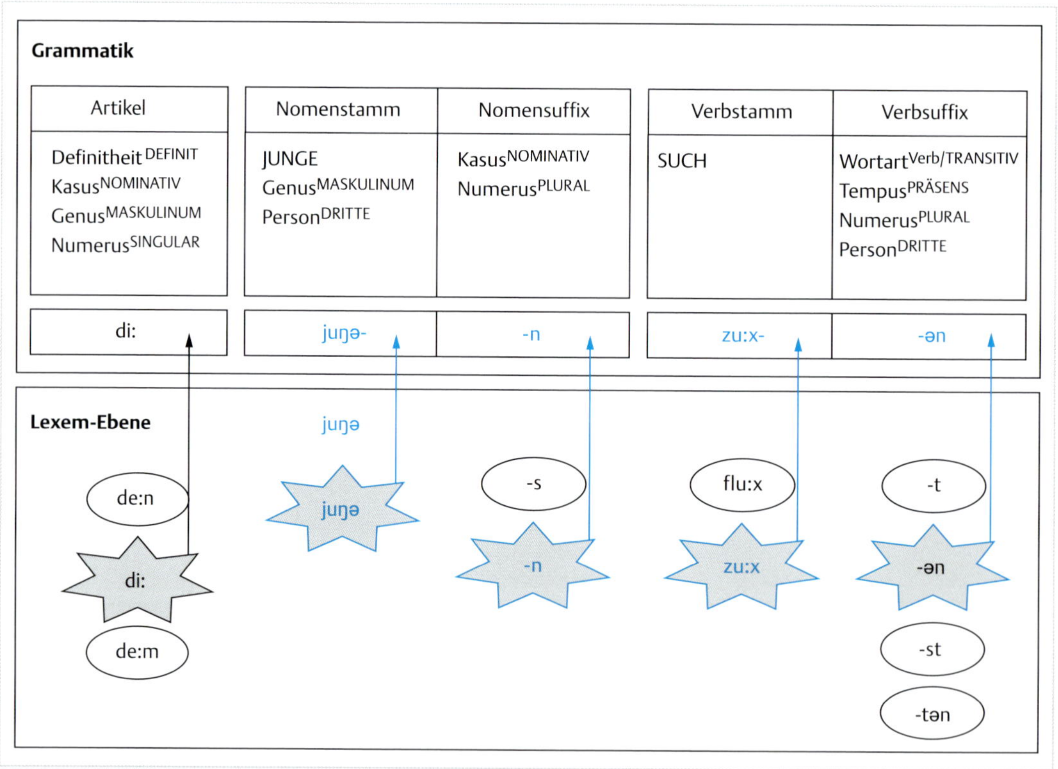

Abb. 6.19 Morpho-phonologisch dekomponierte Aktivierung von Lexemen.

Morphologisch zusammengesetzte Wortformen. Im Verlauf des lexikalischen Aktivierungswettbewerbs müssen auf der Lexem-Ebene auch viele Wortformen ausgesondert werden, die mit der Zielform morphologisch verwandt sind. Mit Blick auf den Beispielsatz *Der Junge* /zu:xt/ *ein Mädchen* dürfen z. B. die Wortformen /zu:xst/, /zu:xən/ oder /zu:xə/ nicht als Gewinner aus dem Aktivierungswettbewerb hervorgehen.

Voraussetzung für die Auswahl des morpho-phonologisch passenden Lexems ist es, dass im Verlauf der grammatischen Kodierung die korrekten grammatischen Merkmale aktiviert (bei /zu:xt/ z. B. VERB, 3. PERSON, SINGULAR, PRÄSENS) und in die Platzhalterstruktur eingefügt wurden (vgl. Kap. 6.3).

Ähnlich wie dies für die lexikalische Dekodierung skizziert wurde (vgl. Kap. 5.4.3), so wird auch in vielen Sprachproduktionsmodellen angenommen, dass morpho-phonologisch regelmäßig und transparent zusammengesetzte Wortformen (z. B. regelmäßig gebildete Flexionsformen wie /juŋə-n/ oder /zu:x-t/) auf der Lexem-Ebene des mentalen Lexikons möglicherweise nicht ganzheitlich, sondern in dekomponierter Form gespeichert sind [318], [374], [434], [448]. Nach dieser Modellvorstellung korrespondieren die Einträge auf der Lexem-Ebene oft nicht mit Wörtern, sondern mit Stammmorphemen und Affixen. Diese werden bei der lexikalischen Kodierung einzeln aktiviert und an der passenden Stelle in die entsprechend vorstrukturierte Platzhalterstruktur eingefügt (▶ Abb. 6.19). Auf die Vorteile einer morpho-phonologisch dekomponierten Verarbeitungsweise für den lexikalischen Aktivierungsprozess und den Lexikonerwerb wurde bereits in Kap. 5.4.3 eingegangen.

Untersuchungsmethoden und Defizite der phonologisch-lexikalischen und morpho-phonologischen Kodierung

Viele Kinder mit SSES weisen in der **spontanen oder gelenkten Sprachproduktion** Schwierigkeiten auf, die zur kommunikativen Intention passenden phonologischen Wortformen rasch und zuverlässig aufzufinden [129], [185], [297]. Für einen Überblick vgl. [317], [379]. Es wird angenommen, dass solche sog. **Wortfindungsstörungen** (z. B. [40]) auch von der Lexem-Ebene des mentalen Lexikons ausgehen können (z. B. [129], [146], [184]).

Als Indiz für das Vorliegen einer Wortfindungsstörung gilt beispielsweise, wenn es während der Produktion eines Satzes zu ungewöhnlich **langen Verzögerungen bzw. Pausen** kommt [128]. Diese werden teilweise durch **Füllelemente** überbrückt, bis das gesuchte Wort gefunden werden konnte (z. B. *Der Junge hat den Ball…über…über…eh…über den Zaun geworfen*). Aber auch die häufige Verwendung sog. **Allzweckwörter** kann als Strategie zur Kompensation von Wortfindungsstörungen gedeutet werden (z. B. ***Die*** *hat* ***den*** *geschubst* anstelle von *Das* ***Mädchen*** *hat den* ***Jungen*** *geschubst*), ebenso wie die Produktion von **semantisch nur bedingt passenden Fehlbenennungen** [129] (z.B. *Der Junge hat den Ball über den Zaun* ***gelegt*** anstelle von *Der Junge hat den Ball über den Zaun* ***geworfen***). Die Annahme ist hier, dass dem Kind die semantische Ungenauigkeit bewusst ist und dass die fehlerhafte Benennung verwendet wird, um das nicht aufgefundene Zielwort durch Verwendung einer semantisch ähnlichen Wortform anzunähern (vgl. Kap. 6.2.1 (S. 140)).

Auch in Studien zum **Benennen von Objektbildern** finden sich bei vielen Kindern mit SSES Hinweise auf Wortfindungsstörungen [259], [312], [414]. In diesen Studien gaben Kinder mit SSES häufiger an, ein vorgelegtes Bild nicht benennen zu können, als dies als für gleichaltrige, altersgemäß entwickelte Kinder der Fall war, und Benennungen erfolgten oft erst nach einer **längeren Verzögerung** als bei den altersgemäß entwickelten Kindern [67]. Auch Fehlbenennungen mit **phonologischer Ähnlichkeit** zum Zielwort (z. B. *Mohn* anstelle von *Mond*) kommen in Benennaufgaben bei manchen Kindern mit SSES häufiger vor als bei altersgemäß entwickelten Kindern, was als Indiz für einen phonologischen und gegen einen semantischen Verursachungshintergrund solcher Wortfindungsstörungen gedeutet wird [129], [146].

Phonologisch- und semantisch-lexikalische Ursachen von Wortfindungsstörungen und Fehlbenennungen

Es wurde bereits darauf hingewiesen, dass Wortfindungsstörungen und Fehlbenennungen nicht ohne weiteres der Lexem-Ebene des mentalen Lexikons zuzuordnen sind, sondern auch von der Semantik-Ebene ausgehen können (vgl. Kap. 6.2.1 (S. 140); [297], [308], [312], [411]). Die semantischen Repräsentationen liefern schließlich den Impuls für die Aktivierung der jeweils zur Wortbedeutung passenden Wortformen (vgl. ▶ Abb. 6.18). Schwierigkeiten beim Aufbau, bei der Speicherung oder beim Abruf semantisch-lexikalischer Informationen könnten deshalb dazu führen, dass semantisch unpassende phonologische Formen aktiviert werden oder dass die Lexem-Ebene keine hinreichenden Impulse erhält, um eine überschwellige Aktivierung der benötigten Wortform zu gewährleisten.

In verschiedenen Studien konnte jedoch die Annahme bestätigt werden, dass Wortfindungsstörungen auch durch Defizite auf der Lexem-Ebene des mentalen Lexikons verursacht werden können. So wurden bei manchen Kindern viele **Fehlbenennungen mit phonologischer Ähnlichkeit zur Zielform** beobachtet, während semantische Fehlbenennungen nicht häufiger vorkamen als bei altersgemäß entwickelten Kindern [129], [146]. Wie bereits erwähnt, gelten phonologische Fehlbenennungen als Indiz für einen phonologischen Verursachungshintergrund der Wortfindungsstörung.

Es wird angenommen, dass solche Defizite der phonologisch-lexikalischen Verarbeitung entweder auf Schwierigkeiten bei der Speicherung von Lexemen zurückführbar sein können oder aber beim lexikalischen Zugriff auf diese Lexeme ([73], [332]). Sofern eine korrekte Produktion der Zielform elizitierbar ist (z. B. durch die Vorgabe des Anlautes), kann davon ausgegangen werden, dass die phonologische Form grundsätzlich im Lexikon gespeichert ist. Bei Wortfindungsstörungen sind zudem oft **Fluktuationen** beobachtbar. Das Finden eines bestimmten Wortes ist dann nur in manchen Verwendungssituationen erschwert oder unmöglich, während dasselbe Wort in anderen Verwendungskontexten problemlos produziert werden kann [309], [379]. Fluktuationen gelten ebenfalls als Indiz dafür, dass die schwer aufzufindende Wortform auf der Lexem-Ebene zwar gespeichert ist, jedoch nicht immer zuverlässig darauf zugegriffen werden kann.

Evidenz für eine phonologische Verursachung von Wortfindungsstörungen liefern auch **sprachtherapeutische Interventionen**, in denen **Wortfindungsstörungen erfolgreich durch ein Training phonologischer Wortmerkmale vermindert** werden konnten [186]. Durch das phonologische Training verminderte sich nicht nur die Anzahl der phonologischen Fehlbenennungen, sondern auch die der semantischen. Dies stützt die oben erwähnte Annahme, dass semantisch nur bedingt passende Wörter manchmal verwendet werden, um nicht auffindbare Wörter so passend wie möglich zu substituieren und dass hier nicht immer semantische Defizite zugrunde liegen müssen.

Auch Studien zum sog. ***tip of the tongue*-Phänomen** liefern Hinweise darauf, dass Wortfindungsstörungen von der Lexem-Ebene ausgehen können. In einer Studie mit ca. acht- bis neunjährigen Kindern ermittelten Faust et al. [146] mithilfe einer Aufgabe zum **schnellen Benennen von Bildern** zunächst, für welche Zielwörter Wortfindungsstörungen vorlagen.

Es wurden 100 Bilder vorgelegt, die durch ein Nomen aus dem Wortschatz der Altersgruppe benannt werden sollten. Konnte ein Kind ein Bild innerhalb von 20 Sekunden nicht benennen, so sollte es angeben, ob ihm das Wort völlig unbekannt sei (***don't know*-Reaktion**) oder ob es ihm nur momentan nicht einfalle (***tip of the tongue*-Reaktion**). Bei einer ***tip of the tongue*-Reaktion** wurde das Kind gebeten anzugeben, ob es **Teilinformationen über das zu benennende Objekt bzw. über das dazugehörige Wort** geben könne. Die Angaben wurden dann ggf. als semantisch oder phonologisch zu dem Zielwort passend eingeordnet. Die untersuchten Kinder konnten häufig semantische korrekte Teilinformationen zu dem nicht gefundenen Wort angeben, selten jedoch phonologische.

Um lexikalisch-phonologisches Verarbeiten bei ca. zehnjährigen Kindern mit SSES sowie bei gleichaltrigen und jüngeren Kindern mit altersgemäßer Sprachentwicklung zu überprüfen, verwendete Coady [95] ebenfalls eine Aufgabe zum **schnellen Benennen von Bildern**. Es wurden ausschließlich kurze Nomina verwendet, die eine einheitliche und einfache phonologische Struktur (KVK-Struktur) aufwiesen (z. B. /mu:n/(moon), /dɔ:g/ (dog)). Die Zielwörter wurden mithilfe von Frequenz-Wörterbüchern [258] in **häufig verwendete (hochfrequente)** und **selten verwendete (niedrigfrequente)** eingeteilt. Hochfrequente Lexeme gelten als leichter aktivierbar, weil die häufige Verwendung zu einer Absenkung der Aktivierungsschwelle führt (vgl. Kap. 5.4.2). Defizite der phonologisch-lexikalischen Verarbeitung könnten sich deshalb besonders bei lexikalisch schwerer zu aktivierenden, niedrigfrequenten Lexemen zeigen.

Vor der Durchführung der Aufgabe zum schnellen Benennen wurde in der Studie von Coady [95] zunächst die Benennung aller Bilder geübt. Konnte ein Bild in dieser Übungsphase nicht oder nur fehlerhaft benannt werden, so wurde die korrekte Benennung vom Untersucher vorgegeben. Die Kinder trainierten in dieser Übungsphase außerdem, das Zielwort so kurz wie möglich (d. h. ohne Begleiter) zu nennen und auf die Nennung zusätzlicher Informationen (z. B. Diminutivformen wie *Mäuschen* statt Maus) zu verzichten. In der Trainingsphase wurden alle Items wiederholt geübt, bis alle Bilder zuverlässig benannt werden konnten. In der dann folgenden Testphase wurde den Kindern mitgeteilt, dass nun dieselben Bilder wie in der Übungsphase benannt werden sollten, allerdings so rasch wie möglich. Überprüft wurde, wie häufig es zu **Fehlbenennungen** und **Nicht-Reaktionen** kam und ob sich die Latenzzeiten für Benennungen in den beiden Frequenzkategorien unterschieden. Die Kinder mit SSES benötigten in dieser Studie sowohl bei niedrig- als auch bei hochfrequenten Wörtern mehr Zeit für die Benennung als die Kinder der gleichaltrigen Kontrollgruppe.

Morpho-phonologische Verarbeitungsdefizite

Aus zahlreichen Studien liegen Hinweise darauf vor, dass Kinder mit SSES besondere Schwierigkeiten bei der Produktion grammatisch korrekter morphologischer Formvarianten von Wörtern aufweisen können. Beispielsweise werden häufig Singularformen von Substantiven anstelle der morpho-syntaktisch erforderlichen Pluralformen verwendet (z. B. *Das sind kleine **Hase*** anstelle von *Das sind kleine **Hasen***) oder infinite anstelle der morpho-syntaktisch korrekten finiten Verbformen (z. B. *Der Junge **spielen** mit dem Ball* anstelle von *Der Junge **spielt** mit dem Ball*). In Kap. 6.3 wurden diese Fehlreaktionen auf Defizite bei der grammatischen Kodierung zurückgeführt. Inkorrekte morphologische Formen werden nach dieser Annahme verwendet, weil die grammatischen Regeln der morpho-syntaktischen Kongruenz nicht beachtet werden können. Aufgrund dieses grammatischen Defizits kann nicht zuverlässig entschieden werden, wann (d. h. in welchem grammatischen Kontext) welche morpho-phonologische Formvariante eines Wortes aktiviert und in die Platzhalterstruktur eingesetzt werden muss.

Allerdings wird auch diskutiert, ob die Verwendung unpassender morphologischer Formvarianten durch morpho-phonologische Defizite auf der Lexem-Ebene des mentalen Lexikons (mit-)verursacht werden kann ([295], [374]). Die Annahme ist hierbei, dass Kinder mit SSES Schwierigkeiten haben können, morpho-phonologisch transparent gebildete Wörter aus Stamm- und Affixmorphemen zusammenzusetzen (für das Verb *malen* z. B. /mɑːl^{STAMM}-ən^{AFFIX}/; /mɑːl^{STAMM}-tə^{AFFIX}/; /gə^{AFFIX}-mɑːl^{STAMM}-t^{AFFIX}/).

Zur Überprüfung dieser Annahme präsentierten Murphy et al. [338] ca. neunjährigen, englischsprachigen Kindern mit Wortfindungsstörungen im Rahmen einer SSES sowie jüngeren Kindern mit altersgemäßer Sprachentwicklung Aufgaben zur **Elizitierung von Verbformen** und **analog gebildeten Pseudo-Verbformen**. Es wurden die infinitiven Formen regelmäßiger und unregelmäßiger Verben vorgesprochen – z. B. regelmäßig: *walk* (gehen), *look* (sehen); unregelmäßig: *drive* (fahren), *give* (geben) – und die Kinder wurden dazu aufgefordert, möglichst rasch eine Vergangenheitsform (*past tense*) der Verben zu bilden. Bei den regelmäßigen Verben erfolgt dies im Englischen durch Anfügen des Affixmorphems *-ed* (z. B. walk-ed, look-ed). Bei den unregelmäßigen Verben wird die *past tense*-Form dagegen durch phonologische Änderungen am Stammmorphem gebildet (z. B. drove, gave).

Ermittelt wurde u. a., ob Verben von den Kindern mit SSES häufiger inkorrekt gebildet wurden als von den Kindern mit altersgemäßer Sprachentwicklung. Bei den inkorrekten Reaktionen wurde unterschieden zwischen Wiederholungen des vorgegebenen Infinitivs, Regularisierungen von unregelmäßigen Verben (z. B. driv-ed), Produktion anderer Vergangenheitsformen (z. B. was walking) und Nicht-Reaktionen. Außerdem wurden die Reaktionszeiten gemessen, die die Kinder für die Produktion der Zielformen benötigten. Die Kinder mit SSES benötigten mehr Zeit als die Kontrollkinder, um die *past tense*-Formen regelmäßiger Verben zu bilden. Für die unregelmäßigen Verben waren die Verarbeitungszeiten dagegen in beiden Gruppen gleich lang.

Um zu überprüfen, ob Kinder affigierte Wörter in morphologische Elemente zerlegen können, werden häufig Aufgaben zur Produktion von Pseudowörtern verwendet. Die Pseudowörter müssen dabei eine zu regelmäßig gebildeten Realwörtern analoge morphologische Struktur aufweisen (z. B. ein Mal-er → ein Fripp-er, er malt → er rul-t, zwei Hase-n → zwei Lufe-n).

Murphy et al. [338] untersuchten mit dieser Vorgehensweise, ob Kinder mit SSES aus den Infinitivformen von wortähnlichen **Pseudoverben** durch **Anhängen des Affix-Morphems -d** *past tense*-Formen bilden konnten. Hierzu wurden Bilder gezeigt, auf denen eine Person eine nur uneindeutig benennbare Handlung ausführte, die vom Untersucher mit einem Pseudoverb im Infinitiv benannt wurde (z. B. Untersucher: *„Look, this is George. George knows how to splake.“*). Danach wurde ein Lückensatz präsentiert, in den die *past tense*-Form des Pseudoverbs eingefügt werden sollte (z. B. Untersucher: *„George did the same yesterday. Yesterday George …* “, korrekte Antwort: *splake-d*). Da die Zielform als Pseudowort (splake-d) nicht lexikalisch gespeichert sein kann, muss für die Produktion des Pseudowortes das Affix *-d* isoliert auf der Lexem-Ebene aktiviert und an den Pseudo-Stamm (*splake*) angefügt werden können. Die Produktion von morphologisch zusammengesetzten Pseudoverben ist also nur möglich, wenn morphophonologisch dekomponiert verarbeitet werden kann.

Hinweise auf Besonderheiten der morpho-phonologischen Verarbeitung bei deutschsprachigen Kindern mit SSES finden sich in einer Untersuchung von Kauschke et al. [245]. In dieser Studie wurde u. a. untersucht, ob die ca. vier- bis fünfjährigen Kinder mit SSES in einer Aufgabe zur Produktion von nominalen Pluralformen andere inkorrekte Kombinationen von Stammmorphemen und Plural-anzeigenden Affixen verwendeten als gleichaltrige und jüngere Kinder mit altersgemäßer Sprachentwicklung. Solche *Übergeneralisierungen* von Affixen bei Realwörtern (z. B. zwei *Prinz-e* anstelle von *Prinz-en*, *Kuh-s* anstelle von *Küh-e*) gelten ebenfalls als Beleg für eine morphophonologisch dekomponierte Verarbeitung von Lexemen. Denn durch die Übergeneralisierung entstehen Pseudowörter, die aus den Morphemen verschiedener Wörter zusammengesetzt worden sein müssen. Wird beispielsweise die Wortform /prints-ə/ produziert, so wurde das Stammmorphem /prints/ (wie in /prints-ən/ mit dem Plural-anzeigenden Affix /ə/ (wie in /hɛ:n-ə/) zu einem Pseudo-Lexem zusammengefügt. Kauschke et al. 2011 [245] verwendeten in ihrer Untersuchung eine Aufgabe zur **Elizitierung von Pluralformen mit Bildunterstützung**. Es wurden dabei Bildstimuli gezeigt, auf denen ein Objekt entweder einmal oder zwei- bzw. mehrmals abgebildet war. Die Kinder wurden mithilfe eines **Lückensatzes** veranlasst, das Objekt mit der Pluralform des passenden Nomens zu benennen (z. B. *„Das hier ist ein Prinz. Und das hier sind viele …*). Es zeigte sich, dass die Kinder mit SSES teilweise andere Plural-Affixe übergeneralisierten als die gleichaltrigen Kinder mit altersgemäßer Sprachentwicklung.

Ein ähnliches Aufgabenformat verwendeten Schöler u. Kany [409] zur Untersuchung ca. sieben- bis sechzehnjähriger, ebenfalls deutschsprachiger Kinder mit SSES sowie gleichaltriger Kinder mit altersgemäßer Sprachentwicklung. Allerdings wurden in dieser Studie **Pseudo-Nomina** (z. B. *Kowo, Zwach*) **zur Pluralisierung** dargeboten. Auch in dieser Studie zeigten sich bei den Kindern mit SSES teilweise Übergeneralisierungsmuster, die sich von denen gleichaltriger, sprachlich altersgemäß entwickelter Kinder unterschieden. Diese Studie bestätigt demnach die Annahme, dass die Prozesse der morpho-phonologischen Dekomposition bei SSES beeinträchtigt sein können.

Fragestellungen und ASFs zur Überprüfung der phonologisch-lexikalischen und morpho-phonologischen Kodierung

In ▸ Tab. 6.18, ▸ Tab. 6.19 und ▸ Tab. 6.20 sind Fragestellungen und ASFs zur Überprüfung der phonologisch-lexikalischen und morpho-phonologischen Kodierung zusammengestellt.

Tab. 6.18 F 32: Können Lexeme beim Benennen schnell aktiviert und phonologische Fehlbenennungen vermieden werden?

<table>
<tr><th>Aufgaben- und Stimulusformate zu Fragestellung F 32</th><th>Aufgabenstellung und Item-Beispiele</th></tr>
<tr><td>ASF 54

Schnelles Benennen von Objekt-Bildern: phonologische und semantische Fehlbenennungen

Details
siehe ▶ Tab. 7.54</td><td>Aufgabenstellung
Die Aufgabe ist in eine Übungsphase und eine Testphase gegliedert.
In der Übungsphase werden Abbildungen gezeigt, die ohne Zeitdruck durch ein Nomen benannt werden sollen. Bei fehlerhafter Benennung wird die korrekte Benennung vom Untersucher vorgegeben. Es wird geübt, beim Benennen möglichst einfache Wortformen zu verwenden (z. B. Diminutive wie Mäuschen zu vermeiden) und das Nomen ohne begleitende Adjektive oder Artikelwörter zu nennen.
In der Testphase werden dieselben Abbildungen wie in der Übungsphase gezeigt und das Kind wird dazu aufgefordert, die Bilder so schnell und genau wie möglich zu benennen.
Die Bilder sollten möglichst eindeutig benennbar sein und eine vergleichbare visuelle Komplexität aufweisen. Die zur Benennung benötigten Nomina sollten eine einfache und vergleichbare phonologische Komplexität aufweisen (z. B. einsilbig, KVK) und aus dem Wortschatz der untersuchten Altersgruppe ausgewählt werden.

Item-Beispiele
<u>Übungsphase:</u>
„Ich zeige Dir jetzt Bilder und Du sollst mir mit einem Wort sagen, was Du auf den Bildern siehst. Wenn Du das richtige Wort nicht weißt, dann sage ich es Dir. Benenne das Bild bitte nur mit einem einzelnen Wort. Wir üben das solange, bis Du alle Bilder richtig benennen kannst.“
1. /fas/ (Fass: niedrigfrequent)
2. /bal/ (Ball: hochfrequent)
<u>Testphase:</u>
„So, jetzt zeige ich Dir dieselben Bilder, mit denen wir schon geübt haben. Du sollst jetzt jedes Bild so schnell wie möglich mit dem richtigen Wort benennen. Pass auf, dass Du die Wörter genauso sagst, wie wir es gerade geübt haben.“</td></tr>
</table>

Tab. 6.19 F 33: Können bei Wortfindungsstörungen phonologische Wortmerkmale angegeben werden?

<table>
<tr><th>Aufgaben- und Stimulusformate zu Fragestellung F 33</th><th>Aufgabenstellung und Item-Beispiele</th></tr>
<tr><td>ASF 55

Angabe phonologischer Wortmerkmale bei Fehl- und Nicht-Benennungen

Details
siehe ▶ Tab. 7.55</td><td>Aufgabenstellung
Es werden Abbildungen gezeigt, die ohne Zeitdruck mit einem Nomen benannt werden sollen.
Die Abbildungen sollten eindeutig benennbar sein und eine vergleichbare visuelle Komplexität aufweisen. Die zur Benennung benötigten Nomina sollten eine einfache und vergleichbare phonologische Komplexität aufweisen (z. B. einsilbig, KVK, zweisilbig KVKV) und aus dem Wortschatz der untersuchten Altersgruppe ausgewählt werden.
Kann ein Bild nach einem definierten Zeitraum (z. B. 20 Sekunden) nicht benannt werden, so erfragt der Untersucher, ob das gesuchte Wort dem Kind unbekannt ist (don't know-Reaktion) oder ob dem Kind das Wort nur im Moment gerade nicht einfalle (tip of the tongue-Reaktion).
Bei tip of the tongue-Reaktionen wird das Kind gebeten anzugeben, ob es etwas über das nicht gefundene Wort wisse (z. B. bei einsilbigen Wörtern den ersten oder letzten Laut, ein ähnlich klingendes Wort oder bei zweisilbigen Wörtern die erste oder letzte Silbe).</td></tr>
</table>

Tab. 6.19 Fortsetzung

Aufgaben- und Stimulusformate zu Fragestellung F 33	Aufgabenstellung und Item-Beispiele
	Item-Beispiele *„Ich zeige Dir jetzt Bilder und Du sollst mir mit einem Wort sagen, was Du auf den Bildern siehst."* 1. /bal/ (Ball: einsilbig, hochfrequent) 2. /kam/ (Kamm: einsilbig, niedrigfrequent) 3. /ho:zə/ (Hose: zweisilbig, hochfrequent) 4. /kanə/ (Kanne: zweisilbig, hochfrequent) **Bei Wortfindungsstörungen:** Untersucher: Okay, Du kannst nicht sagen, wie der Gegenstand auf dem Bild heißt. Weißt Du es gar nicht (***don't know***-Reaktion) oder fällt es Dir nur im Moment nicht ein (***tip of the tongue***-Reaktion)? **Bei *tip of the tongue*-Reaktionen:** Weißt Du denn etwas über das Wort, das Dir nicht einfällt? Mit *welchem Laut fängt das Wort z. B. an* oder *mit welchem hört es auf?* Kennst Du ein *Wort, das so ähnlich klingt* oder kannst Du die *Silben klatschen?*

Tab. 6.20 F 34: Können morphologisch zusammengesetzte Wortformen dekomponiert verarbeitet werden?

Aufgaben- und Stimulusformate zu Fragestellung F 34	Aufgabenstellung und Item-Beispiele
ASF 18 morphologische Analogien bilden Details siehe ▶ Tab. 7.18	**Aufgabenstellung** Das Kind wird dazu aufgefordert, Wortreihen durch die Bildung morphologischer Analogien fortzusetzen. **Item-Beispiele** Wie geht die Wortreihe weiter? 1. malen → Maler, backen → 2. malen → malt, holen → 3. schnell → schneller, hoch → 4. sitzen → sitzt, essen →
ASF 56 Bilden von morpho-phonologisch regelmäßigen Pluralformen mit Real-Nomina und Pseudo-Nomina Details siehe ▶ Tab. 7.34	**Aufgabenstellung** Um die Bildung der Pluralformen von Realnomina (z. B. Schulen, Autos) zu elizitieren, werden Abbildungen gezeigt, auf denen ein Objekt entweder einmal oder zwei- bzw. mehrmals dargestellt ist. Die Singularform der Objektbenennung (z. B. *„Schau, hier ist ein Hase"*) wird vom Untersucher vorgegeben. Danach wird das Kind durch Vorgabe eines **Lückensatzes** veranlasst, die Pluralform zu bilden (z. B. *„...und das hier sind zwei____"*). Um die Bildung der Pluralformen von Pseudo-Nomina zu elizitieren, werden Abbildungen von uneindeutig benennbaren Objekten gezeigt (z. B. ein ungewöhnliches Werkzeug oder Gemüse). Dazu wird die Instruktion gegeben: *„Lass uns ein neues Wort erfinden, um dieses Ding zu benennen. Sagen wir mal, es heißt jetzt Lufe. Hier ist eine Lufe und hier siehst Du zwei ..."* **Stimulusbeispiele** Es werden Singularformen von Nomina bzw. daraus abgeleiteten Pseudonomina mit morpho-phonologisch regelmäßiger Pluralbildung zur Pluralisierung dargeboten.

Real-Nomina	*Pseudo-Nomina*
Auto-s Hase-n Füß-e	Mifo-s Lufe-n Nüf-e

6.5 Postlexikalisch-phonologische Kodierung

6.5.1 Segmental-phonologische und rhythmisch-metrische Gliederung der Lexem-Kette

Am Ende der lexikalischen Kodierung liegt der zu produzierende Satz als geordnete Abfolge von Lexemen vor, ggf. auch in morpho-phonologisch dekomponierter Form (z. B. /deɐ jʊŋə zu:x-t ain mɛtçən/). Die Lexem-Kette bildet nun den Ausgangspunkt für die nächsten Schritte des Formulierungsprozesses, die postlexikalisch-phonologische Kodierung (**24–26** in ▶ Abb. 3.5 und ▶ Abb. 4.3). Hierbei werden die semantischen und grammatischen Merkmale, mit denen die Lexeme verknüpft sind, nicht mehr benötigt. Vielmehr geht es darum, die lexikalischen Informationen zu den phonologischen Merkmalen der Lexeme zu nutzen, um den Satz endgültig für die Ausführung von Sprechbewegungen vorzubereiten. Die dabei erzeugte Repräsentation des Satzes wird als *phonetischer Plan* bezeichnet [272].

Der phonetische Plan besteht aus einer Abfolge von Phonemen, die zu Silbenkonstituenten und diese wiederum zu Sprechsilben zusammengefasst (silbifiziert) werden [405]. Beim Aufbau des phonetischen Plans im Verlauf der postlexikalisch-phonologischen Kodierung werden die Lexeme in diese kleineren, sublexikalischen Einheiten gegliedert. Es handelt sich hierbei um ein begrenztes Inventar von Formbausteinen, die nach den in der jeweiligen Sprache gültigen Regeln der phonologischen Struktur aufgebaut und miteinander zu Lexemen kombinierbar sind. Alle Lexeme einer Sprache sind aus diesem begrenzten Baustein-Inventar zusammengesetzt (vgl. Kap. 5.2).

Bei der nachfolgenden sprechmotorischen Planung (Kap. 6.6) können dann automatisierte motorische Routinen für die den Satz bildenden sublexikalischen Elemente aktiviert werden. Diese Routinen sind in einem sprachspezifischen „Bewegungsgedächtnis" gespeichert. Welche motorischen Routinen in welcher Abfolge vom sprechmotorischen System realisiert werden müssen, ist im phonetischen Plan festgelegt.

Außerdem werden im phonetischen Plan die den Satz bildenden Silben als Träger von mehr oder weniger ausgeprägten Wort- und Satzakzenten gekennzeichnet. Schließlich müssen nicht nur Bewegungsroutinen für bestimmte sublexikalische Elemente sprechmotorisch realisiert werden, sondern auch die rhythmisch-metrischen (prosodischen) Merkmale des auszusprechenden Satzes. Dies erfolgt insbesondere durch eine feinabgestimmte artikulatorische Variation der Stimmhöhe (Phonation/Larynx) und Sprechlautstärke (Initiierung/Atmungssystem), mit der die Silben des Satzes realisiert werden (vgl. Kap. 5.2.1).

Da Informationen über die Phonem-, Silben- und Akzentstruktur von Wörtern bereits auf der Lexem-Ebene des mentalen Lexikons gespeichert sind (vgl. ▶ Abb. 6.18 und ▶ Abb. 6.19), mag die Notwendigkeit einer postlexikalischen Kodierung der Lexem-Kette zunächst nicht ohne weiteres notwendig erscheinen. Diese Informationen könnten ja auch direkt aus dem Lexikon abgerufen und an das sprechmotorische System übermittelt werden.

Die phonetische Planung eines Satzes geht jedoch über die Reihung der Lexeme hinaus. Denn bei der Zusammenführung der Lexeme zu einer Äußerung werden zum Teil völlig neue phonologische Formen und Sprachrhythmen erzeugt. Insbesondere an den Lexem-Grenzen kann es dabei zu Auslassungen oder Ersetzungen von Phonemen, zu Zusammenfassungen von Silben und zu Verschiebungen des Wortakzentes kommen, die überwiegend der sprechmotorischen Vereinfachung und Rhythmisierung dienen (vgl. ▶ Tab. 6.21 für einige Beispiele). Teilweise werden dabei auch neue Silben gebildet, die aus mehr als einem Wort bestehen (sog. *Klitisierung*; vgl. Beispiele 1, 3 und 4).

In vielen psycholinguistischen Modellen wird deshalb eine postlexikalische Verarbeitung sowohl für Sätze als auch für einzelne Wörter als obligatorischer Schritt des Sprachproduktionsprozesses angenommen [405].

Tab. 6.21 Beispiele für phonologische Umbauten der Lexem-Kette.

	Lexeme isoliert	Lexeme in Äußerungen
1.	/eᵄ/hat/ain/kint/ (Er hat ein Kind)	/eᵄ/ha/tn/kint/
2.	/kɔmst/du:/ (Kommst Du)	/kɔms/də/
3.	/ɛs/va:/ʃø:n/ (Es war schön)	/sva:/ʃø:n/
4.	/eᵄ/hat/i:n/gə/ru:/fn/ (Er hat ihn gerufen)	/eᵄ/ha/tn/gə/ru:/fn/

6.5.2 Schritte der postlexikalisch-phonologischen Kodierung

In einer einflussreichen Modellvariante [272] wird die postlexikalisch-phonologische Kodierung in drei Teilschritte gegliedert:

1. Reihung der Phoneme,
2. silbische und rhythmisch-metrische Kodierung und
3. Festlegung der rhythmisch-metrischen Satzstruktur (▶ Abb. 6.20).

Im ersten Teilschritt werden die Phoneme, aus denen sich die Lexeme der geplanten Äußerung zusammensetzen, hintereinander gereiht (**24** in ▶ Abb. 3.5 und ▶ Abb. 4.3).

Im zweiten Teilschritt wird ein rhythmisch-metrischer Rahmen des Satzes aufgebaut, der aus einem Platzhalter für jede Sprechsilbe besteht (**25** in ▶ Abb. 3.5 und ▶ Abb. 4.3). Beim Aufbau dieser Rahmen- bzw. Platzhalterstruktur werden für alle Lexeme des Satzes die lexikalisch gespeicherten Informationen über die Silbenzahl, die innere Gliederung der Silben sowie über die Anzahl und Ausprägung von Wortakzenten benötigt.

Im dritten Teilschritt wird die Phonemkette dem rhythmisch-metrischen Rahmen zugeordnet (**26** in ▶ Abb. 3.5 und ▶ Abb. 4.3). Hierbei kann es unter Berücksichtigung von *Silbifizierungsregeln* auch zu den oben angesprochenen phonologischen und rhythmisch-metrischen Umstrukturierungen kommen. So können die Lexeme /zu:xt/ und /ain/ aus dem Beispielsatz *Der Junge sucht ein Mädchen* zu einem sog. *phonologischen Wort* (/zu:xtn/) zusammengezogen werden.

Am Ende der postlexikalisch-phonologischen Kodierung wird ein Plan für die Aussprache des Satzes erzeugt, in dem sowohl die phonologischen Merkmale der einzelnen Lexeme als auch Lexem- und Phonem-übergreifende phonologische Merkmale des Satzes (z. B. Satzakzente, Klitisierungen, koartikulatorische Vereinfachungen) integriert sind. Dieser Plan bildet den Ausgangspunkt für den nächsten und letzten Schritt des Sprachproduktionsprozesses, die neuromuskuläre Planung von Sprechbewegungen (Kap. 6.6).

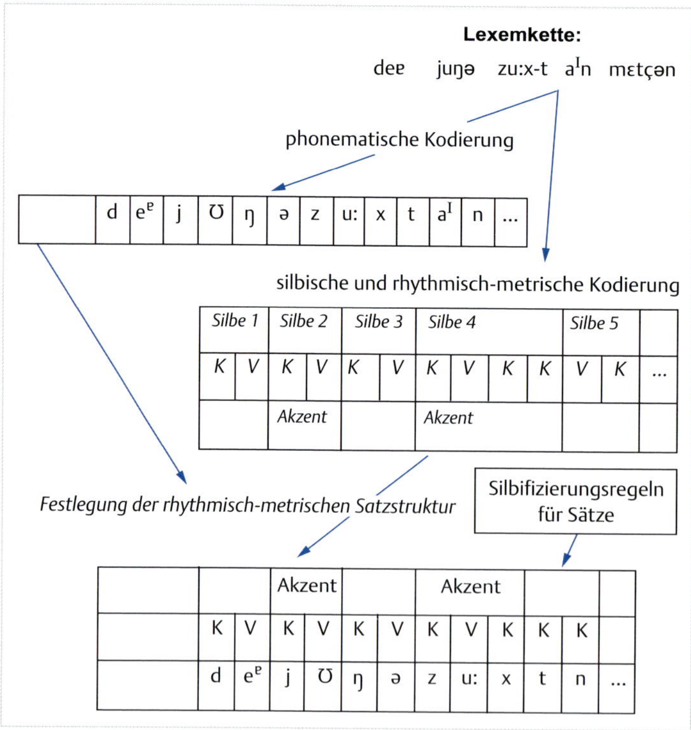

Abb. 6.20 Postlexikalisch-phonologische Kodierung der Äußerung: *„Der Junge sucht ein Mädchen."*

Komplexität der sublexikalisch phonologischen Struktur von Wörtern. In vielen Sprachverarbeitungsmodellen wird davon ausgegangen, dass die Anforderungen an die postlexikalisch-phonologische Verarbeitung u. a. mit der phonologischen Komplexität der zu verarbeitenden Wörter steigen (z. B. [176]). Der Komplexitätsgrad eines Lexems variiert mit den folgenden Merkmalen der phonologischen Struktur:

- **Anzahl der Silben**
  Ein Lexem kann phonologisch aus einer Silbe bestehen (z. B. /hant/, /bal/), aus zwei Silben (z. B. /beːzən/, hɑːzə/) oder aus mehr als zwei Silben (z. B. /ʃokolaːdə/). Die phonologische Komplexität eines Wortes nimmt dabei mit der Anzahl der Silben zu.
- **Innerer Aufbau der Silben aus Konstituenten**
  Auch einzelne Silben können sich hinsichtlich ihrer phonologischen Komplexität unterscheiden, je nachdem, aus wie vielen und welchen Silbenkonstituenten sie zusammengesetzt sind (vgl. Kap. 5.2). So kann eine Silbe im einfachsten Fall nur aus einem Vokal bestehen (z. B. /ɑː-maizə/; uː-fəʁ/), die den *Kern* (Nukleus) der Silbe bildet. Die meisten Silben verfügen als Kernelement über genau ein vokalisches Phonem, sodass einsilbige Wörter einen Vokal, zweisilbige Wörter zwei Vokale enthalten usw. In komplexeren Silben können im Deutschen vor den Kern innerhalb der Silbe konsonantische Phoneme treten (z. B. /reː/, /kniː/, /ʃtrɑːl/). Diese Konsonanten bilden den *Silbenonset*. Konsonantische Phoneme, die dem Silbenkern innerhalb der Silbe folgen, bilden die *Silbenkoda* (z. B. /al/, /halm/, /vʊrst/). Silbenkern und Silbenkoda bilden zusammen den *Silbenreim* (/halm/, /vʊrst/). Allerdings verfügen nicht alle Silben über eine Koda (z. B. /reː/, /kniː/).
  Die phonologische Komplexität eines Wortes hängt demnach nicht nur von der Anzahl der Silben ab, aus denen es zusammengesetzt ist, sondern auch davon, ob die das Wort bildenden Silben eine einfache oder komplexe Konstituentenstruktur aufweisen.
- **Innerer Aufbau der Silbenkonstituenten**
  Auch einzelne Silbenkonstituenten können sich hinsichtlich ihrer phonologischen Komplexität unterscheiden. So können im Deutschen Silbenonset und Silbenkoda aus bis zu drei konsonantischen Phonemen zusammengesetzt sein (z. B. Onset: /reː/, /kniː/, /ʃtrɑːl/; Koda: /al/, /halm/, /vʊrst/). Die Abfolge der Phoneme innerhalb von Koda und Reim folgt dabei phonologischen Regeln, sodass beispielsweise die Konsonantenabfolge /lm/ nur in der Koda, nicht jedoch im Onset einer Silbe erlaubt ist. Die phonologische Komplexität von Silbenkonstituenten steigt mit der Anzahl der Konsonanten, aus denen die Konstituenten zusammengesetzt sind.
- **Rhythmisch-metrische Struktur (Akzentstruktur)**
  Mehrsilbige Wörter können weiterhin auch im Hinblick auf ihre Akzentstruktur (rhythmisch-metrische Struktur) eine unterschiedliche phonologische Komplexität aufweisen. So liegt im Deutschen der Wortakzent bei den meisten Wörtern auf der vorletzten Silbe (z. B. /ʃú-lə/; /to-má-tə/, /ʃo-ko-lá-də/. Wörter mit ungewöhnlicher (markierter) Akzentstruktur, die von diesem Grundmuster abweichen, gelten im Vergleich zu gewöhnlich akzentuierten Wörtern als phonologisch komplexer (z. B. /piló:t/; /té-lə-foːn/). Auch wenn dem Wortakzent zwei weniger betonte Silben vorangehen (z. B. /ʃo-ko-lá-də/ oder folgen /té-lə-foːn/), trägt dies zur Komplexität der sublexikalischen phonologischen Struktur eines Wortes bei.

Untersuchungsmethoden und Defizite der postlexikalisch-phonologischen Kodierung

Im vorangehenden Kap. 6.5.1 wurde erläutert, dass bei der postlexikalisch-phonologischen Kodierung die sublexikalischen Elemente, aus denen sich die Lexem-Kette zusammensetzt, sequenziert und zu einer silbifizierten und rhythmisch-metrisch gegliederten Gesamtstruktur des Satzes integriert werden müssen. Dementsprechend wird bei der Untersuchung postlexikalisch-phonologischer Defizite überprüft, ob sublexikalische Bausteine von Lexemen in altersgemäßer Weise isoliert, zusammengeführt und als Träger von Akzentmerkmalen gekennzeichnet werden können. Die Untersuchung zielt dabei aber nicht auf das im Lexikon gespeicherte Wissen zu den phonologischen Merkmalen spezifischer Lexeme ab (vgl. Kap. 6.4.1 (S. 181)), sondern vielmehr auf die Überprüfung des Inventars von sublexikalischen Elementen sowie von rhythmisch-metrischen Strukturmustern, aus denen Lexeme zusammengesetzt sein können.

So kommt es bei Kindern mit SSES oft zu nicht altersgemäßen Vereinfachungen des Phoneminventars bzw. zu **Ersetzungen oder Auslassungen bestimmter Sprachlaute**. So kann es z. B. vorkommen, dass Phoneme grundsätzlich nicht differenziert werden können hinsichtlich des Artikulationsortes (z. B. köniç → töniç) oder der Artikulationsart (z. B. ʊpə → tʊpə) ([131], [156]).

Auch Ersetzungen oder Auslassungen von Phonemen, die nur dann auftreten, wenn diese Laute **in bestimmten lautlichen Kontexten** vorkommen (z. B. in **Konsonantenverbindungen**, in der **Silbenkoda** oder in **unbetonten Silben**), während dieselben Phoneme in anderen lautlichen Umgebungen – oder auch isoliert – korrekt produziert werden können, gelten als Indiz für Defizite bei der postlexikalisch-phonologischen Kodierung. Solche Fehlleistungen für bestimmte sublexikalische Segmente oder Segmentkontexte können auch bei älteren Kindern bzw. Jugendlichen mit SSES auftreten ([64]).

Um Schwierigkeiten bei der Aussprache sublexikalischer Elemente auf Defizite der postlexikalisch-phonologischen Kodierung zurückführen zu können, müssen allerdings **organische Beeinträchtigungen des Sprechapparates** (z. B. LKG-Spalten, Velumläsionen etc.) ausgeschlossen werden ([94]).

Nachsprechen von Wörtern und Pseudowörtern

Auch Defizite bei der lexikalischen Verarbeitung phonologischer Wortformen auf der **Lexem-Ebene des mentalen Lexikons** (vgl. Kap. 6.4.1 (S. 181)) müssen für eine möglichst gezielte Untersuchung der postlexikalisch-phonologischen Verarbeitung ausgeschlossen werden können. Dieser Ausschluss ist bei der Fehleranalyse von Sprachproben oder von Reaktionen aus Benennaufgaben allerdings nur bedingt möglich, denn die spontane oder durch Bilder elizitierte Produktion von Wörtern erfordert notwendigerweise immer auch eine Aktivierung von lexikalisch gespeicherten Wortformen. Aus diesem Grunde werden postlexikalisch-phonologische Defizite häufig mit Aufgaben zum **Nachsprechen von Wörtern und Pseudowörtern** untersucht, da hierbei weder semantisch- noch phonologisch-lexikalisch verarbeitet werden muss ([176]). Die postlexikalisch-phonologische Verarbeitung von Pseudowörtern gilt als vergleichbar mit der von phonologisch ähnlich strukturierten Wörtern ([82], [297] für einen Überblick, [397]).

Allerdings müssen beim Nachsprechen von Wörtern und Pseudowörtern auch verschiedene **Teilschritte der auditiv-phonetischen Analyse** (vgl. Kap. 5.1) und der **prälexikalisch-phonologischen Dekodierung** (vgl. Kap. 5.2) ausgeführt werden können, da sowohl vorgesprochene Wörter als auch Pseudowörter zunächst phonetisch wahrgenommen bzw. phonologisch korrekt dekodiert werden müssen.

Aufgaben zum Nachsprechen von Pseudowörtern werden außerdem auch häufig verwendet, um die Leistungsfähigkeit des **phonologischen Arbeitsgedächtnisses** gezielt zu untersuchen. Nicht altersgemäße Leistungen beim Nachsprechen insbesondere **längerer Pseudowörter**, die aus mehr als drei oder vier Silben bestehen, gelten als Hinweis auf Entwicklungsdefizite in diesem – für viele Sprachverarbeitungsprozesse zentralen – Verarbeitungssystem (vgl. Kap. 5.3). Beim Nachsprechen von Wörtern sind die Anforderungen an die Kapazität des Gedächtnisses dagegen im Vergleich mit gleich langen Pseudowörtern geringer, da die zu memorierenden sublexikalischen Segmente als Lexeme zusammengeführt werden können.

Aus verschiedenen Studien liegen jedoch Hinweise darauf vor, dass die Leistungseinschränkungen, die viele Kinder mit SSES beim Nachsprechen von Wörtern und Pseudowörtern zeigen, nicht nur von der Länge bzw. der Anzahl der Silben abhängig sind, sondern auch von **Merkmalen der sublexikalischen phonologischen Struktur** beeinflusst werden können. Bei **komplexer phonologischer Struktur** zeigen sich dabei mehr phonologische Fehler als bei phonologisch einfacher Struktur ([176], [355], [397]). Solche, von Merkmalen der sublexikalisch-phonologischen Struktur beeinflussten Fehlermuster beim Nachsprechen von Wörtern und Pseudowörtern gelten als Indiz dafür, dass Defizite der postlexikalisch-phonologischen Kodierung zu einer nicht-altersgemäßen Nachsprechleistung beigetragen haben (z. B. [467]).

Gallon et al. [176] schlagen deshalb vor, in Nachsprechaufgaben die sublexikalische-phonologische Struktur von zwei- bis dreisilbigen Wörtern und Pseudowörtern gezielt so zu variieren, dass Stimuli mit komplexer und einfacher phonologischer Struktur unterschieden werden können (▶ Tab. 6.22). Mithilfe so variierter Stimuli kann überprüft werden, ob die Nachsprechleistungen für phonologisch einfach strukturierte Stimuli besser sind als für phonologisch komplexe.

Tab. 6.22 Zwei- bis dreisilbige Wörter und Pseudowörter mit einfacher und komplexer phonologischer Struktur [176].

		Wort	Pseudowort
Onset	einfach (kein KK-Cluster)	/ho:-zə/ (Hose)	/no:-fə/ (Nofe)
	komplex (KK-Cluster)	/bri-lə/ (Brille)	/gni-lə/ (Gnille)
Reim	einfach (offene Silbe)	/ho:-zə/ (Hose)	/no:-fə/ (Nofe)
	komplex (geschlossene Silbe)	/fal-tə/ (Falte)	/nal-fə/ (Nalfe)
Akzent (zweisilbig)	einfach (erste Silbe betont)	/hó:-zə/ (Hose)	/nó:-fə/ (Nofe)
	komplex (erste Silbe unbetont)	/pi-ló:t/ (Pilot)	/pa-lán/ (Palan)
Akzent (dreisilbig)	einfach (eine unbetonte Silbe am Ende)	/to-má-tə/ (Tomate)	/fi-gu:-nə/ (Figune)
	komplex (zwei unbetonte Silben am Ende)	/te:-lə-fo:n/ (Telefon)	/mi:-lu:-fi:l/ (Milufil)

Die relevanten Strukturstellen sind in jedem Beispiel unterstrichen.

Phonologische Bewusstheit

Kinder mit SSES, die nicht-altersgemäße Leistungen beim Nachsprechen von Pseudowörtern zeigen, weisen oft auch Schwierigkeiten in Aufgabenstellungen zum **phonologischen Durchgliedern** (bzw. zur **phonologischen Bewusstheit**) auf (z. B. [430]). Auch dies gilt als Indiz dafür, dass das Nachsprechen von Pseudowörtern u. a. durch Defizite bei der Verarbeitung sublexikalischer Segmente beeinträchtigt sein kann.

Bereits in Kap. 5.2 wurde darauf hingewiesen, dass *phonologische Bewusstheit* für die intuitiven Prozesse der Sprachverarbeitung nicht unbedingt erforderlich ist. Denn die Fähigkeit sublexikalische Segmente bewusst wahrzunehmen und zu manipulieren wird erst im Rahmen des Erwerbs eines alphabetischen Schriftsystems benötigt und überwiegend auch erst dann erworben [187]. Die Annahme ist jedoch, dass über Aufgaben zur phonologischen Bewusstheit auch Einblick in intuitive, unbewusste sublexikalische Kodierungsprozesse ermöglicht wird.

Zahlreiche Aufgaben- und Stimulusformate wurden in der Forschungsliteratur verwendet, um expressive Leistungen beim phonologischen Durchgliedern von Wort- und Pseudowortformen zu untersuchen.

In Aufgaben zum **Verbinden von sublexikalischen Segmenten** [503] können beispielsweise Abfolgen von Phonemen vorgesprochen und das untersuchte Kind dann aufgefordert werden, die Laute zu einem Wort oder Pseudowort zusammen zu schleifen (z. B. Instruktion: *Mach bitte ein Wort bzw. Quatschwort aus den folgenden Lauten:* /f - o: - g - l/; /n - u: - f - ə/). Auch Silben oder Silbenkonstituenten können in diesem Aufgabenformat isoliert zusammengezogen werden (z. B. Instruktion: *Mach bitte ein Wort aus den folgenden Bausteinen:* /bl - u: - tən).

In Aufgaben zum **segmentierenden Nachsprechen** ([77]) kann das untersuchte Kind aufgefordert werden, ein vorgesprochenes Wort oder Pseudowort mit Pausen zwischen den einzelnen Phonemen oder Silben nachzusprechen (z. B. Instruktion: *Sprich bitte die Laute des folgenden Wortes getrennt voneinander:* /vo:gəl/; /nu:fə/; korrekte Antworten: */f - o: - g - l/; /n - u: - f - ə/*).

In Aufgaben zum **Auslassen von sublexikalischen Segmenten beim Nachsprechen** ([77]) wird das untersuchte Kind aufgefordert, ein vorgesprochenes Wort oder Pseudowort nachzusprechen und dabei ein bestimmtes Segment (ein Phonem, eine Silbe oder eine Silbenkonstituente) auszulassen (z. B. Instruktion: *Sprich bitte das Wort* (/blu:mə/, *aber lass dabei das* /l/ *weg*; korrekte Antwort: */bu:mə/*).

In Aufgaben zum **Ersetzen von sublexikalischen Segmenten beim Nachsprechen** ([77]) kann das untersuchte Kind aufgefordert werden, ein vorgesprochenes Wort oder Pseudowort nachzusprechen und dabei ein bestimmtes Segment (ein Phonem, eine Silbe oder eine Silbenkonstituente) gegen ein anderes auszutauschen (z. B. Instruktion: *Sprich bitte das Wort* /blu:mə/, *aber sage dabei anstelle des* /l/ *den Laut* /r/; korrekte Antwort: */bru:mə/*).

In Aufgaben zur **Produktion von Reimwörtern** [59] können dem untersuchten Kind einsilbige Wörter oder Pseudowörter vorgegeben werden, zu denen das Kind möglichst viele Reimwörter finden soll (z. B. Instruktion: *Was reimt sich auf* /bal/; mögliche korrekte Reaktionen: */kn-al/; /f-al/; /ʃt-al/*).

Fragestellungen und ASFs zur Überprüfung der postlexikalisch-phonologischen Kodierung

In ▶ Tab. 6.23 und ▶ Tab. 6.24 sind Fragestellungen und ASFs zur Überprüfung der postlexikalisch-phonologischen Kodierung zusammengefasst.

Tab. 6.23 F 35: Hat die phonologische Komplexität einen Einfluss auf die Nachsprechleistung?

Aufgaben- und Stimulusformate zu Fragestellung F 35	Aufgabenstellung und Item-Beispiele		
ASF 57 **Nachsprechen von Wörtern und phonologisch ähnlichen Pseudowörtern mit variierter sublexikalisch-phonologischer Struktur** **Details siehe ▶ Tab. 7.57**	**Aufgabenstellung** Es wird ein Wort oder Pseudowort vorgesprochen, das nachgesprochen werden soll. Die phonologische Struktur der nachzusprechenden Pseudowörter wird so variiert, dass unterschiedlich hohe Anforderungen an die Gliederung der Pseudowörter in sublexikalische Segmente gestellt werden. **Item-Beispiele** *„Sprich bitte das Wort (bzw. Quatschwort) nach."*		
	–	*Wörter*	*Pseudowörter*
	KV^{AKZENT}KV	1. */ho:zə/*	5. */no:fə/*
	KKV^{AKZENT}KV	2. */brilə/*	6. */gnilə/*
	KVK^{AKZENT}KV	3. */faltə/*	7. */nalfə/*
	KV^{AKZENT}KV KV	4. */te:ləfo:n/*	8. */mi:lu:fi:l/*

Tab. 6.24 F 36: Können Wort- und Pseudowortformen expressiv in sublexikalische Segmente gegliedert werden?

Aufgaben- und Stimulusformate zu Fragestellung F 36	Aufgabenstellung und Item-Beispiele
ASF 58 **Segmentierendes Nachsprechen von Wörtern (lautierend und silbisch) mit variierter sublexikalisch-phonologischer Struktur** **Details** siehe ▶ Tab. 7.58	**Aufgabenstellung** Es wird ein Wort vorgesprochen, das lautierend (Laut für Laut) nachgesprochen werden soll. Die phonologische Komplexität der Wörter wird so variiert, dass unterschiedlich hohe Anforderungen an die Verarbeitung sublexikalischer Segmente gestellt werden. **Item-Beispiele** **Lautierendes Nachsprechen (Laut für Laut):** *„Sprich bitte das Wort (bzw. Quatschwort) in Robotersprache nach. Du sollst dabei jeden Laut des Wortes einzeln sprechen, bei „Nase" z. B. so: /n/.../ ɑ:/... /z/.../ə/"* **Silbisches Nachsprechen (Silbe für Silbe):** *„Sprich bitte das Wort (bzw. Quatschwort) in Robotersprache nach. Du sollst dabei jede Silbe einzeln sprechen, bei „Nase" z. B. so: /nɑ:/... /zə/"*
ASF 59 **Tilgen sublexikalischer Segmente (Phoneme, Silben, Silbenkonstituenten) beim Nachsprechen von Wörtern** **Details** siehe ▶ Tab. 7.59	**Aufgabenstellung** Es wird ein Wort vorgesprochen, das unter Auslassung eines vorgegebenen Lautes, einer vorgegebenen Silbe oder einer vorgegebenen Silbenkonstituente reproduziert werden soll. Die phonologische Komplexität der Wörter wird so variiert, dass unterschiedlich hohe Anforderungen an die Verarbeitung sublexikalischer Segmente gestellt werden. **Item-Beispiele** **Tilgen von Phonemen** *„Sprich bitte das folgende Wort nach und lass dabei das /n/ weg. Das neue Wort kann dabei ein Quatschwort sein."* 1. */nɑ:zə/* → */_ɑ:zə/* 2. */ʃnɛkə/* → */ʃ_ɛkə/* 3. */vant/* → */va_t/* **Tilgen von Silbenkonstituenten** *„Sprich bitte das Wort „Blume" nach und lass dabei das /bl/ weg. Das neue Wort kann dabei ein Quatschwort sein."* z. B. */blu:mə/* → */_u:mə/* **Tilgen von Silben** *„Sprich bitte das Wort „Blume" nach und lass dabei das /mə/ weg. Das neue Wort kann dabei ein Quatschwort sein."* z. B. */blu:mə/* → */blu:_/*
ASF 60 **Verbinden sublexikalischer Segmente (Phoneme, Silbenkonstituenten, Silben) zu Wörtern** **Details** siehe ▶ Tab. 7.60	**Aufgabenstellung** Es werden sublexikalische Segmente vorgesprochen, die zu einem Wort verbunden werden sollen. Die phonologische Komplexität der Wörter wird so variiert, dass unterschiedlich hohe Anforderungen an die Verarbeitung sublexikalischer Segmente gestellt werden. **Item-Beispiele** **Laute verbinden** *„Mache bitte ein Wort aus den folgenden Lauten: /n/.../ ɑ:/... /z/.../ə/"* **Silben verbinden** *„Mache bitte ein Wort aus den folgenden Silben: /nɑ:/... /zə/"* **Silbenkonstituenten verbinden** *„Mache bitte ein Wort aus den folgenden Wortbausteinen: /ʃl/... /aŋk/"*

6.6 Neuromuskuläre Steuerung von Sprechbewegungen

6.6.1 Silbische und subsilbische Verarbeitung

Im vorangehenden Schritt der expressiven Sprachverarbeitung wurde eine mentale Repräsentation des Satzes erzeugt, die aus sublexikalischen und mit Akzentmerkmalen gekennzeichneten phonologischen Segmenten besteht (vgl. Kap. 6.5.1 und ▶ Abb. 6.20). Im letzten Planungsschritt des Sprachproduktionsprozesses muss dieser endgültige Plan der phonologischen Form des Satzes in ein Impulsmuster für die Ausführung von Sprechbewegungen übersetzt werden (**27** in ▶ Abb. 3.5 und ▶ Abb. 4.3). Für jeden Sprachlaut des Satzes muss das sprechmotorische System ein Bündel artikulatorischer Bewegungselemente zielgenau und zeitlich fein abgestimmt in der korrekten Reihenfolge ausführen können.

Um beispielsweise die ersten drei Lexeme in dem Beispielsatz */deɐj´ʊŋəz´u:xtainm´ɛ:tçn/* sprechmotorisch zu realisieren, müssen u. a. die in ▶ Abb. 6.21 angekreuzten Bewegungselemente unter Beteiligung von mehr als hundert unterschiedlichen Muskeln (Atmungsmuskulatur, Kehlkopfmuskulatur, Velum, Zungenmuskulatur etc.) in einem Zeitfenster von ca. einer Sekunde ausgeführt werden können [274], [440].

Für die neuromuskuläre Steuerung von Sprechbewegungen wird ein leistungsfähiger Mechanismus benötigt, der die fein abgestimmte Aktivierung, Koordination und Integration der am Sprechen beteiligten Muskeln gewährleistet. Es wird angenommen, dass dies in einem auf Sprechbewegungen spezialisierten Verarbeitungssystem erfolgt [501].

		d	*eɐ*	*j*	*´ʊ*	*ŋ*	*ə*	*z*	*ú:*	*x*	*t*	...
Atemdruck hoch (Akzent)					x				x			
Phonationsstellung der Glottis (stimmhaft)		x	x	x	x	x	x	x	x			
Stimmlippenspannung hoch (Akzent)					x				x			
velo-pharyngealer Verschluss		x	x	x	x		x	x	x	x	x	
alveolar-coronaler Verschluss		x									x	
velar-postdorsale Enge (Reibung)										x		
velar-postdorsale Enge (fließend)				x								
postpalatal-postdorsaler Verschluss						x						
apikal-alveolare Enge								x				
Zungenwölbung	vorne halbhoch		x									
	zentral halbhoch						x					
	zentral halbtief			x								
	hinten hoch				x				x			
	lang								x			
Lippen gerundet					x				x			
Lippen gespreizt			x									

Abb. 6.21 Artikulatorische Bewegungselemente von */de^{ɐ}j´ʊŋəzu:xt.../.*

		Akzent				Akzent										
K	V	K	V	K	V	K	V	K	K	K	K	V	K	K	V	K
d	$\text{e}^{\text{ɐ}}$	j	ʊ	ŋ	ə	z	u:	x	t	n	m	ɛ:	t	ç	ə	n

neuromuskuläre Steuerung von Sprechbewegungen

Konsonanten, z. B.	[p]	[b]	[t]	[d]	[ŋ]	[g]	[j]	usw.
stimmhaft	–	+	–	+	+	+	+	
oraler Verschluss	+	+	+	+	+	+	–	
Velum gehoben	+	+ –	+	+	–	+	+	
Friktion	–	–	–	–	–	–	–	
alveolar	–	–	+	+	–	–	–	
velar	–	–	–	–	+	–	–	
usw.								

subsilbische Verarbeitung

Vokale, z. B.	[ʊ]	[ə]	[u]	[ɛ]	[i]	[a]	usw.
offen	–	–	–	–	–	+	
vorne	–	–	–	+	+	+	
kurz	+	+	–	–	+	–	
Lippen gerundet	+	–	+	–	–	–	

Silbenspeicher

[jʊ]		
offen		–
vorne		–
kurz		+
Lippen gerundet		–
stimmhaft	+	
oraler Verschluss	–	
Velum gehoben	–	
Friktion	–	
alveolar	–	
velar	–	
usw.	–	

[çən]			
offen		–	
vorne		–	
kurz		+	
Lippen gerundet		–	
stimmhaft	–		+
oraler Verschluss	–		+
Velum gehoben	+		–
Friktion	+		–
alveolar	–		+
velar	–		–
usw.			

usw.

Ausführung von Sprechbewegungen

Abb. 6.22 Subsilbische und silbische Verarbeitung beim Sprechen.

Silbische Verarbeitung und Silbengedächtnis. Es wird außerdem angenommen, dass beim Sprechen häufig Bewegungsprogramme nicht für einzelne Laute, sondern für ganze Silben ausgeführt werden (▸ Abb. 6.22). Denn die meisten Wörter bzw. Morpheme einer Sprache sind aus einem begrenzten Inventar von Silben zusammengesetzt [80]. So sind im Englischen, Niederländischen und Deutschen ca. 500 verschiedene Silben ausreichend, um ca. 80 % aller erforderlichen Sprechbewegungen auszuführen [406]. Dies entspricht nur ca. 5 % des vollständigen Silbeninventars dieser Sprachen.

Vorgefertigte Pläne für die Ausführung der Bewegungsroutinen von häufig verwendeten (hochfrequenten) Silben sind nach dieser Modellvorstellung in einem speziellen Gedächtnissystem, dem sog. *Silbengedächtnis* (*syllabary*), mental gespeichert und können bei Bedarf aufgerufen und ausgeführt werden. Die im Silbengedächtnis gespeicherten Bewegungsroutinen haben sich durch die häufige Wiederholung besonders gut eingeprägt. Ihr Abruf und ihre Ausführung sind deshalb relativ mühelos und sprechmotorisch wenig stör- bzw. fehleranfällig.

Die artikulatorischen Merkmale von Silben sind außerdem weniger variabel als die von einzelnen Sprachlauten, deren phonetische Merkmale von den jeweils umgebenden Lauten abhängen (vgl. Kap. 5.1). Bei der Ausführung von vorgefertigten Bewegungsroutinen für ganze Silben muss für das einzelne Sprechereignis dann lediglich angepasst werden, mit welcher Sprechstimmlage und Lautstärke eine Silbe hervorgebracht werden soll.

Subsilbische Verarbeitung. Für selten verwendete (niedrigfrequente) und deshalb sprechmotorisch wenig trainierte Sprechsilben sowie besonders für das Sprechen neuer, noch unbekannter Silben verfügt das sprechmotorische Steuerungssystem über einen alternativen, sog. *subsilbischen Verarbeitungsweg* [274]. Die Bewegungsmuster für solche Silben wurden (noch) nicht häufig genug trainiert, um als ganzheitliche Bewegungsroutinen in das Silbengedächtnis eingeprägt worden zu sein. Beim Sprechen müssen deshalb die artikulatorischen Bewegungselemente für einzelne Sprachlaute in rascher Aufeinanderfolge geplant und koartikulatorisch aufeinander abgestimmt werden. Auch hochfrequente Silben könnten prinzipiell über den subsilbischen Verarbeitungsweg artikuliert werden, jedoch gilt diese Möglichkeit als sprechmotorisch aufwendig und störanfällig.

6.6.2 Untersuchungsmethoden und Defizite der Steuerung von Sprechbewegungen bei SSES

In Kap. 2.1 wurde bereits darauf hingewiesen, dass bei Kindern mit SSES komorbid zu den sprachlichen Defiziten häufig Beeinträchtigungen der Bewegungsplanung und -ausführung vorliegen (z. B. [224], [403] für einen Überblick). Dabei kann ein breites Spektrum unterschiedlicher grob- und feinmotorischer Leistungen betroffen sein, insbesondere auch die Koordination und Imitation komplexer Sprechbewegungen ([15], [123]).

Archibald et al. [23] verglichen beispielsweise sprechmotorische Leistungen von ca. sechs- bis zehnjährigen Kindern mit SSES und von gleichaltrigen Kindern mit altersgemäßer Sprachentwicklung mithilfe einer speziellen Variante einer Aufgabe zum **Nachsprechen von Pseudowörtern.** Um die Anforderungen an die sprechmotorische Verarbeitung zu erhöhen (und damit auch leichtere Beeinträchtigungen der Sprechbewegungsplanung erfassen zu können), wurden die Kinder in einer Untersuchungsbedingung gebeten, ein Gummibärchen als **Beißblock** zwischen den vorderen Schneidezähnen festzuhalten und das vorgesprochene Pseudowort trotz dieses sprechmotorischen Störfaktors so deutlich wie möglich zu artikulieren. In einer zweiten Untersuchungsbedingung sollten die Pseudowörter ohne den Beißblock nachgesprochen werden. Die Pseudowörter wurden außerdem nach verschiedenen phonologischen Gesichtspunkten (Anzahl der Laute, Silben und Konsonantenverbindungen) als **phonologisch (und damit auch sprechmotorisch) komplex oder weniger komplex** klassifiziert. Pseudowörter mit wenigen Lauten, Silben und Konsonantenverbindungen galten dabei als vergleichsweise wenig komplex. Überprüft wurde insbesondere, ob die untersuchten Kinder die Pseudowörter unter den sprechmotorisch erschwerten Bedingungen (mit Beißblock) korrekt oder inkorrekt nachsprechen konnten.

Dieser Vorgehensweise lag die Annahme zugrunde, dass das für die sprechmotorische Planung zuständige System eine aufgrund des Beißblocks veränderte propriozeptive Rückmeldung erhält, die eine flexible Anpassung der Sprechbewegungsplanung erforderlich machten. Es wurde erwartet, dass Kinder mit Defiziten der Sprechbewegungsplanung im Rahmen einer SSES möglicherweise größere Schwierigkeiten mit solchen neuromuskulären Anpassungsprozessen aufweisen würden als altersgemäß entwickelte Kinder, insbesondere bei phonologisch (und damit auch sprechmotorisch) besonders komplexen Pseudowörtern. Tatsächlich wirkte sich der Beißblock in dieser Untersuchung nur bei den Kindern mit SSES, nicht jedoch bei den altersgemäß entwickelten Kindern erschwerend auf die Nachsprechleistung für komplexe Pseudowörter aus.

Zarzo-Benlloch et al. [499] untersuchten die sprechmotorische Verarbeitung von ca. sechsjährigen Kindern mit SSES und von gleichaltrigen sowie jüngeren Kindern mit altersgemäßer Sprachentwicklung mithilfe einer Aufgabe zur sog. **Diadochokinese** (griech.: *sich ablösen, nachfolgen und bewegen*) [492]. Mit diesem Aufgaben- und Stimulusformat wird überprüft, ob rasch wechselnde Artikulationsorte (wie z. B. [p]: bilabial, [t]: alveolar-koronal und [k]: velar-postdorsal) bei häufiger Wiederholung schnell und präzise angesteuert werden können. Um dies zu überprüfen, wurden die Silben /pa/, /ta/ und /ka/ isoliert und in unterschiedlichen Kombinationen vorgesprochen. Die Kinder wurden dazu aufgefordert, die vorgegebenen Stimuli jeweils 15- bis 20-mal hintereinander möglichst genau als Silbenreihe zu reproduzieren (20-mal /pa/, /ta/ und /ka/ isoliert; 15-mal die zweisilbigen Kombinationen /pata/, /paka/ und /taka/ und 10-mal die dreisilbige Kombination /pataka/). Ermittelt wurde die Dauer, die zum exakten Nachsprechen der Silbenreihen benötigt wurde. Die Kinder mit SSES benötigten dabei unter allen drei experimentellen Bedingungen (d. h. bei der Reihung ein-, zwei- und dreisilbiger Stimuli) mehr Zeit als die Kinder aus den beiden Kontrollgruppen. Stackhouse et al. [432] schlagen eine ähnliche Aufgabenstellung zur Untersuchung von Defiziten bei der sprechmotorischen Bewegungsplanung vor. Diese Autoren verwenden neben ein- bis dreisilbigen Pseudowörtern (z. B. /lətəbə/, /mənə/, /bɔtikɛp/) auch Realwörter (z. B. telephone, buttercup, letterbox).

Aichert u. Ziegler [4] gingen der Frage nach, ob hirnorganisch bedingten Defiziten der sprechmotorischen Planung (sog. *Sprechapraxien*) Einschränkungen bei der Verwendung des silbischen Verarbeitungsweges zugrunde liegen können bzw. bei der Aktivierung von ganzheitlichen Bewegungsroutinen für häufig verwendete (hochfrequente) Silben im mentalen Silbenspeicher (*syllabary*) (vgl. ► Abb. 6.22). Aufgrund solcher Einschränkungen könnten Patienten mit Sprechapraxie darauf angewiesen sein, den sprechplanerisch weniger effizienten und störanfälligeren segmentalen bzw. subsilbischen Verarbeitungsweg auch für hochfrequente Silben zu verwenden. Zur Untersuchung dieser Annahme mit deutschsprachigen Probanden wurden Aufgaben zum **Nachsprechen von zweisilbigen Wörtern** verwendet. Die Wörter wurden dabei in zwei Kategorien eingeteilt: Wörter der ersten Kategorie enthielten eine erste **Silbe mit hoher Verwendungshäufigkeit** (z. B. /man-dəl/ (Mandel); /hɑ:-zə/ (Hase)), bei den Wörtern der anderen Kategorie war die erste **Silbe niedrigfrequent** (z. B. /mʊl-də /(Mulde); hy:-gəl/ (Hügel). Im Hinblick auf die Verwendungshäufigkeit der Wörter insgesamt (Wortfrequenz) unterschieden sich die Wörter in den beiden Kategorien nicht. Für die Zusammenstellung des Stimulusmaterials wurden Datenbanksysteme genutzt, in denen u. a. auch Parameter wie Wort- und Silbenfrequenz für das Deutsche dokumentiert sind ([26], [406]). Mithilfe des so zusammengestellten Stimulusmaterials konnte die Nachsprechleistung für hoch- und niedrigfrequente Silben verglichen werden. Überprüft wurde, wie häufig es beim Nachsprechen der Silben zu Fehlrealisierungen von Lauten (Ersetzungen oder Auslassungen) kam. Es zeigten sich weniger segmentale Fehler für hoch- als für niedrigfrequente Silben. Dies wurde als Indiz dafür gedeutet, dass die untersuchten Patienten mit Sprechapraxie den silbischen Verarbeitungsweg bzw. den Silbenspeicher für hochfrequente Silben beim Nachsprechen von Wörtern verwenden konnten.

6.6.3 Fragestellungen und ASFs zur Überprüfung der neuromuskulären Sprechplanung

In ▸ Tab. 6.25 und ▸ Tab. 6.26 sind Fragestellungen und ASFs zur Überprüfung der neuromuskulären Sprechplanung zusammengestellt.

Tab. 6.25 F 37: Hat die Silbenfrequenz einen Einfluss auf die die Sprechleistung?

Aufgaben- und Stimulusformate zu Fragestellung F 37	Aufgabenstellung und Item-Beispiele
ASF 61 Nachsprechen von Wörtern mit Variation der Silbenfrequenz Details siehe ▸ Tab. 7.61	**Aufgabenstellung** Es wird ein Wort vorgesprochen, das nachgesprochen werden soll. Die erste Silbe der nachzusprechenden Wörter ist entweder hoch- oder niedrigfrequent. Die Wortfrequenz sowie die phonologische Struktur der ersten Silben (KVK oder KV) sollte bei allen nachzusprechenden Wörtern vergleichbar sein. **Item-Beispiele** *„Sprich bitte das Wort möglichst genau nach."* **Erste Silbe hochfrequent** 1. KVK: /man-dəl/ (Mandel) 2. KV: /hɑ:-zə/ (Hase) **Erste Silbe niedrigfrequent** 1. KVK: /mʊl-də/(Mulde) 2. KV: /hy:-gəl/ (Hügel)

Tab. 6.26 F 38: Können artikulatorische Parameter schnell, präzise und störungsresistent realisiert werden?

Aufgaben- und Stimulusformate zu Fragestellung F 38	Aufgabenstellung und Item-Beispiele
ASF 62 schnell alternierende Reproduktion distinktiver phonetischer Merkmale (Diadochokinese) beim Artikulieren von Silbenreihen Details siehe ▸ Tab. 7.62	**Aufgabenstellung** Es werden Silben (z. B. [pa]) oder kurze Silbenreihen (z. B. [pata], [pataka]) vorgegeben, die mit einer zuvor festgelegten Häufigkeit möglichst schnell wiederholt werden sollen. Die Silben-initialen Konsonanten werden dabei so ausgewählt, dass schnell wechselnde artikulatorische Bewegungsmuster ausgeführt werden müssen. Zunächst wird die Reproduktionsaufgabe anhand von Beispielen erläutert und geübt: *„Ich sage Dir gleich Quatschwörter (oder Wörter), die du x-mal hintereinander wiederholen sollst. Wichtig ist, dass Du die Quatschwörter möglichst genau und ohne Fehler nachsprichst und trotzdem so schnell, wie Du es kannst. Ich sage STOP, wenn Du die Quatschwörter oft genug gesprochen hast."* **Item-Beispiele** Wiederhole jetzt bitte: 1. *[pa]* (20x) 2. *[paka]* (15x) 3. *[pataka]* (10x) 4. *[te:ləfo:n]* (10x) 5. *[ʃoko:lɑ:də]* (10x)

Tab. 6.26 Fortsetzung

Aufgaben- und Stimulusformate zu Fragestellung F 38	Aufgabenstellung und Item-Beispiele
ASF 63 **Nachsprechen von Pseudowörtern mit und ohne Beißblock** **Details** **siehe ▶ Tab. 7.63**	**Aufgabenstellung** Es wird ein Pseudowort vorgesprochen, das nachgesprochen werden soll. Die phonologische Komplexität der Pseudowörter wird variiert (Anzahl der Laute, Silben und Konsonantenverbindungen). Die Pseudowörter sollen in je einem Durchgang mit und ohne Beißblock nachgesprochen werden. **Item-Beispiele** **Durchführung ohne Beißblock** *„Sprich bitte das folgende Quatschwort möglichst genau nach."* **Durchführung mit Beißblock** *„Nimm bitte das Gummibärchen zwischen Deine vorderen Zähne und halte es gut fest, ohne es zu zerbeißen. Ich sage Dir dann ein Quatschwort, das Du bitte mit dem Gummibärchen im Mund so genau wie möglich nachsprechen sollst."*
phonologisch komplexes Pseudowort 1. KKKVKK: /ʃtrampf/ (Strampf) 2. KKVK: /knef/ /Kneff) 3. KVKK: /mils/ (Mils) **phonologisch einfaches Pseudowort** 1. KVKVKV: /kɔli:fə/ (Koliefe) 2. KVKV: /fe:mə/ (Fehme)	

Kapitel 7

Detaillierte Beschreibung und Modellbezug der Aufgaben- und Stimulusformate

7 Detaillierte Beschreibung und Modellbezug der Aufgaben- und Stimulusformate

Nachfolgend werden ausführliche Beschreibungen und Erläuterungen für alle 63 Aufgaben- und Stimulusformate (ASFs) gegeben, die in dem vorgeschlagenen Konzept zur modellgeleiteten Sprachdiagnostik berücksichtigt wurden (▸ Tab. 7.1 – ▸ Tab. 7.63). Für jedes ASF wird – wie bereits in Kap. 5 bzw. Kap. 6 – die Art der **sprachlichen Aufgabenstellung** und des zu verwendenden **Stimulusmaterials** beschrieben und anhand von **Beispiel-Items** verdeutlicht.

Weiterhin finden sich detaillierte Erläuterungen zum **Modellbezug** der ASFs, d. h. zu den Teilsystemen der sprachlichen Informationsverarbeitung, die für eine Bearbeitung von Aufgaben in dem jeweiligen Format benötigt werden. Die angegebenen Ziffern beziehen sich dabei auf die Nummerierung der Teilsysteme in ▸ Abb. 3.4 bzw. ▸ Abb. 4.2 (Informationsverarbeitung beim Sprachverstehen) und in ▸ Abb. 3.5 bzw. ▸ Abb. 4.3 (Informationsverarbeitung bei der Sprachproduktion).

Außerdem sind bei den Erläuterungen zum Modellbezug teilweise zusätzliche kognitive oder perzeptive Anforderungen aufgeführt, die sprachdiagnostisch berücksichtigt werden müssen, jedoch nicht explizit den Teilsystemen der beiden Verarbeitungsmodelle zugeordnet werden können:

- Insbesondere in Aufgaben- und Stimulusformaten, in denen phonetisch sehr ähnliche Stimuli unterschieden werden müssen, könnten Hörschädigungen zu einer nicht-altersgemäßen Leistung beitragen.
  (H) = Hören
- In einigen Aufgaben- und Stimulusformaten ist eine **metasprachliche Verarbeitung** erforderlich (z. B. Aufgaben zur Überprüfung der phonologischen oder morphologischen Bewusstheit sowie zur Grammatikalitätsbeurteilung). Metasprachliches Verarbeiten bzw. Sprachbewusstheit wird grundsätzlich in den beiden diagnostisch leitenden Sprachverarbeitungsmodellen nicht abgebildet, da hier ausschließlich unbewusstes, intuitives Verarbeiten dargestellt ist. Aus metasprachlichen Kompetenzen können jedoch teilweise Rückschlüsse auf die intuitive Sprachverarbeitung gezogen werden können.
  (PB) = phonologische Bewusstheit
  (MB) = morphologische Bewusstheit
  (GB) = grammatische Bewusstheit
- In einigen Aufgaben- und Stimulusformaten, die eigentlich auf eine Untersuchung der rezeptiven Sprachverarbeitung abzielen, müssen Bilder intern (still) benannt werden können. Beim internen Benennen von Objekt-Bildern müssen, wie beim mündlichen bzw. „hörbaren“ Benennen, phonologische und semantische Wortmerkmale aktiviert werden können (**23**, **17**). Eine postlexikalisch-phonologische Kodierung sowie die neuromuskuläre Planung von Sprechbewegungen (**24–27**) sind jedoch beim internen Benennen im Unterschied zum „hörbaren“ Benennen nicht erforderlich.
  (IB) = internes Benennen

Tab. 7.1 ASF 1: Diskriminieren von Tönen und Geräuschen.

ASF 1	Detaillierte Beschreibung und Modellbezug
Aufgabenstellung	Die untersuchte Person soll entscheiden, ob sich auditiv vorgegebene nonverbale Stimuli (Töne oder Geräusche) gleich laut bzw. gleich hoch anhören oder ob ein gehörtes Geräusch von einer Lücke unterbrochen ist. Ermittelt wird der kleinste, gerade noch wahrnehmbare Unterschied in der Intensität von zwei Geräuschen oder Tönen, der gerade noch wahrnehmbare Unterschied von Tonfrequenzen und die kleinste gerade noch wahrnehmbare zeitliche Pause zwischen zwei Geräuschen.
Item-Beispiele	1. *„Sind die Töne/Geräusche gleich laut?"* 2. *„Sind die Töne gleich hoch?"* 3. *„Ist das ein Ton oder sind es zwei Töne?"*
Modellbezug (1)	Da in diesem Aufgaben- und Stimulusformat **nonverbale Stimuli** dargeboten werden, ist eine Analyse phonetischer (distinktiver und prosodischer) Merkmale nicht erforderlich. Überprüft werden jedoch Aspekte der **auditiven Wahrnehmung und Verarbeitung**, die auch für eine phonetische Analyse von Sprachschall benötigt werden.
(H)	**Hörschädigungen (H)** müssen als Ursache für Schwierigkeiten der auditiven Wahrnehmung und Verarbeitung nonverbaler Stimuli ausgeschlossen werden.

Tab. 7.2 ASF 2: Diskriminieren von Sprachlauten, Silben, Wörtern oder Pseudowörtern.

ASF 2	Detaillierte Beschreibung und Modellbezug	
Aufgabenstellung	Die untersuchte Person wird aufgefordert zu entscheiden, ob sich zwei auditiv hintereinander vorgegebene sprachliche Stimuli gleich oder ungleich anhören.	
Item-Beispiele	*„Gleich oder ungleich?"*	
	gleich	*ungleich*
	1. Laute: [m – m] 2. Silben: [o:f – o:f] 3. Wörter: [kasə – kasə] 4. Pseudowörter: [ʃnu:fə – ʃnu:fə]	1. Laute: [m – n] 2. Silben: [o:f - o:s] 3. Wörter: [kasə – tasə] 4. Pseudowörter: [ʃlu:fə – ʃnu:fə]
Modellbezug (1)	Bei diesem Aufgaben- und Stimulusformat müssen phonetische Repräsentationen des Sprachschalls (d. h. Abfolgen phonetischer Merkmalsbündel) wahrgenommen, miteinander verglichen bzw. voneinander unterschieden (diskriminiert) werden können. Nicht-altersgemäße Leistungen beim auditiv-phonetischen Diskriminieren können deshalb auf Beeinträchtigungen der **auditiv-phonetischen Analyse für distinktive phonetische Merkmale (1)** zurückführbar sein. Es könnten jedoch auch auditiv-perzeptive Wahrnehmungsdefizite zugrunde liegen, die sich bereits bei nonverbalen Stimuli zeigen (Unterscheidung der Intensität oder der Tonhöhe von zwei Tönen oder Geräuschen bzw. Erkennung von kurzen Pausen zwischen zwei Geräuschen oder Tönen, vgl. ASF 1).	
(H)	**Hörschädigungen (H)** müssen als Ursache für Schwierigkeiten beim phonetischen Diskriminieren distinktiver Merkmale ausgeschlossen werden.	
(5), (6)	Für die Dauer des auditiv-phonetischen Vergleichs müssen die beiden zu vergleichenden Stimuli im **phonologischen Arbeitsgedächtnis (5, 6)** gespeichert werden. Durch Defizite in diesem Teilsystem kann die Leistung beim Diskriminieren von phonetischen Kontrasten insbesondere für längere Pseudowortstimuli beeinträchtigt sein.	

Tab. 7.2 Fortsetzung

ASF 2	Detaillierte Beschreibung und Modellbezug
(2)–(4)	Teilsysteme der **prälexikalisch-phonologischen Dekodierung (2, 3, 4)** können indirekt beteiligt sein, da die Speicherkapazität des phonologischen Arbeitsgedächtnisses durch die sublexikalisch-phonologische Gliederung von phonologischen Repräsentationen (z. B. als Silben oder Silbenkonstituenten) entlastet werden kann. In diesem Fall können die Leistungen beim Diskriminieren von phonologisch komplexen Wörtern (z. B. mit Konsonantenverbindungen) stärker beeinträchtigt sein als bei phonologisch einfachen Wörtern (ohne Konsonantenverbindungen).
Stimulusvarianten	**Art der kontrastierenden phonetischen Merkmale:** Der klangliche Kontrast zwischen den zu vergleichenden Stimuli kann durch unterschiedliche distinktive Merkmale gebildet werden (z. B. Artikulationsort [na:gəl – na:dəl], Nasalität [na:bə – na:mə], Phonationsmerkmal (z. B. [bas – pas], Artikulationsart [bu:x – bu:k]), denn Defizite der phonetischen Analyse können auch für spezifische distinktive Merkmale vorliegen. **Anzahl der kontrastierenden phonetischen Merkmale:** Die kontrastierenden Laute können durch ein distinktives Merkmal unterschieden sein (z. B. [no:f – mo:f] = Kontrast des Artikulationsortes) oder durch *mehrere* (z. B. no:f – ko:f] = Kontrast des Artikulationsortes, der Artikulationsart und des Phonationsmerkmals). Je mehr distinktive Merkmale den Lautkontrast bilden, umso leichter ist dieser erkennbar. **Silbenstrukturelle Einbettung des Lautkontrastes:** Die Kontrastpositionen können entweder innerhalb von Konsonantenverbindungen vorliegen (z. B. [ʃlu:fə – ʃnu:fə]), oder in Konsonant-Vokal-Verbindungen (z. B. [lu:fə – nu:fə]). Konsonantische Kontraste sind innerhalb von Konsonantenverbindungen schwerer dekodierbar als in Konsonant-Vokal-Verbindungen. **Kontrastposition:** Defizite bei der phonetischen Unterscheidung sprachlicher Stimuli können auch für spezifische Kontrastpositionen vorliegen: Anlautkontraste (z. B. [kasə – tasə]): Inlautkontraste (z. B. [na:gəl – na:dəl]); Auslautkontraste, (z. B. [hals – halt])

Tab. 7.3 ASF 3: Wort-Bild-Zuordnen mit phonetisch-phonologischen Ablenkerbildern.

ASF 3	Detaillierte Beschreibung und Modellbezug
Aufgabenstellung	Es wird dazu aufgefordert, das zu einem auditiv dargebotenen Wort passende Bild in einer Auswahlmenge zu zeigen. Die Ablenkerbilder stellen Wörter mit phonetisch-phonologischer Ähnlichkeit zum Stimuluswort dar.
Item-Beispiele	*„Welches Bild passt zu dem Wort?“* 1. Stimuluswort: [tanə] Ablenkerbilder: KANNE, TASSE 2. Stimuluswort: [bʊʃ] Ablenkerbilder: BUS, BUCH
Modellbezug (9)	Die Bedeutungsmerkmale des Stimuluswortes müssen auf der **Semantik-Ebene des mentalen Lexikons (9)** aktiviert und mit den semantischen Merkmalen des Zielbildes abgeglichen werden können. Denn so kann ermittelt werden, welches Bild (bzw. welche Bildsemantik) zu dem Stimuluswort passt bzw. welche Bilder nicht zur Wortsemantik passen. Da die mit den Ablenkerbildern korrespondierenden (Bild-semantischen) Bedeutungen keine semantische Ähnlichkeit zum Stimuluswort aufweisen, sind die Anforderungen an die semantisch-lexikalische Dekodierung jedoch gering.

Tab. 7.3 Fortsetzung

ASF 3	Detaillierte Beschreibung und Modellbezug
(7)	Um die Bedeutungsmerkmale des Stimuluswortes aktivieren zu können, muss zunächst die phonologische Repräsentation des Stimuluswortes auf der **Lexem-Ebene des mentalen Lexikons (7)** aktiviert werden können. Wegen der phonologischen Ähnlichkeit der Ablenkerwörter mit dem Stimuluswort müssen die phonologischen Wortformen vollständig und korrekt lexikalisch repräsentiert sein, um Verwechslungen zwischen Stimuluswort und Ablenkerwörtern (bzw. den mit den Ablenkerbildern korrespondierenden Wörtern) zuverlässig zu vermeiden.
(1)	Da sich die Ablenkerwörter phonetisch-phonologisch nur minimal vom Stimuluswort unterscheiden, ist eine differenzierte und trennscharfe **auditiv-phonetische Analyse (1)** der im Sprachschall enthaltenen phonetischen Merkmalbündel erforderlich.
(H)	**Hörschädigungen (H)** müssen als Ursache für Schwierigkeiten beim auditiv-phonetischen Diskriminieren distinktiver Merkmale ausgeschlossen werden.
(4)	Da die Ablenkerwörter einen minimalen Lautkontrast zum Stimuluswort aufweisen, muss eine **prälexikalisch-phonologische Dekodierung auf Phonemebene (4)** erfolgen können.
(5), (6)	Die phonologische Repräsentation des Stimuluswortes muss für die Dauer der prälexikalisch-phonologischen und lexikalischen Dekodierung im **phonologischen Arbeitsgedächtnis (5, 6)** gespeichert werden können. Da die Phonemkette ganzheitlich als Lexem memoriert werden kann und wegen der gegebenen Bildunterstützung, sind die Anforderungen an die Speicherkapazität des phonologischen Arbeitsgedächtnisses jedoch gering.
Stimulusvarianten	**Stimulusmerkmale mit Relevanz für die Untersuchung der auditiv-phonetischen Analyse (1):** • *Kontrastposition:* Anlautkontraste (z. B. [kasə – tasə]); Inlautkontraste (z. B. [na:gəl – na:dəl]); Auslautkontraste (z. B. [ʃɪlf – ʃɪlt]) • *kontrastbildende phonetische Merkmale:* Der klangliche Kontrast zwischen Ziel- und Ablenkerbild kann durch unterschiedliche distinktive Merkmale gebildet werden (z. B. Artikulationsort [na:gəl – na:dəl], Nasalität [na:bə – na:mə], Phonationsmerkmal (z. B. [ba:s – pas], Artikulationsart [bu:x – bu:k]) • *Anzahl kontrastierender distinktiver Merkmale:* Die beiden kontrastierenden Laute können durch ein distinktives Merkmal unterschieden sein (z. B. [tasə – taʃə]) oder durch mehrere (z. B. [tasə – tanə]) **Stimulusmerkmale mit Relevanz für die Untersuchung der prälexikalisch-phonologischen Dekodierung (4):** • *silbenstrukturelle Einbettung des Lautkontrastes:* Die Kontrastposition zwischen Ziel- und Ablenkerbild kann entweder innerhalb einer Konsonantenverbindung (z. B. [ʃtaŋə – ʃlaŋə]) vorliegen oder in einer Konsonant-Vokal-Verbindung (z. B. [kasə – tasə]) **Stimulusmerkmale mit Relevanz für die Untersuchung der lexikalischen Dekodierung (7):** • *Wortfrequenz:* Die Gebrauchshäufigkeit der verwendeten Wortstimuli im passiven Wortschatz der jeweils untersuchten Altersgruppe kann variiert werden, weil Defizite der phonologisch-lexikalischen Dekodierung sich stärker bei wenig gebräuchlichen Zielwörtern als bei häufig verwendeten Wörtern auswirken können. • *phonologische Nachbarschaftsdichte:* Bei Wörtern mit hoher Nachbarschaftsdichte könnte die Wort-Bild-Zuordnung in diesem Aufgabentyp besonders schwierig sein, weil es hier besonders leicht zu phonologischen Verwechslungen ähnlicher Einträge kommen kann. • *Wortart:* Der Zugriff auf phonologisch-lexikalische Wortformen kann mit dieser Aufgabe für verschiedene Wortarten (z. B. Nomina, Adjektive, Verben) untersucht werden.

Tab. 7.4 ASF 4: Erkennen von Akzentstrukturen in Wortfolgen und Komposita.

ASF 4	Detaillierte Beschreibung und Modellbezug
Aufgabenstellung	Es werden Kombinationen aus zwei oder drei Wörtern vorgesprochen bzw. Komposita, die aus den Wörtern der Folgen bestehen. Es wird dazu aufgefordert, das zum jeweils vorgesprochenen sprachlichen Stimulus passende Bild aus einer Auswahlmenge von zwei Bildern zu zeigen.
Item-Beispiele	*„Welches Bild passt?"* Akzentuierte Silben sind unterstrichen: 1. Stimulus: [blu:mənvi:zəuntbɔɪmə] (Blumenwiese und Bäume) Zielbild: Blumenwiese, Bäume Ablenkerbild: Blumen, Wiese, Bäume 2. Stimulus: [blu:mənvi:zəuntbɔɪmə] (Blumen, Wiese und Bäume) Zielbild: Blumen, Wiese, Bäume Ablenkerbild: Blumenwiese, Bäume
Modellbezug (9)	Die mit den Stimuluswörtern korrespondierenden Bedeutungsmerkmale müssen auf der **Semantik-Ebene des mentalen Lexikons (9)** aktiviert werden können. Außerdem muss ein Abgleich der semantischen Repräsentation mit den semantischen Merkmalen des Zielbildes erfolgen können.
(7)	Um die semantischen Repräsentationen der Stimuluswörter bzw. des Stimuluswortes aktivieren zu können, müssen die korrespondierenden phonologischen Repräsentationen auf der **Lexem-Ebene des mentalen Lexikons (7)** aktiviert werden können. Wegen der prosodischen Ähnlichkeit der Ablenkerwörter mit den Stimuluswörtern müssen die **Akzentmerkmale der phonologischen Wortformen** vollständig und korrekt lexikalisch repräsentiert sein, damit Verwechslungen zwischen Stimulus- und Ablenkerwörtern zuverlässig vermieden werden können.
(1)	Da sich die Ablenkerwörter prosodisch nur minimal von den Stimuluswörtern unterscheiden, ist eine differenzierte und trennscharfe **auditiv-phonetische Analyse (1)** der im Sprachschall enthaltenen **Akzentmerkmale (Tonhöhe und Intensität)** erforderlich.
(H)	**Hörschädigungen (H)** müssen als Ursache für Schwierigkeiten beim auditiv-phonetischen Diskriminieren von Akzentmerkmalen ausgeschlossen werden.
(2), (3)	Da die Ablenker einen minimalen Akzentkontrast zum Stimulus aufweisen, muss eine differenzierte **prälexikalisch-phonologische Dekodierung von prosodischen Wortmerkmalen (2)** erfolgen können. Da Akzentmerkmale Silben zugeordnet sind, muss der Stimulus als **Abfolge von Silben gegliedert (3)** werden können.
(5), (6)	Die phonologische Repräsentation des sprachlichen Stimulus muss für die Dauer der prälexikalisch-phonologischen und lexikalischen Dekodierung im **phonologischen Arbeitsgedächtnis (5, 6)** gespeichert werden können. Die Anforderungen an das phonologische Arbeitsgedächtnis steigen dabei mit der Anzahl zu memorierender Wörter bzw. Kompositumglieder. Durch die gegebene Bildunterstützung wird die Speicherkapazität jedoch entlastet.
Stimulusvarianten	**Silbenanzahl:** • Kombinationen aus drei zweisilbigen Wörtern: Stimulus: [blu:mənvi:zəuntbɔɪmə] (Blumenwiese und Bäume) Zielbild: Blumenwiese, Bäume Ablenkerbild: Blumen, Wiese, Bäume • Kombinationen aus drei einsilbigen Wörtern: Stimulus: [fu:sbaltoɐ] (Fußballtor) Zielbild: Fußballtor Ablenkerbild: Fuß, Ball, Tor • Kombinationen aus zwei einsilbigen Wörtern: Stimulus: [brɛtʃpi:l] (Brettspiel) Zielbild: Brettspiel Ablenkerbild: Brett, Spiel

Tab. 7.4 Fortsetzung

ASF 4	Detaillierte Beschreibung und Modellbezug
	Wortfrequenz: Die Gebrauchshäufigkeit der verwendeten Wortstimuli (bei isolierter Verwendung oder als Komposita) im passiven Wortschatz der jeweils untersuchten Altersgruppe kann variiert werden, weil Defizite der phonologisch-lexikalischen Dekodierung sich stärker bei wenig gebräuchlichen (niedrigfrequenten) als bei häufig verwendeten (hochfrequenten) Wörtern auswirken können.

Tab. 7.5 ASF 5: Lexikalisches Entscheiden mit korrekt und inkorrekt akzentuierten Wörtern.

ASF 5	Detaillierte Beschreibung und Modellbezug
Aufgabenstellung	Es soll entschieden werden, ob ein vorgesprochenes Wort korrekt oder inkorrekt betont wurde.
Item-Beispiele	*„Richtig oder falsch betont?“* Akzentuierte Silben sind unterstrichen: 1. Inkorrekt: /hɑː – <u>zə</u>/, korrekt: /<u>hɑː</u> – zə/ 2. Inkorrekt: /<u>za</u> – lɑːt/, korrekt: /za – <u>lɑːt</u>/
Modellbezug (2), (7)	Die **Akzentmerkmale** des verbalen Stimulus müssen **prälexikalisch-phonologisch dekodiert (2)** werden und die so erzeugten Repräsentationen müssen mit Einträgen auf der **Lexemebene des mentalen Lexikons (7)** abglichen werden können. Die Akzentmerkmale des Stimuluswortes müssen dabei korrekt auf der Lexemebene repräsentiert sein.
(1)	Da sich die inkorrekt akzentuierten Wörter nur minimal von den korrekt akzentuierten unterscheiden, ist eine differenzierte und trennscharfe **auditiv-phonetische Analyse (1)** der im Sprachschall enthaltenen **Akzentmerkmale (Tonhöhe und Intensität)** erforderlich.
(H)	**Hörschädigungen (H)** müssen als Ursache für Schwierigkeiten beim Erkennen von inkorrekter Akzentuierung ausgeschlossen werden.
(5), (6)	Die prälexikalisch- und lexikalisch-phonologischen Repräsentationen müssen außerdem für die Dauer des Vergleichsprozesses im **phonologischen Arbeitsgedächtnis (5, 6)** gespeichert werden können. Da die dargebotenen phonologischen Stimuli Lexeme bzw. sehr Lexem-ähnlich sind, sind die Anforderungen an die Speicherkapazität des phonologischen Arbeitsgedächtnisses jedoch relativ gering.
Stimulusvarianten	**Stimulusmerkmale mit Relevanz für die Untersuchung der auditiv-phonetischen Analyse (1) und der prälexikalisch-phonologischen Dekodierung (2):** • *Akzentmuster:* Die Sensitivität für prosodische Strukturmerkmale kann für verschiedene, in deutschen Wörtern vorkommende Betonungsmuster untersucht werden (z. B. /<u>hɑː</u> zə/, /za <u>lɑːt</u>/, /tsi <u>troː</u> nə/, /ʃo ko <u>lɑː</u> də/, /fan ta <u>ziː</u>/) **Stimulusmerkmale mit Relevanz für die Untersuchung der lexikalischen Dekodierung (7):** • *Wortfrequenz:* Die Gebrauchshäufigkeit der verwendeten Wortstimuli im passiven Wortschatz der jeweils untersuchten Altersgruppe kann variiert werden, weil Defizite der phonologisch-lexikalischen Dekodierung sich stärker bei wenig gebräuchlichen (niedrigfrequenten) Lexemen auswirken können als bei häufig vorkommenden (hoch-frequenten). • *Wortart:* Die lexikalische Repräsentation von Akzentmerkmalen kann mit diesem Aufgabenformat für verschiedene Wortarten (z. B. Nomina, Adjektive, Verben) untersucht werden.

Tab. 7.6 ASF 6: Unterscheidung von reimenden und nicht-reimenden Wort- und Pseudowortpaaren.

ASF 6	Detaillierte Beschreibung und Modellbezug
Aufgabenstellung	Es werden Wort- oder Pseudowortpaare dargeboten und es soll entschieden werden, ob sich die Stimuli eines Paares reimen oder nicht. In der nicht-reimend-Bedingung sind die beiden zu vergleichenden verbalen Stimuli phonologisch ähnlich.
Item-Beispiele	*„Reimend oder nicht-reimend?"* Wortpaare: 1. Reimend: /hɑ: zə – nɑ: zə/ 2. Nicht-reimend: /nɑ: zə – nɑ: dəl/ Pseudowortpaare: 1. Reimend: /fro:t – gro:t/ 2. Nicht-reimend: /fro:t – fro:s/
Modellbezug (3)	Bei diesem Aufgaben- und Stimulusformat muss eine **prälexikalisch-phonologische Dekodierung von Silbenstrukturen (3)** ausgeführt werden können. Insbesondere müssen die Endsilben (bei Zweisilbern) bzw. die Reimkonstituenten (bei Einsilbern) der beiden zu vergleichenden verbalen Stimuli durch phonologische Segmentierung herausgelöst und klanglich verglichen werden können.
(1)	Voraussetzung für die silbenstrukturelle Dekodierung ist eine **auditiv-phonetische Analyse (1)** der phonetischen Merkmalbündel, die mit den zu vergleichenden Reimkonstituenten korrespondieren.
(H)	**Hörschädigungen (H)** müssen als Ursache für Schwierigkeiten bei der auditiven Analyse ausgeschlossen werden.
(5), (6)	Die phonologischen Repräsentationen der Reimkonstituenten müssen außerdem für die Dauer des Vergleichsprozesses im **phonologischen Arbeitsgedächtnis (5, 6)** gespeichert werden können. Werden als verbale Stimuli Wortpaare dargeboten, so sind die Anforderungen an die Speicherkapazität des Arbeitsgedächtnisses geringer als bei Pseudowortpaaren.
(PB)	Zu beachten ist weiterhin, dass die Aufgabenstellung **phonologische Bewusstheit (PB) für Silbenkonstituenten** erfordert, sodass nur indirekt auf die *intuitive* Fähigkeit zur phonologischen Dekodierung der Silbenstruktur geschlossen werden kann. Altersgemäße Leistungen in diesem Aufgabenformat können jedoch als Beleg dafür gelten, dass die Dekodierung der Silbenstruktur für den untersuchten Strukturbereich gelingt.
Stimulusvarianten	**Ein- oder Zweisilber:** • Reimpaare werden bei zweisilbigen Wörtern durch Gleichheit der zweiten Silbe gebildet (z. B. /hɑ: zə – nɑ: zə/). Die Erkennung setzt hier demnach eine Gliederung des Wortes zw. Pseudowortes in ganze Silben voraus. • Einsilbige Wörter bzw. Pseudowörter reimen sich hingegen bei Gleichheit des Silbenreims, der durch den Silbenkern und die Silbenkoda gebildet wird (/fro:t – gro:t/). Reimerkennung erfordert bei diesem Stimulusformat demnach eine subsilbische Gliederung des Stimulus in Onset und Reim. **Silbenkonstituenten:** Die Sensitivität für Silbenkonstituenten kann für verschiedene, in deutschen Wörtern vorkommende Silbenonsets und Silbenkodas (z. B. einzelne Konsonanten oder Konsonantenverbindungen) untersucht werden (z. B. KK-Onset: /blu:t – glu:t/; KK-Koda: /hant – vant/; K-Onset: /hɛ-lm – ʃɛlm/, K-Koda: /no:t – lo:t/). **Wort oder Pseudowort:** Da die phonologische Dekodierung der Silbenstruktur prälexikalisch erfolgt, kann die Sensitivität für die Silbenstruktur sowohl mit Wortpaaren untersucht werden als auch mit Pseudowortpaaren.

Tab. 7.7 ASF 7: Unterscheidung von reimenden und nicht-reimenden Wort- und Pseudowortpaaren mit Bildabgleich.

ASF 7	Detaillierte Beschreibung und Modellbezug
Aufgabenstellung	Es werden auditiv ein Stimuluswort sowie zwei bis drei Auswahlbilder dargeboten. Es soll auf das Bild gezeigt werden, dessen Benennung sich mit dem Stimuluswort reimt. Die nicht-reimenden Ablenkerbilder weisen phonologische Ähnlichkeit mit dem Stimuluswort bzw. Zielbild auf.
Item-Beispiele	„Welches Bild reimt sich auf das Wort...?" 1. Stimuluswort: /tanə/ Zielbild: KANNE; Ablenkerbilder: KASSE, KARTE 2. Stimuluswort: /hʊnt/ Zielbild: HUND; Ablenkerbilder: HUT, HAND
Modellbezug **(3)**	Bei diesem Aufgaben- und Stimulusformat muss eine **prälexikalisch-phonologische Dekodierung von Silbenstrukturen (3)** erfolgen können. Insbesondere müssen die Endsilben (bei Zweisilbern) bzw. die Reimkonstituenten (bei Einsilbern) von Stimulus- und Ablenkerwörtern durch phonologische Segmentierung herausgelöst und sublexikalisch-phonologisch mit den internen Benennungen der Auswahlbilder verglichen werden können.
(1)	Voraussetzung für die silbenstrukturelle Dekodierung ist eine **auditiv-phonetische Analyse (1)** der phonetischen Merkmalbündel, die mit den zu vergleichenden Reimkonstituenten korrespondieren.
(H)	**Hörschädigungen (H)** müssen als Ursache für Schwierigkeiten bei der auditiven Analyse ausgeschlossen werden.
(5), (6)	Die phonologischen Repräsentationen müssen außerdem für die Dauer des Abgleichs der Silbenstrukturen im **phonologischen Arbeitsgedächtnis (5, 6)** gespeichert werden können. Da als verbale Stimuli Wörter dargeboten werden und wegen der gegebenen Bildunterstützung sind die Anforderungen an die Speicherkapazität des Arbeitsgedächtnisses allerdings relativ gering.
(PB)	Zu beachten ist weiterhin, dass aus Aufgaben, die **phonologische Bewusstheit (PB)** erfordern, nur indirekt auf die *intuitive* Fähigkeit zur phonologischen Dekodierung der Silbenstruktur geschlossen werden kann. Altersgemäße Leistungen für dieses Aufgabenformat können jedoch als Beleg dafür gelten, dass die Dekodierung der Silbenstruktur für den untersuchten Strukturbereich gelingt.
(IB)	Die vorgegebenen Bilder müssen **intern benannt** werden können. Hierfür müssen, wie beim mündlichen bzw. „hörbaren" Benennen, **phonologische und semantische Wortmerkmale aktiviert** werden können (23, 17). Eine post-lexikalisch phonologische Kodierung sowie die **neuromuskuläre Planung von Sprechbewegungen (24–27)** sind jedoch beim internen Benennen im Unterschied zum „hörbaren" Benennen nicht erforderlich. Die Reim-bildenden phonologischen Konstituenten (Reime bzw. zweite Silben) des Stimuluswortes und der durch internes Benennen aktivierten Lexeme müssen dann verglichen werden.
Stimulusvarianten	**Ein- oder Zweisilber:** Reimpaare werden bei zweisilbigen Wörtern durch Gleichheit der zweiten Silbe gebildet (z. B. /hɑ: zə – nɑ: zə/). Die Erkennung setzt hier demnach eine Gliederung des Wortes in Silben voraus. Einsilbige Wörter reimen sich hingegen bei Gleichheit des Silbenreims. Reimerkennung erfordert hier eine subsilbische Gliederung des Stimulus in Onset und Reim. Für eine differenzierte Untersuchung der phonologischen Dekodierung silbenstruktureller Stimulusmerkmale können einsilbige und auch mehrsilbige Reimpaare verwendet werden. **Silbenkonstituenten :** Die Sensitivität für Silbenstrukturen kann für verschiedene in deutschen Wörtern vorkommende Silbenonsets und Silbenkodas untersucht werden (z. B. KK-Onset: /blu:t – glu:t/; KK-Koda: /hant – vant/) usw.

Tab. 7.8 ASF 8: Wörter und Pseudowörter silbisch segmentieren.

ASF 8	Detaillierte Beschreibung und Modellbezug
Aufgabenstellung	Es soll die Anzahl der Silben in einem auditiv dargebotenen Wort oder Pseudowort erkannt und nonverbal (z. B. durch Klatschen oder Silbenbögen-Zeichnen) reproduziert werden.
Item-Beispiele	*„Klatsche die Anzahl der Silben."* 1. Ta-fel 2. Ba-na-ne 3. Kin-der-gar-ten 4. Ge-mü-se-su-ppe 5. Schra-pli-mo-li-ne
Modellbezug (3)	Die **Silbenstruktur** der verbalen Stimuli (Wörter oder Pseudowörter) muss **prälexikalisch-phonologisch dekodiert (3)** werden können, um Silbengrenzen erkennen und gestisch nachahmen zu können.
(H)	**Hörschädigungen (H)** müssen als Ursache für Schwierigkeiten bei der Dekodierung der Silbenstruktur ausgeschlossen werden.
(5), (6)	Die phonologische Repräsentation der Silbenstruktur muss außerdem für die Dauer des Vergleichsprozesses im **phonologischen Arbeitsgedächtnis (5, 6)** gespeichert werden können. Werden als verbale Stimuli Wörter dargeboten, so sind die Anforderungen an die Speicherkapazität des Arbeitsgedächtnisses geringer als bei Pseudowörtern. Insbesondere bei Pseudowörtern steigen die Anforderungen an das Arbeitsgedächtnis mit der Anzahl der zu memorierenden Silben.
(PB)	Zu beachten ist weiterhin, dass aus Aufgaben zur **phonologischen Bewusstheit (PB) für Silben** nur indirekt auf die *intuitive* Fähigkeit zur phonologischen Dekodierung der Silbenstruktur geschlossen werden kann. Altersgemäße Leistungen für dieses Aufgaben- und Stimulusformat können jedoch als Beleg dafür gelten, dass die Dekodierung der Silbenstruktur für den untersuchten Strukturbereich gelingt.
Stimulusvarianten	**Silbenanzahl:** Im Deutschen bestehen viele (insbesondere derivierte und komponierte Wörter) aus vier bis sechs Silben (z. B. /ʃo ko la də; fu:s bal; wɛlt mai stəᵄʃaft/). Dementsprechend kann die Anzahl der Silben pro Wort bzw. Pseudowort variiert werden. Da das phonologische Arbeitsgedächtnis an dieser Aufgabenstellung beteiligt ist, kann die Verarbeitung von langen Stimuli schwieriger sein als die von kurzen. **Silbenstruktur:** Die zur silbischen Dekodierung dargebotenen Stimuli können so variiert werden, dass die im Deutschen vorkommenden Silben-internen Abfolgen von Konsonanten und Vokalen Berücksichtigung finden, z. B. KV (/mo: toᵄ ɣa:t/), VK (/in zəl/), KVK (/mo: toᵄ ɣa:t/), KKV (/kɣy: məl/), KVKK (/wɛlt mal stəᵄ ʃaft/). Die Erkennung von Silbengrenzen kann bei Stimuli, die aus komplexen Silben bestehen (z. B. aus KKV-, KVKK-, KKVK-Silben) schwieriger sein als bei Ketten aus einfachen Silben (z. B. aus KV- oder VK-Silben). **Wort oder Pseudowort:** Da die phonologische Dekodierung der Silbenstruktur prälexikalisch erfolgt, kann die Sensitivität für die Silbenstruktur sowohl für Wörter untersucht werden als auch für Pseudowörter. Bei Verwendung von Pseudowörtern sind die Anforderungen an die Speicherkapazität des phonologischen Arbeitsgedächtnisses höher als bei Wörtern.

Tab. 7.9 ASF 9: Nachsprechen von Pseudowörtern.

ASF 9	Detaillierte Beschreibung und Modellbezug
Aufgabenstellung	Es wird ein Pseudowort vorgesprochen, das nachgesprochen werden soll.
Item-Beispiele	*„Sprich bitte das Quatschwort so genau wie möglich nach."* 1. /lu:fə/ 2. /ʃnu:lm/ 3. /klɛstə^{ɐ}/ 4. /ʃtɤɔlm/
Modellbezug (4)	In diesem Aufgaben- und Stimulusformat ist eine genaue **prälexikalisch-phonologische Dekodierung der Phonemstruktur (4)** der Pseudowörter erforderlich. Um Fehlrealisierungen von Phonemen zu vermeiden, müssen alle in den Pseudowörtern enthaltenen Phoneme trennscharf erkannt und korrekt sequenziert werden können.
(1)	Voraussetzung für die Dekodierung der Phonemstruktur ist eine **auditiv-phonetische Analyse (1)** der mit den Phonemen korrespondierenden phonetischen Merkmalbündel.
(H)	**Hörschädigungen (H)** müssen als Ursache für Schwierigkeiten bei der auditiv-phonetischen Analyse ausgeschlossen werden.
(5), (6)	Die dekodierten Phonemketten müssen im **phonologischen Arbeitsgedächtnis (5, 6)** in der korrekten Reihenfolge gespeichert werden können. Aus diesem Grund kann die Nachsprechleistung für lange Pseudowörter stärker beeinträchtigt sein als für kurze.
(24-26)	Zu beachten ist weiterhin, dass bei diesem Aufgaben- und Stimulusformat alle Phoneme der vorgesprochenen Pseudowörter in der korrekten Abfolge **verbal expressiv** realisiert werden müssen. Um Pseudowörter korrekt nachsprechen zu können, müssen deshalb u. a. die Teilschritte der **postlexikalisch-phonologischen Kodierung (24–26)** ausgeführt werden können.
Stimulusvarianten	**Phoneminventar:** Die Phoneme in den vorgesprochenen Pseudowörtern können so variiert werden, dass alle Lautklassen (Monophthonge, Diphthonge, Nasale, Liquide, Plosive, Frikative) bzw. das vollständige Phoneminventar des Deutschen berücksichtigt werden. **Silbenstruktur:** Die verschiedenen Phoneme des deutschen Phoneminventars können in den Pseudowörtern außerdem in unterschiedliche silbenstrukturelle Kontexte eingebettet sein. Pseudowörter können so variiert werden, dass die im Deutschen vorkommenden Silben-internen Abfolgen von Konsonanten und Vokalen Berücksichtigung finden (z. B. Phonem /t/: KVK (/te:k/), KVK (/ku:t/), KKVK (/tɤu:f/), KKVK (/ʃte:f/), KVKK (kɛft). **Länge:** Die Länge der nachzusprechenden Wörter kann wegen der Beteiligung des phonologischen Arbeitsgedächtnisses einen Einfluss auf die Leistungen beim phonologischen Dekodieren ausüben (z. B. kurz: /nu:f/, lang: /nu:-fi:-le:-mo:/).

Tab. 7.10 ASF 10: Zuordnen von Phonemen zu Pseudowörtern und Wörtern.

ASF 10	Detaillierte Beschreibung und Modellbezug
Aufgabenstellung	Es wird zuerst ein Stimulusphonem vorgesprochen und nachfolgend ein Wort oder Pseudowort. Es soll entschieden werden, ob das Phonem in dem Wort bzw. Pseudowort enthalten ist.
Item-Beispiele	*„Hörst Du ein /n/ in…?"* Pseudowörter: 1. Nicht enthalten: /lu:fə/ 2. Enthalten: /nu:fə/ Wörter: 1. Nicht enthalten: /ʃɑ:lə/ 2. Enthalten: /ʃnalə/
Modellbezug (4)	In diesem Aufgaben- und Stimulusformat ist eine **prälexikalisch-phonologische Dekodierung der Phonemstruktur (4)** der Pseudowörter bzw. Wörter erforderlich, um feststellen zu können, ob das Zielphonem in dem Wort- oder Pseudowort enthalten ist.
(1)	Bei diesem Aufgaben- und Stimulusformat muss eine **auditiv-phonetische Analyse (1)** des dargebotenen Phonems sowie der Phoneme des Stimuluswortes erfolgen können, um deren distinktive phonetische Merkmale zu erfassen.
(H)	**Hörschädigungen (H)** müssen als Ursache für Schwierigkeiten bei der auditiven Analyse von distinkten phonetischen Merkmalen ausgeschlossen werden.
(5), (6)	Die dekodierten Phonemketten sowie das Stimulusphonem müssen im **phonologischen Arbeitsgedächtnis (5, 6)** gespeichert werden können. Aus diesem Grund kann die Leistung für lange Pseudowörter besonders stark beeinträchtigt sein. Bei Wörtern sind die Anforderungen an die Speicherkapazität des phonologischen Arbeitsgedächtnisses jedoch gering, da diese ganzheitlich als Lexeme memoriert werden können.
(PB)	Zu berücksichtigen ist weiterhin, dass dieses Aufgaben- und Stimulusformat **phonologische Bewusstheit (PB) für die Phonemstruktur** erfordert. Phonembewusstheit zeigen Kinder oft erst im Laufe des Erwerbs eines alphabetischen Schriftsystems. Aus nicht-altersgemäßen Leistungen in diesem Aufgaben- und Stimulusformat kann deshalb nur indirekt auf Beeinträchtigungen bei der intuitiven, unbewussten Dekodierung von Phonemen geschlossen werden. Altersgemäße Leistungen in diesem Aufgabenformat können jedoch als Beleg dafür gelten, dass die Dekodierung von Phonemen für den untersuchten Strukturbereich gelingt.
Stimulusvarianten	**Phoneminventar:** Die Stimulusphoneme können so variiert werden, dass alle Lautklassen (Monophthonge, Diphthonge, Nasale, Liquide, Plosive, Frikative) bzw. das vollständige Phoneminventar des Deutschen berücksichtigt werden. **Silbenstrukturelle Einbettung der Zielphoneme:** Die Wörter bzw. Pseudowörter können so variiert werden, dass die Zielphoneme in variablen silbenstrukturellen Positionen vorkommen (z. B. KV, VK, KKVK, KKVK, KVKK, KVKK). **Länge:** Die Länge der zu beurteilenden Wörter oder Pseudowörter kann wegen der Beteiligung des phonologischen Arbeitsgedächtnisses einen Einfluss auf die Leistungen beim phonematischen Dekodieren ausüben (z. B. kurz: /nu:f/, lang: /nu:-fi:-le:-no:/). **Wort oder Pseudowort:** Da die phonologische Dekodierung der Phonemstruktur prälexikalisch erfolgt, kann dieses Aufgabenformat sowohl mit Wörtern als auch mit Pseudowörtern untersucht werden. Aufgrund der Beteiligung des phonologischen Arbeitsgedächtnisses kann die Verarbeitung von Wörtern leichter sein als die von Pseudowörtern.

Tab. 7.11 ASF 11: Wort-Bild-Zuordnen mit stillem Auslassen, Ersetzen oder Hinzufügen von Phonemen.

ASF 11	Detaillierte Beschreibung und Modellbezug
Aufgabenstellung	Es wird ein Stimuluswort vorgesprochen und es erfolgt die Instruktion, einen **bestimmten Laut intern zu tilgen, zu ersetzen oder hinzuzufügen**. Die durch diese Manipulation entstehende Phonemkette bildet ebenfalls ein Wort. Dieses soll dann der passenden Abbildung in einer Auswahlmenge zugeordnet werden. Die Ablenkerbilder weisen dabei eine phonologische Ähnlichkeit zum Stimuluswort auf.
Item-Beispiele	1. Ersetzen eines Phonems: Nagel → Nadel *„Zeig mir, welches Wort entsteht, wenn man Nagel mit /d/ anstelle von /g/ sagen würde."* Auswahlbilder: Nadel, Nabel, Nase 2. Tilgen eines Phonems: Brille → Rille *„Zeig mir, welches Wort entsteht, wenn man Brille ohne /b/ sagen würde."* Auswahlbilder: Rille, Grille, Rippe 3. Hinzufügen eines Phonems: Raum → Traum *„Zeig mir, welches Wort entsteht, wenn man Raum mit /t/ vorne sagen würde."* Auswahlbilder: Traum, Schaum, Zaun
Modellbezug (1), (4)	Bei diesem Aufgaben- und Stimulusformat muss das vorgesprochene Wort **auditiv-phonetisch analysiert (1)** und als **Abfolge von Phonemen prälexikalisch-phonologisch dekodiert (4)** werden können. Auch die distinktiven phonetischen Merkmale des zu manipulierenden Lautes müssen auditiv-phonetisch (1) erfasst werden, und das korrespondierende Phonem muss identifiziert (4) werden können. Daraufhin muss das Zielphonem in der Phonemkette des Stimuluswortes getilgt bzw. ersetzt oder hinzugefügt werden.
(H)	**Hörschädigungen (H)** müssen als Ursache für Schwierigkeiten bei der auditiv-phonetischen Analyse der zu manipulierenden Phoneme ausgeschlossen werden.
(5), (6)	Die dekodierten Phonemketten sowie das Stimulusphonem müssen für die Dauer des Manipulationsvorgangs im **phonologischen Arbeitsgedächtnis (5, 6)** gespeichert werden können. Weiterhin muss auch die aus der Phonemmanipulation resultierende, um ein Phonem verkürzte, veränderte oder verlängerte Phonemkette im phonologischen Arbeitsgedächtnis gespeichert werden können.
(7), (9)	Um einen Abgleich des phonologisch veränderten Wortes mit den Auswahlbildern zu ermöglichen, muss die mit der manipulierten Phonemkette korrespondierende Wortform auf der **Lexem-Ebene des mentalen Lexikons (7)** aktiviert werden können. Außerdem ist ein Zugriff zu der mit dem Lexem korrespondierenden semantischen Repräsentation auf der **Semantik-Ebene (9) des mentalen Lexikons** erforderlich. Denn nur so kann ermittelt werden, welches Bild zu der manipulierten Phonemkette passt.
(PB)	Zu berücksichtigen ist weiterhin, dass dieses Aufgaben- und Stimulusformat **phonologische Bewusstheit (PB) für die Phonemstruktur** erfordert. Phonembewusstheit zeigen Kinder oft erst im Laufe des Erwerbs eines alphabetischen Schriftsystems. Aus nicht-altersgemäßen Leistungen in diesem Aufgaben- und Stimulusformat kann deshalb nur indirekt auf Beeinträchtigungen bei der intuitiven, unbewussten Dekodierung von Phonemen geschlossen werden. Altersgemäße Leistungen in diesem Aufgaben- und Stimulusformat können jedoch als Beleg dafür gelten, dass auch die Dekodierung von Phonemen für den untersuchten Strukturbereich gelingt.
Stimulusvarianten	**Phoneminventar:** Die zu tilgenden Phoneme können so variiert werden, dass alle Lautklassen (Monophthonge, Diphthonge, Nasale, Liquide, Plosive, Frikative) bzw. das vollständige Phoneminventar des Deutschen berücksichtigt werden. **Silbenstrukturelle Einbettung der Zielphoneme:** Die Wörter können so variiert werden, dass zu tilgende, zu ersetzende oder hinzuzufügende Phoneme in variablen silbenstrukturellen Positionen vorkommen (z. B. KV, VK, KKVK, KKVK, KVKK, KVKK).

Tab. 7.12 ASF 12: Beurteilen von korrekten und phonologisch veränderten Wortformen.

ASF 12	Detaillierte Beschreibung und Modellbezug
Aufgabenstellung	Es wird eine Abbildung zusammen mit einer entweder korrekten oder inkorrekten Benennung der Abbildung dargeboten. Die Aufgabe besteht darin, anzugeben, ob das Bild durch die Wortform korrekt oder inkorrekt benannt wurde. Die inkorrekten Benennungen sind Pseudowörter, bei denen jeweils ein Phonem substituiert, ausgelassen oder hinzugefügt wurde.
Item-Beispiele	Stimulus-Bild: KROKODIL Korrekt: *„Ist das hier ein /krokodi:l/?"* Inkorrekt: 1. *„Ist das hier ein /trokodi:l/?"* 2. *„Ist das hier ein /kokodi:l/?"* 3. *„Ist das hier ein /krotkodi:l/?"*
Modellbezug (7)	Um die lexikalische Korrektheit der Form beurteilen zu können, muss überprüft werden, ob auf der **Lexem-Ebene des mentalen Lexikons (7)** ein Eintrag existiert, der mit der prälexikalisch-phonologischen Repräsentation des verbalen Stimulus übereinstimmt. Sind Lexeme fehlerhaft oder unvollständig im mentalen Lexikon repräsentiert, so kann dies zu inkorrekten Beurteilungen der phonologischen Repräsentationen führen.
(9)	Um einen Abgleich mit den semantischen Merkmalen der Stimulusbilder zu ermöglichen, müssen außerdem die Bedeutungsmerkmale des Lexems auf der **Semantik-Ebene (9) des mentalen Lexikons** aktiviert werden können.
(4)	Außerdem muss die **Phonemstruktur** des verbalen Stimulus **prälexikalisch-phonologisch dekodiert (4)** werden können. Denn die fehlerhaften unterscheiden sich von den korrekten Wortformen nur durch minimale phonologische Abweichungen (d. h. Ersetzungen, Auslassungen, Vertauschungen oder Hinzufügungen jeweils eines Phonems).
(1)	Als Voraussetzung für die prälexikalisch-phonologische Analyse muss eine **auditiv-phonetische Analyse (1)** des dargebotenen korrekten oder fehlerhaften Wortes (= Pseudowort) erfolgen können.
(H)	**Hörschädigungen (H)** müssen als Ursache für Schwierigkeiten bei der auditiv-phonetischen Analyse von Phonemen ausgeschlossen werden.
(5), (6)	Die dekodierten Phonemketten müssen im **phonologischen Arbeitsgedächtnis (5, 6)** gespeichert werden können. Da es sich bei den inkorrekten Wortformen um Pseudowörter handelt, können die Phonemketten nicht ganzheitlich als Lexeme memoriert werden. Aus diesem Grund sind die Anforderungen an die Speicherkapazität des phonologischen Arbeitsgedächtnisses bei diesen Stimuli relativ hoch.
Stimulusvarianten	**Stimulusmerkmale mit Relevanz für die Untersuchung der prälexikalisch-phonologischen Dekodierung:** • *Phoneminventar:* Die fehlerhaft realisierten Phoneme können so variiert werden, dass alle Lautklassen (Monophthonge, Diphthonge, Nasale, Liquide, Plosive, Frikative) bzw. das vollständige Phoneminventar des Deutschen berücksichtigt wird. • *silbenstrukturelle Einbettung der Zielphoneme:* Die inkorrekten Wortformen können so variiert werden, dass die inkorrekten Phonemrealisierungen an variablen silbenstrukturellen Positionen vorkommen, z. B. in phonologisch einfachen KV-Strukturen (/toma:tə/ → (/koma:tə/, (/oma:tə/) oder in phonologisch komplexeren Konsonantenverbindungen. **Stimulusmerkmale mit Relevanz für die Untersuchung der lexikalischen Dekodierung:** • *Wortfrequenz:* Die Gebrauchshäufigkeit der verwendeten Wortstimuli im passiven Wortschatz der jeweils untersuchten Altersgruppe kann variiert werden, weil Defizite der phonologisch-lexikalischen Dekodierung sich stärker bei wenig gebräuchlichen Zielwörtern als bei selten verwendeten Wörtern auswirken können. • *Wortart:* Die lexikalischen Repräsentationen von Lexemen können mit diesem Aufgabenformat für verschiedene Wortarten (z. B. Nomina, Adjektive, Verben) untersucht werden.

Tab. 7.13 ASF 13: Zuordnung von Wortabfolgen zu Bild-Sequenzen.

ASF 13	Detaillierte Beschreibung und Modellbezug
Aufgabenstellung	Es werden Wortreihen vorgesprochen, die aus abbildbaren Nomina bestehen. Unmittelbar nach der auditiven Präsentation einer Wortreihe werden verschiedene Sequenzen von Bildern vorgelegt, in denen die Stimuluswörter mit variierter Abfolge dargestellt sind. Die Aufgabe besteht darin, diejenige Bildsequenz zu zeigen, die die Wortreihenfolge korrekt darstellt.
Item-Beispiele	*„Welche Bildreihe passt zu der folgenden Wortreihe?"* Wortreihe (vier Wörter): */bal/ /fu:s/ /bɛt/ /ʃif/* Bildreihen: BALL FUß BETT SCHIFF BALL BETT FUß SCHIFF BALL SCHIFF FUß BETT
Modellbezug (7)	Bei diesem Aufgaben- und Stimulusformat müssen die Wortformen, die mit den Sprachstimuli korrespondieren, auf der **Lexem-Ebene des mentalen Lexikons (7)** aktiviert werden können.
(9)	Um einen Abgleich mit den Bedeutungsmerkmalen der Bilder zu ermöglichen, müssen außerdem die semantischen Merkmale der Lexeme auf der **Semantik-Ebene (9) des mentalen Lexikons** aktiviert werden können.
(1), (4)	Voraussetzung für den lexikalischen Zugriff zu den Wortformen ist, dass der die verbalen Stimuli **auditiv-phonetisch analysiert (1) und prälexikalisch-phonologisch als Abfolge von Phonemen dekodiert (4)** werden können. Da sich die Wörter der vorgegebenen Wortreihen aber phonologisch nicht ähneln und wegen der gegebenen Bildunterstützung sind die Anforderung an die prälexikalisch phonologische Dekodierung und an die auditiv-phonetische Analyse allerdings relativ gering.
(5), (6)	Die Lexeme müssen zudem im **phonologischen Arbeitsgedächtnis (5, 6)** in der richtigen Reihenfolge gespeichert werden können. Da die Phonemketten, die mit einem Wort korrespondieren, als Lexeme gruppiert werden können, sind die Anforderungen an die Speicherkapazität des phonologischen Arbeitsgedächtnisses für jedes einzelne Wort relativ gering. Je mehr Wörter in der korrekten Reihenfolge memoriert werden müssen, umso höher sind die Anforderungen an die Speicherkapazität des phonologischen Arbeitsgedächtnisses.
Stimulusvarianten	**Länge der Wortsequenz:** Um die Anforderungen an die Speicherkapazität des Arbeitsgedächtnisses in dieser Aufgabe zu variieren, können lange und kurze Wortsequenzen verwendet werden. **Wortfrequenz:** Wegen der lexikalischen Unterstützung des phonologischen Arbeitsgedächtnisses könnten sich Defizite bei der Memorierung von Wortreihenfolgen stärker bei seltenen als bei gebrauchshäufigen Wörtern auswirken.

Tab. 7.14 ASF 14: Schnelles Nachsprechen von Wort-Tripeln.

ASF 14	Detaillierte Beschreibung und Modellbezug
Aufgabenstellung	Es wird ein Wort-Tripel vorgesprochen, das so schnell wie möglich nachgesprochen werden soll. Protokolliert wird, wie oft die Sequenz innerhalb eines festgelegten Zeitraumes (z. B. 30 Sekunden) nachgesprochen werden kann.
Item-Beispiele	*„Wiederhole bitte hintereinander so schnell wie möglich die folgenden drei Wörter: Baum Schuh Topf."*
Modellbezug **(5), (6)**	Dieses Aufgaben- und Stimulusformat zielt insbesondere auf eine Überprüfung des **subvokalen Rehearsals (6)** ab. Durch dieses Teilsystem des phonologischen Arbeitsgedächtnisses können Sequenzen phonologischer Stimuli innerlich wiederholt und dadurch länger als ca. zwei Sekunden im **phonologischen Speicher (5)** verfügbar gehalten werden. Es wird davon ausgegangen, dass die Geschwindigkeit des hörbaren Nachsprechens der des inneren (subvokalen) entspricht. Eine nicht altersgemäße Nachsprechgeschwindigkeit gilt als Indiz für eine eingeschränkte Funktionsfähigkeit des subvokalen Rehearsals.
(1), (4)	Um die vorgesprochenen phonologischen Formen korrekt nachsprechen zu können, müssen diese **auditiv-phonetisch analysiert (1)** und **prälexikalisch-phonologisch als Abfolge von Phonemen dekodiert (4)** werden können. Da sich die zu memorierenden Wörter aber phonologisch nicht ähneln, sind die Anforderung an die prälexikalisch phonologische Dekodierung und an die auditiv-phonetische Analyse allerdings relativ gering.
(24-27)	Außerdem muss für das schnelle Nachsprechen der Wort-Tripel eine **postlexikalisch-phonologische Kodierung (24–26)** ausgeführt werden können sowie die **neuromuskuläre Planung von Sprechbewegungen (27).**

Tab. 7.15 ASF 15: Lexikalisches Entscheiden mit Wörtern und phonologisch ähnlichen Pseudowörtern.

ASF 15	Detaillierte Beschreibung und Modellbezug
Aufgabenstellung	Es soll beurteilt werden, ob ein auditiv vorgegebener Stimulus ein Wort oder ein Pseudowort ist.
Item-Beispiele	„Ist das ein Wort oder ein Quatschwort?“ 1. /ʃɣaŋk/ (Wort) 2. /ʃnaŋk/ (Pseudowort) 3. /ʃɣalk/ (Pseudowort)
Modellbezug (7)	Bei diesem Aufgaben- und Stimulusformat müssen prälexikalisch-phonologische Repräsentationen der verbalen Stimuli mit Einträgen auf der **Lexem-Ebene des mentalen Lexikons (7)** abgeglichen werden. Wird ein korrespondierender Eintrag gefunden, so kann der verbale Stimulus als Wort klassifiziert werden, andernfalls als Pseudowort.
(1), (4)	Voraussetzung für den lexikalischen Aktivierungsprozess ist, dass der verbale Stimulus **auditiv-phonetisch analysiert (1)** und **prälexikalisch-phonologisch als Abfolge von Phonemen dekodiert (4)** werden kann. Da die dargebotenen Pseudowörter phonologische Ähnlichkeit mit Realwörtern aufweisen, sind die Anforderungen an die auditiv-phonetische Analyse und die prälexikalisch-phonologische Dekodierung relativ hoch.
(H)	**Hörschädigungen (H)** müssen als Ursache für Schwierigkeiten bei der auditiv-phonetischen Analyse ausgeschlossen werden.
(5), (6)	Die prälexikalisch-phonologischen Repräsentationen müssen außerdem im **phonologischen Arbeitsgedächtnis (5, 6)** gespeichert werden können, bis der lexikalische Abgleich erfolgt ist. Bei Vorgabe der (korrekten) Wortstimuli sind die Anforderungen an die Speicherkapazität des phonologischen Arbeitsgedächtnisses relativ gering. Bei Pseudowörtern, die ja nicht über einen lexikalischen Eintrag verfügen, ist ein ganzheitliches Memorieren dagegen nicht möglich.
Stimulusvarianten	**Wortfrequenz:** Die Frequenz der verwendeten Wortstimuli im passiven Wortschatz der jeweils untersuchten Altersgruppe kann variiert werden, weil Defizite der phonologisch-lexikalischen Dekodierung sich stärker bei seltenen als bei gebrauchshäufigen Wörtern auswirken können. **Ort des Kontrastes zwischen Pseudowörtern und Realwörtern:** Pseudowörter, die im Anfang (d. h. im Onset und Nukleus) mit Realwörtern übereinstimmen und nur anhand der Koda als nicht-lexikalisiert erkennbar sind (z. B. /ʃɣalk/), können aufgrund der seriellen Arbeitsweise des lexikalischen Zugriffs bei Defiziten der phonologischen Dekodierung besonders häufig zu einer inkorrekten Entscheidung führen. **Wortart:** Der Zugriff auf phonologisch-lexikalische Wortformen kann für verschiedene Wortarten untersucht werden (z. B. Nomina, Adjektive, Verben).

Tab. 7.16 ASF 16: Wort-Bild-Zuordnung mit Wortteilen (Gating).

ASF 16	Detaillierte Beschreibung und Modellbezug
Aufgabenstellung	Es werden zunehmend lange Teile eines Wortes vorgesprochen. Zeitgleich wird eine Auswahlmenge von Bildern gezeigt. Das zu dem Wort passende Bild soll bereits nach möglichst geringer phonologischer Teilinformation gezeigt werden. Die mit den Ablenkerbildern korrespondierenden Wortformen weisen im vorderen Wortteil phonologische Ähnlichkeit zum Stimuluswort auf, könnten jedoch bereits nach Verarbeitung des zweiten Phonems als inkorrekt identifiziert werden.
Item-Beispiele	„Welches Bild passt zu ...?“ Wortteil: /ʃɣ/ → /ʃɣa/ → /ʃɣaŋ/ → /ʃɣaŋk/ → /ʃɣaŋkə/ Zielbild: /ʃɣaŋkə/ Ablenkerbilder: /ʃlaŋə/ /ʃtaŋə/
Modellbezug (7)	Bei diesem Aufgaben- und Stimulusformat muss die prälexikalisch-phonologische Repräsentation des verbalen Stimulus mit Einträgen auf der **Lexem-Ebene des mentalen Lexikons (7)** abgeglichen werden. Dabei soll die lexikalische Entscheidung, um welches Wort es sich handelt, bereits aufgrund phonologischer Teilinformation getroffen werden. Dies ist möglich, weil sich die mit den Ablenkerbildern korrespondierenden Lexeme schon im vorderen Wortteil in mindestens einem Phonem unterscheiden.
(9)	Um einen Abgleich mit den Bedeutungsmerkmalen der Bilder zu ermöglichen, müssen außerdem die semantischen Merkmale des Stimuluswortes auf **der Semantik-Ebene (9) des mentalen Lexikons** aktiviert werden können. Da die Ablenkerbilder bzw. -wörter keine semantische Relation zum Stimuluswort aufweisen, sind die Anforderungen an die semantisch-lexikalische Dekodierung allerdings relativ gering.
(1), (4)	Voraussetzung für den lexikalischen Aktivierungsprozess ist weiterhin, dass die dargebotenen verbalen Stimuli **auditiv-phonetisch analysiert (1)** und **prälexikalisch-phonologisch als Phonemabfolgen dekodiert (4)** werden können. Da die dargebotenen Ablenkerwörter bzw. deren Teile phonologische Ähnlichkeit mit dem Stimuluswort bzw. dessen Teilen aufweisen, müssen auditiv-phonetische Analyse und prälexikalisch phonologische Dekodierung trennscharf erfolgen können.
(H)	**Hörschädigungen (H)** müssen als Ursache für Schwierigkeiten bei der auditiv-phonetischen Analyse ausgeschlossen werden.
(5), (6)	Die prälexikalisch-phonologischen Repräsentationen müssen außerdem im **phonologischen Arbeitsgedächtnis (5, 6)** gespeichert werden können, bis der lexikalische Abgleich erfolgt ist. Da die nach und nach dargebotenen phonologischen Segmente nicht ganzheitlich als Lexeme memoriert werden können, sind die Anforderungen an die Speicherkapazität des phonologischen Arbeitsgedächtnisses relativ hoch.
Stimulusvarianten	**Wortfrequenz:** Die Gebrauchshäufigkeit der verwendeten Wortstimuli im passiven Wortschatz der jeweils untersuchten Altersgruppe kann variiert werden, weil Defizite der phonologisch-lexikalischen Dekodierung sich stärker bei seltenen als bei häufigen Wörtern auswirken könnten. **Phonologische Nachbarschaftsdichte:** Bei Wörtern mit hoher Nachbarschaftsdichte könnte die Worterkennung besonders schwierig sein, weil es hier besonders leicht zu phonologischen Verwechslungen ähnlicher Einträge kommen kann. **Wortart:** Der Zugriff auf phonologisch-lexikalische Wortformen kann mit dieser Aufgabe für verschiedene Wortarten (z. B. Nomina, Adjektive, Verben) untersucht werden.

Tab. 7.17 ASF 17: Erkennen morphologischer Verwandtschaften.

ASF 17	Detaillierte Beschreibung und Modellbezug
Aufgabenstellung	Es werden jeweils zwei Wörter hintereinander vorgesprochen. Es soll entschieden werden, ob die beiden Wörter „zusammen passen“ bzw. „zur selben Wortfamilie gehören“. Bei der Hälfte der Wortpaare gehören die Wörter zum selben morphologischen Paradigma, d. h., sie weisen dieselbe morphologische Struktur auf. Bei der anderen Hälfte der Wortpaare ist die morphologische Relation nur scheinbar vorhanden und es besteht stattdessen eine phonologische Ähnlichkeit. Mithilfe von Übungs-Items wird zunächst verdeutlicht, was mit „zusammen passen“ bzw. mit „Wortfamilie“ gemeint ist.
Item-Beispiele	*„Passen die beiden Wörter zusammen, gehören sie zur selben Wortfamilie oder nicht?“* 1. Morphologisch verwandt: /hɑ:zən/.../vi:zən/ Keine morphologische Relation: /hɑ:zən/.../hɑ:kən/ 2. Morphologisch verwandt: /ʃvlm ə^{ʁ}/.../mɑ:lə^{ʁ}/ Keine morphologische Relation: ʃvlmə^{ʁ}/.../tslmə^{ʁ}/ 3. Morphologisch verwandt: /knalt/.../ʃnalt/ Keine morphologische Relation: /knalt/.../kalt/ 4. Morphologisch verwandt: /mʊs/.../mʊstə/ Keine morphologische Relation: /mʊs/.../mʊstə^{ʁ}/ 5. Morphologisch verwandt: /mɑ:ltə/.../glŋ/ Keine morphologische Relation /kɛltə/.../ɣlŋ/
Modellbezug (7)	Bei diesem Aufgaben- und Stimulusformat muss die prälexikalisch-phonologische Repräsentation der beiden zu vergleichen Stimuluswörter mit **morpho-phonologischen Informationen** auf der **Lexem-Ebene des mentalen Lexikons (7)** abgeglichen werden. Hierbei muss überprüft werden, ob die beiden zu vergleichenden Wörter dasselbe gebundene Morphem aufweisen bzw. ob sie morphologisch miteinander verwandt sind.
(8), (9)	Ein Zugriff zur Bedeutung oder Funktion von Stamm- und Affixmorphemen, die auf der **Lemma- bzw. Semantik-Ebene (8, 9) des mentalen Lexikons** gespeichert sind, ist in diesem Aufgaben- und Stimulusformat nicht erforderlich.
(MB)	Zu berücksichtigen ist, dass aus Aufgaben zur **morphologischen Bewusstheit (MB)** nur indirekt auf die *intuitive* Fähigkeit zur morphologischen Dekodierung geschlossen werden kann. Altersgemäße Leistungen in dieser Aufgabenart können jedoch als Beleg dafür gelten, dass die Dekodierung der morphologischen Struktur für den untersuchten Strukturbereich gelingt.
(1), (4)	Voraussetzung für den lexikalischen Aktivierungsprozess ist, dass die beiden Stimuluswörter **auditiv-phonetisch analysiert (1)** und **prälexikalisch-phonologisch als Abfolge von Phonemen dekodiert (4)** werden können. Da die dargebotenen Wörter überwiegend phonetisch-phonologisch ähnlich sind, müssen auditiv-phonetische und prälexikalisch phonologische Dekodierung trennscharf erfolgen können. Die Anforderungen an die auditiv-phonetischen Analyse und die prälexikalisch-phonologische Dekodierung sind deshalb relativ hoch.
(H)	**Hörschädigungen (H)** müssen als Ursache für Schwierigkeiten bei der auditiv-phonetischen Analyse ausgeschlossen werden.
(5), (6)	Die prälexikalisch-phonologischen Repräsentationen müssen außerdem im **phonologischen Arbeitsgedächtnis (5, 6)** gespeichert werden können, bis der morpho-phonologische Abgleich erfolgt ist. Da die Phonemketten, die mit einem Wort korrespondieren, als Lexeme gruppiert werden können, sind die Anforderungen an die Speicherkapazität des phonologischen Arbeitsgedächtnisses für jedes einzelne Wort gering.

Tab. 7.17 Fortsetzung

ASF 17	Detaillierte Beschreibung und Modellbezug
Stimulusvarianten	**Wortfrequenz und Morphemfrequenz:** Die Frequenz der verwendeten Wortstimuli insgesamt sowie der Morpheme, aus denen sie zusammengesetzt sind, kann variiert werden. **Stammmorpheme und Affixe:** Die Stimuli können so variiert werden, dass sowohl die Erkennung gleicher Stammmorpheme (Item-Beispiel 4) als auch gleicher Affixe (Item-Beispiele 1–3) überprüfbar wird. **Wortart:** Die Fähigkeit zur morphologischen Dekomposition kann mit dieser Aufgabe für verschiedene formveränderliche Wortarten untersucht werden, z. B. für Nomina (Item-Beispiele 1 und 2) oder Verben (Item-Beispiele 3 und 4). **Derivierte und flektierte Wörter:** Die Untersuchung der morphologisch-lexikalischen Dekodierung auf Lexem-Ebene kann für flektierte (Item-Beispiele 1, 3 und 4) und für derivierte Wörter (Item-Beispiel 2) überprüft werden. **Regelmäßige und unregelmäßige Formenbildung:** Morphologische Verwandtschaften können auch für Wortpaare mit unregelmäßiger Formenbildung beurteilt werden (Item-Beispiel 5)

Tab. 7.18 ASF 18: Morphologische Analogien bilden.

ASF 18	Detaillierte Beschreibung und Modellbezug
Aufgabenstellung	Das Kind wird aufgefordert, Wortreihen durch die Bildung morphologischer Analogien fortzusetzen.
Item-Beispiele	*„Wie geht die Wortreihe weiter?“* 1. malen – Maler, backen – ... 2. malen – malt, holen – ... 3. schnell – schneller, hoch – ... 4. sitzen – sitzt, essen – ...
Modellbezug **(7), (23)**	Bei diesem Aufgaben- und Stimulusformat muss die **morphologische Struktur** der drei dargebotenen Wörter auf der **Lexem-Ebene des mentalen Lexikons (7)** dekodiert werden können. Aus diesen Informationen müssen Rückschlüsse auf die morphologische Relation der ersten beiden Wörter sowie des ersten und dritten Wortes der dargebotenen Wortreihe gezogen werden und diese Informationen müssen genutzt werden können, um das zur Fortsetzung geeignete Wort **morpho-phonologisch** auf der **Lexem-Ebene des mentalen Lexikons kodieren zu können (23)**.
(MB)	Zu berücksichtigen ist, dass aus Aufgaben zur **morphologischen Bewusstheit (MB)** nur indirekt auf die *intuitive* Fähigkeit zur morphologischen Dekodierung bzw. Kodierung geschlossen werden kann. Altersgemäße Leistungen in dieser Aufgabenart können jedoch als Beleg dafür gelten, dass die Verarbeitung der morpho-phonologischen Struktur für den untersuchten Strukturbereich gelingt.
(1), (4)	Voraussetzung für lexikalische Aktivierungsprozesse ist, dass die drei dargebotenen Wortstimuli **auditiv-phonetisch analysiert (1)** und **phonematisch dekodiert (4)** werden können. Da die Wörter zum Teil phonetisch-phonologisch ähnlich sind, müssen auditiv-phonetische und prälexikalisch-phonologische Dekodierung trennscharf erfolgen können. Die Anforderungen an die prälexikalische Dekodierung und an die auditiv-phonetische Analyse sind deshalb relativ hoch.
(H)	**Hörschädigungen (H)** müssen als Ursache für Schwierigkeiten bei der auditiv-phonetischen Analyse ausgeschlossen werden.
(5), (6)	Die prälexikalisch-phonologischen Repräsentationen müssen außerdem im **phonologischen Arbeitsgedächtnis (5, 6)** gespeichert werden können, bis der morpho-phonologische Abgleich erfolgt ist. Da die Phonemketten, die mit einem Wort korrespondieren, ganzheitlich als Lexeme memoriert werden können, sind die Anforderungen an die Speicherkapazität des phonologischen Arbeitsgedächtnisses für jedes einzelne Wort relativ gering. Allerdings müssen drei Wörter im Arbeitsgedächtnis memoriert bzw. aufrechterhalten werden können, bis die morpho-phonologische Verarbeitung abgeschlossen ist.
Stimulusvarianten	**Wortfrequenz und Morphemfrequenz:** Die Frequenz der verwendeten Wortstimuli insgesamt sowie der Morpheme, aus denen sie zusammengesetzt sind, kann variiert werden. **Wortart:** Die Fähigkeit zur morphologischen Dekomposition kann mit dieser Aufgabe für verschiedene formveränderliche Wortarten untersucht werden, z. B. für Nomina (Item-Beispiel 1), Verben (Item-Beispiele 2 und 4) und Adjektive (Item-Beispiel 3). **Derivierte und flektierte Wörter:** Die Untersuchung der morphologisch-lexikalischen Dekodierung auf Lexem-Ebene kann für flektierte (Item-Beispiel 2) und derivierte (Item-Beispiel 1) Wörter überprüft werden. **Regelmäßige und unregelmäßige Formenbildung:** Morphologische Verwandtschaften können auch für Wortpaare mit unregelmäßiger Formenbildung beurteilt werden (Item-Beispiel 4).

Tab. 7.19 ASF 19: Wort-Bild-Zuordnung mit semantischen Ablenkerbildern.

ASF 19	Detaillierte Beschreibung und Modellbezug
Aufgabenstellung	Es wird ein Wort vorgesprochen und zeitgleich eine Auswahlmenge von (zwei bis vier) Bildern vorgelegt. Auf einem Bild (dem Zielbild) ist das Stimuluswort dargestellt. Die Ablenkerbilder weisen zum Stimuluswort (bzw. zum Zielbild) eine semantische Relation auf.
Item-Beispiele	*„Welches Bild passt zu dem Wort?"* 1. Stimuluswort: Blume Ablenkerbilder: VASE, STRAUCH 2. Stimuluswort: malen Ablenkerbilder: ANSTREICHEN, SCHNEIDEN
Modellbezug (9)	Bei diesem Aufgaben- und Stimulusformat müssen die Bedeutungsmerkmale der dargebotenen Wortform auf der **Semantik-Ebene des mentalen Lexikons (9)** aktiviert und mit den semantischen Merkmalen der Auswahlbilder abgeglichen werden. Je enger die ausgewählten Ablenkerbilder mit dem Zielbild (bzw. Stimuluswort) semantisch relationiert sind, umso höher sind die Anforderungen an die semantische-lexikalische Dekodierung. Da pro Item nur wenige semantische Merkmale abgeglichen müssen, zielt die Aufgabenstellung insbesondere auf eine Überprüfung der **Wortschatzbreite**.
(1), (4), (7)	Voraussetzung für diesen semantisch-lexikalischen Aktivierungsprozess sind die **auditiv-phonetische Analyse (1)**, die **prälexikalisch-phonologische Dekodierung (4)** und die lexikalische Dekodierung des Stimuluswortes auf der **Lexem-Ebene des mentalen Lexikons (7)**. Da die Lexeme der vorgegebenen Wortformen und der Ablenkerwörter keine phonetisch-phonologische Ähnlichkeit aufweisen, sind die Anforderungen in diesen Verarbeitungsschritte jedoch relativ gering.
(5), (6)	Die phonologische Repräsentation des Stimuluswortes muss außerdem für die Dauer des Vergleichsprozesses im **phonologischen Arbeitsgedächtnis (5, 6)** gespeichert werden können. Da das Stimuluswort ganzheitlich als Lexem memoriert werden kann und wegen der gegebenen Bildunterstützung sind die Anforderungen an die Speicherkapazität des phonologischen Arbeitsgedächtnisses jedoch gering.
Stimulusvarianten	**Wortfrequenz:** Die Frequenz der verwendeten Wortstimuli kann variiert werden, weil lexikalische Defizite für selten verwendete Wörter stärker ausgeprägt sein können als für gebrauchshäufige. **Wortart:** Der Zugriff auf die semantischen Wortmerkmale kann mit diesem Aufgabenformat für verschiedene Wortarten (z. B. Nomina, Adjektive, Verben) untersucht werden. **Semantische Relationen zwischen Ziel und Ablenkerbildern:** Die Ablenkerbilder können verschiedene semantische Relationen zum Zielbild bzw. zum Stimuluswort aufweisen (z. B. Neben-, Über- und Unterordnung, Teil-Ganzes, Assoziation). **Semantische Nähe zwischen Ziel- und Ablenkerbildern:** Die Ablenkerbilder können semantisch sehr eng (z. B. Biene – Wespe) oder weniger eng (z. B. Biene – Ameise) mit dem Zielbild bzw. Stimuluswort relationiert sein.

Tab. 7.20 ASF 20: Wörter semantisch definieren.

ASF 20	Detaillierte Beschreibung und Modellbezug	
Aufgabenstellung	Es wird ein Wort vorgesprochen, das definiert werden soll.	
Item-Beispiele	1. Nomen: „*Was ist ein NEST?*“ 2. Verb: „*Was bedeutet SPIELEN?*“ 3. Adjektiv: „*Was bedeutet WEICH?*“	
Bewertung der Definitionen: Ausgewertet werden bei diesem Aufgabenformat die Definitionsversuche der untersuchten Person. Diese können anhand einer Ratingskala folgenden Bewertungskategorien zugeordnet werden (vgl. [25]).		
Punkte	*Bewertungskriterium*	*Beispiel: Zielwort NEST*
0	Aufgrund der Definition kann nicht auf das Zielwort geschlossen werden	*Ei*
1	Es werden nur sehr grobe semantische Merkmale genannt, z. B. der Themenbereich	*Etwas, das Vögel haben.*
2	Die Definition passt gut zum Zielwort, jedoch auch zu anderen Wörtern	*Wo Vögel reingehen.* *Wo Vögel drin schlafen.*
3	Eindeutige Definition	*Vögel bauen es, wenn sie Junge kriegen.*
Modellbezug **(9)**	Bei diesem Aufgaben- und Stimulusformat müssen möglichst genaue und semantisch trennscharfe Bedeutungsmerkmale des Stimuluswortes auf der **Semantik-Ebene des mentalen Lexikons (9)** aktiviert werden, um das Wort so differenziert und so passend wie möglich definieren zu können. Können nur wenige oder ungenaue semantische Merkmale aktiviert werden, so sind die Definitionen ungenau bzw. mehrdeutig. Die Aufgabe zielt also auf die Überprüfung der **Wortschatztiefe** ab. Altersgemäße Leistungen können als Beleg dafür gelten, dass für die überprüften Wörter differenzierte semantische Wortmerkmale repräsentiert und aktivierbar sind.	
(23)	Um das semantisch dekodierte Wort expressiv definieren zu können, müssen außerdem die für die Definition erforderlichen Wortformen auf der **Lexem-Ebene (23)** aktiviert werden können.	
(1), (4), (7)	Um Verwechslungen der zu definierenden Wortform mit phonologischen Nachbarwörtern zu vermeiden, sind eine **auditiv-phonetische Analyse (1)**, eine **prälexikalisch-phonologische Dekodierung (4)** des Stimuluswortes sowie dessen **lexikalische Dekodierung auf der Lexem-Ebene des mentalen Lexikons (7)** erforderlich. Phonologische Verwechslungen könnten dadurch erkennbar werden, dass die gegebenen Definitionen zu einem phonologischen Nachbarn des Stimuluswortes passen.	
(5)	Die phonologische Repräsentation des Stimuluswortes muss außerdem für die Dauer des Vergleichsprozesses im **phonologischen Arbeitsgedächtnis (5)** gespeichert werden können. Da die Stimuluswörter ganzheitlich als Lexem memoriert werden können, sind die Anforderungen an die Speicherkapazität des phonologischen Arbeitsgedächtnisses jedoch gering.	
Stimulusvarianten	**Wortfrequenz:** Die Frequenz der zu definierenden Wortstimuli kann variiert werden, weil lexikalische Defizite für selten verwendete Wörter stärker ausgeprägt sein können als für gebrauchshäufige. **Wortart:** Der Tiefe bzw. Differenziertheit semantischer Repräsentationen kann mit dieser Aufgabe für verschiedene Wortarten (z. B. Nomina, Adjektive, Verben) überprüft werden. **Abstraktheit/Konkretheit:** Die Tiefe bzw. Differenziertheit semantischer Repräsentationen kann sowohl für Konkreta (z. B. Tisch, Kamm, Truhe) als auch für Abstrakta (Wetter, Hunger, Glätte) untersucht werden. **Semantische Themenbereiche:** Die Tiefe bzw. Differenziertheit semantischer Repräsentationen kann für verschiedene semantische Themenbereiche (z. B. Nahrung, Werkzeuge, Kleidung) untersucht werden.	

Tab. 7.21 ASF 21: Satz-Bild-Zuordnung mit SVO- und OVS-Aussagesätzen: Subjekt-Verb-Kongruenz als Verstehenshinweis.

ASF 21	Detaillierte Beschreibung und Modellbezug
Aufgabenstellung	Es wird ein Stimulussatz vorgesprochen und es werden zwei Auswahlbilder präsentiert (Zielbild und grammatisches Ablenkerbild). Es soll auf das Bild gezeigt werden, das die Satzbedeutung korrekt darstellt. Das Ablenkerbild zeigt die Satzbedeutung mit vertauschten satzsemantischen Rollen. Um gezielt die Dekodierung von **Subjekt-Verb-Kongruenz** untersuchen zu können, muss das Stimulusmaterial so strukturiert werden, dass Subjekt und/oder Objekte ausschließlich anhand dieses morpho-syntaktischen Verstehenshinweises erkennbar sind. Eine Erkennbarkeit von Subjekt oder Objekten anhand von **Kasus-Merkmalen** (z. B. *Den Igel jagen die Mücken*) muss deshalb ausgeschlossen werden. Für die Untersuchung der grammatischen Dekodierung sind insbesondere Stimulussätze mit **OVS-Struktur** relevant. Denn nur bei diesen Sätzen ist eine umfassende grammatische Dekodierung unumgänglich. Bei den SVO-Sätzen könnte dagegen die grammatische Dekodierung auch umgangen und stattdessen von der gewöhnlichen Abfolge Agens-Aktion-Patiens ausgegangen werden.
Item-Beispiele	*„Welches Bild passt zu dem Satz?"* 1. SVO$^{\text{SV-Kongruenz}}$: *Die Biene jagt die Igel.* Ablenkerbild: Igel jagen Biene 2. OVS$^{\text{SV-Kongruenz}}$: *Die Vögel jagt die Biene.* Ablenkerbild: Vögel jagen Biene 3. OVS$^{\text{SV-Kongruenz}}$: *Die Igel jagt die Biene.* Ablenkerbild: Igel jagen Biene
Modellbezug **(9)**	Die Bedeutungsrepräsentationen der im Satz enthaltenen Inhaltswörter müssen auf der **Semantik-Ebene des mentalen Lexikons (9)** aktiviert werden können. Da keine ähnlichen Wortbedeutungen unterschieden werden müssen, sind die Anforderungen an die semantisch-lexikalische Dekodierung jedoch relativ gering. Bei Kindern mit Hinweisen auf Defizite der semantisch-lexikalischen Dekodierung sollte das für die Aufgabe erforderliche Wortbedeutungswissen zuvor überprüft werden.
(10)	Die Wörter des Satzes müssen zu grammatischen Konstituenten gegliedert werden können. Hierzu muss grammatisches Wissen über **Kasus-, Numerus- und Genus-Kongruenz innerhalb von Konstituenten (10)** verwendet werden können. So kann in Item-Beispiel 3 nur durch die Dekodierung der inneren Konstituentenstruktur erschlossen werden, dass die Nominalphrase [die$^{\text{MASKULINUM/PLURAL}}$ Igel$^{\text{MASKULINUM/PLURAL}}$]^{PLURAL} das Merkmal Plural trägt und deswegen nicht mit dem finiten Prädikatsteil [jag-t]^{SINGULAR} kongruiert.
(8)	Für die grammatische Dekodierung der Sätze ist ein Zugriff auf die **Lemma-Ebene des mentalen Lexikons (8)** erforderlich. Denn dadurch wird erkannt, welche grammatischen Merkmale die Wörter des Satzes tragen. Diese Informationen werden benötigt, um die innere Struktur und die grammatische Funktion der Konstituenten dekodieren zu können. Beim Verstehen von Item-Beispiel 3 müssen z. B. aufgrund der im Verb-Lemma gespeicherten Informationen zur Argument-Struktur von JAGEN einer Nominalphrase die Funktion des Subjekts/Aktors zugeordnet werden und einer weiteren die des Objekts^{DIREKT}/Patiens. Weiterhin muss das Genus-Merkmal der im Satz enthaltenen Substantive auf der Lemma-Ebene aktiviert werden können. Beim Verstehen von Item-Beispiel 3 muss z. B. aufgrund der im Lemma von IGEL gespeicherten Information berücksichtigt werden können, dass IGEL das Genus-Merkmal MASKULINUM trägt und deswegen der Artikel DIE das Numerus-Merkmal PLURAL (und nicht das Genus-Merkmal FEMININUM) anzeigt.

Tab. 7.21 Fortsetzung

ASF 21	Detaillierte Beschreibung und Modellbezug
(11)	Bei der grammatischen Dekodierung der OVS-Sätze muss erkannt werden können, dass das Objekt aus seiner ursprünglichen Position **in das Vorfeld bewegt** wurde, und die **Spur der bewegten Konstituente** zu ihrer ursprünglichen Position in der Basisstruktur des Satzes muss nachverfolgt werden können (**11**).
(12)	Um Subjekt und Objekte erkennen bzw. eindeutig voneinander unterscheiden zu können, muss in den markierten OVS-Sätzen *Subjekt-Verb-Kongruenz* als **morpho-syntaktischer Verstehenshinweis** zur Identifizierung des Subjekts verwendet werden können (**12**). Denn in diesem Stimulusformat werden die Items gezielt so strukturiert, dass Subjekt und Objekt nicht anhand von Kasusmerkmalen dekodiert werden können.
(13)	Den Konstituenten, die die Argumente des Verbs bilden, müssen die im Verb-Lemma gespeicherten **satzsemantischen Rollen zugeordnet** werden können (**13**).
Stimulusvarianten	**Singular- oder Plural-Kongruenz:** • Singular-Kongruenz: Die Mücken jagt^{SING} die Biene^{SING} • Plural-Kongruenz: Die Mücke jagen^{PLUR} die Bienen^{PLUR} **Subjekt-Verb-Kongruenz mit morphologisch unterschiedlichen Pluralformen von Nomina:** Die Mücke jagen die Biene-n Die Biene jagen die Vögel Die Biene jagen die Igel_ Die Mücke jagen die Mäus-e **Subjekt-Verb-Kongruenz mit morphologisch unterschiedlichen Pluralformen von Vollverben:** Die Mücke jag-en die Vögel Die Biene jag-ten die Vögel Die Biene sah-en die Vögel **Subjekt-Verb-Kongruenz mit unterschiedlichen Hilfsverben:** Die Mücke haben die Vögel gejagt Die Mücke werden die Vögel jagen Die Mücke wollen die Vögel jagen **Konstituentenstruktur der Nominalphrasen (Art-Nom oder Art-Adj-Nomen):** • Numerusmerkmal nur am Artikel: Die Mücke jagen die Igel. • Numerusmerkmal an Artikel und Adjektiv: Die Mücke jagen die kleinen Bienen.

Tab. 7.22 ASF 22: Satz-Bild-Zuordnung mit Subjekt- und Objekt-Relativsätzen: Subjekt-Verb-Kongruenz als Verstehenshinweis.

ASF 22	Detaillierte Beschreibung und Modellbezug
Aufgabenstellung	Es wird ein Stimulussatz vorgesprochen und es werden zwei Auswahlbilder präsentiert (Zielbild und grammatisches Ablenkerbild). Es soll auf das Bild gezeigt werden, das die Satzbedeutung korrekt darstellt. Das Ablenkerbild zeigt die Satzbedeutung des Relativsatzes mit vertauschten satzsemantischen Rollen. Um gezielt die Dekodierung von **Subjekt-Kongruenz** untersuchen zu können, müssen die Relativsätze so strukturiert werden, dass Subjekt und/oder Objekte ausschließlich anhand dieses morpho-syntaktischen Verstehenshinweises identifizierbar sind. Eine Erkennbarkeit von Subjekt oder Objekten anhand von **Kasus-Merkmalen** (z. B. *Der Igel, den die Mücken jagen,...*) muss deshalb ausgeschlossen werden. Für die Untersuchung der grammatischen Dekodierung sind insbesondere **Objekt-Relativsätze** relevant. Denn nur bei diesen Sätzen ist eine umfassende grammatische Dekodierung unumgänglich. Bei den Subjekt-Relativsätzen könnte dagegen die grammatische Dekodierung auch umgangen und stattdessen von der gewöhnlichen Abfolge Agens-Patiens ausgegangen werden.
Item-Beispiele	*„Welches Bild passt zu dem Satz?"* 1. Subjekt-Relativsätze: *Die Biene, die die Mücken jagt,...* Ablenkerbild: Mücken jagen Biene 2. Objekt-Relativsätze: *Die Bienen, die die Mücke jagt,...* Ablenkerbild: Bienen jagen Mücke 3. Objekt-Relativsätze: *Die Igel, die die Mücke jagt,...* Ablenkerbild: Igel jagen Mücke
Modellbezug **(9)**	Die Bedeutungsrepräsentationen der im Satz enthaltenen Inhaltswörter müssen auf der **Semantik-Ebene des mentalen Lexikons (9)** aktiviert werden können. Wenn keine ähnlichen Wortbedeutungen unterschieden werden müssen, sind die Anforderungen an die semantisch-lexikalische Dekodierung jedoch relativ gering. Bei Kindern mit Hinweisen auf Defizite der semantisch-lexikalischen Dekodierung sollte das für die Aufgabe erforderliche Wortbedeutungswissen zuvor überprüft werden.
(10)	Die Wörter des Satzes müssen zu grammatischen Konstituenten gegliedert werden können. Hierzu muss grammatisches Wissen über **Kasus-, Numerus- und Genus-Kongruenz innerhalb von Konstituenten (10)** verwendet werden können. So kann in Item-Beispiel 3 nur durch die Dekodierung der inneren Konstituentenstruktur erschlossen werden, dass die Nominalphrase $[\text{die}^{\text{MASKULINUM/PLURAL}}\ \text{Igel}^{\text{MASKULINUM/PLURAL}}]^{\text{PLURAL}}$ und dementsprechend das Relativpronomen $[\text{die}^{\text{PLURAL}}]$ das Merkmal Plural tragen und dass das Relativpronomen deswegen nicht mit dem finiten Prädikatsteil des Relativsatzes $[\text{jag-t}]^{\text{SINGULAR}}$ kongruiert.
(8)	Für die grammatische Dekodierung der Sätze ist außerdem ein Zugriff auf die **Lemma-Ebene des mentalen Lexikons (8)** erforderlich. Denn dadurch wird erkannt, welche grammatischen Merkmale die Wörter des Satzes tragen. Diese Informationen werden benötigt, um die innere Struktur und die grammatische Funktion der Konstituenten dekodieren zu können. Beim Verstehen von Item-Beispiel 3 müssen z. B. aufgrund der im Verb-Lemma gespeicherten Informationen zur Argument-Struktur von JAGEN einer Nominalphrase des Relativsatzes die Funktion des Subjekts/Aktors zugeordnet werden und einer weiteren (durch das Relativpronomen gebildeten) die des $\text{Objekts}^{\text{DIREKT}}$/Patiens. Weiterhin muss das Genus-Merkmal der im Satz enthaltenen Substantive auf der Lemma-Ebene aktiviert werden können. Beim Verstehen von Item-Beispiel 3 muss z. B. aufgrund der im Lemma von IGEL gespeicherten Information berücksichtigt werden können, dass IGEL das Genus-Merkmal MASKULINUM trägt und deswegen der Artikel DIE das Numerus-Merkmal PLURAL (und nicht das Genus-Merkmal FEMININUM) anzeigt.

Tab. 7.22 Fortsetzung

ASF 22	Detaillierte Beschreibung und Modellbezug
(11)	Bei der grammatischen Dekodierung der Objekt-Relativsätze muss erkannt werden können, dass das Objekt aus seiner ursprünglichen Position **in das Vorfeld bewegt** wurde, und die **Spur der bewegten Konstituente** zu ihrer ursprünglichen Position in der Basisstruktur des Satzes muss nachverfolgt werden können (**11**).
(12)	Um Subjekt und Objekte erkennen bzw. eindeutig voneinander unterscheiden zu können, muss in den markierten Objekt-Relativsätzen **Subjekt-Verb-Kongruenz** als **morpho-syntaktischer Verstehenshinweis** zur Identifizierung des Subjekts verwendet werden können (**12**). Denn in diesem Stimulusformat werden die Items gezielt so strukturiert, dass Subjekt und Objekt des Relativsatzes nicht anhand von Kasusmerkmalen dekodiert werden können.
(12)	Den Konstituenten, die die Argumente des Verbs bilden, müssen die im Verb-Lemma gespeicherten **satzsemantischen Rollen zugeordnet** werden können (**13**).
Stimulusvarianten	**Singular- oder Plural-Kongruenz:** • Singular-Kongruenz: Die Mücken, die die Biene^{SING} jagt^{SING},... • Plural-Kongruenz: Die Mücke, die die Bienen^{PLUR} jagen^{PLUR},... **Subjekt-Verb-Kongruenz mit morphologisch unterschiedlichen Pluralformen von Nomina:** Die Mücke, die die Biene-n jagen,... Die Biene, die die Vögel jagen,... Die Biene, die die Igel_ jagen,... Die Mücke, die die Mäus-e jagen,... **Subjekt-Verb-Kongruenz mit morphologisch unterschiedlichen Pluralformen von Vollverben:** Die Mücke, die die Bienen jag-en,... Die Mücke, die die Bienen jag-ten,... Die Mücke, die die Bienen sahen,... **Subjekt-Verb-Kongruenz mit unterschiedlichen Hilfsverben:** Die Mücke, die die Bienen gejagt haben,... Die Mücke, die die Bienen gejagt hatten,... Die Mücke, die die Bienen jagen werden,... Die Mücke, die die Bienen jagen wollen,...

Tab. 7.23 ASF 23: Beurteilung der Grammatikalität: inkorrekte und korrekte Subjekt-Verb-Kongruenz.

ASF 23	Detaillierte Beschreibung und Modellbezug
Aufgabenstellung	Der untersuchten Person wird ein Stimulussatz vorgesprochen und sie wird aufgefordert zu beurteilen, ob der Satz korrekt oder inkorrekt ist. Die Inkorrektheit ergibt sich ggf. daraus, dass das Subjekt und das Prädikat hinsichtlich Numerus- und Personal-Merkmalen nicht kongruieren. Um mit diesem Aufgaben- und Stimulusformat gezielt die Dekodierung der Subjekt-Verb-Kongruenz untersuchen zu können, müssen alle inkorrekten Sätze durch eine fehlerhafte Realisierung von Subjekt-Verb-Kongruenz gebildet werden.
Item-Beispiele	*„Ist der Satz so richtig?"* Numerus: 1. SV-Kongruenz korrekt: *„Die Mücke jagen die Bienen."* 2. SV-Kongruenz inkorrekt: *„Die Mücke jagen die Biene."* * Person: 1. SV-Kongruenz korrekt: *„Die Biene jagst Du."* 2. SV-Kongruenz inkorrekt: *„Die Biene jagt Du."* *
Modellbezug (12)	Um die Korrektheit bzw. Inkorrektheit der vorgesprochenen Sätze beurteilen zu können, müssen diese morpho-syntaktisch bezüglich der Subjekt-Verb-Kongruenz (NUMERUS und PERSON) dekodiert werden können (**12**).
(9)	Eine semantisch-lexikalische Dekodierung der im Satz enthaltenen Inhaltswörter (**Semantik-Ebene des mentalen Lexikons, 9**) ist nicht unbedingt erforderlich, da keine Zuordnung zu Bildern verlangt wird und da grammatische Korrektheit bzw. Inkorrektheit der morpho-syntaktischen Satzstruktur auch unabhängig von konkreten Wortbedeutungen beurteilt werden kann.
(7), (8)	Die unterschiedlichen Numerus-Formen (Singular und Plural) der beiden Substantive des Satzes sowie Person- und Numerus-Formen des Prädikatsverbs müssen lexikalisch auf der **Lexem-Ebene des mentalen Lexikons (7)** unterschieden werden können. Außerdem müssen den morpho-phonologischen Formvarianten die entsprechenden grammatischen Merkmale auf der **Lemma-Ebene des mentalen Lexikons (8)** zugeordnet werden können. In Item-Beispiel 2 muss z. B. erkannt werden, dass Mücke^{SING} das Numerus-Merkmal SINGULAR trägt und das Prädikatsverb jagen^{PLURAL} (im Unterschied zu jagt^{SING}) das Numerus-Merkmal PLURAL.
(GB)	Zu beachten ist weiterhin, dass in diesem Aufgaben- und Stimulusformat **grammatische Bewusstheit (GB)** benötigt wird. Rückschlüsse auf intuitives grammatisches Verarbeiten sind deshalb nur indirekt möglich. Altersgemäße Leistungen können jedoch als Beleg dafür gelten, dass die überprüften grammatischen Regelverletzungen bemerkt werden.
Stimulusvarianten	**SV-Kongruenz für verschiedene Verbformen:** z. B. Ihr jag_ die Biene; Du jag-t die Biene; Die Mücken jag-t die Bienen; Wir jag-e die Biene **SV-Kongruenz für verschiedene Pluralformen bzw. -morpheme von Nomina:** z. B. Die Biene-n jagst die Mücke; Die Vögel jagst die Mücke; Die Igel_ jagst die Mücke; Die Hühn-er jagst die Mücke **SV-Kongruenz bei pronominalem Subjekt:** z. B. Ich jag-t die Mücken; Du jag-en die Mücken; Sie jag-st die Mücken; Wir jag-t die Mücken, Ihr jag-st die Mücken, Ihr jag-en die Mücken **SV-Kongruenz für Hilfsverben:** z. B. Die Biene konnten die Mücke jagen, Die Biene haben die Mücke gejagt; Die Biene wirst die Mücke jagen; Die Biene wurden von der Mücke gejagt

Tab. 7.24 ASF 24: Satz-Bild-Zuordnung mit SVO- und OVS-Aussagesätzen: Kasus als Verstehenshinweis.

ASF 24	Detaillierte Beschreibung und Modellbezug
Aufgabenstellung	Es wird ein Stimulussatz vorgesprochen und es werden zwei Auswahlbilder präsentiert (Zielbild und grammatisches Ablenkerbild). Es soll auf das Bild gezeigt werden, das die Satzbedeutung korrekt darstellt. Das Ablenkerbild zeigt die Satzbedeutung mit vertauschten satzsemantischen Rollen. Um gezielt die Dekodierung von **Kasus-Merkmalen** untersuchen zu können, müssen Subjekt und/oder Objekte ausschließlich anhand dieses morpho-syntaktischen Verstehenshinweises erkennbar sein. Eine Erkennbarkeit von Subjekt oder Objekten anhand von **Subjekt-Verb-Kongruenz** (z. B. *Den Igel jagen^{PLUR} die Bienen^{PLUR}*) muss deshalb ausgeschlossen werden. Für die Untersuchung der grammatischen Dekodierung sind insbesondere Stimulussätze mit **OVS-Struktur** relevant. Denn nur bei diesen Sätzen ist eine umfassende grammatische Dekodierung unumgänglich. Bei den SVO-Sätzen könnte dagegen die grammatische Dekodierung auch umgangen und stattdessen von der gewöhnlichen Abfolge *Agens-Aktion-Patiens* ausgegangen werden.
Item-Beispiele	*„Welches Bild passt zu dem Satz?"* 1. SVO^{AKK}: *Die Biene jagt den Igel* Ablenkerbild: Igel jagt Biene 2. OVS^{NOM}: *Die Mücke jagt der Igel* Ablenkerbild: Mücke jagt Igel
Modellbezug (9)	Die Bedeutungsrepräsentationen der im Satz enthaltenen Inhaltswörter müssen auf der **Semantik-Ebene des mentalen Lexikons (9)** aktiviert werden können. Wenn keine ähnlichen Wortbedeutungen unterschieden werden müssen, sind die Anforderungen an die semantisch-lexikalische Dekodierung jedoch relativ gering. Bei Kindern mit Hinweisen auf Defizite der semantisch-lexikalischen Dekodierung sollte das für die Aufgabe erforderliche Wortbedeutungswissen zuvor überprüft werden.
(10)	Die Wörter des Satzes müssen zu grammatischen Konstituenten gegliedert werden können. Hierzu muss grammatisches Wissen über **Kasus-, Numerus- und Genus-Kongruenz innerhalb von Konstituenten (10)** verwendet werden können. In Item-Beispiel 2 muss z. B. anhand von Kasus-Kongruenz zwischen mit dem Artikel *der^{NOM}* und dem Bezugsnomen erkannt werden können, dass *Igel^{NOM}* das Kasus-Merkmal NOMINATIV trägt.
(8)	Für die grammatische Dekodierung der Sätze ist außerdem ein Zugriff auf die **Lemma-Ebene des mentalen Lexikons (8)** erforderlich. Denn dadurch wird erkannt, welche grammatischen Merkmale die Wörter des Satzes tragen. Diese Informationen werden benötigt, um die innere Struktur und die grammatische Funktion der Konstituenten dekodieren zu können. In Item-Beispiel 2 muss z. B. durch den Zugriff auf der Argument-Struktur im Verb-Lemma von jagen erkannt werden, dass einer der beiden Nominalphrasen des Satzes die Funktion des Subjekts/Agens und der anderen die des Objekts^{DIR}/Patiens zugeordnet werden muss.
(11)	Bei der grammatischen Dekodierung der OVS-Sätze muss erkannt werden können, dass das Objekt aus seiner ursprünglichen Position **in das Vorfeld bewegt** wurde, und die **Spur der bewegten Konstituente** zu ihrer ursprünglichen Position in der Basisstruktur des Satzes muss nachverfolgt werden können (11).
(12)	Um Subjekt und Objekte erkennen bzw. eindeutig voneinander unterscheiden zu können, muss in den markierten OVS-Sätzen **Kasus als morpho-syntaktischer Verstehenshinweis** dekodiert werden können (12). Denn in diesem Stimulusformat können Subjekt und Objekt nicht anhand von Subjekt-Verb-Kongruenz dekodiert werden.
(12)	Den Konstituenten, die die Argumente des Verbs bilden, müssen die im Verb-Lemma gespeicherten **satzsemantischen Rollen zugeordnet** werden können (13).

Tab. 7.24 Fortsetzung

ASF 24	Detaillierte Beschreibung und Modellbezug
Stimulusvarianten	**Art und Anzahl eindeutiger Kasusmarkierungen:** • eindeutige Nominativ- u. Akkusativ-Markierung: Den^{AKK} Vogel jagt der^{NOM} Igel • eindeutige Nominativ- u. Dativ-Markierung: Dem^{DAT} Vogel hilft der^{NOM} Igel • nur eindeutige Nominativmarkierung: Die Biene jagt der^{NOM} Igel • nur eindeutige Akkusativmarkierung: Den^{AKK} Igel jagt die Biene • nur eindeutige Dativ-Markierung: Dem^{DAT} Igel hilft die Biene **Position der eindeutigen Kasusmarkierungen:** • vorne (1. NP eindeutig): Den^{AKK} Vogel jagt die Biene • hinten (2. NP eindeutig): Die Biene jagt der^{NOM} Vogel **Kasusmarkierungen an verschiedenen Artikelwörtern:** • bestimmter Artikel: Den^{AKK} Vogel jagt der^{NOM} Igel • unbestimmter Artikel: Einen^{AKK} Vogel jagt ein^{NOM} Igel • possessiv: Meinen^{AKK} Vogel jagt die Biene • demonstrativ: Diesen^{AKK} Vogel jagt die Biene **Kasusmarkierungen an Pronomen der dritten Person:** • eindeutige Nominativ- u. Akkusativ-Markierung: Ihn^{AKK} jagt der^{NOM} Igel • eindeutige Nominativ- u. Dativ-Markierung: Ihm^{DAT} hilft der^{NOM} Igel • nur eindeutige Nominativmarkierung: Die Biene jagt er^{NOM} • nur eindeutige Akkusativmarkierung: Ihn^{AKK} jagt die Biene • nur eindeutige Dativ-Markierung: Ihm^{DAT} hilft die Biene **Kasusmarkierungen an Pronomen der ersten Person:** (Bei diesen Stimuli ist zu beachten, dass Subjekt und Objekt nicht nur anhand der Kasus-Markierungen, sondern zusätzlich auch anhand der Subjekt-Verbkongruenz (Person) identifiziert werden können). • eindeutige Nominativ- u. Akkusativ-Markierung: Die Biene sagt: Mich^{AKK} jagt der^{NOM} Igel • eindeutige Nominativ- u. Dativ-Markierung: Die Biene sagt: Mir^{DAT} hilft der^{NOM} Igel

Tab. 7.25 ASF 25: Satz-Bild-Zuordnung mit Subjekt- und Objekt-Relativsätzen: Kasus als Verstehenshinweis.

ASF 25	Detaillierte Beschreibung und Modellbezug
Aufgabenstellung	Es wird ein Stimulussatz vorgesprochen und es werden zwei Auswahlbilder präsentiert (Zielbild und grammatisches Ablenkerbild). Es soll auf das Bild gezeigt werden, das die Satzbedeutung korrekt darstellt. Das Ablenkerbild zeigt die Satzbedeutung mit vertauschten satzsemantischen Rollen. Um gezielt die Dekodierung von **Kasus-Merkmalen** untersuchen zu können, dürfen Subjekt und/oder Objekte ausschließlich anhand dieses morpho-syntaktischen Verstehenshinweises erkennbar sein. Eine Erkennbarkeit von Subjekt oder Objekten anhand von **Subjekt-Verb-Kongruenz** (z. B. *Der Vogel, den die Mücken*^{PLURAL} *jagen*^{PLURAL}*…*) muss deshalb ausgeschlossen werden. Für die Untersuchung der grammatischen Dekodierung sind insbesondere **Objekt-Relativsätze** relevant. Denn nur bei diesen Sätzen ist eine umfassende grammatische Dekodierung unumgänglich. Bei Subjekt-Relativsätzen könnte dagegen die grammatische Dekodierung auch umgangen und stattdessen von der gewöhnlichen Abfolge *Agens-Patiens* ausgegangen werden.
Item-Beispiele	*„Welches Bild passt zu dem Satz?"* 1. SO^{AKK}V: *Die Biene, die den Igel jagt,…* Ablenkerbild: Igel jagt Biene 2. OS^{NOM}V: *Die Biene, die der Igel jagt,…* Ablenkerbild: Biene jagt Igel
Modellbezug **(9)**	Die Bedeutungsrepräsentationen der im Satz enthaltenen Inhaltswörter müssen auf der **Semantik-Ebene des mentalen Lexikons (9)** aktiviert werden können. Wenn keine ähnlichen Wortbedeutungen unterschieden werden müssen, sind die Anforderungen an die semantisch-lexikalische Dekodierung jedoch relativ gering. Bei Kindern mit Hinweisen auf Defizite der semantisch-lexikalischen Dekodierung sollte das für die Aufgabe erforderliche Wortbedeutungswissen zuvor überprüft werden.

Tab. 7.25 Fortsetzung

ASF 25	Detaillierte Beschreibung und Modellbezug
(10)	Die Wörter des Satzes müssen zu grammatischen Konstituenten gegliedert werden können. Hierzu muss insbesondere grammatisches Wissen über **Kasus-, Numerus- und Genus-Kongruenz innerhalb von Konstituenten (10)** verwendet werden können. In Item-Beispiel 2 muss z. B. anhand von Kasus-Kongruenz zwischen dem Artikel *der*^{NOM} und dem Bezugsnomen erkannt werden können, dass *Igel*^{NOM} das Kasusmerkmal NOMINATIV trägt.
(8)	Für die grammatische Dekodierung der Sätze ist außerdem ein Zugriff auf die **Lemma-Ebene des mentalen Lexikons (8)** erforderlich. Denn dadurch wird erkannt, welche grammatischen Merkmale die Wörter des Satzes tragen. Diese Informationen werden benötigt, um die innere Struktur und die grammatische Funktion der Konstituenten dekodieren zu können. In Item-Beispiel 1 muss z. B. erkannt werden können, dass *Igel*^{AKK} aufgrund von Kasus-Kongruenz mit dem Artikel *den*^{AKK} das Kasus-Merkmal AKKUSATIV trägt.
(11)	Bei der grammatischen Dekodierung der OVS-Sätze muss erkannt werden können, dass das Objekt aus seiner ursprünglichen Position **in das Vorfeld bewegt** wurde, und **die Spur der bewegten Konstituente** zu ihrer ursprünglichen Position in der Basisstruktur des Satzes muss nachverfolgt werden können (**11**).
(12)	Um Subjekt und Objekte erkennen bzw. eindeutig voneinander unterscheiden zu können, muss in den markierten OVS-Sätzen **Kasus als morpho-syntaktischer Verstehenshinweis** dekodiert werden können (**12**). Denn in diesem Stimulusformat können Subjekt und Objekt nicht anhand von Subjekt-Verb-Kongruenz dekodiert werden.
(12)	Den Konstituenten, die die Argumente des Verbs bilden, müssen die im Verb-Lemma gespeicherten **satzsemantischen Rollen zugeordnet** werden können (**13**).
Stimulusvarianten	**Art und Anzahl eindeutiger Kasusmarkierungen:** • eindeutige Nominativ- u. Akkusativ-Markierung: Der Vogel, den^{AKK} der^{NOM} Igel jagt,... • eindeutige Nominativ- u. Dativ-Markierung: Der Vogel, dem^{DAT} der^{NOM} Igel hilft,... • nur eindeutige Nominativmarkierung: Die Biene, die der^{NOM} Igel jagt,... • nur eindeutige Akkusativmarkierung: Der Vogel, den^{AKK} die Biene jagt,... • nur eindeutige Dativ-Markierung: Der Vogel, dem^{DAT} die Biene hilft,... **Position der eindeutigen Kasusmarkierungen:** • vorne (1. NP eindeutig): Der Vogel, den^{AKK} die Biene jagt,... • hinten (2. NP eindeutig): Die Biene, die der^{NOM} Igel jagt,... **Kasusmarkierungen an verschiedenen Artikelwörtern:** • bestimmter Artikel: Die Biene, die der^{NOM} Vogel jagt,... • unbestimmter Artikel: Die Biene, die ein^{NOM} Vogel jagt,... • possessiv: Die Biene, die mein^{NOM} Vogel jagt,... • demonstrativ: Die Biene, die dieser^{NOM} Vogel jagt,... **Kasusmarkierungen an Pronomen der dritten Person:** • eindeutige Nominativ- u. Akkusativ-Markierung: Der Vogel, der ihn^{AKK} jagt,... • eindeutige Nominativ- u. Dativ-Markierung: Der Vogel, der ihm^{DAT} hilft,... • nur eindeutige Nominativmarkierung: Der Vogel, der sie^{AKK} jagt,... • nur eindeutige Akkusativmarkierung: Die Biene, die ihn^{AKK} jagt,... • nur eindeutige Dativ-Markierung: Die Biene, die ihm^{DAT} hilft,... **Kasusmarkierungen an Pronomen der ersten Person:** (Bei diesen Stimuli ist zu beachten, dass Subjekt und Objekt nicht nur anhand der Kasus-Markierungen, sondern zusätzlich auch anhand der Subjekt-Verbkongruenz (Person) identifiziert werden können.) • eindeutige Nominativ- u. Akkusativ-Markierung: Die Biene sagt: Der Igel, den^{AKK} ich^{NOM} jage,... • eindeutige Nominativ- u. Dativ-Markierung: Die Biene sagt: Der Igel, dem^{DAT} ich^{NOM} helfe,... • nur eindeutige Nominativmarkierung: Der Igel sagt: Die Biene, die ich^{NOM} jage,... • nur eindeutige Akkusativmarkierung: Der Igel sagt: Die Biene, die mich^{AKK} jagt,... • nur eindeutige Dativ-Markierung: Der Igel sagt: Die Biene, die mir^{DAT} hilft,...

Tab. 7.26 ASF 26: Satz-Bild-Zuordnung mit Subjekt- und Objekt-Fragen: Kasus als Verstehenshinweis.

ASF 26	Detaillierte Beschreibung und Modellbezug
Aufgabenstellung	Es wird ein Stimulussatz vorgesprochen und es werden zwei Auswahlbilder präsentiert (Zielbild und grammatisches Ablenkerbild). Es soll auf das Bild gezeigt werden, das die Satzbedeutung korrekt darstellt. Das Ablenkerbild zeigt die Satzbedeutung mit vertauschten satzsemantischen Rollen. Um gezielt die Dekodierung von **Kasus-Merkmalen** untersuchen zu können, müssen Subjekt- und/oder Objekte ausschließlich anhand dieses morpho-syntaktischen Verstehenshinweises erkennbar sein. Eine Erkennbarkeit von Subjekt oder Objekten anhand von **Subjekt-Verb-Kongruenz** (z. B. *Wen^{AKK} jagen^{PLURAL} die Mücken^{PLURAL}*) muss deshalb ausgeschlossen werden.
Item-Beispiele	*„Welches Bild passt zu dem Satz?"* S^{NOM}VO-Frage 1. Diskurs-unabhängig: *Wer^{NOM} jagt eine Biene?* 2. Diskurs-abhängig: *Welcher^{NOM} Vogel jagt eine Biene?* Ablenkerbild: Biene jagt Vogel O^{AKK}VS-Frage 1. Diskurs-unabhängig: *Wen^{AKK} jagt eine Biene?* 2. Diskurs-abhängig: *Welchen^{AKK} Vogel jagt eine Biene?* Ablenkerbild: Vogel jagt Biene
Modellbezug (9)	Die Bedeutungsrepräsentationen der im Satz enthaltenen Inhaltswörter müssen auf der **Semantik-Ebene des mentalen Lexikons (9)** aktiviert werden können. Wenn keine ähnlichen Wortbedeutungen unterschieden werden müssen, sind die Anforderungen an die semantisch-lexikalische Dekodierung jedoch relativ gering. Bei Kindern mit Hinweisen auf Defizite der semantisch-lexikalischen Dekodierung sollte das für die Aufgabe erforderliche Wortbedeutungswissen zuvor überprüft werden.
(8)	Für die grammatische Dekodierung der Sätze ist außerdem ein Zugriff auf die **Lemma-Ebene des mentalen Lexikons (8)** erforderlich. Denn dadurch wird erkannt, welche grammatischen Merkmale die Wörter des Satzes tragen. Diese Informationen werden benötigt, um die innere Struktur und die grammatische Funktion der Konstituenten dekodieren zu können.
(11)	Bei der grammatischen Dekodierung der Objekt-Fragen muss erkannt werden können, dass das Objekt aus seiner ursprünglichen Position **in das Vorfeld bewegt** wurde, und die **Spur der bewegten Konstituente** zu ihrer ursprünglichen Position in der Basisstruktur des Satzes muss nachverfolgt werden können (11).
(12)	Um Subjekt und Objekte erkennen bzw. eindeutig voneinander unterscheiden zu können, muss in den markierten Objekt-Fragen **Kasus als morpho-syntaktischer Verstehenshinweis** dekodiert werden können (12). Denn in diesem Stimulusformat können Subjekt und Objekt nicht anhand von Subjekt-Verb-Kongruenz dekodiert werden.
(12)	Den Konstituenten, die die Argumente des Verbs bilden, müssen die im Verb-Lemma gespeicherten **satzsemantischen Rollen zugeordnet** werden können (13).
Stimulusvarianten	**Art und Anzahl eindeutiger Kasus-Markierungen:** • eindeutige Nominativ- u. Akkusativ-Markierung: Wen^{AKK}/[Welchen^{AKK} Vogel] jagt der^{NOM} Igel? • eindeutige Nominativ- u. Dativ-Markierung: Wem^{DAT}/[Welchem^{DAT} Vogel] hilft der^{NOM} Igel? • nur eindeutige Akkusativ-Markierung: Wen^{AKK}/[Welchen^{AKK} Vogel] jagt die Biene? • nur eindeutige Dativ-Markierung: Wem^{DAT}/[Welchem^{DAT} Vogel] hilft die Biene? • Konstituentenstruktur der Nominalphrasen (Art-Nom oder Art-Adj-Nomen) • Kasus-Merkmal nur am Fragewort: Welchen^{AKK} Vogel jagt die Biene? • Kasus-Merkmal an Fragewort und Adjektiv: Welchen^{AKK} kleinen^{AKK} Vogel jagt die Biene?

Tab. 7.27 ASF 27: Satz-Bild-Zuordnung für Sätze mit unterschiedlich komplexer Verb-Argument-Struktur.

ASF 27	Detaillierte Beschreibung und Modellbezug
Aufgabenstellung	Es wird ein Stimulussatz vorgesprochen und es werden vier Auswahlbilder präsentiert (Zielbild und drei Ablenkerbilder). Eines der Ablenkerbilder stellt eine semantisch unpassende Bedeutung des Verbs dar. Die weiteren Ablenkerbilder stellen jeweils eine unpassende Bedeutung eines weiteren Arguments, Adjunktes oder Attributes dar. Es soll auf das Bild gezeigt werden, das die Satzbedeutung korrekt darstellt. Für die Untersuchung der grammatischen Dekodierung von Verb-Argument-Strukturen sind besonders die Sätze mit **zwei- und dreiwertigen Verben** relevant. Damit alle Sätze unabhängig von der Komplexität ihrer Argument-Struktur eine vergleichbare Länge aufweisen, werden in Sätzen mit ein- und zweiwertigen Verben ein bis zwei freie Ergänzungen (Adjunkte) oder Attribute hinzugefügt. Da die verwendeten Stimulussätze eine unmarkierte (kanonische) Subjekt-erst-Wortordnung aufweisen, ist eine morpho-syntaktische Unterscheidung von Subjekt und Objekten (**12**) nicht erforderlich.
Item-Beispiele	*„Welches Bild passt zu dem Satz?“* 1. Einfache Verb-Argument-Struktur *Die Biene*[ARGUMENT] *schläft auf dem Baum*[ADJUNKT] *mit dem Apfel*[ATTRIBUT] Ablenkerbild: Biene *sitzt* auf Baum Ablenkerbild: Biene schläft auf *Strauch* Ablenkerbild: Biene schläft auf Baum mit *Birne* 2. Komplexe Verb-Argument-Struktur *Die Biene*[ARGUMENT] *zeigt dem Vogel*[ARGUMENT] *den Apfel*[ARGUMENT] Ablenkerbild: Biene *schenkt* einem Vogel einen Apfel Ablenkerbild: Biene zeigt einem *Igel* einen Apfel Ablenkerbild: Biene zeigt einem Vogel eine *Birne*
Modellbezug **(9)**	Die Bedeutungsrepräsentationen der im Satz enthaltenen Inhaltswörter müssen auf der **Semantik-Ebene des mentalen Lexikons (9)** aktiviert werden können. Wenn keine ähnlichen Wortbedeutungen unterschieden werden müssen, sind die Anforderungen an die semantisch-lexikalische Dekodierung jedoch relativ gering. Bei Kindern mit Hinweisen auf Defizite der semantisch-lexikalischen Dekodierung sollte das für die Aufgabe erforderliche Wortbedeutungswissen zuvor überprüft werden.
(8)	Für die grammatische Dekodierung der Sätze ist außerdem ein Zugriff auf die **Lemma-Ebene des mentalen Lexikons (8)** erforderlich. Denn dadurch wird erkennbar, welche Argumente in dem Satz zu erwarten sind. Um das Stimulusbeispiel 2 (*Die Biene*[ARGUMENT] *zeigt dem Vogel*[ARGUMENT] *den Apfel*[ARGUMENT]) grammatisch zu dekodieren, muss z. B. im Lexikon abgerufen werden können, dass das dreiwertige Vollverb *zeigen* ein Subjekt (Agens), ein direktes Objekt (Patiens) und ein indirektes Objekt (Benefactiv) an sich bindet.
(12)	Weiterhin müssen den Konstituenten, die die Argumente des Verbs bilden, die im Verb-Lemma gespeicherten grammatischen und **satzsemantischen Rollen zugeordnet** werden können (**13**).

Tab. 7.27 Fortsetzung

ASF 27	Detaillierte Beschreibung und Modellbezug
Stimulusvarianten	**Art und Anzahl der Argumente:** • einfache Verb-Argument-Struktur: einwertige Verben 1. Die $^{\text{BieneARGUMENT/SUBJEKT}}$ schläft auf dem Baum$^{\text{ADJUNKT/ADVERBIAL}}$ Ablenkerbild: Biene *sitzt* auf Baum Ablenkerbild: Biene schläft auf *Strauch* 2. Die Biene$^{\text{ARGUMENT/SUBJEKT}}$ schläft auf dem Baum$^{\text{ADJUNKT/ADVERBIAL}}$ mit dem Apfel$^{\text{ADJUNKT/ATTRIBUT}}$ Ablenkerbild: Biene *sitzt* auf Baum mit Apfel Ablenkerbild: Biene schläft auf *Strauch* mit Apfel Ablenkerbild: Biene schläft auf Baum mit *Birne* • komplexe Verb-Argument-Struktur: zweiwertige Verben 1. Die Biene$^{\text{ARGUMENT/SUBJEKT}}$ sieht den Apfel$^{\text{ARGUMENT/DIR. OBJEKT}}$ Ablenkerbild: Biene *isst* Apfel Ablenkerbild: Biene sieht *Birne* 2. Die Biene$^{\text{ARGUMENT/SUBJEKT}}$ fällt vom Baum$^{\text{ARGUMENT/ADVERBIAL}}$ Ablenkerbild: Biene *klettert* auf Baum Ablenkerbild: Biene fällt von *Strauch* 3. Die Biene$^{\text{ARGUMENT/SUBJEKT}}$ hilft dem Vogel$^{\text{ARGUMENT/INDIR. OBJEKT}}$ Ablenkerbild: Biene *jagt* Vogel Ablenkerbild: Biene hilft *Igel* • komplexe Verb-Argument-Struktur: dreiwertige Verben 1. Die Biene$^{\text{ARGUMENT/SUBJEKT}}$ zeigt dem Vogel$^{\text{ARGUMENT/INDIR. OBJEKT}}$ den Apfel$^{\text{ARGUMENT/DIR. OBJEKT}}$ Ablenkerbild: Biene *schenkt* einem Vogel einen Apfel Ablenkerbild: Biene zeigt einem *Igel* einen Apfel Ablenkerbild: Biene zeigt einem Vogel eine *Birne* **Verb-Argument-Strukturen in Subjekt-Relativsätzen, z. B.:** • 1. Die Biene, die^{ARGUMENT} auf dem Baum^{ADJUNKT} mit dem Apfel^{ATTRIBUT} schläft,... • 2. Die Biene, die^{ARGUMENT} dem Vogel^{ARGUMENT} den Apfel^{ARGUMENT} zeigt,...

Tab. 7.28 ASF 28: semantisches Beurteilen von Sätzen mit unterschiedlich komplexer Verb-Argument-Struktur.

ASF 28	Detaillierte Beschreibung und Modellbezug
Aufgabenstellung	Es wird ein Stimulussatz vorgesprochen, zu dem im unmittelbaren Anschluss Ja-Nein-Fragen beantwortet werden sollen. In den Fragen wird die Bedeutung der im Satz enthaltenen Argumente, Adjunkte bzw. Attribute erfragt. Im Unterschied zum ASF 27 (Satz-Bild-Zuordnung mit Sätzen mit unterschiedlich komplexer Verb-Argument-Struktur) werden keine Stimulusbilder benötigt. Für die Untersuchung der grammatischen Dekodierung von Verb-Argument-Strukturen sind besonders Sätze mit **zwei- und dreiwertigen Verben** relevant. Damit alle Sätze unabhängig von der Komplexität ihrer Argument-Struktur eine vergleichbare Länge aufweisen, werden in Sätzen mit ein- und zweiwertigen Verben ein bis zwei freie Ergänzungen (Adjunkte) hinzugefügt. Da die verwendeten Stimulussätze eine unmarkierte (kanonische) Subjekt-erst-Wortordnung aufweisen, ist eine morpho-syntaktische Unterscheidung von Subjekt und Objekten (**12**) nicht unbedingt erforderlich.
Item-Beispiele	Einfache Verb-Argument-Struktur: 1. Die Biene$^{\text{ARGUMENT/SUBJEKT}}$ schläft auf dem Baum$^{\text{ADJUNKT/ADVERBIAL}}$ mit dem Apfel$^{\text{ADJUNKT/ATTRIBUT}}$ Entscheidungsfragen: *Gähnt* die Biene auf einem Baum? Schläft die Biene auf einem *Strauch*? Ist eine *Birne* in dem Baum? Komplexe Verb-Argument-Struktur: 2. Die Biene$^{\text{ARGUMENT/SUBJEKT}}$ zeigt dem Vogel$^{\text{ARGUMENT/INDIR. OBJEKT}}$ den Apfel$^{\text{ARGUMENT/DIR. OBJEKT}}$ Entscheidungsfragen: *Schenkt* die Biene etwas? Zeigt die Biene einem *Igel* etwas? Zeigt die Biene jemandem eine *Birne*?
Modellbezug **(9)**	Die Bedeutungsrepräsentationen der im Satz enthaltenen Inhaltswörter müssen auf der **Semantik-Ebene des mentalen Lexikons (9)** aktiviert werden können. Wenn keine ähnlichen Wortbedeutungen unterschieden werden müssen, sind die Anforderungen an die semantisch-lexikalische Dekodierung jedoch relativ gering. Bei Kindern mit Hinweisen auf Defizite der semantisch-lexikalischen Dekodierung sollte das für die Aufgabe erforderliche Wortbedeutungswissen zuvor überprüft werden.
(8)	Für die grammatische Dekodierung der Sätze ist außerdem ein Zugriff auf die **Lemma-Ebene des mentalen Lexikons (8)** erforderlich. Denn dadurch wird erkennbar, welche Argumente in dem Satz zu erwarten sind. Um das Stimulusbeispiel 2 (*Die Biene*^{ARGUMENT} *zeigt dem Vogel*^{ARGUMENT} *den Apfel*^{ARGUMENT}) grammatisch zu dekodieren, muss z. B. im Lexikon abgerufen werden können, dass das dreiwertige Vollverb *zeigen* ein Subjekt (Agens), ein direktes Objekt (Patiens) und ein indirektes Objekt (Benefactiv) an sich bindet.
(12)	Weiterhin müssen den Konstituenten, die die Argumente des Verbs bilden, die im Verb-Lemma gespeicherten grammatischen und **satzsemantischen Rollen zugeordnet** werden können (**13**).
Stimulusvarianten	**Art und Anzahl der Argumente:** • einfache Verb-Argument-Struktur: einwertige Verben 1. Die Biene$^{\text{ARGUMENT/SUBJEKT}}$ schläft auf dem Baum$^{\text{ADJUNKT/ADVERBIAL}}$ 2. Die Biene$^{\text{ARGUMENT/SUBJEKT}}$ schläft auf dem Baum$^{\text{ADJUNKT/ADVERBIAL}}$ mit dem Apfel$^{\text{ADJUNKT/ATTRIBUT}}$ • komplexe Verb-Argument-Struktur: zweiwertige Verben 1. Die Biene$^{\text{ARGUMENT/SUBJEKT}}$ sieht den Apfel$^{\text{ARGUMENT/DIR. OBJEKT}}$ 2. Die Biene$^{\text{ARGUMENT/SUBJEKT}}$ fällt vom Baum$^{\text{ARGUMENT/ADVERBIAL}}$ 3. Die Biene$^{\text{ARGUMENT/SUBJEKT}}$ hilft dem Vogel$^{\text{ARGUMENT/INDIR. OBJEKT}}$ • komplexe Verb-Argument-Struktur: dreiwertige Verben Die Biene$^{\text{ARGUMENT/SUBJEKT}}$ zeigt dem Vogel$^{\text{ARGUMENT/INDIR. OBJEKT}}$ den Apfel$^{\text{ARGUMENT/DIR. OBJEKT}}$ **Verb-Argument-Strukturen in Subjekt-Relativsätzen, z. B.:** • Die Biene, die^{ARGUMENT} auf dem Baum^{ADJUNKT} mit dem Apfel^{ATTRIBUT}schläft,... • Die Biene, die^{ARGUMENT} dem Vogel^{ARGUMENT} den Apfel^{ARGUMENT}zeigt,...

Tab. 7.29 ASF 29: Beurteilung der Grammatikalität: Konstituenten mit fehlenden oder inkorrekten Wortarten.

ASF 29	Detaillierte Beschreibung und Modellbezug
Aufgabenstellung	Es werden Sätze vorgesprochen, die grammatisch inkorrekte oder korrekte Konstituenten enthalten. Grammatisch inkorrekte Konstituenten werden entweder durch Tilgung eines grammatisch erforderlichen Wortes einer bestimmten Wortart oder durch eine grammatisch nicht erlaubte Abfolge von Wortarten gebildet. Die grammatische Korrektheit der dargebotenen Sätze soll beurteilt werden.
Item-Beispiele	**„Ist das so richtig?“** Fehlen einer obligatorischen Wortart: 1. Korrekt: *Die Biene hat im Baum gesessen.* 2. Inkorrekt: *Die Biene hat <u>im gesessen</u>.* Grammatisch unpassende Wortart: 1. Korrekt: *Die Biene hat gegähnt.* 2. Inkorrekt: *Die Biene <u>möchte gegähnt</u>.* 3. Korrekt: *Die Biene jagt einen kleinen Vogel.* 4. Inkorrekt: *Die Biene jagt <u>einen hier Vogel</u>.* Grammatisch unpassende Abfolge der Wortarten: 1. Korrekt: *Die kleine Biene jagt einen Vogel.* 2. Inkorrekt: *<u>Die Biene kleine</u> jagt einen Vogel.*
Modellbezug **(10)**	Durch eine Dekodierung der **inneren Konstituentenstruktur (10)** muss überprüft werden können, ob die gegebene Abfolge von Wortarten eine im Deutschen erlaubte Konstituente bildet. Die Dekodierung der Wortartenstruktur in Item-Beispiel 4 würde z. B. ergeben, dass die Abfolge der Wortarten ARTIKEL-ADVERB-NOMEN keine im Deutschen erlaubte Konstituente bildet.
(8)	Für die grammatische Dekodierung der Sätze ist ein Zugriff auf die **Lemma-Ebene des mentalen Lexikons (8)** erforderlich. Denn dadurch wird erkennbar, welchen Wortarten die Wörter des Satzes zugeordnet sind. Um den grammatischen Fehler in Stimulusbeispiel 4 (*Die Biene jagt <u>einen hier* Vogel</u>*) zu erkennen, muss z. B. im Lexikon abgerufen werden können, dass *einen* der Wortart ARTIKEL, *hier* der Wortart ADVERB und *Vogel* der Wortart NOMEN zugeordnet ist.
(GB)	Zu beachten ist weiterhin, dass in diesem Aufgaben- und Stimulusformat **grammatische Bewusstheit (GB)** benötigt wird. Rückschlüsse auf intuitives grammatisches Verarbeiten sind deshalb nur indirekt möglich. Altersgemäße Leistungen können jedoch als Indiz dafür gelten, dass die überprüften grammatischen Regelverletzungen bemerkt werden.

Tab. 7.29 Fortsetzung

ASF 29	**Detaillierte Beschreibung und Modellbezug**
Stimulusvarianten	**Konstituententyp:** • Nominalphrasen: ◦ Fehlen einer obligatorischen Wortart: Die Biene jagt einen Vogel Die Biene jagt * _Vogel_ ◦ grammatisch unpassende Wortart: Die Biene jagt einen kleinen Vogel Die Biene jagt einen _hier_* Vogel ◦ grammatisch unpassende Abfolge der Wortarten: Die kleine Biene jagt einen Vogel _Die Biene kleine_* jagt einen Vogel • Präpositionalphrasen: ◦ Fehlen eines obligatorischen Wortes: Die Biene hat im Baum gesessen Die Biene hat _im_ * _gesessen_ ◦ grammatisch unpassende Wortart: Die Biene hat im Baum gesessen Die Biene hat im _schön_* _gesessen_ • Verbalphrasen: ◦ Fehlen eines obligatorischen Wortes: Die Biene hat gegähnt Die Biene * _gegähnt_ ◦ grammatisch unpassende Wortart: Die Biene hat gegähnt Die Biene _möchte_* _gegähnt_

Tab. 7.30 ASF 30: Beurteilung der Grammatikalität: Nominalphrasen mit inkorrekter Kongruenz.

ASF 30	Detaillierte Beschreibung und Modellbezug
Aufgabenstellung	Es werden grammatisch inkorrekt oder korrekt gebildete Konstituenten vorgesprochen. Die grammatischen Inkorrektheiten beruhen auf fehlerhafter Numerus- und/oder Genus-Kongruenz innerhalb einer Nominalphrase. Die grammatische Korrektheit der dargebotenen Konstituenten soll beurteilt werden.
Item-Beispiele	*„Ist das so richtig gesagt?“* 1. Korrekt: der^{MASK} Vogel^{MASK} 2. Inkorrekt: das^{NEUT} Vogel^{MASK} 3. Korrekt: mein^{NEU} kleines^{NEU} Haus^{NEU} 4. Inkorrekt: meine^{FEM} kleines^{NEU} Haus^{NEU} 5. Korrekt: eine^{FEM} kleine^{FEM} Biene^{FEM} 6. Inkorrekt: eine^{FEM} kleines^{NEU} Biene^{FEM} 7. Korrekt: dieses^{SING} Haus^{SING} 8. Inkorrekt: dieses^{SING} Häuser^{PLUR} 9. Korrekt: mein^{SING} schönes^{SING} Haus^{SING} 10. Inkorrekt: mein^{SING} schönen^{PLUR} Haus^{SING}
Modellbezug **(10)**	Durch eine **Dekodierung der inneren Konstituentenstruktur (10)** muss überprüft werden können, ob in der Konstituente korrekte Kongruenz vorliegt.
(8)	Für die grammatische Dekodierung der Sätze ist außerdem ein Zugriff auf die **Lemma-Ebene des mentalen Lexikons (8)** erforderlich. Denn dadurch wird erkennbar, welche Kasus-, Numerus- und Genus-Merkmale die Wörter des Satzes tragen. Um den grammatischen Fehler in Stimulusbeispiel 4 (*meine^{FEM} kleines^{NEU} Haus^{NEU}*) zu erkennen, muss z. B. im Lexikon abgerufen werden können, dass *meine* das Genus-Merkmal FEMININUM trägt, *kleines* und *Haus* jedoch das Genus-Merkmal NEUTRUM. Analog muss in Stimulusbeispiel 8 (*dieses^{SING} Häuser^{PLUR}*) im Lexikon aktiviert werden können, dass *dieses* das Numerus-Merkmal SINGULAR trägt und *Häuser* das Numerus-Merkmal PLURAL.
(5), (6)	Weiterhin ist für die Bearbeitung der Aufgabenstellung eine ausreichende Speicherkapazität des **phonologischen Arbeitsgedächtnisses (5, 6)** erforderlich.
(GB)	Zu beachten ist weiterhin, dass in diesem Aufgaben- und Stimulusformat **grammatische Bewusstheit (GB)** benötigt wird. Rückschlüsse auf intuitives grammatisches Verarbeiten sind deshalb nur indirekt möglich. Altersgemäße Leistungen können jedoch als Indiz dafür gelten, dass die überprüften grammatischen Regelverletzungen bemerkt werden.
Stimulusvarianten	**Kongruenz verschiedener Wortarten:** • Artikel und Nomen: das^{NEU} Vogel$^{\text{MASK*}}$ • Artikel, Adjektiv und Nomen: eine^{FEM} kleines^{NEU} Biene$^{\text{FEM*}}$ **Semantische Klasse des Artikelworts:** • Artikel bestimmt: das^{FEM} (kleine^{MASK}) Vogel$^{\text{MASK*}}$ • Artikel unbestimmt: eine^{FEM} (kleiner^{MASK}) Vogel$^{\text{MASK*}}$ • Artikel possessiv: meine^{FEM} (kleiner^{MASK}) Vogel$^{\text{MASK*}}$ • Artikel demonstrativ: diese^{FEM} (kleine^{MASK}) Vogel$^{\text{MASK*}}$

Tab. 7.31 **ASF 31: Verstehen kontextueller Informationen in kurzen verbalen Szenarien (nonverbale Reaktion).**

ASF 31	Detaillierte Beschreibung und Modellbezug
Aufgabenstellung	Es wird ein verbales Szenario bestehend aus zwei Sätzen vorgesprochen. Anschließend wird eine Frage zu dem Szenario gestellt. Die Frage soll nonverbal durch Zeigen der erfragten Person auf einem Situationsbild beantwortet werden. Das Situationsbild ist so gestaltet, dass für die Beantwortung der Frage der verbale und der nonverbale (bildliche) Kontext beachtet werden müssen.
Item-Beispiele	Verbales Szenario: *„Sven zieht sein Kostüm an. Er will zu einer Halloween-Party gehen."* Frage: *„Wo ist Sven?"* Situationsbild: Das Bild zeigt einen Jungen in einem Vampirkostüm und einen Jungen in einem Indianerkostüm.
Modellbezug **(14)**	Für das Verstehen der Sätze bzw. für die Beantwortung der Fragen ist die Berücksichtigung **verbaler und nonverbaler kontextueller Implikationen (14)** erforderlich. So muss in dem oben gegebenen Item-Beispiel *Sven* als Referent von *Er* mithilfe des vorangehenden Satzes identifiziert werden. Außerdem muss logisch schlussfolgernd der Junge mit dem Vampirkostüm auf dem Situationsbild als Sven erkannt werden, weil Indianerkostüme nicht zu einer Halloween-Party passen.
(9)	Die semantisch-lexikalischen Repräsentationen der verwendeten Inhaltswörter müssen auf der **Semantik-Ebene des mentalen Lexikons (9)** aktiviert werden können. Bei Kindern mit Hinweisen auf Defizite der semantisch-lexikalischen Dekodierung sollten die für die Aufgabe erforderlichen lexikalischen und grammatischen Kompetenzen zuvor überprüft werden.
(8), (10)–(13)	Außerdem müssen die Aussagesätze in den verbalen Szenarien sowie die zu beantwortenden Fragen **grammatisch dekodiert** werden können. Da einfache und wenig variable Sätze verwendet werden, sind die Anforderungen an die lexikalische und an die grammatische Dekodierung allerdings relativ gering. Bei Kindern mit Hinweisen auf Defizite der grammatischen Dekodierung sollten die für die Aufgabe erforderlichen grammatischen Kompetenzen zuvor überprüft werden.
Stimulusvarianten	**Art der kontextuellen Implikation** • Referenten erkennen: *„Sven harkt im Garten Blätter. Hans kehrt den Boden...Wo ist Sven?"* Das Auswahlbild zeigt zwei Jungen im Garten, von denen nur einer im Garten harkt. • semantisches Enrichment: *„Sven zieht sein Kostüm an. Sven will zu einer Halloween-Party gehen...Wo ist Sven?"* Das Auswahlbild zeigt einen Jungen im Vampirkostüm und z. B. einen Jungen im Indianerkostüm. • logisches Erschließen impliziter Bedeutungsaspekte: *„Susi spielt draußen. Susis Mutter hat Angst, dass Susi sich verletzt...Wo ist Susi?"* Das Auswahlbild zeigt ein Mädchen, das auf der Straße spielt (während ein Auto sich nähert) und z. B. ein Mädchen, das in der Sandkiste spielt.

Tab. 7.32 ASF 32: Verstehen kontextueller Informationen in kurzen verbalen Szenarien (verbale Reaktion).

ASF 32	Detaillierte Beschreibung und Modellbezug
Aufgabenstellung	Es wird eine Kurzgeschichte erzählt und es werden verschiedene Fragen zu der Kurzgeschichte gestellt, die verbal beantwortet werden müssen. Um die Fragen beantworten zu können, muss der verbale Kontext der Kurzgeschichte berücksichtigt werden. Es werden in der Kurzgeschichte einfache, wenig variable Satzstrukturen und Wörter verwendet, um die Anforderungen an die lexikalische und die grammatische Dekodierung zu minimieren. Außerdem kann der Inhalt der Kurzgeschichten anhand von gleichzeitig vorgelegten Bildkarten-Reihen visualisiert werden, um die Anforderungen an das sprachliche Arbeitsgedächtnis zu minimieren.
Item-Beispiele	1. (Referenten erkennen) *„Hans und Karl treffen Sven und Dirk im Supermarkt. Sven kauft ein Geschenk für Karl. Dirk und Hans schauen sich Comic-Hefte an....<u>Wer hat ein Geschenk für Karl gekauft?</u>"* Korrekte Antwort: *Sven* 2. (semantisches Enrichment) *„Auf dem Schulhof essen Sven und Karl Süßigkeiten und sie reden über Karls Halloween-Party. Susi und Lea wollen auch etwas über die Feier bei Karl wissen.... <u>Was feiert Karl?</u>* Korrekte Antworten: z. B. *Halloween* oder *Ein Monsterfest* 3. (logisches Erschließen implizierter Bedeutungsaspekte) *„Sven und Hans kommen zu der Party mit ihren Schlafsäcken. Sven hat ein Vampirkostüm an und Hans ein Monsterkostüm. Warum trägt Sven ein Vampirkostüm und Hans ein Monsterkostüm?"* Korrekte Antworten: z. B. *...weil Halloween ist* oder *...weil sie auf eine Monster-Party gehen*
Modellbezug (14)	Für das Verstehen der Sätze bzw. für die Beantwortung der Fragen ist die Berücksichtigung **verbaler und nonverbaler kontextueller Implikationen (14)** erforderlich. So muss in dem Item-Beispiel 3 logisch geschlussfolgert werden, dass das Tragen von Vampir- und Monsterkostüm auf eine Halloween-Party schließen lassen.
(9)	Die semantisch-lexikalischen Repräsentationen der verwendeten Inhaltswörter müssen auf der **Semantik-Ebene des mentalen Lexikons (9)** aktiviert werden können. Wenn einfache Wörter verwendet werden, sind die Anforderungen an die semantisch-lexakalische Dekodierung allerdings relativ gering. Bei Kindern mit Hinweisen auf Defizite der semantisch-lexikalischen Dekodierung sollten das für die Aufgabe erforderliche Wortbedeutungswissen zuvor überprüft werden.
(8), (10)–(13)	Die in den verbalen Szenarien dargebotenen Aussagesätze sowie die zu beantwortenden Fragen müssen **grammatisch dekodiert** werden können. Da einfache und wenig variable Sätze verwendet werden, sind die Anforderungen an die grammatische Dekodierung allerdings relativ gering. Bei Kindern mit Hinweisen auf Defizite der grammatischen Dekodierung sollten die für die Aufgabe erforderlichen grammatischen Kompetenzen zuvor überprüft werden.

Tab. 7.33 ASF 33: Beurteilung der Grammatikalität: Sätze mit korrekt oder inkorrekt realisierter Verb-Argument-Struktur.

ASF 33	Detaillierte Beschreibung und Modellbezug
Aufgabenstellung	Es soll entschieden werden, ob ein vorgesprochener Satz grammatisch korrekt oder inkorrekt ist. Inkorrektheiten sind ggf. durch ein fehlendes oder ein grammatisch nicht-erlaubtes zusätzliches Argument bedingt.
Item-Beispiele	*„Ist das so richtig?“* 1. Korrekt: *Der Junge holt die Milch.* 2. Inkorrekt: *Der Junge holt.* 3. Korrekt: *Der Junge schwimmt.* 4. Inkorrekt: *Der Junge schwimmt das Mädchen.*
Modellbezug **(8)**	Für die grammatische Dekodierung der Sätze ist ein Zugriff auf die **Lemma-Ebene des mentalen Lexikons (8)** erforderlich. Denn dadurch wird für den Hörer erkennbar, welche Argumente in dem Satz vorkommen müssen bzw. dürfen. Um die Inkorrektheit in Stimulusbeispiel 4 (*Der Junge*$^{\text{ARGUMENT/SUBJEKT}}$ *schwimmt das Mädchen*$^{\text{ARGUMENT/DIR. OBJEKT}}$) zu erkennen, muss z. B. im Lexikon abgerufen werden können, dass das einwertige Vollverb *schwimmen* von einem Subjekt-Argument (Agens) begleitet sein darf, nicht jedoch von dem zusätzlichen Objekt-Argument.
(12)	Den Konstituenten, die die Argumente des Verbs bilden, müssen die im Verb-Lemma gespeicherten **grammatischen und satzsemantischen Rollen zugeordnet** werden können (**13**).
(GB)	Zu beachten ist weiterhin, dass in diesem Aufgaben- und Stimulusformat **grammatische Bewusstheit (GB)** benötigt wird. Rückschlüsse auf intuitives grammatisches Verarbeiten sind deshalb nur indirekt möglich. Altersgemäße Leistungen können jedoch als Indiz dafür gelten, dass die überprüften grammatischen Regelverletzungen bemerkt werden.

Tab. 7.34 ASF 34: Satz-Bild-Zuordnung mit Aussagesätzen im Aktiv und im Passiv.

ASF 34	Detaillierte Beschreibung und Modellbezug
Aufgabenstellung	Es wird ein Stimulussatz vorgesprochen und es werden zwei Auswahlbilder präsentiert (Zielbild und grammatisches Ablenkerbild). Es soll auf das Bild gezeigt werden, das die Satzbedeutung korrekt darstellt. Das grammatische Ablenkerbild zeigt die Satzbedeutung mit vertauschten satzsemantischen Rollen. Für die Untersuchung der grammatischen Dekodierung sind insbesondere **Passivsätze** relevant. Denn nur bei diesen Sätzen ist eine umfassende grammatische Dekodierung unumgänglich. Bei den unmarkierten Aktivsätzen könnte dagegen die grammatische Dekodierung auch umgangen und stattdessen von der gewöhnlichen Abfolge Agens-erst ausgegangen werden.
Item-Beispiele	*„Welches Bild passt zu dem Satz?“* 1. Aktiv-Satz: *Die Biene jagt den Igel.* Ablenkerbild: Igel jagt Biene 2. Passiv-Satz: *Der Igel wird von der Biene gejagt.* Ablenkerbild: Igel jagt Biene
Modellbezug (9)	Die Bedeutungsrepräsentationen der im Satz enthaltenen Inhaltswörter müssen auf der **Semantik-Ebene des mentalen Lexikons (9)** aktiviert werden können. Wenn keine ähnlichen Wortbedeutungen unterschieden werden müssen, sind die Anforderungen an die semantisch-lexikalische Dekodierung jedoch relativ gering. Bei Kindern mit Hinweisen auf Defizite der semantisch-lexikalischen Dekodierung sollte das für die Aufgabe erforderliche Wortbedeutungswissen zuvor überprüft werden.
(8)	Für die grammatische Dekodierung der Sätze ist ein Zugriff auf die **Lemma-Ebene des mentalen Lexikons (8)** erforderlich. Denn dadurch wird erkennbar, welche grammatischen Merkmale die Wörter des Satzes tragen (z. B. von$^{\text{PRÄP/regiert DATIV}}$; wird$^{\text{HILFSVERB/bildet Passiv}}$; gejagt$^{\text{PARTIZIP II/bildet Passiv}}$; der$^{\text{ARTIKEL/NOMINATIV}}$ etc.). Außerdem muss auf der Lemma-Ebene des mentalen Lexikons die Argument-Struktur des Verbs *jagen* aktiviert werden können (1. Argument: Subjekt = Agens, 2. Argument: Objekt^{DIR} = Patiens).
(12)	Um Subjekt und Objekte erkennen bzw. eindeutig voneinander unterscheiden zu können, muss **Kasus (Nominativ oder Präpositionalkasus) als morpho-syntaktischer Verstehenshinweis dekodiert** werden können (12). Denn in diesem Stimulusformat können Subjekt und Objekt nicht anhand von Subjekt-Verb-Kongruenz dekodiert werden.
(11)	In Passivsätzen muss beachtet werden können, dass das Subjekt des Satzes aufgrund der Passivstruktur nicht (wie im entsprechenden Aktivsatz) als Agens fungiert, sondern als Patiens, und dass die Konstituente mit Patiensfunktion aus ihrer ursprünglichen Position **in das Vorfeld bewegt** wurde (11).
(12)	Den Konstituenten, die die Argumente des Verbs bilden, müssen die im Verb-Lemma gespeicherten **satzsemantischen Rollen zugeordnet** werden können (13).
Stimulusvarianten	**Art und Anzahl eindeutiger Kasus-Markierungen:** • eindeutige Nominativ-Markierung: *Der Vogel wird von der Biene gejagt.* • uneindeutige Nominativ-Markierung: *Die Biene wird von dem Vogel gejagt.* **Abfolge von Subjekt- und Objekt-Konstituenten:** • Subjekt vorne: *Der Vogel wird von der Biene gejagt.* • Subjekt hinten: *Von dem Vogel wird die Biene gejagt.* **Kasus-Markierungen an verschiedenen Artikelwörtern:** • bestimmter Artikel: *Der Vogel wird von der Biene gejagt.* • unbestimmter Artikel: *Ein Vogel wird von einer Biene gejagt.* **Passivsätze ohne Subjekt:** • mit Dativ-Objekt: *Dem Vogel wird von der Biene geholfen.*

Tab. 7.35 ASF 35: Bildgestützte Elizitierung unterschiedlicher W-Fragen.

ASF 35	Detaillierte Beschreibung und Modellbezug	
Aufgabenstellung	Es werden Situationsbilder vorgelegt, zu denen bestimmte Informationen erfragt werden sollen. Die zu erfragende Information ergibt sich aus dem situativen Kontext oder aber daraus, dass bestimmte bildliche Elemente verdeckt werden (z. B. durch ein weißes Feld). Das Kind wird aufgefordert, die zum Bild kontextuell passende bzw. in dem Bild verdeckte Information zu erfragen. Kann die korrekte W-Frage nicht spontan gebildet werden, so leitet der Untersucher durch eine abgestufte Darbietung verschiedener Hilfen zu der korrekten W-Frage hin. Die Anzahl der benötigten Hilfen fließt in die Leistungsbewertung ein.	
Stimulusbeispiele	**Was-Fragen**	Bildinhalt: Das Bild zeigt ein Mädchen, das etwas anstreicht. Das angestrichene Objekt ist verdeckt. Korrekte Frage z. B.: *Was malt das Mädchen?* Hilfe 1: *„Das Mädchen malt etwas. Stell mir die passende Frage hierzu."* Hilfe 2: *„Stell mir eine Was-Frage."*
	Wer-Fragen	Bildinhalt: Jemand malt ein Bild. Die malende Person ist verdeckt. Korrekte Frage z. B.: *Wer malt ein Bild?* Hilfe 1: *„Jemand malt ein Bild. Stell mir die passende Frage hierzu."* Hilfe 2: *„Stell mir eine Wer-Frage."*
	Wo- bzw. Wohin-Fragen	Bildinhalt: Ein Mädchen fährt mit dem Bus. Korrekte Frage z. B.: Wohin fährt das Mädchen? Hilfe 1: „Das Mädchen fährt irgendwo hin. Stell mir die passende Frage hierzu." Hilfe 2: „Stell mir eine Wohin-Frage."
	Wie- bzw. Womit-Fragen	Bildinhalt: Ein Mädchen malt ein Bild. Das Malwerkzeug (z. B. Pinsel oder Stift) ist verdeckt. Korrekte Frage z. B.: *Womit malt das Mädchen?* Hilfe 1: *„Das Mädchen malt mit etwas ein Bild. Stell mir die passende Frage hierzu."* Hilfe 2: *„Stell mir eine Womit-Frage."*
	Warum-Fragen	Bildinhalt: Das Bild zeigt ein trauriges Mädchen. Korrekte Frage z. B.: *Warum ist das Mädchen traurig?* Hilfe 1: *„Das Mädchen ist traurig. Stell mir die passende Frage hierzu!"* Hilfe 2: *„Stell mir eine Warum-Frage."*
Modellbezug **(15), (16)**	Mit diesem Aufgaben- und Stimulusformat wird überprüft, ob differenzierte und kontextuell passende präverbale Konzepte zur Sprechaktintention *„spezifische Informationen erfragen"* aufgebaut werden können. Um die zum bildlichen Kontext passenden W-Fragen stellen zu können, muss bei der **Makroplanung des präverbalen Konzepts (15)** die passende Sprechaktion ausgewählt und bei der **Mikroplanung (16)** für den gegebenen bildlichen Kontext festgelegt werden, welches konzeptuelle Element der Proposition (Akteure, Relationen, Orte, Eigenschaften etc.) erfragt werden soll.	
(17)–(23)	Um spezifische Inhalte gezielt erfragen zu können, müssen außerdem die hierfür jeweils erforderlichen sprachlichen Formen (z. B. Subjekt-, Objekt-Fragen, Adverbial-Fragen) **lexikalisch und grammatisch kodiert bzw. produziert** werden können (**17–23**).	

Tab. 7.36 ASF 36: Fortsetzung von Bildergeschichten aus wechselnder Sprecher- und Hörerperspektive.

ASF 36	Detaillierte Beschreibung und Modellbezug
Aufgabenstellung	Zunächst werden zwei Situationsbilder gezeigt. Auf dem ersten Bild führt eine Person eine Handlung mit einer zweiten Person aus. Das zweite Bild stellt dar, wie eine der handelnden Personen aus dem ersten Bild mit einer dritten Person über das auf dem ersten Bild dargestellte Ereignis spricht (Sprechblase). Das untersuchte Kind wird aufgefordert sich in die Perspektive der zweiten und der dritten Person hineinzuversetzen und zu verbalisieren, was die zweite Person der dritten in dem gegebenen bildlichen Kontext pragmatisch sinnvoll mitteilen oder von dieser erfragen könnte.
Item-Beispiele	**Beispiel 1:** Bildinhalt von Bild 1: Ein Postbote gibt einem Mädchen einen Brief. Instruktion: *„Schau, was hier passiert."* Bildinhalt von Bild 2: Das Mädchen zeigt seiner Mutter den Brief und spricht dabei etwas zu ihr. Instruktion: *„Was sagt das Mädchen wohl jetzt zu seiner Mutter?"* Pragmatisch passende Antworten z. B.: *...dass ein Brief gekommen ist.* *Da ist ein Brief gekommen.* Pragmatisch unpassende Antwort z. B.: *Darf ich draußen spielen gehen?* **Beispiel 2:** Bildinhalt von Bild 1: Ein Junge schaut suchend unter sein Bett. Instruktion: *„Schau, was hier passiert."* Bildinhalt von Bild 2: Der Junge steht neben seiner Mutter und spricht dabei etwas zu ihr. Instruktion: *„Was fragt der Junge wohl jetzt seine Mutter?"* Pragmatisch passende Antworten z. B.: *...ob sie weiß, wo seine Sachen sind.* *Weißt Du, wo meine Turnschuhe sind?* Pragmatisch unpassende Antwort z. B.: *Ich hab Hunger.* *Darf ich draußen spielen?*
Modellbezug **(15), (16)**	Um in diesem Aufgaben- und Stimulusformat pragmatisch sinnvolle Fragen bzw. Aussagen formulieren zu können, müssen unterschiedliche Aspekte der Makroplanung ausgeführt werden. Insbesondere müssen **Vorwissen und Erwartungshaltungen unterschiedlicher Sprecher bzw. Hörer (15) bei der Auswahl zu kommunizierender konzeptueller Elemente (16)** berücksichtigt werden können und es müssen die **Sprechaktionen *Erfragen und Berichten* (15)** verfolgt werden können.
(17)–23	Um spezifische Inhalte gezielt erfragen oder berichten zu können, müssen außerdem die hierfür jeweils erforderlichen sprachlichen Formen (z. B. Subjekt-, Objekt-Fragen, Adverbial-Fragen) **lexikalisch und grammatisch produziert** werden können **(17–23)**.

Tab. 7.37 ASF 37: Benennen von Bildern.

ASF 37	Detaillierte Beschreibung und Modellbezug
Aufgabenstellung	Es wird eine Zeichnung oder eine Fotografie gezeigt, die durch ein Wort (Nomen oder Verb) benannt werden soll. Die Bilder sollten eindeutig benennbar sein und eine vergleichbare visuelle Komplexität aufweisen.
Item-Beispiele	*„Ich zeige Dir jetzt Bilder und Du sollst mir mit einem Wort sagen, was Du auf den Bildern siehst."* 1. Schlange 2. Klettern

Tab. 7.37 Fortsetzung

ASF 37	**Detaillierte Beschreibung und Modellbezug**		
	Fehlerkategorie	*Zielwort*	*Fehlbenennung*
	Nebenbegriff wird genannt	Schlange	*Frosch*
	Oberbegriff wird genannt		*ein Tier*
	Umschreibung/Assoziation		*da hab ich Angst* *das kann so beißen*
	unklare Relation zum Zielwort		*das kann man kaufen*
	keine Reaktion		*weiß nicht*
	Nebenbegriff wird genannt	klettern	*gehen, der geht rauf*
	Oberbegriff wird genannt		*der tut was*
	Umschreibung/Assoziation		*auf den Baum*
	unklare Relation zum Zielwort		*der ist müde*
	keine Reaktion		*kann ich nicht sagen*
Modellbezug **(17)**	Um in diesem Aufgaben- und Stimulusformat die zu einem Bild semantisch optimal passende Wortform produzieren zu können, müssen die **semantischen Merkmale im mentalen Lexikon (17)** so detailliert repräsentiert sein, dass eine Verwechslung mit semantisch ähnlichen Wörtern zuverlässig vermieden werden kann. Eine ungenaue semantische Repräsentation des Wortes kann dazu führen, dass entweder ein semantisch ungenau passendes Wort bzw. eine ungenaue Umschreibung des Wortes produziert wird oder aber dass die Antwort aufgrund der semantischen Unsicherheit verweigert wird.		
(23)	Außerdem muss auf der **Lexem-Ebene des mentalen Lexikons (23)** die phonologische Wortform aktiviert werden können, die mit der semantischen Repräsentation korrespondiert. Schwierigkeiten bei der Speicherung oder Aktivierung phonologischer Wortformen könnten ebenfalls dazu führen, dass entweder ersatzweise ein semantisch ungenau passendes Wort bzw. eine ungenaue Umschreibung des Wortes produziert wird, weil die hierzu erforderlichen Wortformen aktiviert werden können oder aber dass die Antwort aufgrund der phonologisch-lexikalischen Unsicherheit verweigert wird.		
Stimulusvarianten	In diesem Aufgaben- und Stimulusformat kann die **Wortfrequenz** der zu produzierenden Wörter im aktiven Wortschatz der jeweiligen Altersgruppe variiert werden. Bei leichteren Lerndefiziten für semantisches Wortwissen könnten sich semantische Fehlbenennungen besonders bei Wörtern mit geringer Wortfrequenz zeigen. Außerdem können Benennaufgaben zu **unterschiedlichen semantischen Kategorien** (vgl. [113]) dargeboten werden (Kategorie *Natur:* z. B. Obst, Gemüse, Insekten, Fische, Vögel, Reptilien/Amphibien, Säugetiere, Körperteile; Kategorie *Artefakte:* z. B. Werkzeuge, Musikinstrumente, Fahrzeuge, Kleidung, Küchenutensilien, Spielzeuge; Kategorie *Handlungen:* z. B. sportliche Aktivitäten, berufliche Aktivitäten; Kategorie *Nahrungsmittel:* z. B. Getränke, Gebäck, Süßigkeiten) (vgl. [109] 1992 für eine systematische und umfassende Taxonomie semantischer Kategorien). Eine differenzierte Untersuchung unterschiedlicher semantischer Kategorien ist sinnvoll, weil die Differenziertheit semantischer Repräsentationen in Abhängigkeit von persönlichen Interessen und Erfahrungshintergründen des untersuchten Kindes variieren kann.		

Tab. 7.38 ASF 38: Überprüfung von semantischem Wortwissen bei korrekten Benennungen und Fehlbenennungen: semantisches Assoziieren.

ASF 38	Detaillierte Beschreibung und Modellbezug
Aufgabenstellung	Vor der Durchführung von Aufgaben in diesem Format muss zunächst eine Aufgabe zum **Benennen von Bildern** durchgeführt werden (ASF 37, ▸ Tab. 7.37). Die Zielwörter aus der Benennaufgabe werden dann in aufeinander folgenden Durchgängen wiederholt als Stimulus- bzw. Schlüsselwörter in der Wortassoziationsaufgabe dargeboten. In jedem Durchgang soll zu dem vorgesprochenen Schlüsselwort ein Wort assoziiert werden, das inhaltlich zu dem Schlüsselwort passt. Wird eines der bereits zuvor assoziierten Wörter vom Kind wiederholt, so wird es aufgefordert, ein anderes Wort zu suchen.
Stimulusbeispiele	Schlüsselwort: Hand *„Wir spielen jetzt ein Wortspiel. Sag mir bitte, welches andere Wort Dir als erstes zu dem Wort Hand einfällt."* *„Welches Wort fällt Dir als zweites zu Hand ein?"* *„Welches Wort fällt Dir als drittes zu Hand ein?"* *„Welches Wort fällt Dir jetzt noch zu Hand ein?"*
Analyse der assoziierten Wörter	Verglichen wird für zuvor korrekt benannte und zuvor inkorrekt benannte Schlüsselwörter, wie häufig • semantisch passende Wörter assoziiert werden, • semantisch unpassende Wörter assoziiert werden, • zuvor assoziierte Wörter wiederholt werden, • semantisch unspezifische Wörter (Passepartout-Wörter) assoziiert werden.

Stimuluswort: Hand		*Beispiel*
semantisch passende Assoziation, z. B.	Nebenbegriff	Fuß
	Unterbegriff	Daumen
	Teil-Ganzes	Finger, Arm
	Assoziation	Ring
	Kompositum	Handschuh
keine Reaktion		Weiß ich nicht
Passepartout-Wort		So ein Ding
Wiederholung des Schlüsselwortes oder eines zuvor assoziierten Wortes		Hand
phonologische Relation zum Schlüsselwort		Hund
unklare/keine semantische Relation zum Schlüsselwort		Das kann man aufmachen Das kann man kaufen

Modellbezug (17)	Um zu einem Schlüsselwort semantisch passende Wortassoziationen finden zu können, muss die Repräsentation des Schlüsselworts mit der Repräsentation der assoziierten Wörter auf der **Semantik-Ebene des mentalen Lexikons (17)** vernetzt sein. Sind Schlüsselwörter nur unzureichend mit assoziierten Wörtern verknüpft, so kann es in Wort-Assoziationsaufgaben zur Nennung semantisch wenig passender oder unpassender Wörter kommen.

Tab. 7.38 Fortsetzung

ASF 38	Detaillierte Beschreibung und Modellbezug
(23)	Eine Aktivierung der Wortform des Stimuluswortes auf der **Lexem-Ebene des mentalen Lexikons (23)** ist (im Unterschied zum Benennen) nicht erforderlich. Allerdings müssen die phonologischen Wortformen der für die Definition benötigten Wörter aktiviert werden können.
Stimulusvarianten	**Abstrakt- bzw. Konkretheit der Stimuluswörter:** Die semantisch-lexikalische Repräsentation kann bei diesem Aufgabenformat für Wörter mit unterschiedlichem Abstraktheits- bzw. Konkretheitsgrad untersucht werden, z. B. für Wörter abstrakter Bedeutung (z. B. *Verehrung; Zuneigung; verdanken*) und mit konkreter Bedeutung (z. B. *Stuhl, Hammer, malen*). Abstrakte Wörter stellen höhere Anforderungen an die semantisch-lexikalische Verarbeitung. **Wortart:** Die semantisch-lexikalische Repräsentation kann mit diesem Aufgabenformat für verschiedene Wortarten untersucht werden, z. B. Nomen (z. B. *Stuhl, Hammer, Hund, Mädchen*) und Verben (z. B. *malen, trinken, klettern, singen*). **Wortfrequenz:** Die Gebrauchshäufigkeit der verwendeten Wortstimuli im aktiven Wortschatz der jeweils untersuchten Altersgruppe kann variiert werden, weil Defizite der semantisch-lexikalischen Kodierung sich stärker bei wenig gebräuchlichen Zielwörtern auswirken können.

Tab. 7.39 ASF 39: Überprüfung von semantischem Wortwissen bei korrekten Benennungen und Fehlbenennungen: Definieren von Wortbedeutungen.

ASF 39	Detaillierte Beschreibung und Modellbezug	
Aufgabenstellung	Vor der Durchführung von Aufgaben in diesem Format muss zunächst eine Aufgabe zum **Benennen von Bildern** durchgeführt werden (ASF 37, ► Tab. 7.37). Dem untersuchten Kind wird ein zuvor benanntes Nomen oder ein Verb vorgesprochen und es wird aufgefordert, das Wort zu definieren.	
Stimulusbeispiele	*„Ich sage Dir jetzt einige Wörter. Du sollst mir erklären, was die Wörter bedeuten."* 1. Konkrete Nomina: *Was bedeutet „Hammer"?* 2. Abstrakte Nomina: *Was bedeutet „Verehrung"?* 3. Abstrakte Verben: *Was bedeutet „glauben"?*	
Analyse der Definitionen	Verglichen wird die inhaltliche Präzision der gegebenen Definitionen für zuvor korrekt benannte und zuvor inkorrekt benannte Wörter.	
	Bewertungskategorie	*Beispiel*
	Punktwert 0: keine Reaktion, Wiederholung des Stimuluswortes oder die Definition weist keinen semantischen Bezug zum Stimuluswort auf.	1. Stimuluswort: Verehrung Definition: *Wenn man etwas Altes verkauft* 2. Stimuluswort: Herkunft Definition: *Herkunft*
	Punktwert 1: Die Definition ist ungenau bzw. unüblich, enthält jedoch Wörter, die einen semantischen Bezug zum Stimuluswort aufweisen.	1. Stimuluswort: glauben Definition: *So etwas wie Schicksal oder Religion* 2. Stimuluswort: Rätsel Definition: *Wo meine Socken sind*

Tab. 7.39 Fortsetzung

ASF 39	Detaillierte Beschreibung und Modellbezug	
	Punktwert 2: zutreffende Definition, jedoch werden nur minimale Informationen gegeben	1. Stimuluswort: strecken Definition: *Etwas länger machen* 2. Stimuluswort: Stuhl Definition: *Da kann man drauf sitzen*
	Punktwert 3: zutreffende Definition, und mehr als minimale Informationen werden gegeben	1. Stimuluswort: Verehrung Definition: *Etwas das man sehr, sehr gut findet, z. B. Gott oder Fußball* 2. Stimuluswort: strecken Definition: *Etwas lang ziehen; man kann ein Gummiband strecken*
Modellbezug **(17)**	Um in diesem Aufgaben- und Stimulusformat ein Wort präzise definieren zu können, muss dieses mit hinreichender **Tiefe** auf der **Semantik-Ebene des mentalen Lexikons (17)** gespeichert sein. Ungenaue bzw. oberflächlich repräsentierte Wortbedeutungen können nur ungenau bzw. unpräzise definiert werden. Auch die für die Definition benötigten Wörter müssen semantisch-lexikalisch präzise gespeichert und mit der semantischen Repräsentation des Stimuluswortes vernetzt sein.	
(23)	Eine Aktivierung der Wortform des Stimuluswortes auf der **Lexem-Ebene des mentalen Lexikons (23)** ist (im Unterschied zum Benennen) nicht erforderlich. Allerdings müssen die phonologischen Wortformen der für die Definition benötigten Wörter aktiviert werden können.	
Stimulusvarianten	**Abstrakt- bzw. Konkretheit der Stimuluswörter:** Die semantisch-lexikalische Repräsentation kann bei diesem Aufgabenformat für Wörter mit unterschiedlichem Abstraktheits- bzw. Konkretheitsgrad untersucht werden, z. B. für Wörter abstrakter Bedeutung (z. B. *Verehrung; Zuneigung; verdanken*) und mit konkreter Bedeutung (z. B. *Stuhl, Hammer, malen*). Abstrakte Wörter stellen höhere Anforderungen an die semantisch-lexikalische Verarbeitung. **Wortart:** Die semantisch-lexikalische Repräsentation kann mit diesem Aufgabenformat für verschiedene Wortarten untersucht werden, z. B. Nomen (z. B. *Stuhl, Hammer, Hund, Mädchen*) und Verben (z. B. *malen, trinken, klettern, singen*). **Wortfrequenz:** Die Gebrauchshäufigkeit der verwendeten Wortstimuli im aktiven Wortschatz der jeweils untersuchten Altersgruppe kann variiert werden, weil Defizite der semantisch-lexikalischen Kodierung sich stärker bei wenig gebräuchlichen Zielwörtern als bei selten verwendeten Wörtern auswirken können.	

Tab. 7.40 ASF 40: Benennen von Bildern durch Verben mit unterschiedlicher semantischer Komplexität.

ASF 40	Detaillierte Beschreibung und Modellbezug	
Aufgabenstellung	Dem untersuchten Kind werden **Situationsbilder** vorgelegt und es wird aufgefordert, die auf dem Bild dargestellte Handlung **mit einem Wort** zu benennen. Die Situationsbilder sollten eine **vergleichbare visuelle Komplexität** aufweisen. Die zur Benennung benötigten **Verben** sollten im Wortschatz der untersuchten Altersgruppe mit **vergleichbarer Wortfrequenz** vertreten sein.	
Item-Beispiele	*„Ich zeige Dir jetzt ein Bild. Auf dem Bild passiert etwas. Sag mir bitte mit einem Wort, was auf dem Bild passiert."*	
	Inhalt des Stimulusbildes	*korrekte Reaktion, z. B.*
	1. Mädchen rennt (einwertig)	*rennen, rennt, die rennt*
	2. Hund hört Musik (zweiwertig)	*hören, der hört was*
	3. Mann verbindet den Arm eines Jungen (dreiwertig)	*verbinden, der verbindet den*
	4. Mann schenkt einer Frau Blumen	*schenken, der schenkt der was*
Fehleranalyse	Bei der Fehleranalyse wird überprüft, ob es bei Bildern, die durch Verben mit komplexer satzsemantischer Struktur benannt werden müssen, zu mehr Fehlbenennungen bzw. Nicht-Benennungen kommt als bei Verben mit einfacher satzsemantischer Struktur. Außerdem kann überprüft werden, ob ersatzweise verwendete Verben eine weniger komplexe satzsemantische Struktur aufweisen als die Zielverben.	
Modellbezug **(17)**	Um in diesem Aufgaben- und Stimulusfomat das bildlich dargestellte Verb produzieren zu können, müssen die zum Bildinhalt passenden Bedeutungsrepräsentationen auf der **Semantik-Ebene des mentalen Lexikons (17)** aktiviert werden können. Semantisch-lexikalische Defizite könnten hier insbesondere bei Verben mit komplexer satzsemantischer Struktur vorliegen und dazu führen, dass eine nicht oder nur ungenau passende lexikalisch-semantische Bedeutungsrepräsentation mit weniger komplexer Struktur aktiviert wird.	
(23)	Außerdem müssen die zugehörigen phonologischen Wortformen auf der **Lexem-Ebene des mentalen Lexikons (23)** aktiviert werden können.	

Tab. 7.41 ASF 40: Vervollständigung von Subjekt-Verb-Sätzen mit Bildunterstützung: Realisierung von Subjekt-Verb-Kongruenz.

ASF 40	Detaillierte Beschreibung und Modellbezug
Aufgabenstellung	Es wird ein **Situationsbild** vorgelegt und es wird ein zu dem Bild passender Lückensatz dargeboten, in dem das Prädikatsverb fehlt. Das untersuchte Kind wird dazu aufgefordert, den Lückensatz zu vervollständigen. Das fehlende Verb wird vom Untersucher als infinitive Verbform lautsprachlich vorgegeben. Überprüft werden soll, ob das **Numerus-Merkmal des zu ergänzenden Verbs** jeweils passend zum **Numerus-Merkmal der vorgegebenen Subjekte** realisiert werden kann. Die auf den Bildern dargestellten Personen, Objekte und Handlungen sollten **eindeutig benennbar** sein. Die Situationsbilder sollten eine **vergleichbare visuelle Komplexität** aufweisen.
Item-Beispiele	*„Ich zeige Dir jetzt ein Bild und dazu sage ich Dir einen Satz, in dem ein Wort fehlt. Du sollst mir sagen, welches Wort genau in dem Satz fehlt. Schau: Hier geht es um MALEN."*

Lückensatz/Bild	korrekte Reaktion	inkorrekte Reaktion, z. B.
1. Das Kind...	*malt*	*mal, male, malen*
2. Die Kinder...	*malen*	*mal, malt*

Modellbezug **(7), (8)**	Der vorgegebene **Lückensatz** muss **lexikalisch-phonologisch (7)** und **lexikalisch-grammatisch (8)** dekodiert werden können, insbesondere muss das Numerus-Merkmal des Subjekt-Nomens erkannt werden können.
(18)	Um Verben mit korrekter Numerus-Kongruenz zum Subjekt nennen zu können, müssen auf der **Lemma-Ebene des mentalen Lexikons (18)** Informationen über das **Personal- und das Numerus-Merkmal** des im Infinitiv vorgegebenen **Verbs** aktiviert werden können.
(20)	Die grammatische Struktur der Lückensätze muss **morpho-syntaktisch kodiert** werden können. Insbesondere muss die morpho-syntaktische **Kongruenz (Numerus und Person) zwischen dem Subjekt** des Lückensatzes **und** dem durch das Kind zu ergänzenden **Prädikatsverb** hergestellt werden.
(23)	Die korrekten **morpho-phonologischen Wortformen** müssen auf der **Lexem-Ebene des mentalen Lexikons (23)** aktiviert werden können.

Tab. 7.42 ASF 42: Beschreibendes Benennen von Bildern durch Nominalphrasen: Realisierung von Genus-Kongruenz.

<table>
<tr><th>ASF 42</th><th colspan="2">Detaillierte Beschreibung und Modellbezug</th></tr>
<tr><td>Aufgabenstellung</td><td colspan="2">Es werden Bilder vorgelegt, auf denen zwei Objekte, Tiere oder Personen mit eindeutig benennbaren Eigenschaften dargestellt sind (z. B. ein großer und ein kleiner Ball, eine blaue und eine gelbe Blume) und das untersuchte Kind wird aufgefordert, eines der beiden Objekte unter Angabe der Eigenschaft zu benennen.
Überprüft werden soll, ob das Genus-Merkmal des Nomens an das des Artikels bzw. des Adjektivs angepasst werden kann.
Die auf dem Situationsbild dargestellten Objekte und Eigenschaften werden vom Untersucher verbalisiert, ohne dabei jedoch Hinweise auf die Genus-Klasse der zu benennenden Objekte, Tiere oder Personen zu geben.
Die auf den Bildern dargestellten Personen, Objekte und Handlungen sollten eindeutig benennbar sein. Die Situationsbilder sollten eine vergleichbare visuelle Komplexität aufweisen.</td></tr>
<tr><td>Item-Beispiele</td><td colspan="2">„Ich zeige Dir jetzt Bilder, da sind immer zwei Dinge (Tiere, Menschen etc.) drauf. Hier sind z. B. zwei Bälle, einmal in groß (Untersucher zeigt auf den großen Ball) und einmal in klein (Untersucher zeigt auf den kleinen Ball). Ist das hier groß oder klein?“ (Untersucher zeigt auf einen der Bälle) „Sag es mit den Wörtern ein oder eine, z. B. so: Das ist eine kleine Katze.“
Bei der Instruktion sollte vermieden werden, bereits einen Hinweis auf die Genus-Kategorie des Nomens zu geben (z. B. „Das ist ein$^{MASK/NEUTRUM}$...“ oder <i>„Hier sind zwei Bälle. Einer^{MASK} ist roß und einer^{MASK} ist klein.“).</td></tr>
<tr><td></td><td>korrekte Reaktionen, z. B.</td><td>inkorrekte Reaktionen z. B.</td></tr>
<tr><td></td><td>ein großer Ball
der große Ball
der Große
ein Großes</td><td>eine große Ball
die große Ball
eine Große (als Benennung für Ball)
der Große (als Benennung für Ball)</td></tr>
<tr><td>Modellbezug
(18)</td><td colspan="2">Um Artikel und Adjektive mit dem korrekten Genus-Merkmal produzieren zu können, müssen auf der Lemma-Ebene des mentalen Lexikons (18) Informationen über das Genus-Merkmal des bildlich dargestellten Nomens aktiviert werden können.</td></tr>
<tr><td>(22)</td><td colspan="2">Die innere Struktur von Konstituenten (Genus- und Numerus-Kongruenz in Nominalphrasen) (22) muss kodiert werden können.</td></tr>
<tr><td>(23)</td><td colspan="2">Die korrekten morpho-phonologischen Wortformen von Adjektiven bzw. Artikeln müssen auf der Lexem-Ebene des mentalen Lexikons aktiviert werden können (23).</td></tr>
<tr><td>Stimulusvarianten</td><td colspan="2">Genus-Merkmale der Nomina:
• Maskulinum: Ball, Hund
• Femininum: Hand, Puppe
• Neutrum: Bett, Haus
Bestimmter oder unbestimmter Artikel:
• bestimmter Artikel: „Sag es mit den Wörtern der, die oder das, z. B. so: Das ist <u>der kleine Ball.</u>“
• unbestimmter Artikel: „Sag es mit den Wörtern ein oder eine, z. B. so: Das ist <u>ein kleiner Ball.</u>“</td></tr>
</table>

Tab. 7.43 ASF 43: Beschreibendes Benennen von Bildern: Realisierung der Verb-Argument-Struktur.

ASF 43	Detaillierte Beschreibung und Modellbezug	
Aufgabenstellung	Dem untersuchten Kind werden **Situationsbilder** vorgelegt und es wird aufgefordert, diese mit einem vollständigen Satz zu beschreiben. Das dabei zu verwendende Verb wird vom Untersucher in einer infiniten Form (z. B. Partizip-II) vorgegeben. Überprüft werden soll, ob die notwendigen Argumente des vorgegebenen Verbs vollständig und korrekt realisiert werden können. Die auf den Bildern dargestellten Personen, Objekte und Handlungen sollten eindeutig benennbar sein. Die Situationsbilder sollten eine vergleichbare visuelle Komplexität aufweisen und die zur Benennung benötigten Wörter sollten im Wortschatz der untersuchten Altersgruppe mit hoher Frequenz vertreten sein.	
Item-Beispiele	*Inhalt des Stimulusbildes*	*korrekte Satzreaktion, z. B.*
	1. Mädchen rennt (einwertig)	*Das Mädchen rennt*
	2. Hund hört Musik (zweiwertig)	*Der Hund hört Musik*
	3. Mann verbindet den Arm eines Jungen (dreiwertig)	*Der Mann verbindet dem Jungen den Arm*
	4. Mann schenkt einer Frau Blumen (dreiwertig)	*Der schenkt die Blumen der Frau*
Fehleranalyse	Ausschlaggebend für die Fehleranalyse ist ausschließlich die Realisierung der verschiedenen Argumente. Morpho-syntaktische Fehler (z. B. fehlerhafte Kongruenz), Pronominalisierungen (z. B. *Der hört* anstelle von *Der Hund hört*) usw. bleiben bei der Fehleranalyse unberücksichtigt.	
	Fehlerkategorie	*Fehlerbeispiel*
	Auslassung von Argumenten	zu Item-Beispiel 2: *Der Hund hört* zu Item-Beispiel 3: *Der verbindet den Arm*
	Ersetzung von komplexen Verben	zu Item-Beispiel 3: *Der macht das* zu Item-Beispiel 4: *Der Mann hat die Blumen*
Modellbezug **(17)**	Um Sätze mit allen obligatorischen Argumenten produzieren zu können, müssen die zum Bildinhalt passenden Bedeutungsrepräsentationen zunächst auf der **Semantik-Ebene des mentalen Lexikons (17)** aktiviert werden können. Semantisch-lexikalische Defizite könnten dazu führen, dass Argumente des Verbs ausgelassen werden, weil semantische Repräsentationen zu den Nomina, die für eine Beschreibung benötigt werden, nicht aktiviert werden können.	
(18)	Auf der **Lemma-Ebene des mentalen Lexikons (18)** müssen Informationen über die Argument-Struktur des vorgegebenen Verbs aktiviert werden können. Defizite bei der Verarbeitung der grammatisch-lexikalischen Merkmale von Verben (der Argument-Struktur) könnten also zur Produktion von Sätzen führen, in denen Argumente ausgelassen oder ersetzt werden.	
(19)	Es muss ein grammatischer Rahmen aufgebaut werden können, der **Platzhalter für alle im Verb-Lemma vorgesehenen Argumente (19)** beinhaltet.	
(23)	Die für den Satz benötigten phonologischen Wortformen von Verben sowie von Nomina oder Pronomina müssen auf der **Lexem-Ebene des mentalen Lexikons (23)** aktiviert werden können.	
(5), (6)	Die grammatische Repräsentation des geplanten Satzes muss außerdem im **Arbeitsgedächtnis (5, 6)** gespeichert werden können. Insbesondere bei Sätzen mit mehr als einem Argument können Auslassungen oder fehlerhafte Realisierungen von Argumenten auch auf Defizite in diesem Verarbeitungssystem zurückführbar sein.	

Tab. 7.44 ASF 44: Nachsprechen von Sätzen mit unterschiedlich komplexer Verb-Argument-Struktur.

ASF 44	Detaillierte Beschreibung und Modellbezug
Aufgabenstellung	Es werden Sätze mit unterschiedlich komplexer Verb-Argument-Struktur zum Nachsprechen dargeboten. Um vergleichbare Anforderungen an die Speicherkapazität des Arbeitsgedächtnisses zu stellen, wird die Länge der nachzusprechenden Sätze kontrolliert. Sätze mit ein- und zweiwertigen Verben werden durch Hinzufügung von (nicht obligatorischen) Attributen bzw. Adjunkten verlängert.
Item-Beispiele	*„Ich spreche Dir jetzt einen Satz vor, den Du bitte so genau wie möglich nachsprechen sollst!“* Sätze mit einem Argument: 1. *Die Biene*^{ARGUMENT} *schläft auf dem Baum*^{ADJUNKT} *mit dem Apfel*^{ATTRIBUT} 2. *Der Junge*^{ARGUMENT} *mit der Mütze*^{ATTRIBUT} *läuft über die Straße*^{ADJUNKT} Sätze mit zwei Argumenten: 1. *Die Biene*^{ARGUMENT} *pflückt den Apfel*^{ARGUMENT} *für den Vogel*^{ADJUNKT} 2. *Der Junge*^{ARGUMENT} *sucht das Mädchen*^{ARGUMENT} *mit den Zöpfen*^{ATTRIBUT} Sätze mit drei Argumenten: 1. *Die Biene*^{ARGUMENT} *zeigt dem Vogel*^{ARGUMENT} *den Apfel*^{ARGUMENT} 2. *Der Junge*^{ARGUMENT} *schenkt dem Mädchen*^{ARGUMENT} *eine Blume*^{ARGUMENT}
Fehleranalyse	Analysiert wird, ob (grammatisch obligatorische) Argumente häufiger ausgelassen oder ersetzt werden als (nicht-obligatorische) freie Angaben (Adjunkte) oder (ebenfalls nicht obligatorische) Attribute. Außerdem kann analysiert werden, welche Argumente besonders häufig ausgelassen werden.

Häufigkeit ausgelassener Argumente, Adjunkte und Attribute	
Stimulussatz	Beispiele für inkorrekte Reaktionen (ausgelassene Argumente in Klammern)
einwertiges Verb	(Die Biene^{ARGUMENT}) schläft auf dem Baum^{ADJUNKT} mit dem Apfel^{ATTRIBUT}
zweiwertiges Verb	Die Biene^{ARGUMENT} pflückt (den Apfel^{ARGUMENT}) für den Vogel^{ADJUNKT}
dreiwertiges Verb	Der Junge^{ARGUMENT} schenkt (dem Mädchen^{ARGUMENT}) eine Blume^{ARGUMENT}
Art der ausgelassenen Argumente	
Subjekt (Agens)	(Der Junge^{ARGUMENT}) schenkt dem Mädchen^{ARGUMENT} eine Blume^{ARGUMENT}
Objekt^{AKK} (Patiens)	Der Junge^{ARGUMENT} sucht (das Mädchen^{ARGUMENT}) mit den Zöpfen^{ATTRIBUT}
Objekt^{DAT} (Rezipient)	Die Biene^{ARGUMENT} zeigt (dem Vogel^{ARGUMENT}) den Apfel^{ARGUMENT}
Adverbial (Ortsangabe)	Der Mann^{ARGUMENT} fährt mit dem Auto^{ADJUNKT} (in die Stadt^{ARGUMENT})

Modellbezug **(8)**	Auf der **Lemma-Ebene des mentalen Lexikons (18)** müssen Informationen über die Argument-Struktur des vorgegebenen Verbs aktiviert werden können. Defizite bei der Verarbeitung der grammatisch-lexikalischen Merkmale von Verben (der Argument-Struktur) könnten also zur Produktion von Sätzen führen, in denen Argumente ausgelassen oder ersetzt werden.
(19)	Es muss ein grammatischer Rahmen aufgebaut werden können, in dem **Platzhalter für alle im Verb-Lemma vorgesehenen Argumente (19)** vorgesehen sind.
(5), (6)	Die grammatische Repräsentation des geplanten Satzes muss außerdem im **Arbeitsgedächtnis (5, 6)** gespeichert werden können. Insbesondere bei Sätzen mit mehr als einem Argument können Auslassungen oder fehlerhafte Realisierungen von Argumenten auch auf Defizite in diesem Verarbeitungssystem zurückführbar sein. Wenn sich allerdings mehr Auslassungen in Sätzen mit komplexer Verb-Argument-Struktur als in gleichlangen Sätzen mit einfacher Verb-Argument-Struktur zeigen, so kann dieser Kontrast nicht auf Beeinträchtigungen des Arbeitsgedächtnisses zurückgeführt werden.

Tab. 7.45 ASF 45: Vervollständigen von Lückensätzen mit fehlenden (maskierten) Artikeln.

ASF 45	Detaillierte Beschreibung und Modellbezug
Aufgabenstellung	Es werden Sätze vorgesprochen, in denen ein Wort durch ein Störgeräusch maskiert wurde. Der Satz soll unter Hinzufügung des unverständlichen Wortes nachgesprochen werden.
Stimulusbeispiele	*„Ich spreche Dir jetzt einen Satz vor, in dem man ein Wort nicht richtig verstehen kann. Du sollst den Satz bitte vollständig, d. h. mit dem unverständlichen Wort, nachsprechen!“* (xxx) = durch Hustengeräusch maskiertes Wort 1. Artikel im Nominativ: *(xxx) Mann sucht den Jungen.* 2. Artikel im Akkusativ: Der Mann sucht (xxx) Jungen. 3. Artikel im Dativ: *Der Mann hilft (xxx) Jungen.*
Fehleranalyse	Analysiert wird, wie häufig **Artikel mit inkorrektem Kasus-Merkmal** produziert werden und ob ein bestimmter Kasus (Nominativ, Akkusativ oder Dativ) besonders häufig übergeneralisiert wird. Bei der Fehleranalyse werden nur Artikel mit **korrektem Genus** berücksichtigt, die **eindeutig einem Kasus zugeordnet** werden können. Fehlerbeispiele und Beispiele für korrekte Reaktionen (zu ergänzende Wörter sind unterstrichen)

–	*Nominativ-Kontext*	*Akkusativ-Kontext*	*Dativ-Kontext*
Nom.	*Der Junge sucht den Mann*	*Der Junge sucht der Mann*	*Der Junge hilft der Mann*
Akk.	*Den Junge sucht den Mann.*	*Der Junge sucht den Mann*	*Der Junge hilft den Mann*
Dat.	*Dem Junge hilft den Mann*	*Der Junge sucht dem Mann*	*Der Junge hilft dem Mann*

Modellbezug (7)–(9), (10)–(13)	Um den maskierten Artikel ergänzen zu können, muss der vorgesprochenen Lückensatz **lexikalisch (7–9)** und **grammatisch (10–13) dekodiert** werden können.
(20)	Den grammatisch unvollständigen Subjekt- bzw. Objekt-Argumenten muss das korrekte Kasus-Merkmal zugeordnet werden können (20).
(22)	Die grammatischen Merkmale der fehlenden Artikelwörter müssen durch die Realisierung der **Kasus-, Numerus- und Genus-Kongruenz innerhalb von Konstituenten (22)** aus den entsprechenden Merkmalen der begleiteten Nomina abgeleitet werden können.
(23)	Die den grammatischen Merkmalen (Kasus, Numerus u. Genus) entsprechenden **phonologischen Wortformen** der Artikelwörter müssen auf der **Lexem-Ebene des mentalen Lexikons (23)** aktiviert werden können.

Tab. 7.46 ASF 46: Elliptisches Beantworten von Subjekt- und Objekt-Fragen mit Bildunterstützung.

ASF 46	Detaillierte Beschreibung und Modellbezug		
Aufgabenstellung	Es werden Situationsbilder präsentiert, auf denen Handlungszusammenhänge dargestellt sind. Das untersuchte Kind wird durch eine W-Frage aufgefordert, das Subjekt oder ein Objekt als Antwortellipse zu benennen.		
Item-Beispiele	*„Schau mal hier auf das Bild."* (Bildinhalt: Ein Mann hilft einem Jungen, der auf einen Baum klettern will)		
	W-Frage	*korrekte Antwort*	*inkorrekte Antwort, z. B.*
	1. *„Wer hilft dem Jungen?"*	***der*** *Mann*	***den/dem*** *Mann*
	2. *„Wem hilft der Mann?"*	***dem*** *Jungen*	***der/den*** *Jungen*
Modellbezug (7)–(9), (10)–(13)	Die dargebotenen W-Fragen müssen **lexikalisch (7–9)** und **grammatisch (10–13) dekodiert** werden können.		
(20)	Der zu realisierenden **Konstituente (Subjekt, direktes Objekt, indirektes Objekt)** muss das korrekte Kasus-Merkmal zugeordnet werden können (**20**).		
(22)	Innerhalb der zu produzierenden Konstituente muss morpho-syntaktische **Kongruenz hinsichtlich Kasus, Numerus und Genus (22)** realisiert werden können.		
(23)	Die den grammatischen Merkmalen (Kasus, Numerus u. Genus) entsprechenden **phonologischen Wortformen** müssen auf der **Lexem-Ebene des mentalen Lexikons (23)** aktiviert werden können.		

Tab. 7.47 ASF 47: Verbzweit- und Verbendstellung in einfachen Aussage- und Nebensätzen: Beantworten von Fragen zu Situationsbildern.

ASF 47	Verbzweit- und Verbendstellung in einfachen Aussagesätzen: Beantworten von Fragen zu Situationsbildern
Aufgabenstellung	Um die Produktion von Sätzen mit **Verbzweitstellung** zu überprüfen, werden Situationsbilder vorgelegt, zu denen der Untersucher eine W-Frage stellt, die mit einem **Aussagesatz** beantwortet werden soll. Um die Produktion von Sätzen mit **Verbendstellung** zu überprüfen, werden Situationsbilder vorgelegt, zu denen der Untersucher eine W-Frage stellt, die mit einem **Nebensatz** beantwortet werden soll. Es werden Bilder verwendet, deren Beschreibung die Produktion eines Aussagesatzes oder eines Nebensatzes mit **drei Konstituenten** erfordert. Um die Anforderungen an die semantisch- und phonologisch-lexikalische Verarbeitung zu minimieren, können die zur Satzproduktion erforderlichen **Inhaltswörter** vom Untersucher vorgegeben werden.
Item-Beispiele	Aussagesätze: *„Schau, was hier passiert* (Das Situationsbild zeigt ein Mädchen, das Trommel spielt und einen Jungen, der Flöte spielt). *Der Junge spielt Flöte. Und was macht das Mädchen?“* Korrekte Antwort z. B.: *Das spielt Trommel* Nebensätze: *„Schau, was hier passiert.“* (Das Situationsbild zeigt einen Jungen, der Geige spielt und ein Mädchen, das sich die Ohren zuhält). *„Der Junge spielt Geige. Und warum hält sich das Mädchen die Ohren zu?“* Korrekte Antwort z. B.: *...weil der so laut ist* oder *...weil der Geige spielt*
Fehleranalyse	Analysiert wird, wie häufig finite, **mit dem Subjekt kongruente Verben** in **Nebensätzen (Verbendstellung)** oder in **Aussagesätzen (Verbzweitstellung)** positioniert werden. Es werden nur solche Sätze in die Analyse einbezogen, die aus mindestens drei grammatischen Konstituenten bestehen, sodass Verbzweitstellung ggf. eindeutig von Verbendstellung unterscheidbar ist (z. B. nicht berücksichtigt: der[SUBJEKT] spielt[PRÄDIKAT]).
	Beispiele für Reaktionen des untersuchten Kindes

–	*korrekte Verbstellung*	*inkorrekte Verbstellung*
Aussagesätze	*Der spielt Geige.*	*Der Geige spielt.*
Nebensätze	*...weil der Geige spielt.*	*...weil der spielt Geige.*

Modellbezug (7)–(9), (10)–(13)	Die dargebotenen W-Fragen müssen **lexikalisch (7–9) und grammatisch (10–13)** dekodiert werden können.
(20)	Da finite, mit dem jeweiligen Subjekt kongruente Verben positioniert werden sollen, müssen das Numerus- und Personalmerkmal des jeweils verwendeten Prädikatsverbs durch **Kongruenz mit dem jeweiligen Subjekt (20)** bestimmt werden können.
(21)	Subjekt, Objekt und Prädikatsverb müssen in die für Aussagesätze bzw. für Nebensätze **korrekte Abfolge (21)** gebracht werden können. Insbesondere muss das finite Verb in **Zweitstellung** (Aussagesätze) und in **Endstellung** (Nebensätze) bewegt werden.
(23)	Die mit den grammatischen Merkmalen (Numerus und Person) korrespondierenden **phonologischen Formen bzw. Flexionssuffixe des Verbs** müssen auf der **Lexem-Ebene des mentalen Lexikons (23)** aktiviert werden können.
(5), (6)	Der vom Untersucher gestellte Fragesatz sowie die mentale Repräsentation des geplanten bzw. produzierten Aussage- bzw. Nebensatzes müssen im **Arbeitsgedächtnis (5, 6)** gespeichert werden können.

Tab. 7.48 ASF 48: Elizitieren von Subjekt- und Objekt-Relativsätzen durch bildliche oder sprachliche Vorgabe von Kontexten und Lückensätzen.

ASF 48	Detaillierte Beschreibung und Modellbezug			
Aufgabenstellung	Den untersuchten Kindern werden bildlich oder sprachlich Kontexte vorgegeben sowie ein hierzu passender Satzanfang, der vervollständigt werden soll. Kontexte und Lückensätze werden so ausgewählt, dass die Produktion eines Objekt-Relativsatzes oder eines Subjekt-Relativsatzes elizitiert wird.			
Stimulusbeispiele	Sprach-Kontext	Subjekt-Relativsätze		
	–	*„Da sind zwei Jungen. Einer von denen bekommt ein Geschenk und der andere verschenkt ein Geschenk. Welcher Junge würdest Du gern sein? Fange Deine Antwort bitte so an: Ich möchte der Junge sein, ...“*		
		Objekt-Relativsätze		
		„Da sind zwei Jungen. Die wollen in die Schule. Den einen Jungen fährt der Vater in die Schule und den anderen Jungen fährt der Großvater in die Schule. Welcher Junge würdest Du gerne sein? Fange Deine Antwort bitte so an: Ich möchte der Junge sein, ...“		
	Bild-Kontext	*„Schau, was hier passiert.“* (Es werden gleichzeitig zwei Bilder vorgelegt. Auf dem einen Bild kämmt ein Mann einen Jungen und auf dem anderen Bild kämmt ein Junge einen Mann). *„Hier sind ein Junge und ein Mann. Auf dem einen Bild kämmt der Mann den Jungen und auf dem anderen Bild kämmt der Junge den Mann.“*	Subjekt-Relativsätze: *„Welcher Junge ist das hier?“* (Untersucher zeigt auf das Bild mit dem kämmenden Jungen) *„Beginne den Satz so: Das ist der Junge, ...“* Objekt-Relativsätze: *„Welcher Junge ist das hier?“* (Untersucher zeigt auf das Bild mit dem gekämmten Jungen). *„Beginne Den Satz so: Das ist der Junge, ...“*	
Fehleranalyse	Analysiert wird, ob bei Objekt-Relativsätzen häufiger mit einem einfachen Satz geantwortet wurde oder mit einem satzsemantisch inkorrekten Relativsatz als bei Subjekt-Relativsätzen.			
	Beispiele für Reaktionen des untersuchten Kindes			
	–	korrekt vervollständigt	inkorrekt vervollständigt	
			als einfacher Satz	als nicht passender Relativsatz
	Subjektrelativsatz	*„...der den Mann kämmt“*	*„Der kämmt den Mann“*	*„...den der Mann kämmt“*
	Objektrelativsatz	*„...den der Mann kämmt“*	*„Der Mann kämmt den“*	*„...der den Mann kämmt“*
Modellbezug (7)–(9), (10)–(13)	Die dargebotenen W-Fragen und sprachlichen Kontexte müssen **lexikalisch (7–9)** und **grammatisch (10–13)** dekodiert werden können.			
(20)	Dem Subjekt und dem Objekt des elizitierten Relativsatzes muss das morpho-syntaktisch jeweils **korrekte Kasus-Merkmal (20)** zugeordnet werden können.			
(21)	Subjekt, Objekt und Prädikatsverb müssen in die für Relativsätze **korrekte Abfolge** gebracht werden können. Insbesondere muss bei Objekt-Relativsätzen das Objekt in die erste Satzposition (d. h. vor das Subjekt) bewegt (**21**) werden können.			
(23)	Die mit den grammatischen Merkmalen korrespondierenden **phonologischen Formen** (Verb, Relativpronomen, Artikel, Nomen) müssen auf der **Lexem-Ebene des mentalen Lexikons (23)** aktiviert werden können.			
(5), (6)	Die grammatische Repräsentation des Fragesatzes und des zur Beantwortung geplanten bzw. produzierten Relativsatzes müssen im **Arbeitsgedächtnis (5, 6)** gespeichert werden können.			

Tab. 7.49 ASF 49: Elizitieren von Subjekt- und Objekt-Fragen durch Vorgabe von sprachlichen Kontexten.

ASF 49	Detaillierte Beschreibung und Modellbezug
Aufgabenstellung	Es wird eine Spielsituation (Detektivspiel) konstruiert. Hierbei wird in einem weitläufigen Schloss von einem Detektiv (das untersuchte Kind) nach einem unbekannten Dieb gesucht. Der Detektiv stellt hierzu gezielte Fragen. Durch Vorgabe spezifischer sprachlicher Kontexte wird die Produktion von Subjekt- und Objekt-Fragen nahegelegt.
Stimulusbeispiele	Subjekt-Fragen *„Jemand ging in das Haus. Frage mich, wer."* *„Etwas war in Herrn Brauns Tasche. Frage mich, was."* *„Ein Fenster ist zugefallen. Frage mich, welches."* Objekt-Fragen *„Herr Braun sah jemandem im Flur: Frage mich, wen."* *„Herr Braun legte etwas in seine Tasche. Frage mich, was."* *„Herr Braun trug einen Hut. Frage mich, welchen."*
Fehleranalyse	Analysiert wird, ob bei Objekt-Fragen häufiger keine Reaktion erfolgt oder ein inkorrektes Fragepronomen produziert wird als bei Subjekt-Fragen. Beispiele für Reaktionen des untersuchten Kindes

–	*korrekte Reaktion*	*inkorrekte Reaktion*
Subjekt-Fragen: *„Frag mich wer"*	***Wer***^{SUBJEKT} *sah Herrn Braun?*	***Wen***^{OBJEKT} *sah Herr Braun?*
Objekt-Fragen: *„Frag mich wen"*	***Wen***^{OBJEKT} *sah Herr Braun?*	***Wer***^{SUBJEKT} *sah Herrn Braun?*

Modellbezug (7)–(9), (10)–(13)	Die vom Untersucher vorgegebenen Aufforderungssätze bzw. sprachlichen Kontexte müssen **lexikalisch und grammatisch dekodiert** werden können.
(20)	Dem Subjekt und dem Objekt des elizitierten Fragesatzes muss das morpho-syntaktisch jeweils **korrekte Kasus-Merkmal zugeordnet** werden können (20).
(21)	Um eine Objekt-Frage produzieren zu können, muss das **Objekt** in die erste Satzposition (d. h. vor das Subjekt) **bewegt (21)** werden können.
(23)	Es muss das passende **Fragepronomen auf der Lexem-Ebene des mentalen Lexikons (23)** aktiviert werden können.
(5), (6)	Die grammatische Repräsentation des elizitierten Fragesatzes und der vom Untersucher vorgegebenen Sätze müssen im **Arbeitsgedächtnis (5, 6)** gespeichert werden können.

Tab. 7.50 ASF 50: Verzögertes Nachsprechen von Sätzen mit gewöhnlicher und mit ungewöhnlicher Abfolge der Konstituenten.

ASF 50	Detaillierte Beschreibung und Modellbezug	
Aufgabenstellung	Es werden **Subjekt- und Objekt-Relativsätze, Subjekt- und Objekt-Fragen, Subjekt-erst- und Objekt-erst-Aussagesätze** sowie **Aussagesätze im Aktiv und im Passiv** vorgesprochen. Diese sollen nach einer **zeitlichen Verzögerung von ca. 3 Sekunden nachgesprochen** werden.	
Item-Beispiele	*„Ich spreche Dir jetzt immer einen Satz vor. Den Satz sollst Du bitte so genau wie möglich nachsprechen. Bevor Du anfängst zu sprechen, warte bitte, bis ich Dir ein Zeichen gebe. Damit Du nicht zu früh anfängst mit dem Nachsprechen, halte Dir bitte solange mit der Hand den Mund zu.“*	
	–	Stimulusbeispiele
	Subjekt-Relativsätze	*Der Vogel, der den Hund drückt, ist groß.*
	Objekt-Relativsätze	*Der Vogel, den der Hund drückt, ist groß.*
	Subjekt-Fragen	*Wer drückt den Hund?* *Welcher Hund drückt den Vogel?*
	Objekt-Fragen	*Wen drückt der Hund?* *Welchen Hund drückt der Vogel?*
	Subjekt-erst-Aussagesätze (Aktiv)	*Der Vogel drückt den Hund.*
	Objekt-erst-Aussagesätze	*Den Vogel drückt der Hund.*
	Aussagesätze im Passiv	*Der Hund wird von dem Vogel gedrückt.*
Fehleranalyse	Analysiert wird, ob Sätze mit ungewöhnlicher Abfolge der Konstituenten häufiger inkorrekt nachgesprochen werden als Sätze mit gewöhnlicher Abfolge. Als Inkorrektheit gelten **Umstellung** und **Auslassungen von Konstituenten** sowie **Veränderungen der Argument-Struktur** (z. B. Subjekt als Objekt realisiert) des vorgesprochenen Satzes.	
Modellbezug (7)–(9), (10)–(13)	Die vom Untersucher vorgesprochenen Sätze müssen lexikalisch und grammatisch dekodiert werden können.	
(21)	Die spezifische Schwierigkeit beim Nachsprechen von Objekt-Relativsätzen im Vergleich mit Subjekt-Relativsätzen, von Objekt-Fragen gegenüber Subjekt-Fragen und von Objekt-erst-Aussagesätzen gegenüber Subjekt-erst-Aussagesätzen und von Passiv-Sätzen gegenüber Aktiv-Sätzen besteht darin, dass das **Objekt vor das Subjekt bewegt (21)** werden muss.	
(5), (6)	Die grammatische Repräsentation des vorgegebenen und des nachgesprochenen Satzes müssen im **Arbeitsgedächtnis (5, 6)** gespeichert werden können.	

Tab. 7.51 ASF 51: Elizitieren von komplexen Nominalphrasen (Artikel + Adjektiv + Nomen).

ASF 51	Detaillierte Beschreibung und Modellbezug	
Aufgabenstellung	Um Nominalphrasen zu elizitieren, die aus einem Artikel, einem Adjektiv und einem Nomen bestehen, werden Bildkarten präsentiert, auf denen derselbe Gegenstand zweimal mit unterschiedlichen Eigenschaften dargestellt ist (z. B. ein **kleines** und ein **großes** Haus; eine **rote** und eine **gelbe** Blume, ein **dickes** und ein **dünnes** Buch). Dem untersuchten Kind werden zwei der Bildkarten gleichzeitig vorgelegt (z. B. eine Karte mit zwei Häusern und eine mit zwei Blumen). Ein Gegenstand auf einer Bildkarte wird vom Untersucher mit einer Nominalphrase (Modell-Phrase) benannt. Das Kind wird durch Vorgabe eines mit Frage-Intonation geäußerten Lückensatzes veranlasst, analog zu der zuvor gegebenen Modell-Phrase einen Gegenstand auf der anderen Bildkarte zu benennen. Die auf den Bildkarten dargestellten Gegenstände und Eigenschaften werden zuvor vom Untersucher benannt. Je nach Vorgabe der Modell-Phrase können Nominalphrasen mit definitem oder indefinitem Artikel elizitiert werden.	
Item-Beispiele	Bildkarte 1: kleines und großes Haus Bildkarte 2: gelbe und rote Blume *„Schau mal, hier sind zwei Karten, da sind immer zwei Dinge drauf. Das hier heißt **Haus** und dass hier **Blume**. Das hier ist **gelb**, das hier **rot**, das hier **groß** und das hier **klein**.“* Definiter Artikel: Modell-Phrase (Untersucher zeigt auf das große Haus): *„Das ist das große Haus.“* Lückensatz (Untersucher zeigt auf die gelbe Blume): *„Und das hier ist …“*	
Fehleranalyse	Analysiert wird, ob das untersuchte Kind eine vollständige oder eine unvollständige Nominalphrase produziert. Inkorrekt realisierte Kasus-, Numerus- und Genus-Kongruenz werden bei der Fehleranalyse nicht berücksichtigt.	
	korrekt	*inkorrekt, z. B.*
	...eine gelbe Blume *...die gelbe Blume*	*...Blume* *...eine Blume* *...gelbe Blume*
Modellbezug (7)–(9), (10)–(13)	Die vom Untersucher vorgegebenen Nominalphrasen müssen **lexikalisch und grammatisch dekodiert** werden können.	
(18)	Auf der **Lemma-Ebene des mentalen Lexikons (18)** müssen Wörter mit grammatisch passender Wortart ausgewählt werden können.	
(22)	**Nominalphrasen** müssen im Hinblick auf die **Zusammensetzung aus verschiedenen Wortarten (22)** sowie in Bezug auf deren **Sequenzierung** innerlich strukturiert werden können. Da fehlerhaft realisierte **Kasus-, Numerus- und Genus-Kongruenz** bei der Fehleranalyse unberücksichtigt bleiben, ist die Kodierung der inneren morpho-syntaktischen Struktur von Nominalphrasen nicht erforderlich.	

Tab. 7.52 ASF 52: Elizitieren von Nominalphrasen im Plural.

ASF 52	Detaillierte Beschreibung und Modellbezug	
Aufgabenstellung	Um **Nominalphrasen im Plural** zu elizitieren werden Bildkarten verwendet, auf denen derselbe Gegenstand entweder einmal oder zwei- bzw. mehrmals dargestellt ist. Außerdem sind die Gegenstände in der Einzahl bzw. Mehrzahl mit unterschiedlichen Eigenschaften dargestellt (z. B. ein **kleines** Haus bzw. zwei **große** Häuser). Dem untersuchten Kind werden beide Bildkarten gleichzeitig vorgelegt. Vom Untersucher wird ein Satz mit einer Nominalphrase im Singular vorgegeben. Das Kind wird durch die Vorgabe eines mit Frage-Intonation geäußerten Lückensatzes veranlasst, analog eine Nominalphrase im Plural zu bilden. Die auf den Bildkarten dargestellten Gegenstände und Eigenschaften werden zuvor vom Untersucher benannt. Je nach Vorgabe der Modell-Phrase können Nominalphrasen mit definitem oder indefinitem Artikel elizitiert werden.	
Item-Beispiele	Bildkarte 1: ein großes Haus Bildkarte 2: zwei kleine Häuser *„Schau mal. Das hier heißt **Haus**. Hier sieht man es in groß und hier in klein. Hier ist es einmal und hier ist es zweimal zu sehen.“* Modell-Phrase (Untersucher zeigt auf die Bildkarte mit einem großen Haus): *„Das ist das großes Haus.“* Lückensatz (Untersucher zeigt auf die Bildkarte mit zwei Häusern): *„Und das hier sind ...“*	
Fehleranalyse	Analysiert wird, ob das untersuchte Kind den Lückensatz mit Nominalphrasen im Plural ($Artikel^{PLURAL}$ + $Nomen^{PLURAL}$) vervollständigen konnte.	
	korrekt	*inkorrekt z. B.*
	...kleine Häuser *...die kleinen Häuser*	*...Haus* *...kleines Haus* *...ein kleines Haus*
Modellbezug **(7)–(9), (10)–(13)**	Die vom Untersucher vorgegebenen Nominalphrasen müssen **lexikalisch und grammatisch dekodiert** werden können.	
(18)	Zugriff auf die **Lemma-Ebene (18)** ist erforderlich, um Wörter mit grammatisch passender Wortart auswählen zu können.	
(22)	Die elizitierte Nominalphrase muss **morpho-syntaktisch strukturiert (22)** werden können. Insbesondere muss das Numerus-Merkmal von Artikel, Nomen und Adjektiv morpho-syntaktisch aneinander angepasst werden können.	
(23)	Die mit den grammatischen Merkmalen korrespondierenden morpho-phonologischen Formen von Artikel, Adjektiv und Nomen müssen auf der **Lexem-Ebene des mentalen Lexikons (23)** aktiviert werden können.	

Tab. 7.53 **ASF 53: Elizitieren von Genus-kongruenten Nominalphrasen.**

ASF 53	Elizitieren von Genus-kongruenten Nominalphrasen	
Aufgabenstellung	Zunächst wird ein Bild vorgelegt, auf dem ein Nomen (z. B. Glas) einmal mit einer eindeutig benennbaren Eigenschaft (z. B. klein) dargestellt ist und einmal mit einer hierzu kontrastierenden, ebenfalls eindeutig benennbaren Eigenschaft (groß). Zu diesem Bildkontext wird folgende Instruktion gegeben: *„Schau, das hier heißt Glas. Das Glas hier ist groß und das Glas hier ist klein. Das hier* (Untersucher zeigt auf das große Glas) *ist ein …“* Als korrekte Antwort soll das fehlende Genus-kongruente Adjektiv sowie das Nomen hinzugefügt werden (*großes Glas*).	
Item-Beispiele	Femininum: Bildkarte 1: große Blume Bildkarte 2: kleine Blume *„Schau mal. Das hier heißt* ***Blume****. Hier in groß und dort in klein.“* Lückensatz (Untersucher zeigt auf die Bildkarte mit einer großen Blume): *„Das ist …“*	
Fehleranalyse	Analysiert wird, ob das elizitierte Adjektiv auf das Genus-Merkmal des Bezugsnomens angepasst wurde.	
	korrekt	*inkorrekt, z. B.*
	… eine bzw. die *große Blume*	… ein bzw. der *großer Blume*
Modellbezug **(7)–(9), (10)–(13)**	Der vom Untersucher vorgegebenen Lückensatz muss lexikalisch und grammatisch dekodiert werden können.	
(18)	Das Genus-Merkmal des Nomens muss auf der **Lemma-Ebene des mentalen Lexikons (18)** aktiviert werden können.	
(22)	Die elizitierte **Nominalphrase** muss **morpho-syntaktisch strukturiert (22)** werden können. Insbesondere muss das Genus des Adjektivs morpho-syntaktisch an das des Zielnomens angepasst werden können.	
(23)	Die mit den grammatischen Merkmalen korrespondierende morpho-phonologische Form des Adjektivs (z. B. *groß-er, groß-es oder groß-e*) muss auf der **Lexem-Ebene des mentalen Lexikons (23)** aktiviert werden können.	
Stimulusvarianten	**Genus des Bezugsnomens:** • Femininum: *eine groß-e Blume* • Maskulinum: *ein groß-er Hammer* • Neutrum: *ein groß-es Fenster*	

Tab. 7.54 ASF 54: Schnelles Benennen von Objekt-Bildern: phonologische und semantische Fehlbenennungen.

ASF 54	Detaillierte Beschreibung und Modellbezug
Aufgabenstellung	Die Aufgabe ist in eine Übungsphase und eine Testphase gegliedert. In der Übungsphase werden Abbildungen gezeigt, die ohne Zeitdruck durch ein Nomen benannt werden sollen. Bei fehlerhafter Benennung wird die korrekte Benennung vom Untersucher vorgegeben. Es wird geübt, beim Benennen möglichst einfache Wortformen zu verwenden (z. B. Diminutive wie Mäuschen zu vermeiden) und das Nomen ohne begleitende Adjektive oder Artikelwörter zu nennen. In der Testphase werden dieselben Abbildungen wie die in der Übungsphase gezeigt und das untersuchte Kind wird dazu aufgefordert, die Bilder so schnell und genau wie möglich zu benennen. Die Bilder sollten möglichst eindeutig benennbar sein und eine vergleichbare visuelle Komplexität aufweisen. Die zur Benennung benötigten Nomina sollten eine einfache und vergleichbare phonologische Komplexität aufweisen (z. B. einsilbig, KVK) und aus dem Wortschatz der untersuchten Altersgruppe ausgewählt werden.
Item-Beispiele	<u>Übungsphase:</u> *„Ich zeige Dir jetzt Bilder und Du sollst mir mit einem Wort sagen, was Du auf den Bildern siehst. Wenn Du das richtige Wort nicht weißt, dann sage ich es Dir. Benenne das Bild bitte nur mit einem einzelnen Wort. Wir üben das solange, bis Du alle Bilder richtig benennen kannst."* 1. /fas/ (Fass: niedrigfrequent) 2. /bal/ (Ball: hochfrequent) <u>Testphase:</u> *„So, jetzt zeige ich Dir dieselben Bilder, mit denen wir schon geübt haben. Du sollst jetzt jedes Bild so schnell wie möglich mit dem richtigen Wort benennen. Pass auf, dass Du die Wörter genauso sagst, wie wir es gerade geübt haben."*
Fehleranalyse	Überprüft wird die **Latenzzeit**, bis eine korrekte Reaktion erfolgt. Außerdem wird ermittelt, wie häufig **Fehlbenennungen mit phonologischer Ähnlichkeit** zur Zielform (z. B. /hu:n/ anstelle von /hu:f/) oder mit **semantischer Ähnlichkeit zur Zielform** (z. B. /do:zə/ anstelle von /fas/ produziert werden.
Modellbezug **(17)**	Um die dargebotenen Bilder benennen zu können, muss zunächst eine zum jeweiligen Bild passende **semantische Repräsentation im mentalen Lexikon (17)** aktiviert werden können. Eine ungenaue oder fehlerhafte semantisch-lexikalische Verarbeitung könnte zur Produktion von Fehlbenennungen mit semantischer Ähnlichkeit zur Zielform führen. Allerdings ist zu beachten, dass semantische Fehlbenennungen auch von der Lexem-Ebene des mentalen Lexikons (**23**) ausgehen können. In diesem Fall würde die semantische ungenaue Benennung vom Kind ersatzweise produziert, weil auf die semantisch genau passende Wortform nicht zugegriffen werden kann.
(23)	Auf der **Lexem-Ebene des mentalen Lexikons (23)** muss die phonologische Wortform aktiviert werden können, die mit der semantischen Repräsentation korrespondiert. Wenn Wörter erst verzögert benannt werden können, oder wenn Fehlbenennungen mit phonologischer Ähnlichkeit zum Zielwort produziert werden, so könnte dies auf Defizite bei der **Speicherung** oder beim **Zugriff** auf das jeweilige Lexem zurückführbar sein.
(24)	Fehlbenennungen mit phonologischer Ähnlichkeit zum Zielwort könnten ggf. auch durch Defizite bei der postlexikalischen Kodierung verursacht werden. Beispielsweise könnten generelle **Vereinfachungen des erworbenen Phoneminventars** zugrunde liegen oder **phonologische Prozesse**, die Lexem-übergreifend, d. h. für viele oder alle Lexeme im Wortschatz des untersuchten Kindes beobachtbar sind. Da nur Nomina mit einer einfach phonologischen Struktur produziert werden müssen, sind die Anforderungen an die postlexikalisch-phonologische Kodierung allerdings relativ gering.
Stimulusvarianten	In diesem Aufgaben- und Stimulusformat kann die **Wortfrequenz** der zu produzierenden Wörter im aktiven Wortschatz der jeweiligen Altersgruppe variiert werden. Bei leichteren lexikalischen Defiziten könnten Verzögerungen und phonologische Fehlbenennungen besonders bei Wörtern mit geringer Wortfrequenz auftreten.

Tab. 7.55 ASF 55: Angabe phonologischer Wortmerkmale bei Fehl- und Nicht-Benennungen.

ASF 55	Detaillierte Beschreibung und Modellbezug
Aufgabenstellung	Es werden Abbildungen gezeigt, die **ohne Zeitdruck** mit einem Nomen benannt werden sollen. Die Abbildungen sollten **eindeutig benennbar** sein und eine **vergleichbare visuelle Komplexität** aufweisen. Die zur Benennung benötigten Nomina sollten eine **einfache und vergleichbare phonologische Komplexität** aufweisen (z. B. einsilbig, KVK, zweisilbig, KVKV) und aus dem **Wortschatz der untersuchten Altersgruppe** ausgewählt werden. Kann ein Bild nach einem definierten Zeitraum (z. B. 20 Sekunden) nicht benannt werden, so erfragt der Untersucher, ob das gesuchte Wort dem Kind unbekannt ist (**don't know-Reaktion**) oder ob dem Kind das Wort nur im Moment gerade nicht einfällt (**tip of the tongue-Reaktion**). Bei **tip of the tongue-Reaktionen** wird das Kind gebeten anzugeben, ob es etwas über das nicht gefundene Wort weiß (z. B. bei einsilbigen Wörtern den ersten oder letzten Laut, ein ähnlich klingendes Wort oder bei zweisilbigen Wörtern die erste oder letzte Silbe).
Item-Beispiele	*„Ich zeige Dir jetzt Bilder und Du sollst mir mit einem Wort sagen, was Du auf den Bildern siehst."* 1. */bal/* (Ball: einsilbig, hochfrequent) 2. */kam/* (Kamm: einsilbig, niedrigfrequent) 3. */ho:zə/* (Hose: zweisilbig, hochfrequent) 4. */kanə/* (Kanne: zweisilbig, hochfrequent) <u>Bei Wortfindungsstörungen:</u> *„Okay, Du kannst nicht sagen, wie der Gegenstand auf dem Bild heißt. Weißt Du es gar nicht* (don't know-Reaktion) *oder fällt es Dir nur im Moment nicht ein* (tip of the tongue-Reaktion)*?"* <u>Bei tip of the tongue-Reaktionen:</u> *„Weißt Du denn etwas über das Wort, das Dir nicht einfällt? Mit welchem Laut fängt das Wort z. B. an oder mit welchem hört es auf? Kennst Du ein Wort, das so ähnlich klingt oder kannst Du die Silben klatschen?"*
Fehleranalyse	Überprüft wird, wie häufig es zu Fehlbenennungen mit phonologischer Ähnlichkeit zur Zielform kommt sowie zu *tip of the tongue*-Reaktionen und ob phonologische Wortmerkmale zu nicht gefundenen Wörtern angegeben werden können.
Modellbezug **(17)**	Um die dargebotenen Bilder benennen zu können, muss zunächst eine zum jeweiligen Bild passende **semantische Repräsentation im mentalen Lexikon (17)** aktiviert werden können. Bei Fehlbenennungen mit phonologischer Relation zum Zielwort und bei *tip of the tongue*-Reaktionen, bei denen phonologische Merkmale des Zielwortes korrekt angegeben werden können, ist ein semantisch-lexikalischer Verursachungshintergrund jedoch nicht anzunehmen.
(23)	Auf der **Lexem-Ebene des mentalen Lexikons (23)** muss die phonologische Wortform aktiviert werden können, die mit der semantischen Repräsentation korrespondiert. Fehlbenennungen mit phonologischer Relation zum Zielwort und *tip of the tongue*-Reaktionen, bei denen phonologische Merkmale des Zielwortes angegeben werden, können durch Defizite der lexikalisch-phonologischen Verarbeitung verursacht werden.
(24)	Fehlbenennungen mit phonologischer Ähnlichkeit zum Zielwort könnten ggf. auch durch Defizite bei der postlexikalischen Kodierung verursacht werden. Beispielsweise könnten generelle **Vereinfachungen des erworbenen Phoneminventars** zugrunde liegen oder **phonologische Prozesse**, die Lexem-übergreifend, d. h. für viele oder alle Lexeme im Wortschatz des untersuchten Kindes beobachtbar sind. Da nur Nomina mit einer einfach phonologischen Struktur produziert werden müssen (KVK oder KVKV), sind die Anforderungen an die postlexikalisch-phonologische Kodierung allerdings relativ gering.
Stimulusvarianten	In diesem Aufgaben- und Stimulusformat kann die **Wortfrequenz** der zu produzierenden Wörter im aktiven Wortschatz der jeweiligen Altersgruppe variiert werden. Bei leichteren lexikalischen Defiziten könnten Hinweise auf phonologisch-lexikalische Defizite besonders bei Wörtern mit geringer Wortfrequenz beobachtbar sein.

Tab. 7.56 ASF 56: Bilden von morpho-phonologisch regelmäßigen Pluralformen mit Real-Nomina und Pseudo-Nomina.

ASF 56	Detaillierte Beschreibung und Modellbezug
Aufgabenstellung	Um die Bildung der Pluralformen von Real-Nomina (z. B. *Schulen, Autos*) zu elizitieren, werden Abbildungen gezeigt, auf denen ein Objekt entweder einmal oder zwei- bzw. mehrmals dargestellt ist. Die Singularform der Objektbenennung (z. B. *„Schau, hier ist ein Hase"*) wird vom Untersucher vorgegeben. Danach wird das Kind durch Vorgabe eines Lückensatzes veranlasst, die Pluralform zu bilden (z. B. *„...und das hier sind zwei ...*) Um die Bildung der Pluralformen von Pseudo-Nomina zu elizitieren, werden Abbildungen von uneindeutig benennbaren Objekten gezeigt (z. B. ein ungewöhnliches Werkzeug oder Gemüse). Dazu wird die Instruktion gegeben: *„Lass uns ein neues Wort erfinden, um dieses Ding zu benennen. Sagen wir mal, es heißt jetzt Lufe. Hier ist eine Lufe und hier siehst Du zwei..."*
Item-Beispiele	Es werden Singularformen von Nomina bzw. daraus abgeleiteten Pseudo-Nomina mit morpho-phonologisch regelmäßiger Pluralbildung zur Pluralisierung dargeboten. *Real-Nomina*: Auto-s, Hase-n, Füß-e *Pseudo-Nomina*: Mifo-s, Lufe-n, Nüf-e
Fehleranalyse	Analysiert wird die Anzahl von Nicht-Reaktionen, von Realisierungen der Singularform und von Substitutionen (Übergeneralisierungen) von Pluralmorphemen.
Modellbezug **(23)**	Um die zu den vorgegebenen Singularformen passenden Pluralsuffixe realisieren zu können, muss auf die **Lexem-Ebene des mentalen Lexikons** zugegriffen werden können. Denn hier sind **morpho-phonologischen Formvarianten** von Lexemen (u. a. die Pluralformen von Nomina) repräsentiert. Für die Bildung der Pluralformen von **Pseudonomina** müssen die **morpho-phonologischen Repräsentationen** auf der Lexem-Ebene in dekomponierter Form gespeichert sein, sodass isoliert das Pluralsuffix aktiviert werden kann.
Stimulusvarianten	**Regelmäßige Pluralmorpheme des Deutschen:** • zweisilbige Nomina/Pseudonomina, die auf /ə/ enden: **-n** (z. B. *Hase-n, Jacke-n, Wiese-n*) • zweisilbige Nomina/Pseudonomina, die auf einen anderen Vokal als /ə/ enden: **-s** (z. B. *Auto-s, Cola-s, Genie-s*) • einsilbige Nomina: **-ə** (z. B. *Säll-e; Füß-e; Arm-e; Säck-e*)

Tab. 7.57 ASF 57: Nachsprechen von Wörtern und phonologisch ähnlichen Pseudowörtern mit variierter sublexikalisch-phonologischer Struktur.

ASF 57	Detaillierte Beschreibung und Modellbezug		
Aufgabenstellung	Es wird ein Wort oder Pseudowort vorgesprochen, das nachgesprochen werden soll. Die phonologische Struktur der nachzusprechenden Items wird so variiert, dass unterschiedlich hohe Anforderungen an die Gliederung in sublexikalische Segmente gestellt werden.		
Item-Beispiele	*„Sprich bitte das Wort (bzw. Quatschwort) nach.“*		
	–	Wörter	Pseudowörter
	KV^{AKZENT}KV	1. */ho:zə/*	5. */no:fə/*
	KKV^{AKZENT}KV	2. */brilə/*	6. */gnilə/*
	KVK^{AKZENT}KV	3. */faltə/*	7. */nalfə/*
	KV^{AKZENT}KV KV	4. */te:ləfo:n/*	8. */mi:lu:fi:l/*
Fehleranalyse	Analysiert wird, wie häufig es beim Nachsprechen von Wörtern und Pseudowörtern zu phonologischen Fehlern kommt (z. B. Auslassungen oder Ersetzungen von Phonemen, inkorrekte Realisierung von Akzenten). Durch einen Vergleich der Nachsprechleistung für phonologisch einfache und komplexe Stimuli (vgl. Stimulusvarianten) kann der Einfluss der sublexikalischen phonologischen Struktur auf die Nachsprechleistung überprüft werden.		
Modellbezug **(24–26)**	Um Wörter und Pseudowörter phonematisch und rhythmisch-metrisch korrekt nachsprechen zu können, müssen die Teilschritte der **postlexikalisch-phonologischen Kodierung (24–26)** ausgeführt werden können. Hierbei müssen die Phoneme in unterschiedlichen silbenstrukturellen Positionen sowie Akzente bei regelmäßig und unregelmäßig akzentuierten Wörtern bzw. Pseudowörtern reproduziert werden können.		
(3), (4)	Weiterhin ist eine genaue **prälexikalisch-phonologische Dekodierung der Phonemstruktur (4)** der nachzusprechenden Stimuli erforderlich. Die Phoneme müssen dabei in verschiedenen **silbenstrukturellen Positionen (3)** identifiziert werden können.		
(1)	Voraussetzung für die Dekodierung der Phonemstruktur ist außerdem eine **auditiv-phonetische Analyse (1)** der mit den Phonemen korrespondierenden phonetischen Merkmalbündel.		
(H)	**Hörschädigungen (H)** müssen als Ursache für Schwierigkeiten bei der auditiv-phonetischen Analyse ausgeschlossen werden.		
(5), (6)	Die dekodierten und die kodierten Phonemketten müssen im **phonologischen Arbeitsgedächtnis (5, 6)** in der korrekten Reihenfolge gespeichert werden können. Aus diesem Grund kann die Nachsprechleistung für lange Pseudowörter stärker beeinträchtigt sein als für kurze. Für das Nachsprechen von Wörtern sind die Anforderungen an die Kapazität des Arbeitsgedächtnisses allerdings gering, weil hier die sublexikalischen Segmente ganzheitlich als Lexeme memoriert werden können.		
(7), 23	Eine phonologisch-lexikalische Verarbeitung **(7, 23)** ist beim Nachsprechen von Wörtern nicht unbedingt erforderlich, da Wörter analog zu Pseudowörtern, d. h. ohne Zugriff auf lexikalische Einträge phonologisch dekodiert und kodiert werden können.		

Tab. 7.57 Fortsetzung

ASF 57	**Detaillierte Beschreibung und Modellbezug**		
Stimulusvarianten			
phonologische Struktur		*Wort*	*Pseudowort*
Onset	**einfach** (kein KK-Cluster)	Hose	Nofe
	komplex (KK-Cluster)	Brille	Gnille
Reim	**einfach** (offene Silbe)	Hose	Nofe
	komplex (geschlossene Silbe)	Falte	Nalfe
Akzent (zweisilbig)	**einfach** (erste Silbe betont)	Hóse	Nófe
	komplex (erste Silbe unbetont)	Pilót	Palán
Akzent (dreisilbig)	**einfach** (eine unbetonte Silbe am Ende)	Tomáte	Figúne
	komplex (zwei unbetonte Silben am Ende)	Télefon	Mílufil

Tab. 7.58 ASF 58: Segmentierendes Nachsprechen von Wörtern (lautierend und silbisch) mit variierter sublexikalisch-phonologischer Struktur.

ASF 58	**Detaillierte Beschreibung und Modellbezug**
Aufgabenstellung	Es wird ein Wort vorgesprochen, das lautierend (Laut für Laut) nachgesprochen werden soll. Die phonologische Komplexität der Wörter wird so variiert, dass unterschiedlich hohe Anforderungen an die Verarbeitung sublexikalischer Segmente gestellt werden.
Item-Beispiele	Lautierendes Nachsprechen (Laut für Laut): *„Sprich bitte das Wort (bzw. Quatschwort) in Robotersprache nach. Du sollst dabei jeden Laut des Wortes einzeln sprechen, bei „Nase" z. B. so: /n/.../ ɑ:/... /z/.../ə/"* Silbisches Nachsprechen (Silbe für Silbe): *„Sprich bitte das Wort (bzw. Quatschwort) in Robotersprache nach. Du sollst dabei jede Silbe einzeln sprechen, bei „Nase" z. B. so: /nɑ:/.../zə/"*
Fehleranalyse	1. Analysiert wird, wie häufig es beim segmentierenden Nachsprechen zu phonologischen Fehlern (z. B. Auslassungen, Ersetzungen, Umstellungen oder Hinzufügungen von Phonemen oder Silben) kommt. 2. Durch einen Vergleich der Nachsprechleistung für phonologisch einfache und komplexe Stimuli (vgl. Stimulusvarianten) kann der Einfluss der sublexikalisch-phonologischen Struktur auf die segmentierende Nachsprechleistung überprüft werden.
Modellbezug (1)	Voraussetzung für die Dekodierung der phonologischen Struktur ist eine **auditiv-phonetische Analyse (1)** der mit den Phonemen korrespondierenden phonetischen Merkmalbündel.

Tab. 7.58 Fortsetzung

ASF 58	Detaillierte Beschreibung und Modellbezug
(H)	**Hörschädigungen (H)** müssen als Ursache für Schwierigkeiten bei der auditiv-phonetischen Analyse ausgeschlossen werden.
(3), (4)	Die Phonemstruktur der segmentierend nachzusprechenden Wörter muss **prälexikalisch-phonologisch dekodiert (4)** werden können. Die Phoneme müssen dabei in verschiedenen **silbenstrukturellen Positionen (3)** identifiziert werden können.
(5), (6)	Die dekodierten Phonemketten müssen im **phonologischen Arbeitsgedächtnis (5, 6)** in der korrekten Reihenfolge gespeichert werden können. Die Nachsprechleistung kann deshalb für lange Items stärker beeinträchtigt sein als für kurze.
(24, 25)	Um Wörter korrekt segmentierend nachsprechen zu können, müssen die vorgegebenen Lexeme im Rahmen der postlexikalisch-phonologischen Kodierung in **Phoneme (Laut für Laut) gegliedert (24)** werden können. Die Phoneme müssen außerdem in unterschiedlichen **silbenstrukturellen Positionen (25)** reproduziert werden können. Beim silbischen Nachsprechen (Silbe für Silbe) müssen die vorgesprochenen Wörter als **Abfolge von Silben (25)** reproduziert werden können.
(7), (23)	Eine phonologisch-lexikalische Verarbeitung (**7, 23**) ist beim segmentierenden Nachsprechen von Wörtern nicht unbedingt erforderlich, da Wörter analog zu Pseudowörtern, d. h. ohne Zugriff auf lexikalische Einträge, phonologisch dekodiert und kodiert werden können.
(PB)	Zu berücksichtigen ist weiterhin, dass dieses Aufgaben- und Stimulusformat **phonologische Bewusstheit (PB) für die Phonemstruktur** erfordert. Phonologische Bewusstheit insbesondere für die Phonemstruktur zeigen Kinder oft erst im Laufe des Erwerbs eines alphabetischen Schriftsystems. Aus nicht-altersgemäßen Leistungen in diesem Aufgaben- und Stimulusformat kann deshalb nur indirekt auf Beeinträchtigungen bei der intuitiven, unbewussten Verarbeitung sublexikalischer Segmente geschlossen werden. Altersgemäße Leistungen in dieser Aufgabenart können jedoch als Indiz dafür gelten, dass die postlexikalisch-phonologische Verarbeitung sublexikalischer Segmente für den untersuchten Strukturbereich gelingt.
Stimulusvarianten	**Phoneminventar:** Die segmentierend nachzusprechenden Items können so zusammengestellt werden, dass alle (insbesondere) konsonantischen Phoneme des deutschen Phoneminventars Berücksichtigung finden. **Silbenstrukturelle Einbettung der Phoneme:** Die Reproduktion der Phoneme beim segmentierenden Nachsprechen kann für unterschiedliche silbenstrukturelle Kontexte (Onset, Koda) und für Items mit unterschiedlich komplexer phonologischer Struktur (z. B. für das Phonem /n/ K, KK, KK, KKK) untersucht werden. z. B. /n/ im Onset — KV-KV — /nɑ:-zə/ KKV — /ʃne:/ z. B. /n/ in der Koda — KVK — /ba:n/ KVKK — /kɔrn/ KVKK — /hant/
Segmentgröße	Es können Phoneme (s. o.) oder bei mehrsilbigen Wörtern Silben segmentierend nachgesprochen werden: z. B. /blu:mə/ → /blu: - mə/; /toma:tə/ → /to - ma: - tə/

Tab. 7.59 ASF 59: Tilgen sublexikalischer Segmente (Phoneme, Silben, Silbenkonstituenten) beim Nachsprechen von Wörtern.

ASF 59	Detaillierte Beschreibung und Modellbezug
Aufgabenstellung	Es wird ein Wort vorgesprochen, das unter Auslassung eines vorgegebenen Lautes, einer vorgegebenen Silbe oder einer vorgegebenen Silbenkonstituente reproduziert werden soll. Die phonologische Komplexität der Wörter wird so variiert, dass unterschiedlich hohe Anforderungen an die Verarbeitung sublexikalischer Segmente gestellt werden.
Item-Beispiele	<u>Tilgen von Phonemen</u> *„Sprich bitte das folgende Wort nach und lass dabei das /n/ weg. Das neue Wort kann ein Quatschwort sein."* 1. */nɑ:zə/* → */_ɑ:zə/* 2. */ʃnɛkə/* → */ʃ_ɛkə/* 3. */vant/* → */va_t/* <u>Tilgen von Silbenkonstituenten</u> *„Sprich bitte das Wort „Blume" nach und lass dabei das /bl/ weg. Das neue Wort kann ein Quatschwort sein."* */blu:mə/* → */_u:mə/* <u>Tilgen von Silben</u> *„Sprich bitte das Wort „Blume" nach und lass dabei das /mə/ weg. Das neue Wort kann ein Quatschwort sein.* */blu:mə/* → */blu:_/*
Fehleranalyse	Analysiert wird, wie häufig es beim Auslassen von Segmenten zu Fehlern kommt (z. B. das Zielsegment wird nicht ausgelassen, es wird ein anderes Segment als das Zielsegment ausgelassen, das Zielsegment wird durch ein anderes ersetzt). Durch einen Vergleich der Leistungen für phonologisch einfache und komplexe Stimuli (vgl. Stimulusvarianten) kann der Einfluss der sublexikalisch-phonologischen Struktur überprüft werden.
Modellbezug (1)	Voraussetzung für die Dekodierung der Phonemstruktur ist eine **auditiv-phonetische Analyse (1)** der mit den Phonemen korrespondierenden phonetischen Merkmalbündel.
(H)	**Hörschädigungen (H)** müssen als Ursache für Schwierigkeiten bei der auditiv-phonetischen Analyse ausgeschlossen werden.
(3), (4)	Die Phonemstruktur der unter Auslassung nachzusprechenden Wörter muss **prälexikalisch-phonologische dekodiert (4)** werden können. Die Phoneme müssen dabei in verschiedenen **silbenstrukturellen Positionen (3)** identifiziert werden können.
(5), (6)	Die dekodierten Phonemketten sowie auch das nachzusprechende, durch Tilgung eines Segmentes entstehende Pseudowort müssen im **phonologischen Arbeitsgedächtnis (5, 6)** in der korrekten Reihenfolge gespeichert werden können. Die Anforderungen an die Speicherkapazität des phonologischen Arbeitsgedächtnisses sind deshalb relativ hoch. Aus diesem Grund kann die Leistung für lange Wörter stärker beeinträchtigt sein als für kurze.
(24, 25)	Um Wörter korrekt unter Auslassung eines Segments nachsprechen zu können, müssen die vorgegebenen Lexeme postlexikalisch in Phoneme gegliedert werden können (**24**). Die Phoneme müssen in unterschiedlichen **silbenstrukturellen Positionen (25)** reproduziert werden können.
(7), (23)	Eine phonologisch-lexikalische Verarbeitung (**7, 23**) ist in diesem Aufgaben- und Stimulusformat nicht unbedingt erforderlich, da Wörter analog zu Pseudowörtern, d. h. ohne Zugriff auf lexikalische Einträge, phonologisch dekodiert und kodiert werden können.

Tab. 7.59 Fortsetzung

ASF 59	Detaillierte Beschreibung und Modellbezug		
(PB)	Zu berücksichtigen ist weiterhin, dass dieses Aufgaben- und Stimulusformat **phonologische Bewusstheit (PB) für die Phonemstruktur** erfordert. Diese zeigen Kinder oft erst im Laufe des Erwerbs eines alphabetischen Schriftsystems. Aus nicht-altersgemäßen Leistungen in diesem Aufgaben- und Stimulusformat kann deshalb nur indirekt auf Beeinträchtigungen bei der intuitiven, unbewussten Verarbeitung sublexikalischer Segmente geschlossen werden. Altersgemäße Leistungen können jedoch als Beleg dafür gelten, dass die postlexikalisch-phonologische Verarbeitung sublexikalischer Segmente für den untersuchten Strukturbereich gelingt.		
Stimulusvarianten	**Phoneminventar:** Die unter Auslassung eines Segments nachzusprechenden Wörter können so zusammengestellt werden, dass alle (insbesondere) konsonantischen Phoneme des deutschen Phoneminventars ausgelassen werden müssen. **Silbenstrukturelle Einbettung der Phoneme:** Die Fähigkeit Phoneme beim Nachsprechen auszulassen, kann für unterschiedliche silbenstrukturelle Kontexte (Onset, Koda) und für Wörter mit unterschiedlich komplexer phonologischer Struktur (z. B. für das Phonem /n/ K, KK, KK, KKK) untersucht werden.		
	z. B. /n/ im Onset auslassen	KV-KV	/_ɑ:-zə/
		KKV	/ʃ_e:/
	z. B. /n/ in der Koda auslassen	KVK	/bɑ:_/
		KVKK	/kɔr_/
		KVKK	/ha_t/
Segmentgröße:	Es können **Phoneme (s. o.)** oder Silbenkonstituenten (Onset, Koda, Reim) und bei mehrsilbigen Wörtern auch Silben beim Nachsprechen ausgelassen werden: • Auslassung von Silben: /blu:mə/ → /blu:_/; /toma:tə/ → /to _tə/ • Auslassung von Silbenkonstituenten: Onset: /blu:mə/ → /_u:mə/		

Tab. 7.60 ASF 60: Verbinden sublexikalischer Segmente (Phoneme, Silbenkonstituenten, Silben) zu Wörtern.

ASF 60	Detaillierte Beschreibung und Modellbezug
Aufgabenstellung	Es werden sublexikalische Segmente vorgesprochen, die zu einem Wort verbunden werden sollen. Die phonologische Komplexität der Wörter wird so variiert, dass unterschiedlich hohe Anforderungen an die Verarbeitung sublexikalischer Segmente gestellt werden.
Item-Beispiele	Laute verbinden: *„Mache bitte ein Wort aus den folgenden Lauten:* /n/.../ɑː/.../z/.../ə/“ Silben verbinden: *„Mache bitte ein Wort aus den folgenden Silben:* /nɑː/.../zə/“ Silbenkonstituenten verbinden: *„Mache bitte ein Wort aus den folgenden Wortbausteinen:* /ʃl/.../aŋk/“
Fehleranalyse	Analysiert wird, wie häufig es beim Verbinden der sublexikalischen Segmente zu phonologischen Fehlern (z. B. Auslassungen, Ersetzungen, Umstellungen oder Hinzufügungen von Segmenten oder Silben) kommt. Durch einen Vergleich phonologisch einfacher und komplexer Stimuli (vgl. Stimulusvarianten) kann der Einfluss der sublexikalisch-phonologischen Struktur auf die Leistung in diesem Aufgaben- und Stimulusformat überprüft werden.
Modellbezug (1)	Voraussetzung für die Dekodierung der phonologischen Struktur ist eine **auditiv-phonetische Analyse (1)** der mit den Phonemen korrespondierenden phonetischen Merkmalbündel.
(H)	**Hörschädigungen (H)** müssen als Ursache für Schwierigkeiten bei der auditiv-phonetischen Analyse ausgeschlossen werden.
(3), (4)	Die einzeln vorgegebenen Phoneme, Silbenkonstituenten oder Silben müssen identifiziert werden können.
(5), (6)	Die Segmentkette muss im **phonologischen Arbeitsgedächtnis (5, 6)** in der korrekten Reihenfolge gespeichert werden können. Aus diesem Grund kann die Nachsprechleistung für lange Segmentketten bzw. Wörter stärker beeinträchtigt sein als für kurze.
(24, 25)	Es müssen phonologische Formen aus **Phonemen (24), Silbenkonstituenten oder Silben (25)** zusammengesetzt werden können.
(7), (23)	Eine **phonologisch-lexikalische Verarbeitung (7, 23)** ist beim Verbinden von Segmenten nicht unbedingt erforderlich, da Wörter analog zu Pseudowörtern verarbeitet werden können.
(PB)	Zu berücksichtigen ist weiterhin, dass dieses Aufgaben- und Stimulusformat **phonologische Bewusstheit (PB)** erfordert. Phonologische Bewusstheit insbesondere für die Phonemstruktur zeigen Kinder oft erst im Laufe des Erwerbs eines alphabetischen Schriftsystems. Aus nicht-altersgemäßen Leistungen in diesem Aufgaben- und Stimulusformat kann deshalb nur indirekt auf Beeinträchtigungen bei der intuitiven, unbewussten Verarbeitung sublexikalischer Segmente geschlossen werden. Altersgemäße Leistungen können jedoch als Indiz dafür gelten, dass die postlexikalisch-phonologische Verarbeitung sublexikalischer Segmenter für den untersuchten Strukturbereich gelingt.

Tab. 7.61 ASF 61: Nachsprechen von Wörtern mit Variation der Silbenfrequenz.

ASF 61	Detaillierte Beschreibung und Modellbezug
Aufgabenstellung	Es wird ein Wort vorgesprochen, das nachgesprochen werden soll. Die erste Silbe der nachzusprechenden Wörter ist entweder hoch- oder niedrigfrequent. Die Wortfrequenz sowie die phonologische Struktur der ersten Silben (KVK oder KV) sollte bei allen nachzusprechenden Wörtern vergleichbar sein.
Item-Beispiele	*„Sprich bitte das Wort möglichst genau nach."* Erste Silbe hochfrequent: 1. KVK: /man-dəl/ (Mandel) 2. KV: /hɑː-zə/ (Hase) Erste Silbe niedrigfrequent: 1. KVK: /mʊl-də/(Mulde) 2. KV: /hyː-gəl/ (Hügel)
Fehleranalyse	Analysiert wird, wie häufig es beim Nachsprechen von Silben mit hoher bzw. niedriger Frequenz zu phonologischen Fehlern kommt (z. B. Auslassungen oder Ersetzungen von Phonemen). Durch einen Vergleich der Nachsprechleistung für hoch- und niedrigfrequente Silben kann der Einfluss der Silbenfrequenz überprüft werden.
Modellbezug (27)	Durch die gezielte Variation der Silbenfrequenz zielt dieses Aufgaben- und Stimulusformat insbesondere auf eine Überprüfung der **neuromuskulären Sprechplanung (27)** und hier des silbischen Verarbeitungsweges bzw. des Silbenspeichers ab. Bessere Nachsprechleistungen für hochfrequente als für niedrigfrequente Silben können als Indiz für eine Verwendung des silbischen Verarbeitungsweges gelten.
(24–26)	Um Wörter phonematisch und rhythmisch-metrisch korrekt nachsprechen zu können, müssen die Teilschritte der **postlexikalisch-phonologischen Kodierung (24–26)** ausgeführt werden können. Hierbei müssen die Phoneme in unterschiedlichen silbenstrukturellen Positionen sowie Akzente bei regelmäßig und unregelmäßig akzentuierten Wörtern bzw. Pseudowörtern reproduziert werden können.
(4)	Voraussetzung für die korrekte Reproduktion der vorgegebenen Wörter ist die **prälexikalisch-phonologische Dekodierung der Phonemstruktur (4)** der vorgesprochenen Wörter.
(1)	Um Wörter phonematisch dekodieren zu können, müssen die mit den Phonemen korrespondierenden phonetischen Merkmalbündel **auditiv-phonetisch analysiert (1)** werden können.
(H)	**Hörschädigungen (H)** müssen als Ursache für Schwierigkeiten bei der auditiv-phonetischen Analyse ausgeschlossen werden.
(5), (6)	Die nachzusprechenden phonologischen Wortformen müssen im **phonologischen Arbeitsgedächtnis (5, 6)** gespeichert werden können. Beim Nachsprechen von Wörtern sind die Anforderungen an die Kapazität des Arbeitsgedächtnisses allerdings gering, weil hier die sublexikalischen Segmente ganzheitlich als Lexeme memoriert werden können.

Tab. 7.62 ASF 62: Schnell alternierende Reproduktion distinktiver phonetischer Merkmale (Diadochokinese) beim Artikulieren von Silbenreihen.

ASF 62	Detaillierte Beschreibung und Modellbezug
Aufgabenstellung	Es werden Silben (z. B. [pa]) oder kurze Silbenreihen [z. B. [pata] oder [pataka] vorgegeben, die mit einer zuvor festgelegten Häufigkeit möglichst schnell wiederholt werden sollen. Die Silben-initialen Konsonanten werden dabei so ausgewählt, dass wechselnde artikulatorische Bewegungsmuster ausgeführt (z. B. unterschiedliche Artikulationsorte) werden müssen. Zunächst wird die Reproduktionsaufgabe anhand von Beispielen erläutert und geübt: *„Ich sage Dir gleich Quatschwörter (oder Wörter), die du x-mal hintereinander wiederholen sollst. Wichtig ist, dass Du die Quatschwörter möglichst genau und ohne Fehler nachsprichst und trotzdem so schnell, wie Du es kannst. Ich sage STOP, wenn Du die Quatschwörter oft genug gesprochen hast.“*
Item-Beispiele	*„Wiederhole jetzt bitte...“* 1. *[pa] (20 ×)* 2. *[paka] (15 ×)* 3. *[pataka] (10 ×)* 4. *[te:ləfo:n] (10 ×)* 5. *[ʃoko:lɑ:də] (10 ×)*
Fehleranalyse	Analysiert wird, ob die distinktiven Merkmale der Konsonanten (Artikulationsart, -ort, Phonationsmerkmale) über die vollständige Silbenreihe konsistent und korrekt artikuliert werden können, sowie die Zeit, die benötigt wird, um die Silbenreihen fehlerfrei in der vorgegebenen Häufigkeit zu reproduzieren.
Modellbezug (27)	Dieses Aufgaben- und Stimulusformat zielt insbesondere auf eine Überprüfung der **neuromuskulären Sprechplanung (27)** ab. Es wird überprüft, ob rasch alternierende Sprechbewegungsmuster präzise und zuverlässig ausgeführt werden können. Segmentale Fehler und Unsicherheiten bei der wiederholten Reproduktion der Silben können als Indiz dafür gelten, dass die neuromuskuläre Planung artikulatorischer Parameter störanfällig ist.
(24–26)	Um die Silbenreihen korrekt nachsprechen zu können, müssen die Teilschritte der **postlexikalisch-phonologischen Kodierung (24–26)** ausgeführt werden können.
(4)	Voraussetzung für die korrekte Reproduktion der vorgegebenen Wörter ist die **prälexikalisch-phonologische Dekodierung der Phonemstruktur (4)** der vorgesprochenen Stimuli.
(1)	Um Silbenreihen phonematisch dekodieren zu können, müssen die mit den Phonemen korrespondierenden phonetischen Merkmalbündel **auditiv-phonetisch analysiert (1)** werden können.
(H)	**Hörschädigungen (H)** müssen als Ursache für Schwierigkeiten bei der auditiv-phonetischen Analyse ausgeschlossen werden.
(5), (6)	Die nachzusprechenden Silbenreihen müssen im **phonologischen Arbeitsgedächtnis (5, 6)** gespeichert werden können.

Tab. 7.63 ASF 63: Nachsprechen von Pseudowörtern mit und ohne Beißblock.

ASF 63	Detaillierte Beschreibung und Modellbezug
Aufgabenstellung	Es wird ein Pseudowort vorgesprochen, das nachgesprochen werden soll. Die phonologische Komplexität der Pseudowörter wird variiert (Anzahl der Laute, Silben und Konsonantenverbindungen). Die Pseudowörter sollen in je einem Durchgang mit und ohne Beißblock nachgesprochen werden.
Item-Beispiele	Durchführung ohne Beißblock: *„Sprich bitte das folgende Quatschwort möglichst genau nach."* Durchführung mit Beißblock: *„Nimm bitte das Gummibärchen zwischen Deine vorderen Zähne und halte es gut fest, ohne es zu zerbeißen. Ich sage Dir dann ein Quatschwort, das Du bitte mit dem Gummibärchen im Mund so genau wie möglich nachsprechen sollst."* Phonologisch komplexes Pseudowort: 1. KKKVKK: /ʃtrampf/ (Strampf) 2. KKVK: /knɛf//Kneff) 3. KVKK: /mils/ (Mils) phonologisch einfaches Pseudowort: 1. KVKVKV: /kɔli:fə/ (Koliefe) 2. KVKV: /fe:mə/ (Fehme)
Fehleranalyse	Analysiert wird, wie häufig es beim Nachsprechen von Pseudowörtern mit bzw. ohne Beißblock zu phonologischen Fehlern kommt (Auslassungen oder Ersetzungen von Phonemen). Durch einen Vergleich der Nachsprechleistung unter diesen beiden Untersuchungsbedingungen kann überprüft werden, ob die Realisierung von artikulatorischen Parametern beim Nachsprechen durch einen den Sprechvorgang behindernden Einfluss erschwert wird.
Modellbezug (27)	Durch die Variation der artikulatorischen Anforderungen (mit und ohne Beißblock) wird insbesondere auf eine Überprüfung der **neuromuskulären Sprechplanung (27)** abgezielt. Eine höhere Anzahl segmentaler Fehler beim Nachsprechen mit Beißblock kann als Indiz dafür gelten, dass die neuromuskuläre Planung artikulatorischer Parameter störanfällig ist.
(24–26)	Um Pseudowörter korrekt nachsprechen zu können, müssen die Teilschritte der **postlexikalisch-phonologischen Kodierung (24–26)** ausgeführt werden können.
(3), (4)	Weiterhin ist eine genaue **prälexikalisch-phonologische Dekodierung der Phonemstruktur (4)** der nachzusprechenden Stimuli erforderlich. Die Phoneme müssen dabei in verschiedenen **silbenstrukturellen Positionen (3)** identifiziert werden können.
(1)	Voraussetzung für die Dekodierung der Phonemstruktur ist außerdem eine **auditiv-phonetische Analyse (1)** der mit den Phonemen korrespondierenden phonetischen Merkmalbündel.
(H)	**Hörschädigungen (H)** müssen als Ursache für Schwierigkeiten bei der auditiv-phonetischen Analyse ausgeschlossen werden.
(5), (6)	Die dekodierten und die kodierten Phonemketten müssen im **phonologischen Arbeitsgedächtnis (5, 6)** in der korrekten Reihenfolge gespeichert werden können. Aus diesem Grund kann die Nachsprechleistung für lange Pseudowörter stärker beeinträchtigt sein als für kurze.

Kapitel 8

Fazit und Ausblick

8

8 Fazit und Ausblick

Im vorliegenden Buch wurde ein Ansatz zur modellgeleiteten Diagnostik expressiver und rezeptiver (Spezifischer) Entwicklungsstörungen der Sprache entwickelt und begründet. PraktikerInnen können den Ansatz nutzen, um ihre sprachdiagnostischen Vorgehensweisen aus psycholinguistischer Perspektive zu reflektieren und zu differenzieren.

Der Ansatz soll dabei helfen, Untersuchungsergebnisse aus unterschiedlichen standardisierten Sprachentwicklungstests oder -testbatterien einzuordnen und aufeinander zu beziehen, denn in den Handbüchern der Tests ist oft nicht hinreichend genau und transparent beschrieben, welche Prozesse der sprachlichen Informationsverarbeitung mental ausgeführt werden müssen, um die jeweiligen Testaufgaben erfolgreich bearbeiten zu können:

- Die ausgewählten sprachlichen Aufgabenstellungen werden in standardisierten Sprachentwicklungstests oft nur ungenau definierten *Ebenen* oder grob gefassten *Bereichen* der Sprachverarbeitung zugeordnet (z. B. phonologische, lexikalische und grammatische Ebene, Wortschatz, Satzverständnis), nicht jedoch einem detaillierten und explizit beschriebenen Modell der sprachlichen Informationsverarbeitung.
- Das in Testbatterien verwendete sprachliche Stimulusmaterial ist oft auch nicht differenziert genug, um die im Einzelfall vorliegenden Schwierigkeiten detailgenau zu erfassen und um einschätzen zu können, mit welchen sprachlichen Aufgabenstellungen und auf welchem Schwierigkeitsniveau sprachtherapeutisch angesetzt werden könnte.
- Häufig müssen auch Tests bzw. Untertests aus verschiedenen Testbatterien verwendet werden, weil nicht alle im Einzelfall relevanten Bereiche der sprachlichen Informationsverarbeitung durch *eine* Testbatterie abgedeckt werden. Wenn die psycholinguistischen Bezugsrahmen der Testbatterien heterogen oder ungenau beschrieben sind, kann es sich als schwierig erweisen, Ergebnisse aus verschiedenen Tests in einen schlüssigen Zusammenhang zu bringen.

> **M!**
>
> **Merke**
>
> Ausgehend von den Ergebnissen aus standardisierten und normierten Sprachentwicklungstests können mithilfe des hier vorgeschlagenen Ansatzes in einer *weiterführenden, modellgeleiteten* Sprachdiagnostik verfeinerte Hypothesen über die sprachlichen Defizitmechanismen, die im Einzelfall den nicht-altersgemäßen Testergebnissen zugrunde liegen, gebildet und überprüft werden.

Der Ansatz geht dabei von der grundlegenden Annahme aus, dass die Teilsysteme der sprachlichen Informationsverarbeitung bei SSES in unterschiedlichem Ausmaß sekundär oder primär von der Sprachentwicklungsstörung betroffen sein können und dass durch eine differenzierte, modellgeleitete Ermittlung des individuellen sprachlichen Stärken- und Schwächenprofils anhand von modellorientiert konzipierten Aufgaben- und Stimulusformaten eine Eingrenzung der Defizitmechanismen möglich ist. Modellgeleitete Sprachdiagnostik kann so dabei helfen, gezielte, auf den Einzelfall zugeschnittene und psycholinguistisch fundierte Ansatzpunkte für die Sprachförderung oder -therapie zu finden.

Der vorgeschlagene Ansatz für eine modellgeleitete Sprachdiagnostik bei SSES ist zweifellos in theoretischer und sprachdiagnostischer Hinsicht unvollkommen, vorläufig, ausbaufähig und diskussionsbedürftig.

- Die beiden zugrunde gelegten Sprachverarbeitungsmodelle könnten – und müssten – erweitert, differenziert und sicher in vielen Detailaspekten auch modifiziert werden, um den aktuellen Stand der psycholinguistischen Forschung noch angemessener abzubilden und um weitere Problembereiche, die im Verursachungshintergrund von SSES diskutiert werden, durch die Formulierung weiterer sprachdiagnostischer Fragestellungen in das Diagnostik-Konzept einbinden zu können (z. B. zur Verarbeitung von pronominaler Bindung, von komplexen Prädikaten; der inneren Struktur von Präpositionalphrasen oder weiterer Teilsysteme des sprachlichen Arbeitsgedächtnisses).
- Auch der Forschungsstand über die bei SSES potenziell zugrunde liegenden, kognitiv-sprachlichen Defizitmechanismen im Funktionsbereich

der verschiedenen Teilsysteme müsste zweifellos noch differenzierter und umfassender aufgearbeitet und sprachdiagnostisch angewendet werden, als dies im Rahmen des hier vorgestellten Überblicks möglich war.

- Die insgesamt 63 vorgeschlagenen Aufgaben- und Stimulusformate könnten ergänzt oder teilweise auch noch durch geeignetere ersetzt werden, um Verarbeitungsdefizite noch zielgenauer und trennschärfer eingrenzen zu können.
- Durch eine computergestützte Implementierung des Ansatzes könnten zukünftig möglicherweise auch Online-Aspekte der Sprachverarbeitung (z. B. mithilfe von zeitlich definierten Stimulusdarbietungen, Reaktionszeitmessungen, Priming etc.) routinemäßig in die modellgeleitete Sprachdiagnostik eingebunden werden, etwa um eine sprachdiagnostische Unterscheidung zwischen Speicher- und Repräsentationsdefiziten einerseits und Abruf- und Verarbeitungsdefiziten anderseits zu ermöglichen.
- Unberücksichtigt blieben in dem hier vorgeschlagenen Konzept bisher die vielfältigen und äußerst nützlichen sprachdiagnostischen Optionen, die sich aus einer modellgeleiteten Analyse von (freien oder gelenkten) Sprachproben ergeben. Die Analyse solcher Sprachproben gilt in der psycholinguistischen Forschung nicht ohne Grund als unverzichtbares Werkzeug zur Erforschung der expressiven Sprachverarbeitung und -entwicklung. Die sachgemäße Durchführung einer modellgeleiteten Analyse von Sprachproben erfordert jedoch verfahrenstechnische Kompetenzen, deren Aufarbeitung den Rahmen des vorliegenden Buches gesprengt hätte.
- Eine leider nicht ganz unerhebliche „Lücke" in dem vorgeschlagenen Diagnostikkonzept besteht darin, dass bei weitem nicht allen der 63 Aufgaben- und Stimulusformate bereits publizierte Test- und Prüfverfahren aus der sprachdiagnostischen Literatur zugeordnet werden konnten. Während einige Formate in mehreren Sprachentwicklungstests durch ein breites Spektrum unterschiedlicher Varianten für unterschiedliche Altersgruppen abgedeckt sind, haben andere, psycholinguistisch eigentlich gut begründbare Formate bisher noch wenig oder sogar gar keine Berücksichtigung in der (deutschsprachigen) Diagnostik-Literatur gefunden. Natürlich konnte aber bei den Vorbereitungen zum vorliegenden Buch trotz intensiver Recherche nicht das gesamte Spektrum der im deutschen Sprachraum verfügbaren sprachdiagnostischen Literatur gesichtet werden. Es wären zweifellos bei einer weiterführenden Recherche noch weitere Test- und Prüfverfahren auffindbar, die den vorgeschlagenen Aufgaben- und Stimulusformaten zugeordnet werden können.

Hinweis

Abschließend sei sicherheitshalber nachdrücklich auf die folgende Selbstverständlichkeit hingewiesen: Im vorliegenden Buch wurden die Themenfelder *Sprachentwicklungsstörung* und *Sprachdiagnostik* aus einer kognitionswissenschaftlichen bzw. psycholinguistischen – und damit eher mechanistischen – Perspektive beleuchtet. Sprache wurde aufgefasst als ein Zeichencode, der zum Zweck eines effektiven Austauschs von Informationen in modular strukturierten, informationsverarbeitenden Systemen vom Sprecher kodiert und vom Hörer dekodiert werden muss. Sprachentwicklung wurde konzipiert als genetisch bzw. neurobiologisch gesteuerter Auf- und Ausbau dieser informationsverarbeitenden Systeme und SSES demzufolge als eine primär genetisch und neurobiologisch und sekundär kognitiv bedingte Störung unterschiedlicher Aspekte dieses Auf- und Ausbauprozesses.

Kinder, Jugendliche und Erwachsene mit SSES dürfen aber natürlich nicht einfach nur als genetisch- und neurobiologisch determinierte „informationsverarbeitende Systeme" aufgefasst werden, sondern als Menschen mit sozialen Bezügen, Empfindungen, Lebenszielen sowie mit einem Anspruch auf gleichberechtigte gesellschaftliche Partizipation. Ein umfassendes, sachgerechtes und zeitgemäßes Diagnostik- und Rehabilitationskonzept bei SSES darf deshalb natürlich auch nicht bei einer kognitiven Analyse und Förderung von Defiziten der sprachlichen Informationsverarbeitung stehen bleiben – so fundiert und anspruchsvoll diese auch begründet sein mögen. Vielmehr muss auf eine differenzierte Betrachtung und Berücksichtigung aller medizinischen, kognitiven, emotionalen, psychosozialen und (sonder-)pädagogischen Einflussfaktoren hingewirkt werden, die im Bedingungsgefüge von SSES eine Rolle spielen. Als *ein* Element im diagnostischen und rehabilitativen Gesamtkonzept könnten modellgeleitete Ansätze jedoch einen wichtigen und bisher noch nicht optimal ausgeschöpften Beitrag leisten.

Kapitel 9

Online-Material

9

9 Online-Material

9.1 Mit einem Klick

Zusatzmaterial

Alle Materialien/Präsentationen finden Sie online **in der Thieme eRef zum Download.** Die Zugangsinformationen befinden sich vorne im Buch auf der Umschlaginnenseite. Zugriff in der eRef über **eref.thieme.de/9783132402799**

9.2 Extras im Netz

Zu dem für dieses Buch vorhandenen Online-Zusatzmaterial zählen folgende Präsentationen/Modelle:

- Sprachproduktion im Überblick
  Die Präsentation veranschaulicht die Teilschritte der Sprachverarbeitung bei der Produktion eines Satzes im Überblick (**Präsentation SP1**).
- Auditives Sprachverstehen im Überblick
  Die Präsentation veranschaulicht die Teilschritte der Sprachverarbeitung beim Verstehen eines Satzes im Überblick (**Präsentation SV1**).
- Auditive Analyse, phonologische und lexikalische Aktivierung
  Die Präsentation skizziert Vorgänge, die der Aktivierung von lexikalischen Wortformen in der Beispieläußerung *„Einen kleinen Vogel jagt eine schnelle Biene"* zugrunde liegen (**Präsentation SV2**).
- Aktivierung grammatischer und semantischer Wortmerkmale
  Die Präsentation skizziert Vorgänge bei der Aktivierung grammatischer und semantischer Wortmerkmale in der Beispieläußerung *„Einen kleinen Vogel jagt eine schnelle Biene"* (**Präsentation SV3**).
- Interaktive Arbeitsweise der lexikalischen Dekodierung
  Das Modell zeigt die Reihenfolge von Teilschritten der lexikalischen Dekodierung (Lexem-Ebene → Lemma-Ebene → Semantik-Ebene – „Bottom-up"-Verarbeitung (**Präsentation SV4**).
- Grammatische Dekodierung
  Die Präsentation skizziert Vorgänge der grammatischen Dekodierung anhand des Beispielsatzes *„Eine schnelle Biene jagt ein kleiner Vogel"* (**Präsentation SV5**).

Als Online-Zusatzmaterial finden Sie außerdem 2 Tabellen:

- Tab. 1 enthält eine **alphabetische Auflistung aller publizierten deutschsprachigen Sprachtests/Untertests**, die in dem Diagnostikkonzepts bisher berücksichtigt wurden. Zu jedem Test/Untertest ist die gebräuchliche Abkürzung angegeben (z.B. AWST-R, SET 3-5, etc.), der vollständige Titel des Tests (z.B. AWST-R: *Aktiver Wortschatztest für 3- bis 5-jährige Kinder, Revision*), weitere bibliographische Informationen sowie gegebenenfalls die Titel der berücksichtigten Untertests.
  DiagnostikerInnen können mit Hilfe von Tab. 1 nachvollziehen, auf welche sprachdiagnostischen Fragestellungen mit dem jeweiligen Test/Untertest abgezielt wird und welche Teilsysteme der kognitiv-sprachlichen Informationsverarbeitung für die erfolgreiche Bearbeitung der Testitems benötigt werden.
  Untertest aus berücksichtigten Testbatterien, die in Tab. 1 nicht aufgelistet sind, konnten keinem der 63 in dem Diagnostikkonzept vorgesehenen ASFs mit hinreichender Passgenauigkeit zugeordnet werden.
- Tab. 2 enthält eine **Auflistung aller 63 Aufgaben- und Stimulusformate (ASFs)**, die in dem vorgeschlagenen Diagnostikkonzept zur Überprüfung kognitiv-sprachlicher Teilsysteme vorgesehen sind. Zu jedem ASF sind die Nummer sowie der vollständige Titel gemäß ▸ Tab. 4.1 im Buch angegeben. Anhand dieser Kennung kann die diagnostische Funktion des jeweiligen ASFs, d.h. die Zuordnung zu den sprachdiagnostischen Fragestellungen bzw. kognitiv-sprachlichen Teilsystemen nachvollzogen werden (vgl. ▸ Abb. 4.2 und ▸ Abb. 4.3 sowie für Details Kap. 7).
  DiagnostikerInnen können mit Hilfe von Tab. 2 nachvollziehen, ob und gegebenenfalls für welche Altersbereiche bereits publizierte und allgemein zugängliche Tests bzw. Untertests aus der deutschsprachigen sprachdiagnostischen Literatur zur Verfügung stehen, die in die

modellgeleitete Diagnostik eingebunden werden können.
Hierfür sind den ASFs die Kennungen publizierter und allgemein zugängliche Tests bzw. Untertests zugeordnet (Abkürzungen bzw. Titel). In den zugeordneten Tests/Untertests wird das jeweilige ASF (bzw. eine Variante mit weitgehend identischer sprachdiagnostischer Funktion) verwendet.
Ggf. finden sich bei den zugeordneten Tests auch Angaben zum normierten Altersbereich. Wurden bei einem Test keine Altersangaben gemacht, so liegt für den jeweiligen Test/Untertest keine Normierung vor.
Sind einem ASF keine publizierten Tests/Untertests zugeordnet, so wurden bei der Durchsicht der sprachdiagnostischen Literatur keine Tests/ Untertests gefunden, die dem entsprechenden Format mit hinreichender Passgenauigkeit zuzuordnen waren.

Wichtige Hinweise zur Verwendung der Tab. 1 und 2:

Es sei an dieser Stelle nochmals ausdrücklich darauf hingewiesen, dass:

- die Zuordnung der verschiedenen Test- und Prüfverfahren zu den Aufgaben- und Stimulusformaten nicht den Intentionen der jeweiligen Test-AutorInnen entsprechen muss (vgl. Kap. 4.2.4),
- die Zuordnung sich stattdessen erst aus dem Versuch ergibt, publizierte und allgemein zugängliche Sprachtests in das hier vorgeschlagene modellgeleitete Diagnostik-Konzept einzubinden,
- bei der Auswahl und Zuordnung von Tests- und Untertests ausschließlich deren linguistische und psycholinguistische Aufgaben- und Stimulusstruktur berücksichtigt wurde, nicht jedoch psychometrische Qualitätsmerkmale (z. B. Reliabilität, Objektivität, externe Validität, Evidenz-Niveau, etc.),
- das vorgeschlagene Konzept (und dementsprechend auch die Tab. 1 und Tab. 2) als work in progress bzw. als offen für Ergänzungen und Erweiterungen verstanden werden müssen. DiagnostikerInnen können deshalb weitere sprachdiagnostische Fragstellungen, ASFs und publizierte, bisher jedoch noch nicht berücksichtigte Testverfahren – z.B. bei der Recherche übersehene oder zukünftig publizierte – selbständig in das Konzept integrieren. Aus diesem Grund stehen die Tab. 1 und Tab. 2 als editierbare Dateien zum Download zur Verfügung. DiganostikerInnen können somit für den persönlichen Gebrauch oder zum kollegialen Austausch selbstständig weitere Einträge in Tab. 1 und Tab. 2 vornehmen.

Kapitel 10

Literaturverzeichnis

10 Literaturverzeichnis

[1] Adams AM, Gathercole SE. Limitations in working memory: implications for language development. Int J Lang Commun Disord 2000; 35(1): 95–116

[2] Adani F, Forgiarini M, Guasti MT et al. Number dissimilarities facilitate the comprehension of relative clauses in children with (Grammatical) Specific Language Impairment. J Child Lang 2014; 41: 811–841

[3] Adani F, Stegenwallner-Schütz M, Haendler Y et al. Elicited production of relative clauses in German: Evidence from typically developing children and children with specific language impairment. First Language 2016; 36(3): 203–227

[4] Aichert I, Ziegler W. Syllable frequency and syllable structure in apraxia of speech. Brain and Language 2004; 88: 148–159

[5] Aitchison J. The articulate mammal: An introduction to psycholinguistics. 5th ed. Oxon: Routledge; 2008

[6] Aitchison J. Wörter im Kopf: Eine Einführung in das mentale Lexikon. Tübingen: Niemeyer; 1997

[7] Akhtar N, Tomasello M. Young children's productivity with word order and verb morphology. Dev Psychol 1997; 33: 952–965

[8] Alt M. Phonological working memory impairments in children with specific language impairment. Where does the problem lie? J Commun Disord 2011; 44(2): 173–185

[9] Alt M, Plante E, Creusere M. Semantic Features in Fast-Mapping: Performance of Preschoolers with Specific Language Impairment Versus Preschoolers with Normal Language. Journal of Speech, Language, and Hearing Research 2004; 27: 407–420

[10] Ambridge B, Pine JM. Testing the agreement/tense omission model using an elicited imitation paradigm. J Child Lang 2006; 33: 879–898

[11] Ambridge B, Rowland CF. Experimental methods in studying child language acquisition. WIREs Cogn Sci 2013; 4(2): 149–168

[12] Ambridge B. Children's judgments of regular and irregular novel past-tense forms: new data on the English past-tense debate. Dev Psychol 2010; 46: 1497–1504

[13] Amorosa H, Noterdaeme M. Rezeptive Sprachstörungen. Ein Therapiemanual. Göttingen: Hogrefe; 2003

[14] Anderson RT, Souto SM. The use of articles by monolingual Puerto Rican Spanish-speaking children with specific language impairment. Appl Psycholinguist 2005; 26: 621–647

[15] Andrade CRF, Befi-Lopes DM, Juste FS et al. Aspects of speech fluency in children with specific language impairment. Audiol-Commun Res 2014; 19(3): 252–257

[16] Andreu L, Sanz-Torrent M, Olmos JG et al. The formulation of argument structure in SLI: an eye-movement study. Clin Linguist Phon 2013; 27(2): 111–133

[17] Andreu L, Sanz-Torrent M, Trueswell JC. Anticipatory sentence processing in children with specific language impairment: Evidence from eye movements during listening. Appl Psychol 2012; 34(1): 5–44

[18] Andreu L. Verb argument structure in children with SLI: Evidence from eye-tracking. Lang Acquisition 2011; 18: 1–3

[19] Anglin JM. Vocabulary development: A morphological analysis. Monogr Soc Res Child Dev 1993; 58(10): 1–166

[20] Anthony JL, Lonigan CJ, Burgess SR et al. Structure of preschool phonological sensitivity: overlapping sensitivity to rhyme, words, syllables, and phonemes. J Exp Child Psychol 2002; 82(1): 65–92

[21] Archibald LM, Gathercole SE. Short-term and working memory in specific language impairment. Int J Lang Commun Disord 2006; 41(6): 675–693

[22] Archibald LM, Joanisse MF. On the sensitivity and specificity of nonword repetition and sentence recall to language and memory impairments in children. J Speech Lang Hear Res 2009; 52(4): 899–914

[23] Archibald LMD, Joanisse MF, Munson B. Motor control and nonword repetition in specific working memory impairment and SLI. Top Lang Disord. 2013; 33(3): 255–267

[24] Armon-Lotem S, de Jong J, Meir N, eds. Assessing Multilingual Children: Disentangling Bilingualism from Language Impairment. Bristol: Multilingual Matters; 2015

[25] Astell AJ, Harley TA. Accessing semantic knowledge in dementia: evidence from a word definition task. Brain Lang 2002; 82(3): 312–326

[26] Baayen RH, Piepenbrock R, van Rijn H. The CELEX lexical database (CD-ROM). Philadelphia: Linguistic Data Consortium, University of Pennsylvania; 1993

[27] Badcock N, Bishop D, Hardiman M et al. Co-localization of abnormal brain structure and function in Specific Language Impairment. Brain Lang 2011; 120(3): 310–320

[28] Baddeley A, Gathercole S, Papagno C. The phonological loop as a language learning device. Psychol Rev 1998; 105(1): 158–173

[29] Baddeley AD, Hitch GJ, Allen RJ. Working memory and binding in sentence recall. J Memory Lang 2009; 61: 438–456

[30] Bailey P, Snowling M. Auditory processing and the development of language and literacy. Br Med Bull 2002; 63(1): 135–146

[31] Baker E, Croot K, McLeod S et al. Psycholinguistic models of speech development and their application to clinical practice. J Speech Lang Hear Res 2001; 44(3): 685–702

[32] Banai K, Ahissar M. On the importance of anchoring and the consequences of its impairment in dyslexia. Dyslexia 2010; 16(3): 240–257

[33] Bannard C, Matthews DE. Stored word sequences in language learning: the effect of familarity on children's repetition of four-word combinations. Psychol Sci 2008; 19: 241–248

[34] Bayer J. What is verb second? Im Internet: http://ling.uni-konstanz.de/pages/home/bayer/pdf/Verb-Second.pdf; Stand: 28.05.2018

[35] Behrens H. Was macht Verben zu einer besonderen Kategorie im Spracherwerb? In: Meibauer J, Rothweiler M, Hrsg. Das Lexikon im Spracherwerb. Tübingen und Basel: A. Francke; 1999: 32–50

[36] Beitchman J, Wilson B, Johnson CJ et al. Fourteen-year follow-up of speech/language-impaired and control children: psychiatric outcome. J Am Acad Child Adole Psychiatry 2001; 40: 75–82

[37] Beitchman JH, Nair R, Clegg M et al. Prevalence of psychiatric disorders in children with speech and language disorders. J Am Acad Child Psychiatry 1986; 25(4): 528–535

[38] Belletti A, Friedmann N, Brunato D et al. Does gender make a difference? Comparing the effect of gender on children's comprehension of relative clauses in Hebrew and Italian. Lingua 2012; 122(10): 1053–1069

[39] Ben-Shachar M, Hendler T, Kahn I et al. The neural reality of syntactic transformations: evidence from functional magnetic resonance imaging. Psychol Sci 2003; 14(5): 433–440

[40] Best W. Investigation of a new intervention for children with word finding problems. Int J Lang Commun Disord 2005; 40: 279–318

[41] Binder JR, Desai RH, Graves WW et al. Where is the semantic system? A critical review and meta-analysis of 120 functional neuroimaging studies. Cereb Cortex 2009; 19(12): 2767–2796

[42] Biran M, Ruigendijk E. Do case and gender information assist sentence comprehension and repetition for German- and Hebrew-speaking children? Lingua 2015; 164(A): 215–238

[43] Bishop D, Adams C, Norbury CF. Distinct genetic influences on grammar and phonological short-term memory deficits: evidence from 6-year-old twins. Genes Brain Behav 2006; 5(2): 158–169

[44] Bishop D, Bright P, James C et al. Grammatical SLI. A distinct subtype of developmental language impairment? Appl Psycholinguist 2000; 21: 159–181

[45] Bishop D, Clark B, Conti-Ramsden G et al. RALLI: An internet campaign for raising awareness of language learning impairments. Child Lang Teach Ther 2012; 28(3): 259–262

[46] Bishop D, Leonard L. Speech and Language Impairments in Children. Causes, Characteristics, Intervention and Outcome. Philadelphia: Psychology Press; 2000

[47] Bishop D, McArthur GM. Individual differences in auditory processing in specific language impairment: A follow-up study using event-related potentials and behavioural thresholds. Cortex 2005; 41(3): 327–341

[48] Bishop D, Norbury CF. Exploring the borderlands of autistic disorder and specific language impairment. A study using standardised diagnostic instruments. J Child Psychol Psychiatry Allied Disciplines 2002; 43: 917–29

[49] Bishop D, Snowling M, Thompson P et al. CATALISE: A multinational and multidisciplinary Delphi consensus study. Identifying language impairments in children. PLoS One 2016; 1–16, DOI: 10.1371/journal.pone.0158753

[50] Bishop D, Snowling M, Thompson P et al. Phase 2 of CATALISE: a multinational and multidisciplinary Delphi consensus study of problems with language development: Terminology. J Child Psychol Psychiatry 2017; 58(10): 1068–1080

[51] Bishop D. Pragmatic language impairment: a correlate of SLI, a distinct subgroup, or part of the autistic continuum? In: Bishop D, Leonard L, eds. Speech and Language Impairments in Children: Causes, Characteristics, Intervention and Outcome. Hove: Psychology Press; 2000: 99–113

[52] Bishop D. The Test for Reception of Grammar (TROG-2). Version 2. London: Pearson; 2003

[53] Bishop D. Uncommon Understanding. 1. ed. Hove: Psychology Press; 1997

[54] Bishop D. Uncommon Understanding. Development and Disorders of Language Comprehension in children. Sussex: Psychology; 2014b

[55] Bishop D. What causes specific language impairment in children? Curr Dir Psychol Sci 2006; 15(5): 217–221

[56] Blom E, de Jong J, Orgassa A et al. Verb inflection in monolingual Dutch and sequential bilingual Turkish-Dutch children with and without SLI. Int J Lang Commun Disord 2013; 48(4): 382–393

[57] Bobb S, Mani N. Categorizing with gender: Does implicit grammatical gender affect semantic processing in 24-month-old toddlers? J Exp Child Psychol 2013; 115(2): 297–308

[58] Bock K, Levelt W. Language production. Grammatical encoding. In: Gernsbacher MA, ed. Handbook of Psycholinguistics. New York: Academic Press; 1994: 741–779

[59] Boets B, Wouters J, van Wieringen A et al. Auditory temporal information processing in preschool children at family risk for dyslexia: Relations with phonological abilities and developing literacy skills. Brain and Lang 2006; 97: 64–79

[60] Bornkessel I, Schlesewsky M, Comrie B, Friederici AD, eds. Semantic Role Universals and Argument Linking: Theoretical, Typological, and Psycholinguistic Perspectives. Washington, DC: Walter de Gruyter; 2006

[61] Borovsky A, Burns E, Elman JL et al. Lexical activation during sentence comprehension in adolescents with history of specific language impairment. J Commun Disord 2013; 46(5–6): 413–427

[62] Borovsky A, Elman JL, Fernald A. Knowing a lot for one's age: Vocabulary skill and not age is associated with anticipatory incremental sentence interpretation in children and adults. J Exp Child Psychol 2012; 112(4): 417–436

[63] Botting N, Adams C. Semantic and inferencing abilities in children with communication disorders. Int J Lang Commun Disord 2005; 40: 49–66

[64] Bowker JH. Speech production in adolescents with specific language impairment. [Dissertation]. Universität Johannesburg; 2007

[65] Brackenbury T, Pye C. Semantic deficits in children with language impairments: Issues for clinical assessment. Lang Speech Hear Serv Sch 2005; 36(1): 5–16

[66] Bradley DC, Forster KI. A reader's view of listening. Cognition 1987; 25(1–2): 103–134

[67] Bragard A, Pillon A, Schelstraete MA. The source of word-finding difficulties in SLI children. A poster presented at the 33. annual Symposium on Research in Child Language Disorders (SRCLD). Madison, Wisconsin; 2012

[68] Brandt S, Lieven E, Tomasello M. German children's use of word order and case marking to interpret simple and complex sentences. Lang Learn Dev 2016; 12(2): 156–182

[69] Brooks PJ, Maouene J, Sailor K, Seiger-Gardner L. Modeling the Semantic Networks of School-Age Children with Specific Language Impairment and Their Typical Peers. In: LaMendola M, Scott J eds. Proceedings of the 41. annual Boston University Conference on Language Development. Somerville, MA: Cascadilla Press; 2017: 114–127

[70] Brouwer S, Sprenger S, Unsworth S. Processing grammatical gender in Dutch: Evidence from eye movements. J Exp Child Psychol 2017; 159: 50–65

[71] Buschmann A, Jooss B, Rupp A et al. Parent-based language intervention for 2-year-old children with specific expressive language delay: a randomised controlled trial. Arch Dis Child 2009; 94(2): 110–116

[72] Butler CS. Structure and Function – A Guide to Three Major Structural-Functional Theories. Part 2: From clause to discourse and beyond. Amsterdam: John Benjamins; 2003

[73] Butterworth B. Disorders of phonological encoding. Cognition 1992; 42: 261–286

[74] Caramazza A, Coltheart M. Cognitive neuropsychology twenty years on. Cogn Neuropsychol 2006; 23(1): 3–12

[75] Carlisle JF, Nomanbhoy DM. Phonological and morphological awareness in first graders. Appl Psycholinguist 1993; 14: 177–195

[76] Carreiras M, Quinones I, Mancini S et al. Verbal and nominal agreement: An fMRI study. NeuroImage 2015; 88–103, DOI: 10.1016/j.neuroimage.2015.06.075

[77] Carson KL, Gillon GT, Boustead TM. Classroom phonological awareness instruction and literacy outcomes in the first year of school. Lang Speech Hear in Schools 2013; 44: 147–160

[78] Castles A, Kohnen S, Nickels L et al. Developmental disorders: what can be learned from cognitive neuropsychology? Philos Trans R Soc Lond B Biol Sci 2014; 369(1634): 1–9

[79] Catts HW, Adlof SM, Hogan TP et al. Are specific language impairment and dyslexia distinct disorders? J Speech Lang Hear Res 2005; 48(6): 1378–1396

[80] Cholin J, Levelt W, Schiller N. Effects of syllable frequency in speech production. Cognition 2006; 99: 205–235

[81] Christ T. Moving past "right" or "wrong" toward a continuum of young children's semantic knowledge. J Lit Res 2011; 43: 130–158

[82] Claessen M, Leitão S, Kane R et al. Phonological processing skills in specific language impairment. Int J Speech Lang Pathol 2013; 15(5): 471–483

[83] Claessen M, Leitão S. The relationship between stored phonological representations and speech output. Int J Speech Lang Pathol 2012; 14(3): 226–234

[84] Clahsen H, Bartke S, Göllner S. Formal features in impaired grammars: A comparison of English and German SLI children. J Neurolinguistics 1997; 10(2/3): 151–171

[85] Clahsen H, Eisenbeiss S, Hadler M et al. The mental representation of inflected words: An experimental study of adjectives and verbs in German. Language 2001; 77: 510–543

[86] Clahsen H, Penke M. The acquisition of agreement morphology and its syntactic consequences: New evidence on German child language from the Simone-corpus. In: Andreu L, Sanz-Torrent M, Legaz LB et al. Effect of verb argument structure on picture naming in children with and without specific language impairment (SLI). Int J Lang Commun Disord 2012; 47(6): 637–653

[87] Clahsen H. Child language and developmental dysphasia. Linguistic studies in the acquisition of German. Amsterdam: John Benjamins; 1991

[88] Clahsen H. Chomskyan Syntactic Theory and Language Disorders. In: Ball MJ, Perkins MR, Müller N, Howard S, eds. The Handbook of Clinical Linguistics. Oxford: Blackwell; 2008: 165–183

[89] Clahsen H. The grammatical characterization of developmental dysphasia. Linguistics 1989; 27: 897–920

[90] Clark A, O'Hare A, Watson J et al. Severe receptive language disorder in childhood – familial aspects and long-term outcomes: results from a Scottish study. Archives of Disease in Childhood 2007; 92: 614–619

[91] Clark EV. Meanings and concepts. In: Mussen PH, Flavell JH, Markman EM, eds. Handbook of Child Psychology. Volume 3: Cognitive Development. 4th ed. New York: John Wiley; 1983: 787–840

[92] Clark MM, Plante E. Morphology of the inferior frontal gyrus in developmentally language-disordered adults. Brain Lang 1998; 61(2): 288–303

[93] Clegg J, Hollis C, Mawhood L et al. Developmental language disorders – A follow-up in later adult life: Cognitive, language and psychosocial outcomes. J Child Psychol Psychiatry 2005; 46(2): 128–149

[94] Coady JA, Evans J. Uses and interpretations of nonword repetition tasks in children with and without specific language impairments. Int J Lang Commun Disord 2008; 43: 1–40

[95] Coady JA. Rapid naming by children with and without specific language impairment. J Speech Hear Res 2013, 56(2); 604–617

[96] Coltheart M, Rastle K, Perry C et al. DRC: A dual route cascaded model of visual word recognition and reading aloud. Psychol Rev 2001; 108(1): 204–256

[97] Coltheart M. Analysing developmental disorders of reading. Int J Speech Lang Pathol 2005, 7(2): 49–57

[98] Coltheart M. Modularity and Cognition. Trends Cogn Sci 1999; 3(3): 115–120

[99] Conti-Ramsden G, Bishop D, Clark B et al. Specific language impairment (SLI): The internet RALLI Campaign to raise awareness of SLI. Psychol Lang Commun 2014; 18(2): 143–148

[100] Conti-Ramsden G, Botting N, Faragher B. Psycholinguistic markers for specific language impairment (SLI). J Child Psychol Psychiatry 2001; 42: 741–748

[101] Conti-Ramsden G, Botting N, Knox E. Follow-up of children attending infant language units: outcomes at 11 years of age. Int J Lang Commun Disord 2001; 36: 207–219

[102] Conti-Ramsden G, Botting N. Classification of children with specific language impairment: longitudinal considerations. J Speech Lang Hear Res 1999; 42(5): 1195–1204

[103] Conti-Ramsden G, Botting N. Social difficulties and victimization in children with SLI at 11 years of age. J Speech Lang Hear Res 2004; 47: 145–161

[104] Conti-Ramsden G, Crutchely A, Botting N. The extent to which psychometric tests differentiate subgroups of children with SLI. J Speech Lang Hear Res 1997; 40(4): 765–777

[105] Conti-Ramsden G, St Clair MC, Pickles A et al. Developmental trajectories of verbal and nonverbal skills in individuals with a history of specific language impairment: from childhood to adolescence. J Speech Lang Hear Res 2012; 55(6): 1716–1735

[106] Cowan N, Alloway T. Development of working memory in childhood. In: Courage M, Cowan N, eds. The Development of Memory in Infancy and Childhood. Hove: Psychology Press; 2009: 303–342

[107] Craig H, Evans J. Pragmatics and SLI: within-group variations in discourse behaviors. J Speech Lang Hear Res 1993; 36: 777–789

[108] Crosbie S, Dodd B, Howard D. Spoken word comprehension in children with SLI: A comparison of three case studies. Child Lang Teach Ther 2002; 18(3): 191–212

[109] Crystal D. Profiling Linguistic Disability. 2nd ed. San Diego: Singular Publishing Group; 1992

[110] Cumming R, Wilson A, Goswami U. Basic auditory processing and sensitivity to prosodic structure in children with specific language impairments: a new look at a perceptual hypothesis. Front Psychol 2015; 6(972): 1–16

[111] Cutler A, Clifton C jr. Comprehending spoken language: A blueprint for the listener. In: Brown C, Hagoort P, eds. The Neurocognition of Language. Oxford: Oxford University Press; 1999: 23–166

[112] De Bleser R, Cholewa J, Stadie N et al. LEMO – Lexikon modellorientiert: Einzelfalldiagnostik bei Aphasie, Dyslexie und Dysgraphie. München: Urban & Fischer; 2004

[113] De Deyne S, Storms G. Word associations: Norms for 1,424 Dutch words in a continuous task. Behav Res Methods 2008; 40: 198–205

[114] De Fossé L, Hodge SM, Makris N et al. Language-association cortex asymmetry in autism and specific language impairment. Ann Neurol 2004; 56(6): 757–766

[115] De Guibert C, Maumet C, Jannin P et al. Abnormal functional lateralization and activity of language brain areas in typical specific language impairment (developmental dysphasia). Brain 2011; 134(10): 3044–3058

[116] De Jong J, Fletcher P. Argument structure and specific language impairment: retrospect and prospect. In: Hoeksema J, Gilbers D, eds. Black book: a Festschrift in Honor of Frans Zwarts. Groningen, the Netherlands: University of Groningen; 2014: 218–228

[117] De Langen-Müller U, Kauschke C, Kiese-Himmel C et al. Diagnostik von Sprachentwicklungsstörungen (SES), unter Berücksichtigung umschriebener Sprachentwicklungsstörungen (USES): Interdisziplinäre S2k Leitlinie. Düsseldorf: Arbeitsgemeinschaft der Wissenschaftlichen Medizinischen Fachgesellschaften e. V. (AWMF); 2011

[118] De Villiers P, de Villiers JG. Assessment of language acquisition. WIREs Cogn Sci 2010; 1(2): 230–244

[119] De Villiers P. Assessing pragmatic skills in elicited production. Semin Speech Lang 2004; 25: 57–72

[120] Deacon SH, Parrila R, Kirby JR. A review of the evidence on morphological processing in dyslexics and poor readers: A strength or weakness? In: Manis F, Fawcett A, Reid G, Siegel L, eds. Sage Handbook of Dyslexia. Thousand Oaks: Sage; 2008: 212–237

[121] Deevy P, Leonard LB. The comprehension of Wh-questions in children with specific language impairment. J Speech Lang Hear Res 2004; 47: 802–815

[122] Dell GS, Gordon JK. Neighbors in the lexicon: Friends or foes? In: Schiller NO, Meyer AS, eds. Phonetics and Phonology in Language Comprehension and Production: Differences and Similarities. New York: Mouton; 2003

[123] DiDonato Brumbach AC, Goffman L. Interaction of language processing and motor skill in children with specific language impairment. J Speech Lang Hear Res 2014; 57: 158–71

[124] Diessel H, Tomasello M. A new look at the acquisition of relative clauses. Language 2005; 81: 882–906

[125] Dilling H, Mombour W, Schmidt MH et al. Weltgesundheitsorganisation: Internationale Klassifikation psychischer Störungen. ICD-10 Kapitel V (F). Diagnostische Kriterien für Forschung und Praxis. 3. Aufl. Bern: Huber; 2000

[126] Dittmar M, Abbott-Smith K, Lieven E et al. German children's comprehension of word order and case marking in causative sentences. Child Dev 2008; 79(4): 1152–1167

[127] Dockrell JE, Connelly V. The role of oral language in underpinning the text generation difficulties in children with specific language impairment. J Res Read 2015; 38(1): 18–34

[128] Dockrell JE, Messer D, George R et al. Children with word-finding difficulties – prevalence, presentation, and naming problems. Int J Lang Commun Disord 1998; 33: 445–454

[129] Dockrell JE, Messer D, George R. Patterns of naming objects and actions in children with word finding difficulties. Lang Cogn Processes 2001; 16: 261–286

[130] Dockrell JE, Messer D, Murphy V. Language profiles and naming in children with word finding difficulties. Presentation at the 10th IASCL. Freie Universität Berlin; 2005

[131] Dodd B, Holm A, Hua Z et al. Phonological development. A normative study of British English-speaking children. Clin Lingu Phon 2003; 17(8): 617–643

[132] Dollaghan CA. Spoken word recognition in children with and without specific language impairment. Appl Psycholinguist 1998; 19: 193–207

[133] Dowty D. Thematic protoroles and argument selection. Language 1991; 67(3): 547–619

[134] Duchaine BC. Selective deficits in developmental cognitive neuropsychology: An introduction. Cogn Neuropsychol 2006; 23(5): 675–679

[135] Dunabeitia JA, Perea M, Carreiras M. Does darkness lead to happiness? Masked suffix priming effects. Lang Cogn Process 2008; 23: 1002–1020

[136] Dunn LM, Dunn DM. Peabody Picture Vocabulary Test. PPVT. 4th ed. Circle Pines, MN: AGS; 2007

[137] Ebbels SH, van der Lely HK, Dockrell JE. Intervention for verb argument structure in children with persistent SLI: a randomized control trial. J Speech Lang Hear Res 2007; 50 (5): 1330–1349

[138] Ebbels SH. Argument structure in specific language impairment: from theory to therapy [Dissertation]. London: University College London; 2005

[139] Eberhardt M, Nadig A. Reduced sensitivity to context in language comprehension: A characteristic of autism spectrum disorders or of poor structural language ability? Res Dev Disabil 2018; 72: 284–296

[140] Edwards J, Beckman M, Munson B. The interaction between vocabulary size and phonotactic probability: Effects on children's production accuracy and fluency in nonword repetition. J Speech Lang Hear Res 2004; 47(2): 421–436

[141] Edwards J, Lahey M. Auditory lexical decisions of children with specific language impairment. J Speech Lang Hear Res 1996; 39(6): 1263–1273

[142] Edwards J, Lahey M. Nonword repetitions of children with specific language impairment: Exploration of some explanations for their inaccuracies. Appl Psycholinguist 1998; 19 (2): 279–309

[143] Elben CE, Lohaus A. Marburger Sprachverständnistest für Kinder. MSVK. Göttingen: Hogrefe; 2000

[144] Ellis Weismer S, Hesketh LJ. Lexical learning by children with specific language impairment: effects of linguistic input presented at varying speaking rates. J Speech Hear Res 1996; 39(1): 177–190

[145] Epstein B, Hestvik A, Shafer V et al. ERPs reveal atypical processing of subject versus object Wh-questions in children with specific language impairment. Int J Lang Commun Disord 2013; 48(4): 351–365

[146] Faust M, Dimitrovsky L, Davidi S. Naming difficulties in language-disabled children: Preliminary findings with the application of the tip-of-the-tongue-Paradigm. J Speech Lang Hear Res 1997; 40: 1026–1036

[147] Federmeier KD. Thinking ahead: The role and roots of prediction in language comprehension. Psychophysiology 2007; 44(4): 491–505

[148] Fedorenko E, Kanwisher N. Neuroimaging of language: Why hasn't a clearer picture emerged? Lang Linguist Compass 2009; 3: 839–865

[149] Ferreira F, Engelhardt PE. Syntax and Production. In: Traxler M, Gernsbacher M, eds. Handbook of Psycholinguistics. 2nd ed. Amsterdam: Elsevier; 2006

[150] Fey ME, Catts HW, Proctor-Williams K et al. Oral and written story composition skills of children with language impairment. J Speech Lang Hear Res 2004; 47: 1301–1318

[151] Field J. Psycholinguistics: The Key Concepts. New York: Routledge; 2004
[152] Fisher J, Plante E, Vance R et al. Do children and adults with language impairment recognize prosodic cues? J Speech Hear Res 2007; 50(3): 746–758
[153] Fitzpatrick J, Wheeldon LR. Phonology and Phonetics in Psycholinguistic Models of Speech Perception. In: Burton-Roberts N, Carr P, Docherty G, eds. Phonological Knowledge: Conceptual and Empirical Issues. Oxford: Oxford University Press; 2000: 131–160
[154] Fletcher P. Lexical verbs and language impairment: a case study. Clin Lingu Phon 1992; 6: 147–154
[155] Fodor JA. The Modularity of Mind. Cambridge: Bradford Books; 1983
[156] Fox AV. Kindliche Aussprachestörungen. Phonologischer Erwerb, Differentialdiagnostik, Therapie. Idstein: Schulz-Kirchner Verlag; 2003
[157] Fox-Boyer AV, Hrsg. Test zur Überprüfung des Grammatikverständnisses. TROG-D. Idstein: Schulz-Kirchner; 2006
[158] Fox-Boyer AV. Kindliche Aussprachestörungen. Phonologischer Erwerb – Differenzialdiagnostik – Therapie. Idstein: Schulz-Kirchner; 2003
[159] Fragman C, Goodluck H, Heggie L. Child and adult construal of restrictive relative clauses: Knowledge of grammar and differential effects of syntactic context. J Child Lang 2007; 34(2): 345–380
[160] Franck J, Cronel-Ohayon St, Chillier L et al. Normal and pathological development of subject-verb-agreement in speech production: a study on French children. J Neurolinguistics 2004; 17: 147–180
[161] Frankish K, Ramsey WM, eds. The Cambridge Handbook of Cognitive Science. Cambridge, UK: Cambridge University Press; 2012
[162] Frey W. Notes on the syntax and the pragmatics of German left dislocation. In: Lohnstein H, Trissler S, eds. The Syntax and Semantics of the Left Sentence Periphery. Berlin: Mouton de Gruyter; 2004: 203–233
[163] Fried L. Diagnostischer Lautunterscheidungstest für Vorschulkinder. Weinheim: Beltz; 1980
[164] Friederici AD, Frisch S. Verb argument structure processing: The role of verb-specific and argument-specific information. J Mem Lang 2000; 43(3): 476–507
[165] Friederici AD, Weissenborn J. Mapping sentence form onto meaning: The syntax-semantic interface. Brain Res 2007; 1146: 50–58
[166] Friederici AD. The neural basis of language development and its impairment. Neuron 2006; 52(6): 941–952
[167] Friederici AD. The time course of syntactic activation during language processing: a model based on neuropsychological and neurophysiological data. Brain Lang 1995; 50 (3): 259–281
[168] Friederici AD. Towards a neural basis of auditory sentence processing. Trends Cogn Sci 2002; 6(2): 78–84
[169] Friedmann N, Belletti A, Rizzi L. Relativized relatives: Types of intervention in the acquisition of A-bar dependencies. Lingua 2009; 119: 67–88
[170] Friedmann N, Biran M, Dotan D. Lexical retrieval and breakdown in aphasia and developmental language impairment. In: Boeckx C, Grohmann KK, eds. The Cambridge Handbook of Biolinguistics. Cambridge, UK: Cambridge University Press; 2013: 350–374
[171] Friedmann N, Novogrodsky R. Subtypes of SLI: SySLI, PhoS-LI, LeSLI, and PraSLI. In: Gavarró A, Freitas MJ, eds. Language Acquisition and Development. Proceedings of Gala 2007. Newcastle, UK: Cambridge Scholars Press; 2008: 205–217
[172] Friedmann N, Novogrodsky R. The acquisition of relative clause comprehension in Hebrew: A study of SLI and normal development. J Child Lang 2004; 31: 661–681
[173] Friedmann N, Novogrodsky R. Which questions are most difficult to understand? The comprehension of Wh-questions in three subtypes of SLI. Lingua 2011; 121(3): 367–382
[174] Frisch S, Schlesewsky M. The N400 indicates problems of thematic hierarchizing. Neuroreport 2001; 12(15): 3391–3394
[175] Gallagher A. What's in a name? Some thoughts on Reilly et al. Int J Lang Commun Disord 2014; 49(4): 439–440
[176] Gallon N, Harris J, van der Lely HK. Non-word repetition: an investigation of phonological complexity in children with grammatical-SLI. Clin Lingu Phon 2007; 21(6): 435–455
[177] Gardner H, Froud K, McClelland A et al. Development of the grammar and phonology screening (GAPS) test to assess key markers of specific language and literacy difficulties in young children. Int J Lang Commun Disord 2006; 41(5): 513–540
[178] Gaskell MG, Marslen-Wilson WD. Integrating form and meaning: A distributed model of speech perception. Lang Cognitive Proc 1997; 12: 613–656
[179] Gathercole SE, Baddeley AD. The Children's Test of Nonword Repetition. London: Psychological Corporation; 1996
[180] Gathercole SE, Frankish C, Pickering SJ et al. Phonotactic influences on shortterm memory. J Exp Psychol Learn Mem Cogn 1999; 25: 84–95
[181] Gathercole SE, Hitch GJ, Service E et al. Phonological shortterm memory and new word learning in children. Dev Psychol 1997; 33(6): 966–979
[182] Gathercole SE, Tiffany C, Briscoe J et al. The ALSPAC team. Developmental consequences of poor phonological shortterm memory function in childhood: a longitudinal study. J Child Psychol Psychiatry 2005; 46(6): 598–611
[183] Gazzaniga MS, Ivry RB, Mangun GR. Cognitive Neuroscience: The Biology of the Mind. 3 rd ed. New York: Norton; 2009
[184] German DJ, Newman RS. The impact of lexical factors on children's word finding errors. J Speech Lang Hear Res 2004; 47: 624–636
[185] German DJ, Simon E. Analysis of children's word-finding skills in discourse. J Speech Hear Res 1991; 34: 309–316
[186] German DJ. A phonologically based strategy to improve word-finding abilities in children, Commun Disord Quarterly 2002; 23(4): 179–192
[187] Gillon GT. Phonological Awareness: From Research to Practice. London: Guilford; 2004
[188] Giraudo H, Grainger J. On the role of derivational affixes in recognizing complex words: evidence from masked priming. In: Baayen RH, Schreuder R, eds. Morphological Structure in Language Processing. Berlin: Mouton de Gruyter; 2003: 209–232
[189] Girbau D. Auditory implicit semantic priming in Spanish-speaking children with and without specific language impairment. Span J Psychol. 2014; 17: E29

[190] Gleitman LR, Cassidy K, Nappa R et al. Hard words. Lang Learn Develop 2005; 1(1): 23–64

[191] Gleitman LR. The structural sources of verb meaning. Lang Acquis 1990; 1(1): 3–55

[192] Glück C-W, WWT 6-10. Wortschatz- und Wortfindungstest für 6- bis 10-Jährige. München: Urban & Schwarzenberg; 2007

[193] Gopnik M, Crago MB. Familial aggregation of a developmental language disorder. Cognition 1991; 39: 1–50

[194] Gopnik M. Feature blindness: A case study language acquisition. Lang Acquis 1990; 1(2): 139–164

[195] Graf Estes K, Evans JL, Else-Quest NM. Differences in the nonword repetition performance of children with and without specific language impairment: a meta-analysis. J Speech Lang Hear Res 2007; 50: 177–195

[196] Grandy RE. Semantic Fields, Prototypes, and the Lexicon. In: Lehrer A, Kittay E, eds. Frames, Fields, and Contrasts: New Essays in Semantic and Lexical Organization. Oxon: Routledge; 2012: 103–122

[197] Gray S, Pittman A, Weinhold J. Effect of phonotactic probability and neighborhood density on word-learning configuration by preschoolers with typical development and specific language impairment. J Speech Lang Hear Res 2014; 57(3): 1011–1025

[198] Grigorenko EL. Developmental dyslexia: An update on genes, brains, and environments. J Child Psychol Psychiatry 2001; 42(1): 91–125

[199] Grillo N. Generalized minimality: Feature impoverishment and comprehension deficits in agrammatism. Lingua 2009; 119(10): 1426–1443

[200] Grimm H, Aktas M, Frevert S. Sprachentwicklungstest für drei- bis fünfjährige Kinder. SETK 3-5. 2. Aufl. Göttingen: Hogrefe; 2010

[201] Grüter T, Lew-Williams C, Fernald A. Grammatical gender in L2: A production or a real-time processing problem? Second Lang Res 2012; 28(2): 191–215

[202] Guendouzi J, Loncke F, Williams MJ, eds. The Handbook of Psycholinguistic and Cognitive Processes. Perspectives in Communication Disorders. New York: Psychology Press; 2011

[203] Guo L, Tomblin JB, Samelson V. Speech disruptions in the narratives of English-speaking children with specific language impairment. J Speech Lang Hear Res 2008; 51(3): 722–738

[204] Gwilliams LE, Monahan PJ, Samuel AG. Sensitivity to morphological composition in spoken word recognition: Evidence from grammatical and lexical identification tasks. J Exp Psychol Learn Mem Cogn 2015; 41(6): 1663–1674

[205] Hagoort P, Poeppel D. The Infrastructure of the Language-Ready Brain. In: Arbib MA, ed. Language, Music and the Brain. A Mysterious Relationship. Cambridge MA: MIT Press; 2013: 233–256

[206] Hagoort P, Wassenaar M, Brown C. Syntax-related ERP-effects in Dutch. Brain Res Cogn Brain Res 2003; 16(1): 38–50

[207] Hagoort P. Interplay between syntax and semantics during sentence comprehension: ERP effects of combining syntactic and semantic violations. J Cogn Neurosci 2003; 15 (6): 883–899

[208] Hahne A, Eckstein K, Friederici AD. Brain signatures of syntactic and semantic processes during children's language development. J Cogn Neurosci 2004; 16(7): 1302–1318

[209] Hakansson G, Hansson K. Comprehension and production of relative clauses: a comparison between Swedish impaired and unimpaired children. J Child Lang 2000; 27(2): 313–333

[210] Hamann C, Abed Ibrahim L. Methods for identifying specific language impairment in bilingual populations in Germany. Frontiers Commun 2017; 2(16): 1–19

[211] Hamann C. Language Impairment in German Children. In: Stavrakaki S, ed. Specific Language Impairment: Current trends in research. Amsterdam: John Benjamins; 2015: 215–252

[212] Hansson K, Nettelbladt U, Leonard LB. Indefinite articles and definite forms in Swedish children with specific language impairment. First Language 2003; 23 (3): 343–362

[213] Harley TA. The Psychology of Language. From Data to Theory. 3 rd ed. Hove: Psychology Press; 2008

[214] Harris JC. New terminology for mental retardation in DSM-5 and ICD-11. Curr Opin Psychiatry 2013; 26(3): 260–262

[215] Hasselhorn M, Marx H. Phonologisches Arbeitsgedächtnis und Leseleistungen. In: Hasselhorn M, Schneider W, Marx H, Hrsg. Diagnostik von Lese-Rechtschreibschwierigkeiten. Göttingen: Hogrefe; 2000: 135–148

[216] Haynes C, Naidoo S. Children with specific speech and language impairments. Oxford: MacKeith; 1991

[217] Heilmann J, Miller JF, Nockerts A. Using language sample databases. Lang Speech Hear Serv Sch 2010; 41(1): 84–95

[218] Heim S. The structure and dynamics of normal language processing: Insights from neuroimaging. Acta Neurobiol Exp 2005; 65(1): 95–116

[219] Herbert MR, Ziegler DA, Deutsch CK et al. Brain asymmetries in autism and developmental language disorder: A nested whole-brain analysis. Brain 2005; 128(1): 213–226

[220] Hermann H. Verständnis und Produktion von positiven und negativen W-Fragen bei 3- und 4-jährigen Kindern [Unveröffentlichte Diplomarbeit]. Universität Potsdam

[221] Herrmann H. Zum Erwerb syntaktischer Aspekte von positiven und negativen W-Fragen im unauffälligen und auffälligen Spracherwerb des Deutschen. Potsdam: Universitätsverlag; 2014

[222] Hesketh A, Conti-Ramsden G. Memory and language in middle childhood in individuals with a history of specific language impairment. PLoS One 2013; 1–7, DOI: 10.1371/journal.pone.0056314

[223] Hickok G, Poeppel D. The cortical organization of speech processing. Nat Rev Neurosci 2007; 8(5): 393–402

[224] Hill EL. Non-specific nature of specific language impairment: a review of the literature with regard to concomitant motor impairments. Int J Lang Commun Disord 2001; 36 (2): 149–171

[225] Hillis AE, ed. The handbook of Adult Language Disorders. Integrating Cognitive Neuropsychology, Neurology, and Rehabilitation. New York: Psychology Press; 2002

[226] Höhle B, Pauen S, Hesse V et al. Discrimination of rhythmic pattern at 4 months and language performance at 5 years: a longitudinal analysis of data from German-learning children. Lang Learn 2014; 64: 141–164

[227] Hopp H, Lemmerth N. Lexical and syntactic congruency in L2 predictive gender processing. Stud Second Lang Acquis 2016; 171–199, DOI: 10.1017/S0272263116000437

[228] Hopp H. Grammatical gender in adult L2 acquisition: Relations between lexical and syntactic variability. Second Lang Res 2013; 29: 33–56

[229] Houghton G, Hartley T, Glasspool DW. The representation of words and nonwords in short-term memory: serial order and syllable structure. In: Gathercole SE, ed. Models of Short-Term Memory. Hove: Psychology Press; 1996

[230] Howard D, van der Lely HK. Specific language impairment in children is not due to a short-term memory deficit. Response to Gathercole and Baddeley. J Speech Lang Hear Res 1995; 38: 466–472

[231] Hulme C, Snowling MJ. Developmental Disorders of Language Learning and Cognition. Chichester: Wiley-Blackwell; 2009

[232] Indefrey P, Levelt WJM. The neural correlates of language production. In: Gazzaniga M, ed. The New Cognitive Neurosciences. Cambridge, MA: MIT Press; 2000: 845–865

[233] Indefrey P. Brain imaging studies of language production. In: Gaskell G, ed. Oxford Handbook of Psycholinguistics. Oxford: Oxford University Press; 2007: 547–564

[234] Indefrey P. The spatial and temporal signatures of word production components: a critical update. Front Psychol 2011; 1–16, DOI: 10.3389/fpsyg.2011.00255

[235] Invernizzi M, Sullivan A, Meier J. Phonological awareness literacy screening for preschool. Charlottesville, VA: University of Virginia; 2001

[236] Jackendoff R. Foundations of Language: Brain, Meaning, Grammar, Evolution. New York: Oxford University Press; 2002

[237] Jaeger FT, Snider N. Alignment as a consequence of expectation adaptation: Syntactic priming is affected by the prime's prediction error given both prior and recent experience. Cognition 2013; 127: 57–83

[238] Jensen de López K, Sundahl Olsen L, Chondrogianni V. Annoying Danish relatives: Comprehension and production of relative clauses by Danish children with and without SLI. J Child Lang 2014; 41: 51–83

[239] Johnson E. Grammatical gender and early word recognition. In: Brugos A, Clark-Cotton MR, Ha S, eds. Proceedings of the 29th Annual Boston University Conference on Language Development. Somerset, MA: Cascadilla Press; 2005: 320–330

[240] José M, Capoani M, Mondelli G et al. Language disorders in children with unilateral hearing loss: A systematic review. Int Arch Otorhinolaryngol 2014; 18(2): 198–203

[241] Jusczyk PW, Houston DM, Newsome M. The beginnings of word segmentation in English-learning infants. Cogn Psychol 1999; 39(3–4): 159–207

[242] Jusczyk PW. The discovery of spoken language. Cambridge, MA: MIT Press; 2000

[243] Karmiloff K, Karmiloff-Smith A. Pathways to Language: From Fetus to Adolescent. Cambridge, MA: Harvard University Press; 2001

[244] Karmiloff-Smith A. Beyond Modularity: A Developmental Perspective on Cognitive Science. Cambridge, MA: MIT Press; 1992

[245] Kauschke C, Kurth A, Domahs U. Acquisition of German noun plurals in typyically developing children with specific language impairment. Child Develop Res 2011, DOI: 10.1155/2011/718925

[246] Kauschke C, Siegmüller J. Patholinguistische Diagnostik bei Sprachenwicklungsstörungen. München: Elsevier; 2010

[247] Kauschke C. Sprache im Spannungsfeld von Erbe und Umwelt. Die Sprachheilarbeit 2007; 52(1): 4–16

[248] Kavitskaya D, Babyonyshev M, Walls T et al. Investigating the effects of syllable complexity in Russian-speaking children with SLI. J Child Lang 2011; 38(5): 979–998

[249] Kent R, Vorperian H. Speech impairment in Down syndrome: A Review. J Speech Lang Hear Res 2013; 56(1): 178–210

[250] Kidd E, Bavin EL. Lexical and referential cues to sentence interpretation: An investigation of children's interpretations of ambiguous sentenced. J Child Lang 2005; 32(4): 855–876

[251] Kiese-Himmel C. Aspekte von Intelligenz und ihr Zusammenhang mit Sprache – eine Übersicht. Sprache Stimme Gehör 2012; 36: e41–e46

[252] Kim M, Thompson C. Patterns of comprehension and production of nouns and verbs in agrammatism: Implications for lexical organization. Brain Lang 2000; 74(1): 1–25

[253] King G. Verb complementation in language impaired school age children. In: Aldridge M, ed. Child Language. Cleveden, UK: Multilingual Matters; 2000: 84–91

[254] Kirby JR, Deacon SH, Bowers PN et al. Children's morphological awareness and reading ability. Read Writ 2012; 25: 389–410

[255] Klem M, Melby-Lervag M, Hagtvet B et al. Sentence repetition is a measure of children's language skills rather than working memory limitations. Dev Sci 2015; 18(1): 146–154

[256] Konstantzou A. Development of grammatical aspect in specific language impairment: Evidence from an experimental design with video stimuli. Procedia Comput Sci 2015; 65: 510–518

[257] Kornilov SA, Rakhlin NV, Grigorenko EL. Morphology and developmental language disorders: New tools for Russian. Psychol Russ 2012; 5: 371–387

[258] Kucera F, Francis W. Computational Analysis of Present-day American English. Providence, RI: Brown University Press; 1967

[259] Lahey M, Edwards J. Naming errors of children with specific language impairment. J Speech Lang Hear Res 1999; 42: 195–205

[260] Lai CSL, Fisher SE, Hurst JA et al. A forkhead-domain gene is mutated in a severe speech and language disorder. Nature 2001; 413: 519–523

[261] Law J, Garrett Z, Nye C. The efficacy of treatment for children with developmental speech and language delay/disorder: a meta-analysis. J Speech Lang Hear Res 2004; 47(4): 924–943

[262] Laws GJ, Briscoe J, Ang SYY, Brown H, Hermena E, Kapikian AK. Receptive Vocabulary and Semantic Knowledge in Children with SLI and Children with Down Syndrome. Child Neuropsychology 2014; 21(4): 490–508

[263] Lee S, Leinonen EK, Ryder N et al. The use of context in pragmatic comprehension by specifically language-impaired and control children. Linguistics 2003; 41(2): 407–423

[264] Leonard LB, Kunnari S, Savinainen-Makkonen T et al. Noun case suffix use by children with specific language impairment: An examination of Finnish. Appl Psycholing 2014; 35(4): 833–854

[265] Leonard LB, Salameh E-K, Hansson K. Noun phrase morphology in Swedish-speaking children with specific language impairment. Appl Psycholing 2001; 22: 619–639

[266] Leonard LB, Wong AM, Deevy P et al. The production of passives by children with specific language impairment: Acquiring English or Cantonese. Appl Psycholing 2006; 27: 267–299

[267] Leonard LB. Children with Specific Language Impairment. 2nd ed. Cambridge, MA: MIT Press; 2014

[268] Leonard LB. Time-related grammatical use by children with SLI across languages: Beyond tense. Int J Speech Lang Pathol 2015; 17(6): 545–555

[269] Leslie AM. ‚Theory of Mind‘ as a mechanism of selective attention. In: Gazzangia MS, ed. The New Cognitive Neurosciences. Cambridge: MIT; 2000: 1235–1247

[270] Letts C, Leinonen E. Comprehension of inferential meaning in language-impaired and language normal children. Int J Lang Commun Disord 2001, 36: 307–328

[271] Levelt WJM, ed. Lexical Access in Speech Production. Cambridge, MA: Blackwell; 1993

[272] Levelt WJM, Roelofs A, Meyer A. A theory of lexical access in speech production. Behav Brain Sci 1999; 22(1): 1–75

[273] Levelt WJM. Monitoring and self-repair in speech. Cognition 1983; 14: 41–104

[274] Levelt WJM. Speaking: From intention to articulation. Cambridge, MA: MIT Press; 1989

[275] Lewis RL, Vasishth S, Van Dyke JA. Computational principles of working memory in sentence comprehension. Trends Cogn Sci 2006; 10: 447–454

[276] Liberman AM, Whalen DH. On the relation of speech to language. Trends Cogn Sci 2000; 4(5): 187–196

[277] Lindner K. The development of sentence-interpretation strategies in monolingual German-learning children with and without specific language impairment. Linguistics 2003; 41(2): 213–254

[278] Loeb D, Leonard LB. Subject case marking and verb morphology in normally developing and specifically language-impaired children. J Speech Lang Hear Res 1991 Apr; 34(2): 340–346

[279] Lorenz A, Schwytay J, Burchert F. Passiv & Co – Ein Satzverständnistest für Kinder ab 4 Jahren. Idstein: Schulz-Kirchner; 2017

[280] Loukusa S, Leinonen E, Ryder N. Development of pragmatic language comprehension in Finnish-speaking children. First Lang 2007; 27: 281–298

[281] Loukusa S. The Use of Context in Pragmatic Language Comprehension in Normally Developing Children and Children with Asperger Syndrome/High-Functioning Autism. An Application of Relevance Theory [Dissertation]. Oulu, Finland: University of Oulu; 2007

[282] Lukács A, Kas B, Leonard LB. Case marking in Hungarian children with specific language impairment. First Lang 2013; 33(4): 331–353

[283] MacDonald MC, Pearlmutter NJ, Seidenberg MS. The lexical nature of syntactic ambiguity resolution. Psychol Rev 1994; 101: 672–703

[284] Maillart C, Schelstraete MA. Grammaticality judgment in French-speaking children with specific language impairment. J Multiling Commun Disord 2005; 3(2): 103–109

[285] Mainela-Arnold E, Evans JL, Coady AJ. Lexical representations in children with SLI: Evidence from a frequency-manipulated gating task. J Speech Lang Hear Res 2008; 51(2): 381–393

[286] Mainela-Arnold E, Evans JL, Coady JA. Explaining lexical semantic deficits in specific language impairment: The role of phonological similarity, phonological working memory, and lexical competition. J Speech Lang Hear Res 2010; 53 (6): 1742–1756

[287] Majerus S, Van der Linden M, Mulder L et al. Verbal short-term memory reflects the sublexical organization of the phonological language network: Evidence from an incidental phonotactic learning paradigm. J Mem Lang 2004; 51 (2): 297–306

[288] Majorano M, Lavelli M. Maternal input to children with specific language impairment during shared book reading: is mothers' language in tune with their children's production? Int J Lang Commun Disord 2014; 49(2): 204–214

[289] Mandera P, Keuleers E, Brysbaert M. Explaining human performance in psycholinguistic tasks with models of semantic similarity based on prediction and counting: A review and empirical validation. J Memory Lang 2017; 97: 57–78

[290] Marinellie SA, Johnson CJ. Definitional skill in school-age children with specific language impairment. J Commun Disord 2002; 35(3): 241–259

[291] Marinis T. On the nature and cause of specific language impairment: a view from sentence processing and infant research. Lingua 2011; 121(3): 463–475

[292] Marinis T. Using on-line processing methods in language acquisition research. In: Unsworth S, Blom E, eds. Experimental Methods in Language Acquisition Research. Amsterdam/Philadelphia: John Benjamins; 2010: 139–162

[293] Markman EM. Constraints children place on word meanings. Cogn Sci 1990; 14(1): 57–77

[294] Marshall CR, Ramus F, van der Lely H. Do children with dyslexia and/or specific language impairment compensate for place assimilation? Insight into phonological grammar and representations. Cogn Neuropsych 2010; 27: 563–586

[295] Marshall CR, van der Lely HK. Derivational morphology in children with grammatical-specific language impairment. Clin Lingu Phon 2007; 21(2): 71–91

[296] Marshall CR, van der Lely HK. Recognition of gated verbs by children with grammatical-SLI: Effects of inflection and frequency. J Neurolinguistics 2008; 21: 433–451

[297] Marshall CR. Word production errors in children with developmental language impairments. Phil Trans R Soc 2014; B 369: 20120389

[298] Marshall JC. In: De Bleser R, Cholewa J, Stadie N, Tabatabaie S. Lexikon modellorientiert: Einzelfalldiagnostik bei Aphasie, Dyslexie und Dysgraphie. München: Urban & Fischer; 2004

[299] Marslen-Wilson WD, Ford M, Older L et al. The combinatorial lexicon: Priming derivational affixes. In: Cottrell GW, ed. Proceedings of the 18th Annual Conference of the Cognitive Science Society. Mahwah, NJ: Lawrence Erlbaum Associates; 1996: 223–227

[300] Marslen-Wilson WD, Tyler LK. Morphology, language and the brain: the decompositional substrate for language comprehension. Philos Trans R Soc Lond B Biol Sci 2007; 362: 823–836

[301] Marslen-Wilson WD. Functional parallelism in spoken word recognition. Cognition 1987; 25: 71–102

[302] Marton K, Schwartz RG. Working memory capacity and language processes in children with specific language impairment. J Speech Lang Hear Res 2003; 46: 1138–1153

[303] Marvel CL, Desmond JE. From storage to manipulation: How the neural correlates of verbal working memory reflect varying demands on inner speech. Brain Lang 2012; 120(1): 42–51

[304] Matthews D, Lieven E, Theakston A et al. Pronoun co-referencing errors: challenges for generativist and usage-based accounts. Cogn Ling 2009; 20: 599–626

[305] Matthews D, Lieven E, Theakston A et al. The effect of perceptual availability and prior discourse on young children's use of referring expressions. Appl Psycholing 2006; 27: 403–422

[306] McArthur GM, Bishop D. Speech and non-speech processing in people with specific language impairment. A behavioral and electrophysiological study. Brain Lang 2005; 94 (3): 260–273

[307] McDade HL, Simpson MA, Lamb DE. The use of elicited imitation as a measure of expressive grammar: A question of validity. J Speech Hear Disord 1982; 47: 19–24

[308] McGregor K, Licandro U, Arenas R et al. Why are words hard to earn for adults with developmental language impairments? J Speech Lang Hear Res 2013; 56(6): 1845–1856

[309] McGregor KK, Appel A. On the relation between mental representations and naming in a child with specific language impairment. Clin Lingu Phon 2002; 16: 1–20

[310] McGregor KK, Berns AJ, Owen AJ et al. Associations between syntax and the lexicon among children with or without ASD and language impairment. J Autism Dev Disord 2012; 42(1): 35–47

[311] McGregor KK, Friedman RM, Reilly RM et al. Semantic representation and naming in young children. J Speech Lang Hear Res. 2002; 45(2): 332–346

[312] McGregor KK, Newman RM, Reilly RM et al. Semantic representation and naming in children with specific language impairment. J Speech Lang Hear Res 2002; 45(5): 998–1014

[313] McGregor KK, Oleson J, Bahnsen A et al. Children with developmental language impairment have vocabulary deficits characterized by limited breadth and depth. Int J Lang Commun Disord 2013; 48: 307–319

[314] McMurray B, Samelson VM, Lee SH et al. Individual differences in online spoken word recognition: Implications for SLI. Cogn Psychol 2010; 60(1): 1–39

[315] McQueen JM, Cutler A. Spoken word access processes: An introduction. Lang Cogn Process 2001; 16: 469–490

[316] Melchers P, Preuß U. Kaufmann Assessment Battery for Children, dt. Version (K-ABC). 8. Aufl. Frankfurt: Pearson Assessment; 2009

[317] Messer D, Dockrell J. Children's word-finding difficulties: Descriptions, and explanations. J Speech Lang Hear Res 2006; 49: 309–324

[318] Miceli G, Caramazza A. Dissciation of inflectional and derivational morphology. Brain and Language 1988; 35: 24–65

[319] Miller CA, Leonard LB, Finneran D. Grammaticality judgements in adolescents with and without language impairment. Int J Lang Commun Disord 2008; 43(3): 346–360

[320] Mills AE. The Acquisition of German. In: Slobin DI, ed. The Crosslinguistic Study of Language Acquisition: Volume 1: the Data. Hillsdale: Lawrence Erlbaum; 1985: 141–154

[321] Mody M, Belliveau J. Speech and language impairments in autism: Insights from behavior and neuroimaging. N Am J Med Sci (Boston) 2013; 5(3): 157–161

[322] Mohamadi R, Rafiee S, Modaresi Y et al. Comprehension of passive structure: Study of children with and without specific language impairment. IRJ 2015; 13(4): 53–57

[323] Montgomery J. Examining the nature of lexical processing in children with specific language impairment. Temporal processing or processing capacity deficit. Appl Psycholinguist 2002; 23: 447–470

[324] Montgomery J. Recognition of gated words by children with specific language impairment: An examination of lexical mapping. J Speech Lang Hear Res 1999; 42(3): 735–743

[325] Montgomery JW, Evans J. Complex sentence comprehension and working Memory in children with specific language impairment. J Speech Lang Hear Res 2009; 52(2): 269–288

[326] Montgomery JW, Leonard LB. Real-time inflectional processing by children with specific language impairment: Effects of phonetic substance. J Speech Lang Hear Res 1998; 41: 1432–1443

[327] Montgomery JW, Magimairaj BM, Finney MC. Working memory and specific language impairment: an update on the relation and perspectives on assessment and treatment. Am J Speech Lang Pathol 2010; 19(1): 78–94

[328] Montgomery JW. Effects of input rate and age on the real-time language processing of children with specific language impairment. Int J Lang Commun Disord 2005; 40(2): 171–188

[329] Montgomery JW. Real-time language processing in school-age children with specific language impairment. Int J Lang Commun Disord 2006; 41(3): 275–291

[330] Morton J. Understanding Developmental Disorders: A Causal Modelling Approach. Malden: Blackwell; 2004

[331] Moscati V, Vottari I. Agreement in Italian SLI children: a comparison between determined-noun, subject-verb and object-verb agreement. Working Pap Ling Oriental Studies 2016; 2: 123–140

[332] Moses MS, Nickels LA, Sheard C. Disentangling the web: Neologistic perseverative errors in jargon aphasia. Neurocase 2004; 10(6): 452–461

[333] Moyle MJ, Karasinski C, Weismer SE et al. Grammatical morphology in school-age children with and without language impairment: A discriminant function analysis. Lang Speech Hear Serv Sch 2011; 42: 550–560

[334] Munson B, Edwards J, Beckman ME. Relationships between nonword repetition accuracy and other measures of linguistic development in children with phonological disorders. J Speech Lang Hear Res 2005; 48(1): 61–78

[335] Murdoch B. Acquired Speech and Language Disorders: A Neuroanatomical and Functional Neurological Approach. 2nd ed. Chichester: Wiley-Blackwell; 2010

[336] Murphy CF, Schochat E. How auditory temporal processing deficits relate to dyslexia. Braz J Med Biol Res 2009; 42(7): 647–654

[337] Murphy LM. Semantic Relations and the Lexicon: Antonymy, Synonymy, and Other Paradigms. Cambridge: Cambridge University Press; 2003

[338] Murphy V, Dockrell J, Messer D et al. Morphosyntax in children with word finding Difficulties J. Child Lang 2008; 35: 703–720

[339] Nation K, Clarke P, Marshall CM et al. Hidden language impairments in children: parallels between poor reading comprehension and specific language impairment? J Speech Lang Hear Res 2004; 47(1): 199–211

[340] Nation K, Snowling MJ. Developmental differences in sensitivity to semantic relations among good and poor comprehenders: evidence from semantic priming. Cognition 1999; 70: B1–B13

[341] Nation K. Lexical learning and lexical processing in children with developmental language impairments. Philos Trans R Soc Lond B Biol Sci 2014; 1–10, DOI: 10.1098/rstb.2012.0387

[342] Neumann K, Keilmann A, Rosenfeld J et al. Sprachentwicklungsstörungenbei Kindern. Leitlinien der Deutschen Gesellschaft für Phoniatrie und Pädaudiologie. Sprachentwicklungsstörungen bei Kindern (gekürzte Fassung). Kindh Entwickl 2009; 18: 222–231

[343] Newbury D, Fisher S, Monacco A. Recent advances in the genetics of language impairment. Genome Med 2010; 2(6): 1–8

[344] Noble CH, Rowland CF, Pine JM. Comprehension of argument structure and semantic roles: evidence from English-learning children and the forced-choice pointing paradigm. Cogn Sci 2011; 35: 963–982

[345] Norbury CF, Bishop D, Briscoe J. Does impaired comprehension provide evidence for an innate grammar module? Appl Psycholinguist 2002; 23: 247–268

[346] Norbury CF, Bishop D. Inferential processing and story recall in children with communication problems: a comparison of specific language impairment, pragmatic language impairment and high-functioning autism. Int J Lang Commun Disord 2002; 37(3): 227–251

[347] Novogrodsky R, Friedmann N. The production of relative clauses in syntactic-SLI: A window to the nature of the impairment. Adv Speech-Lang Pathol 2006; 8: 364–375

[348] Novogrodsky R. Specific language impairment (SLI) is not specific enough: Sub-types of SLI and their implications for the theory of the disorder. In: Stavrakak S, ed. Language Acquisition and Language Disorders. Amsterdam: John Benjamins; 2015: 113–124

[349] Nunes T, Bryant P, Bindman M. Morphological spelling strategies: Developmental stages and processes. Dev Psychol 1997; 33: 637–649

[350] Orgassa A, Weerman F. Dutch gender in specific language impairment and second language acquisition. Sec Lang Res 2008; 24(3): 333–364

[351] Paradis J. Grammatical morphology in children learning English as a second language: Implications of similarities with specific language impairment. Lang Speech Hear Serv Sch 2005; 36: 172–187

[352] Parish-Morris J, Hennon EA, Hirsh-Pasek K et al. Children with autism illuminate the role of social intention in word learning. Child Dev 2007; 78(4): 1265–1287

[353] Parisse C, Maillart C. Specific language impairment as systemic developmental disorders. J Neurolinguistics 2009; 22 (2): 109–122

[354] Paulescu E, Frith CD, Frachowiak RS. The neural correlates of the verbal component of working memory. Nature 1993; 362: 342–345

[355] Peiris D. The influences of prosodic complexity on segmental production in SLI: A single case study. [MSc thesis]. University College London; 2000

[356] Petermann F, Melzer J, Rißling J. Sprachdiagnostik im Kindesalter. Göttingen: Hogrefe; 2016

[357] Petermann F, Metz D, Fröhlich LP. Sprachstandserhebungstest für Kinder im Alter zwischen 5 und 10 Jahren. SET 5-10. 2. Aufl. Göttingen: Hogrefe; 2012

[358] Pickering MJ, Garrod S. An integrated theory of language production and comprehension. Behav Brain Sci 2013; 36: 329–347

[359] Pickering SJ, Gathercole SE. Working Memory Test Battery for Children (WMTB-C). London: Psychological Corporation; 2001

[360] Piérart B, Leclercq A. Le langage modulé des mères d'enfant dysphasique. Revue Tranel (Travaux neuchâtelois de linguistique) 2005; 42: 33–51

[361] Pinker S, Prince A. Regular and irregular morphology and the psychological status of rules of grammar. Proceedings of the 17th Annual Meeting of the Berkeley Linguistics Society: General Session and Parasession on The Grammar of Event Structure 1991; 230–251, DOI: 10.3765/bls.v17i0.1624

[362] Pinker S. The language instinct: How the mind creates language. New York: Harper Collins; 1994

[363] Pizzioli F, Schelstraete MA. Children with specific language impairment: The effect of transitivity and sentence length in auditory comprehension. Clin Lingu Phon 2011; 25: 1–22

[364] Plante E, Shenkman K, Clark MM. Classification of adults for family studies of developmental language disorders. J Speech Hear Res 1996; 39: 661–667

[365] Poeppel D, Wexler K. The full competence hypothesis of clause structure in German. Language 1993; 69: 1–33

[366] Poll GH, Miller CA, van Hell JG. Sentence repetition accuracy in adults with developmental language impairment: Interactions of participant capacities and sentence structures. J Speech Lang Hear Res 2016; 59(2): 302–316

[367] Precious A, Conti-Ramsden G. Language-impaired children's comprehension of active versus passive sentences. Br J Disord Commun 1988; 23(3): 229–243

[368] Prutting C, Kirchner D. A clinical appraisal of the pragmatic aspects of language. J Speech Lang Disord 1987; 52: 105–119

[369] Pulverman R, Hirsh-Pasek K, Golinkoff RM, Pruden S, Salkind S. Conceptual foundations for verb learning: Celebrating the event. In: Hirsh-Pasek K, Golinkoff RM, eds. Action Meets Word: How Children Learn Verbs. New York: Oxford University Press; 2006: 134–159

[370] Ramus F, Marshall CR, Rosen S et al. Phonological deficits in specific language impairment and developmental dyslexia: towards a multidimensional model. Brain 2013; 136(2): 630–645

[371] Ramus F. Developmental dyslexia. Specific phonological deficit or general sensorimotor dysfunction? Curr Opin Neurobiol 2003; 13(2): 212–218

[372] Ramus F. Genes, brain, and cognition: A roadmap for the cognitive scientist. Cognition 2006; 101(2): 247–269

[373] Rapin I. Developmental language disorders: A clinical update. J Child Psychol Psychiatry 1996; 37: 643–655

[374] Ravid D, Levie R, Avivi-Ben Zvi G. Morphological disorders. In: Verhoeven L, van Balkom H, eds. Classification of Developmental Language Disorders: Theoretical Issues and Clinical Implications. Mahwah, NJ: Erlbaum; 2003: 235–260

[375] Redmond SM, Ash AC, Hogan TP. Consequences of co-occurring attention-deficit/hyperactivity disorder on children's language impairments. Lang Speech Hear Serv Sch 2015; 46(2): 68–80

[376] Reilly S, Tomblin B, Law J et al. Specific language impairment: a convenient label for whom? Int J Lang Commun Disord 2014; 49(4): 416–451

[377] Restrepo MA, Gutiérrez-Clellen VF. Article production in bilingual children with specific language impairment. J Child Lang 2001; 28: 433–452
[378] Rice L, Wexler K. Test of Early Grammatical Impairment. United States: The Psychological Corporation: A Harcourt Assessment Company; 2001
[379] Rice ML, Bode JV. GAPS in the verb lexicons of children with specific language impairment. First Lang 1993; 13: 113–131
[380] Rice ML, Hoffman L, Wexler K. Judgments of omitted BE and DO in questions as extended finiteness clinical markers of specific language impairment (SLI) to 15 years: a study of growth and asymptote. J Speech Lang Hear Res 2009; 52 (6): 1417–1433
[381] Rice ML. Children with specific language impairment: toward a model of teachability. In: Krasnegor NA, Rumbaugh DM, Schiefelbusch RL, Studdert-Kennedy M, eds. Biological and Behavioral Determinants of Language Development. Hillsdale, New Jersey: Lawrence Erlbaum Associates Inc.; 1991: 447–480
[382] Rice ML, Oetting JB, Marquis J, Bode J, Pae S. Frequency of input on word comprehension of children with specific language impairment. Journal of Speech and Hearing Research 1994; 37: 106–122
[383] Richardson K. Models of Cognitive Development. Hove: Psychology Press; 1998
[384] Riches NG. Sentence repetition in children with specific language impairment: An investigation of underlying mechanisms. Int J Lang Commun Disord 2012; 47: 499–510
[385] Roberts S, Leonard LB. Grammatical deficits in German and English. A crosslinguistic study of children with specific language impairment. First Language 1997; 17: 131–50
[386] Roesch AD, Chondrogianni V. Morphological cues in the comprehension of wh-questions in German-speaking simultaneous and early sequential bilingual children. In: Orman W, Valleau MJ, eds. Proceedings of the 38th Boston University Conference on Language Development (BUCLD 38). Vol. 2. Somerville, MA: Cascadilla Press; 2014: 380–392
[387] Rosen S. Auditory processing in dyslexia and specific language impairment: is there a deficit? What is its nature? Does it explain anything? J Phon 2003; 31: 509–527
[388] Rossi C, Parisse C. Categories in the making: Assessing the role of semantics in the acquisition of noun and verb categories. J Fr Lang Stud 2012; 22(1): 37–56
[389] Roth F, Spekman N. Assessing the pragmatic abilities of children: Part 1. Organizational framework and assessment parameters. J Speech Hear Disord 1984; 49: 2–11
[390] Roth F, Spekman N. Assessing the pragmatic abilities of children: Part 2. Guidelines, considerations, and specific evaluation procedures. J Speech Hear Disord 1984; 49: 12–17
[391] Rothweiler M, Chilla S, Clahsen H. Subject verb agreement in specific language impairment: A study of monolingual and bilingual German-speaking children. Biling Lang Cogn 2012; 15: 39–57
[392] Rothweiler M, Clahsen H. Dissociations in SLI children's inflectional systems. A study of participle inflection and subject-verb-agreement. Scandi J Logopedics & Phoniatrics 1994; 18: 169–179
[393] Rothweiler M, Schönenberger M, Sterner F. Subject-verb agreement in German in bilingual children with and without SLI. Zeitschrift fur Sprachwissenschaft 2017; 36(1): 79–106
[394] Rothweiler M. Spezifische Sprachentwicklungsstörungen bei mehrsprachigen Kindern. Sprache Stimme Gehör 2013; 37: 186–190
[395] Rothweiler M. Das Lexikon im Spracherwerb – ein Überblick. In: Meibauer J, (Hrsg). Das Lexikon im Spracherwerb. München: Francke; 1999: 9–31
[396] Roulet-Amiot L, Jakubowicz C. Production and perception of gender agreement in French SLI. Adv Speech Lang Pathol 2006; 8(4): 335–346
[397] Roy P, Chiat S. A prosodically controlled word and nonword repetition task for 2- to 4-year-olds: evidence from typically developing children. J Speech Lang Hear Res 2004; 47: 223–234
[398] Royle P, Courteau E. Language processing in children with specific language impairment: a review of event-related potential studies. In: Klein LT, Amato V, eds. Language Processing: New Research. New York: Nova Science Publishers; 2014: 33–64
[399] Royle P, Stine I. The French noun phrase in preschool children with SLI: morpho-syntactic and error analyses. J Child Lang 2013; 40(5): 945–970
[400] Rutter M. Classificatory purposes and diagnostic concepts. Int J Lang Commun Disord 2014; 49(4): 435–436
[401] Ryder N, Leinonen E, Schulz J. Cognitive approach to assessing pragmatic language comprehension in children with specific language impairment. Int J Lang Commun Disord 2008; 43(4): 427–447
[402] Sabisch B, Hahne A, Glass E, Friederici A. Children with specific language impair-ment: The role of prosodic processes in explaining difficulties in processing syntac-tic information; Brain Res 2009; 1261: 37–44
[403] Sanjeevan T, Rosenbaum DA, Miller C et al. Motor issues in specific language impairment: a window into the underlying impairment. Curr Dev Disord Rep 2015; 2: 228–236
[404] Sanz-Torrent M, Andreu L, Badia I et al. Argument omissions in preschool Catalan and Spanish speaking children with SLI. Infancia y Aprendizaje 2011; 34 (1): 49–66
[405] Schiller N, Costa A. Activating segments, not syllables, during phonological encoding in speech production. The Mental Lexicon 2006; 1: 231–250
[406] Schiller NO, Meyer AS, Baayen RH et al. A comparison of lexeme and speech syllables in Dutch. J Quantitative Lingu 1996; 3: 8–28
[407] Schipke CS, Knoll LJ, Friederici AD et al. Preschool children's interpretation of object-initial sentences: Neural correlates of their behavioral performance. Dev Sci 2012; 15: 762–774
[408] Schmid HJ. An outline of the role of context in comprehension. In: Mengel E, Schmid HJ, Steppat M, eds. Anglistentag 2002 Bayreuth. Proceedings. Trier: WVT; 2003: 435–446
[409] Schöler H, Kany W. Lernprozesse beim Erwerb von Flexionsmorphemen: Ein Vergleich sprachbehinderter mit sprachunauffälligen Kindern am Beispiel der Pluralmarkierung (Untersuchungen I und II). In: Kegel G, Arnhold T, Dahlmeier K, Schmid G, Tischer B, Hrsg. Sprechwissenschaft & Psycholinguistik 3. Opladen: Verlag für Sozialwissenschaften; 1989: 123–175
[410] Schoonen R, Verhallen M. The assessment of deep word knowledge in young first and second language learners. Language Testing 2008; 25: 211–236
[411] Schwartz MF. Theoretical analysis of word production deficits in adult aphasia. Phil Trans R Soc 2014; B 369: 20120390

[412] Schwartz RG, Shafer VL. The Neurobiology of Specific Language Impairment. In: Faust M, ed. The Handbook of the Neuropsychology of Language. Chichester: Wiley-Blackwell; 2012: 843–863
[413] Schwarze R, Wojtecka M, Grimm A, Schulz P. Finiteness and verb placement in early second language learners with SLI. In: Hamann C, Ruigendijk E, eds. Language Acquisition and Development: Proceedings of GALA 2013. Cambridge Scholars Publishing; 2015: 429–445
[414] Seiger-Gardner L, Schwartz RG. Lexical access during word production in children with and without SLI: a cross-modal picture-word interference study. Int J Lang Commun Disord 2008; 43: 528–551
[415] Semel E, Wiig EH, Secord WA. Clinical Evaluation of Language Fundamentals. 4. Aufl. San Antonio, Texas: The Psychological Corporation; 2003
[416] Sevald C, Dell D. The sequential cuing effect in speech production. Cognition 1994; 53: 91–127
[417] Shallice T. From Neuropsychology to mental structure. Cambridge: Cambridge University Press; 1988
[418] Shankweiler D, Liberman IY, Mark LS et al. The speech code and learning to read. J Exp Psychol 1979; 5(6): 531–545
[419] Shapiro LP, Brookins B, Gordon B et al. Verb effects during sentence processing. J Exp Psychol Learn Mem Cogn 1991; 17(5): 983–996
[420] Shapiro LP, Levine BA. Verb processing during sentence comprehension in aphasia. Brain Lang 1990; 38(1): 21–47
[421] Sheng L, McGregor K. Lexical-semantic organization in children with specific language impairment. J Speech Lang Hear Res 2010; 53(1): 146–159
[422] Siegmüller J, Kauschke C, van Minnen S, Bittner D. Test zum Satzverstehen von Kindern (TSVK): Eine profilorientierte Diagnostik der Syntax. München: Elsevier; 2011
[423] Siegmüller J. Emergenzorientierte Grammatiktherapie auf der Grundlage des PLAN – erste Ergebnisse des DYSTEL-Projektes. Spektrum Patholinguistik 2013; 6: 5–45
[424] Silveira M. Specific language impairment (SLI) revisited: evidence from a psycho-linguistic investigation of grammatical gender abilities in Brazilian Portuguese-speaking children [Dissertation]. London: University College London; 2011
[425] Silverman SW, Ratner NB. Syntactic complexity, fluency, and accuracy of sentence imitation in adolescents. J Speech Lang Hear Res 1997; 40: 95–106
[426] Skarakis-Doyle E, Dempsey L, Lee C. Identifying language comprehension impairment in preschool children. Lang Speech Hear Serv Scho 2008; 39(1): 54–65
[427] Slobin DI. Grammatical transformations and sentence comprehension in childhood and adulthood. J Verbal Learn Verbal Behav 1966; 5: 219–227
[428] Smith S. Ideas of the great educators. New York: Barnes & Noble; 1979
[429] Snowling M, Bishop D, Stothard SE. Is preschool language impairment a risk factor for dyslexia in adolescence? J Child Psychol Psychiatry 2000; 41: 587–600
[430] Snowling M, Chiat S, Hulme C. Words, non-words, and phonological processes: Some comments on Gathercole, Willis, Emslie, and Baddeley. Appl Psycholing 1991; 12: 369–373
[431] Snowling M. SLI – not just a semantic issue. Int J Lang Commun Disord 2014; 49(4): 438–439
[432] Stackhouse J, Vance M, Pascoe M, Wells B. Compendium of Auditory and Speech Tasks: Children's Speech and Literacy Difficulties 4. Chichester: John Wiley & Sons; 2007
[433] Stackhouse J, Wells B. Children's Speech and Literacy Difficulties: Book 1: A Psycho-linguistic Framework. London: Wiley; 1997
[434] Stanners RF, Neisser JJ, Hernon WP et al. Memory representations for morpho-logically related words. J Verbal Learn Verbal Behav 1979; 18: 399–412
[435] Stavrakaki S, Tasioudi M, Guasti T. Morphological cues in the comprehension of relative clauses by Greek children with specific language impairment and typical development: A comparative study. Int J Speech Lang Pathol 2015; 18: 1–10
[436] Stegenwallner-Schütz M, Adani F. Numerusinformation vereinfacht das Satzverständnis: Querschnittsuntersuchungen zum Verständniserwerb von transitiven Sätzen mit Wortstellungsvariation. LOGOS 2017; 25: 96–105
[437] Sternefeld W. Syntax: Eine morphologisch motivierte generative Beschreibung des Deutschen. Tübingen: Stauffenburg; 2006
[438] Stokes SF, Wong AM, Fletcher P et al. Nonword repetition and sentence repetition as clinical markers of specific language impairment: The case of cantonese. J Speech Lang Hear Res 2006; 49(2): 219–236
[439] Stolterfoht B. Processing Word Order Variations and Ellipses: The Interplay of Syntax and Information Structure during Sentence Comprehension [Dissertation]. Leipzig: Max Planck Institute for Human Cognitive and Brain Science; 2005
[440] Storch G. Phonetik des Deutschen für sprachtherapeutische Berufe. Stockach: Günther Storch Verlag; 2002
[441] Stothard SE, Snowling MJ, Bishop D et al. Language impaired preschoolers: a follow-up into adolescence. J Speech Lang Hear Res 1998; 41: 407–418
[442] Strong GK, Torgerson CJ, Torgerson D et al. A systematic meta-analytic review of evidence for the effectiveness of the 'Fast ForWord' language intervention program. J Child Psychol Psychiatry 2011; 52(3): 224–235
[443] Suchodoletz W. Umschriebene Sprachentwicklungsstörungen. Monatsschr Kinderheilkd 2003; 151: 31–37
[444] Sutherland D, Gillon G. Assessment of phonological representations in children with speech impairment. Lang Speech Hear Serv in Schools 2005; 36: 294–310
[445] Sutherland D, Gillon GT. Development of phonological representations and phonological awareness in children with speech impairment. Int J Lang Commun Disord 2007; 42 (2): 229–250
[446] Swinney DA. The structure and time course of information interaction during speech comprehension. Lexical segmentation, access, and interpretation. In: Mehler J, Walker C, Garrett M, eds. Perspectives on mental representation. Hillsdale, NJ: Lawrence Erlbaum; 1982: 151–167
[447] Taft M, Forster KI. Lexical storage and retrieval of prefixed words. J Verbal Learning Verbal Behav 1975; 14(6): 638–647
[448] Taft M. Affix-stripping revisited. J Verbal Learn Verbal Behav 1981; 18: 757–767
[449] Taft M. Morphological decomposition and the reverse base frequency effect. Q J Exp Psychol A 2004; 57(4): 745–765
[450] Tallal P, Gaab N. Dynamic auditory processing, musical experience and language development. Trends Neurosci 2006; 29(7): 382–290
[451] Tallal P, Miller SL, Bedi G et al. Language comprehension in language-learning impaired children improved with acoustically modified speech. Science 1996; 271(5245): 81–84

[452] Tallal P, Piercy M. Developmental aphasia: Rate of auditory processing and selective impairment of consonant perception. Neuropsychologia 1974; 12(1): 83–93

[453] Tallal P. Improving language and literacy is a matter of time. Nat Rev Neurosci 2004; 5(9): 721–728

[454] Tanenhaus MK, Garnsey SM, Boland J. Combinatory lexical information and language comprehension. In: Altmann GTM, ed. Cognitive Models of Speech Processing: Psycholinguistic and Computational Perspectives. Cambridge, MA: MIT Press/Bradford Books; 1990: 383–408

[455] Tewes U, Steffen S, Warnke F. Automatisierungsstörungen als Ursache von Lernproblemen. Forum Logopädie 2003; 1 (17): 24–30

[456] Thomas MSC, Karmiloff-Smith A. Are developmental disorders like cases of adult brain damage? Implications from connectionist modelling. Behav Brain Sci 2002; 25(6): 727–788

[457] Thomson CK, Bonakdarpour B, Fix S et al. Neuralcorrelates of verb argument structure processing: an fMRI study. J Cogn Neurosci 2007; 19: 1753–1767

[458] Thordardottir ET, Ellis Weismer S. Verb argument structure weakness in specific language impairment in relation to age and utterance length. Clin Lingu Phon 2002; 16(4): 233–250

[459] Tomblin JB, Records NL, Buckwalter P et al. Prevalence of specific language impairment in kindergarten children. J Speech Lang Hear Res 1997; 40(6): 1245–1260

[460] Townsend DJ, Bever TG. Sentence Comprehension: The Integration of Habits and Rules. Cambridge, MA: MIT Press; 2001

[461] Tracy R. Spracherwerb trotz Input. Linguistische Berichte 1990; 3: 22–49

[462] Treiman R, Clifton C jr., Meyer AS, Wurm LH. Language comprehension and production. In: Weiner IB, Healy AF, Proctor RW, eds. Handbook of Psychology. Volume 4: Experimental Psychology. New York: John Wiley & Sons; 2003: 523–548

[463] Ullman MT, Pierpont EI. Specific language impairment is not specific to language: the procedural deficit hypothesis. Cortex 2005; 41(3): 399–433

[464] Vallar G. Memory systems: The case of phonological short-term memory. A festschrift for cognitive neuropsychology. Cogn Neuropsychol 2006; 23(1): 135–155

[465] Van der Lely HKJ, Battell J. WH-movement in children with grammatical SLI: A test of the RDDR hypothesis. Language 2003; 79(1): 153–181

[466] Van der Lely HKJ, Harris M. Comprehension of reversible sentences in specifically language-impaired children. J Speech Hear Disord 1990; 55(1): 101–117

[467] Van der Lely HKJ, Howard D. Specifically language impaired children: Linguistic impairment or short term memory deficit? J Speech Lang Hear Res 1993; 37: 1193–1207

[468] Van der Lely HKJ, Marshall CR. Grammatical-specific language impairment. A window onto domain specificity. In: Guendouzi J, Loncke F, Williams MJ, eds. The Handbook of Psycholinguistic and Cognitive Processes: Perspectives in Communication Disorders. New York: Psychology Press; 2005: 401–418

[469] Van der Lely HKJ, Rosen S, Adlard A. Grammatical language impairment and the specificity of cognitive domains. Relations between auditory and language abilities. Cognition 2004; 94(2): 167–183

[470] Van der Lely HKJ. Canonical linking rules: forward versus reverse linking in normally developing and specifically language impaired children. Cognition 1994; 51: 29–72

[471] Van der Lely HKJ. Domain-specific cognitive systems: insight from grammatical-SLI. Trends Cogn Sci 2005; 9(2): 53–59

[472] Van der Lely HKJ. Learning from grammatical SLI. Trends Cogn Sci 1999; 3(8): 286–288

[473] Van der Lely HKJ. SLI in children: Movement, economy, and deficits in the computational-syntactic system. Lang Acqui 1998; 7: 161–192

[474] Van Heugten M, Christophe A. Infants' acquisition of grammatical gender dependencies. Infancy 2015; 20(6): 675–683

[475] Vigil DC, Hodges J, Klee T. Quantity and quality of parental language input to late-talking toddlers during play. Child Lang Teach Ther 2005; 21(2): 107–122

[476] Vikner S, Verb movement and expletive subjects in the Germanic languages. Oxford: Oxford University Press; 1995

[477] Vinther T. Elicited imitation: a brief overview. Int J Appl Lingu 2002; 12(1): 54–3

[478] Warlaumont AS, Jarmulowicz L. Caregivers' suffix frequencies and suffix acquisition by language impaired, late talking, and typically developing children. J Child Lang 2012; 39(5): 1017–1042

[479] Watermeyer M, Kauschke C. Ausagieren oder Satz-Bild-Zuordnung? Zwei Methoden zur Untersuchung des Grammatikverständnisses im Vergleich. LOGOS 2013; 21(4): 264–278

[480] Watkins KE, Vargha-Khadem F, Ashburner J et al. MRI analysis of an inherited speech and language disorder: structural brain abnormalities. Brain 2002; 125(3): 465–478

[481] Weber C, Hahne A, Friedrich M et al. Reduced stress pattern discrimination in 5-month-olds as a marker of risk for later language impairment: Neurophysiological evidence. Brain Res Cogn Brain Res 2005; 25(1): 180–187

[482] Weber-Fox C, Leonard LB, Wray AH et al. Electrophysiological correlates of rapid auditory and linguistic processing in adolescents with specific language impairment. Brain Lang 2010; 115(3): 162–181

[483] Webster R, Shevell M. Neurobiology of specific language impairment. J Child Neurol 2004; 19(7): 471–481

[484] Weiß RH, Osterland J. CFT 1-R Grundintelligenztest Skala 1. Göttingen: Hogrefe; 2012

[485] Wells B, Peppé S. Intonation abilities of children with speech and language impairments. J Speech Lang Hear Res 2003; 46(1): 5–20

[486] Wener S, Archibald L. Domain-specific treatment effects in children with language and/or working memory impairments. A pilot study. Child Lang Teach Ther 2011; 27(3): 313–330

[487] Westerveld M, Spontaneous language sampling and analysis in children: From research to practice. Acquiring Knowl Speech Lang Hear 2011; 13(2): 63–67

[488] Whitehouse A, Watt H, Line E et al. Adult psychosocial outcomes of children with specific language impairment, pragmatic language impairment and autism. Int J Lang Commun Disord 2009; 44(4): 511–528

[489] Whitehouse AJO, Bishop DVM. Cerebral dominance for language function in adults with specific language impairment or autism. Brain 2008; 131: 3193–3200

[490] Wiley S, Arjmand E, Meinzen-Derr J et al. Findings from multidisciplinary evaluation of children with permanent hearing loss. Int J Pediatr Otorhinolaryngol 2011; 75: 1040–1044

[491] Williams D, Botting N, Boucher J. Language in autism and specific language impairment: Where are the links? Psychological Bulletin 2008; 134(6): 944–963

[492] Williams P, Stackhouse J. Rate, accuracy and consistency: Diadochokinetic performance of young, normally developing children. Clin Lingu Phonet 2000; 14(4): 267–293, DOI: 10.1080/02699200050023985

[493] Wilson D, Sperber D. Relevance Theory. In: Horn R, Ward G, eds. The Handbook of Pragmatics. Malden, MA: Blackwell; 2006: 607–632

[494] Wittek A, Tomasello M. Young children's sensitivity to listener knowledge and perceptual context in choosing referring expressions. Appl Psycholing 2005; 26: 541–558

[495] Wojtecka M, Schwarze R, Grimm A, Schulz P. Finiteness and verb placement in German: A challenge for early second language learners? In: Amaro JC, Judy T, Pascual y Cabo D, eds. Proceedings of the 12th Generative Approaches to Second Language Acquisition Conference (GASLA 2013). Somerville, MA: Cascadilla Proceedings Project; 2013: 211–221

[496] Wright BA, Bowen RW, Zecker SG. Nonlinguistic perceptual deficits associated with reading and language disorders. Curr Opin Neurobiol 2000; 10(4): 482–486

[497] Wulfeck B, Bates E, Krupa-Kwiatkowski M et al. Grammaticality sensitivity in children with early focal brain injury and children with specific language impairment. Brain Lang 2004; 88(2): 215–228

[498] Yee E, Sedivy JC. Eye movements to pictures reveal transient semantic activation during spoken word recognition. J Exp Psychol Learn Mem Cogn 2006; 32(1): 1–14

[499] Zarzo-Benlloch M, Cervera-Mérida JF, Ygual-Fernández A. Variables that influence articulation accuracy in children with Down syndrome and specific language disorder: similarities and differences. 2017; DOI: 10.5772/intechopen.69933

[500] Ziegler JC, Goswami U. Reading acquisition, developmental dyslexia and skilled reading across languages: A psycholinguistic grain size theory. Psychol Bull 2005; 131(1): 3–29

[501] Ziegler W. Zur Autonomie sprechmotorischer Kontrollfunktionen. Forum Logopädie 2003; 17: 6–13

[502] Zingel C, Kauschke C. Therapeutische Arbeit an der Erweiterung und Flexibilisierung von Satzstrukturen nach dem Patholinguistischen Ansatz: Ein Fallbeispiel. Sprachförderung und Sprachtherapie 2013; 1: 27–41

[503] Zourou F, Ecalle J, Magnan A et al. The fragile nature of phonological awareness in children with specific language impairment: Evidence from literacy development. Child Lang Teach Ther 2010; 26(3): 347–358

[504] Zwitserlood P. The internal structure of words: Consequences for listening and speaking. In: Schiller NO, Meyer AS, eds. Phonetics and Phonology in Language Comprehension and Production. Berlin: Mouton de Gruyter; 2003: 79–114

[505] Zwitserlood R, Wijnen F, van Weerdenburg M et al. 'MetaTaal': Enhancing complex syntax in children with specific language impairment – a metalinguistic and multimodal approach. Int J Lang Commun Disord 2015; 50: 273–297

Sachverzeichnis

E

F

G

H

I

K

L

M

N

S